Management stationärer Pflegeeinrichtungen

von

Prof. Dr. Michael L. Bienert
Dr. Rainer Brase

medhochzwei

Bibliografische Information der Deutschen Nationalbibliothek

Die Deutsche Nationalbibliothek verzeichnet diese Publikation in der Deutschen Nationalbibliografie; detaillierte bibliografische Daten sind im Internet über http://dnb.d-nb.de abrufbar.

Bei der Herstellung des Werkes haben wir uns zukunftsbewusst für umweltverträgliche und wiederverwertbare Materialien entschieden.

Der Inhalt ist auf elementar chlorfreiem Papier gedruckt.

ISBN 978-3-86216-143-0

www.medhochzwei-verlag.de

Satz: preXtension GbR, Grafrath
Druck: Westermann Druck Zwickau

Vorwort

Pflegebedürftigen Menschen fachlich professionell, mit ausreichend Zeit und menschlicher Wärme zu helfen, war und ist für viele in der Pflegewirtschaft Tätige die Kernmotivation ihrer persönlichen Berufswahl. Das ist sehr gut so und in den meisten anderen Branchen bei weitem nicht so ausgeprägt. Die Ernüchterung kommt aber häufig schnell. Es gibt persönliche Probleme mit Vorgesetzten, die Zusammenarbeit im Team und berufsgruppenübergreifend im Unternehmen funktioniert nicht gut, die Schnittstellen zu externen Partnern sind schlecht organisiert, bürokratische und dokumentarische Pflichten scheinen überhand zu nehmen, die hohe physische und psychische Beanspruchung zehrt an der eigenen Leistungsfähigkeit und Motivation und es macht sich eine Unzufriedenheit mit den erreichten und erreichbaren Pflegeergebnissen breit. Dass nicht allein pflegefachliches Wissen und Kompetenz entscheidend für den Pflegeerfolg sind, sondern in hohem Maße auch Managementfähigkeiten und grundlegendes betriebswirtschaftliches Know-how, wird dann schnell deutlich. Wie kann Führungskräften und Führungsnachwuchskräften aus der Pflege dieses zumeist fehlende Wissen aber praktisch vermittelt werden? Ein einschlägiges kompaktes Fachbuch existiert nicht. Diese Lücke soll die vorliegende Veröffentlichung schließen helfen. Nach Einführung der Grundlagen zum Pflegemarkt und zur Betriebswirtschaftslehre werden die zentralen Prozesse der stationären Pflege ausführlich vorgestellt und anhand vieler Grafiken, Tabellen und Fallbeispiele praktisch illustriert.

Ich danke insbesondere meinem Sohn Lucas Bienert, der in der Anfangsphase viele Zusammenhänge intelligent grafisch aufgearbeitet und visualisiert hat, Robert Czogel, der letztlich den Großteil der im Buch enthaltenen Abbildungen und Tabellen mit großem Fleiß und Können erstellt hat sowie Claudia Knauf, die in der Endphase des Buches die erforderlichen Detailabstimmungen zwischen den beiden Autoren intensiv begleitet hat.

Professor Dr. Michael L. Bienert
(michael.bienert@hs-hannover.de)

Heimleiter, Heimleiterinnen und Pflegedienstleitungen tragen in Pflegeeinrichtungen wesentliche Verantwortung für die Leistung, die Qualität der Pflege, die Arbeitsorganisation und für das wirtschaftliche Ergebnis. Für das Führungskräfte-Nachwuchsprogramm des Klinikums Wahrendorff und der Dr. med. Ernst-August-Wilkening-Pflegeheime suchten wir gut geeignete Lehrbücher zur Betriebswirtschaft für Pflegekräfte. Wir fanden nichts. Also haben wir selbst ein Lehrbuch geschrieben.

Dies Buch soll Heimleiter und alle Nachwuchsführungskräfte mit den wirtschaftlichen Rahmenbedingungen ihrer Arbeit und betriebswirtschaftlichen Herangehensweisen vertraut machen. Es soll Ihnen ausreichend Basiswissen vermitteln, um für den Betrieb wirtschaftlich sinnvoll handeln zu können. Dies Buch hilft die Denke und Sprache der Betriebswirte zu verstehen. Es ersetzt kein fundiertes Lehrbuch oder ein Studium.

Unser Buch soll mit dem darin enthaltenen Wissen dazu beitragen, dass Bewohner und Patienten noch besser als heute versorgt werden und Mitarbeitende zufriedener sind. Möge es Ihnen gelingen! Wirtschaftlichkeit ist eine wesentliche Voraussetzung für eine langfristige Existenzsicherung einer Pflegeeinrichtung und der Arbeitsplätze.

Wenn Ihnen dieses Buch gefällt, so lassen Sie es uns wissen. Bitte geben Sie uns einen Hinweis, wenn wir etwas ergänzen oder ändern sollten. Idealerweise per Mail. Wenn wir etwas falsch dargestellt haben, würden wir es auch gerne erfahren. Schließlich wollen wir noch besser werden.

Beiträge und Leistungen vieler Menschen des Klinikum Wahrendorff und der Dr. med. Ernst-August-Wilkening-Pflegeheime sind in dieses Buch eingeflossen. Ich danke insbesondere:

Sibylle Ahl, Katarzyna Namendorf und Sarah Zacheja für Beispiele im Qualitätsmanagement, Danny Geidel, Annedore Gerstler, Rajiv Gauri und Susan Wegener für die Beiträge zum Bewohnermanagement und den Einstufungsverfahren der Eingliederungshilfe, Jan Philipp Fricke, Katharina Jürgens, Bernd Hamann und Martin Leben für konkrete kaufmännische Beispiele und Hinweise. Heike Könecke-Poppe hat die Redaktion begleitet und auf ihre unvergleichliche Art dafür gesorgt, dass es vorangeht und ich trotzdem nicht im Alltag untergehe.

Claudia Knauf hat inhaltliche Lücken im Buch geschlossen und die Endfassung bearbeitet. Claudia, Jonathan und Benjamin Brase: Danke für den zeitlichen Freiraum und für die große Unterstützung und Ermutigung auf der Langstrecke.

Dies Buch wäre nie entstanden, wenn ich nicht so arbeiten dürfte, wie ich es will. Dafür und für viele Inspirationen danke ich meinem Gesellschafter, Dr. Matthias Wilkening.

Dr. Rainer Brase
(dr.brase@wahrendorff.de)

Das Klinikum Wahrendorff und die Dr. med. Ernst-August Wilkening Pflegeheime – ein kurzer Überblick

Dies Buch ist im Klinikum Wahrendorff (Sehnde) und den Dr. med. Ernst-August Wilkening Pflegeheimen (Hannover) konzipiert worden. Beide sind jeweils in der Rechtsform der GmbH geführt und Teil einer im Privatbesitz befindlichen Unternehmensgruppe.

Das Klinikum Wahrendorff ist ein großer Komplettanbieter der Psychiatrieversorgung. Zwölf Kilometer östlich der Landeshauptstadt Hannover gelegen, verfügt die Einrichtung über 270 Krankenhausbetten, 200 teilstationäre Plätze sowie 950 Plätze im Heimbereich (Eingliederungshilfe – SGB XII) in über 15 Standorten.

Die Dr. med. Ernst-August Wilkening Pflegeheime bestehen aus 3 Pflegeeinrichtungen (SGB XI) und verfügen über 350 Pflegeheim-Plätze an drei Standorten, sowie über einen ambulanten Pflegedienst.

Weitere Einrichtungen werden durch das Klinikum Wahrendorff als Geschäftsbesorger geführt.

Die Autoren,
Januar 2014

Inhaltsübersicht

Abkürzungsverzeichnis

A	Abschreibungen
ABEDL	Aktivitäten, Beziehungen und existenzielle Erfahrungen des Lebens
ABWL	Allgemeine Betriebswirtschaftslehre
ADL	activities of daily living
AEDL	Aktivitäten und existenzielle Erfahrungen des Lebens
AHB	Anschlussheilbehandlung
AK	Anschaffungskosten
AktG	Aktiengesetz
ANA	American Nurses Association
AO	Abgabenordnung
ATL	Aktivitäten des täglichen Lebens
BAB	Betriebsabrechnungsbogen
BCG	Boston-Consulting-Group
BGB	Bürgerliches Gesetzbuch
BIP	Bruttoinlandsprodukt
BiRiLiG	Bilanzrichtliniengesetz
BPR	Business-Process-Reengineering
BRi	Richtlinien des GKV-Spitzenverbandes zur Begutachtung von Pflegebedürftigkeit nach dem XI. Buch des Sozialgesetzbuches
BSC	Balanced Scorecard
BSHG	Bundessozialhilfegesetz
BWL	Betriebswirtschaftslehre
CI	Corporate Identity
CNA	Canadian Nurses Association
CRM	Customer Relationship Management

DB	Deckungsbeitrag
DNQP	Deutsches Netzwerk für Qualitätsentwicklung in der Pflege
DRG	Diagnosis Related Groups (diagnosebezogene Fallgruppen)
DV	Datenverarbeitung
EBIT	earnings before interest and taxes (Gewinn vor Zinsen und Steuern = operatives Geschäftsergebnis)
EBITDA	earnings before interest, taxes, depreciation and amortization (Gewinn vor Zinsen, Steuern, Abschreibungen (auf Sachanlagen) und Abschreibungen (auf immaterielle Vermögensgegenstände) = operativer Gewinn)
EFQM	European Foundation for Quality Management
EStG	Einkommensteuergesetz
EStR	Einkommensteuerrichtlinien
FFV LRV	Fortführungsvereinbarungen zum Landesrahmenvertrag
FIBU	Finanzbuchhaltung
G	Gewinn
GAP	strategische Lücke
GBM	Gebäude- und Baumanagement
GK	Gemeinsame Kommission
GoB	Grundsätze ordnungsmäßiger Buchführung
GoBS	Grundsätze ordnungsmäßiger DV-gestützter Buchführungssysteme
GuV	Gewinn- und Verlustrechnung
H.M.B.-W	Hilfebedarf für Menschen mit Behinderung im Wohnen
HBG	Hilfebedarfsgruppe
HeimG	Heimgesetz
HGB	Handelsgesetzbuch
HK	Herstellungskosten
HWG	Heilmittelwerbegesetz

IAS	International Accounting Standards
IASB	International Accounting Standards Board
IBRP	Integrierter Behandlungs- und Rehabilitationsplan
ICD	International Statistical Classification of Diseases and Related Health Problems (Internationale statistische Klassifikation der Krankheiten und verwandter Gesundheitsprobleme)
ICN	International Council of Nurses
ICNP	International Classification of Nursing Practice
IFRS	International Financial Reporting Standards (internationale Rechnungslegungsvorschriften)
IGeL	individuelle Gesundheitsleistungen
IT	Informationstechnologie
JCAHO	Joint Commission on Accreditation of Health Organizations
KHBV	Krankenhaus-Buchführungsverordnung
KHG	Gesetz zur wirtschaftlichen Sicherung der Krankenhäuser und zur Regelung der Krankenhauspflegesätze (Krankenhausfinanzierungsgesetz)
KJHG	Kinder- und Jugendhilfegesetz
KonTraG	Gesetz zur Kontrolle und Transparenz im Unternehmensbereich
KStG	Körperschaftsteuergesetz
KVP	kontinuierlicher Verbesserungsprozess
LAG-FW	Landesarbeitsgemeinschaft der Freien Wohlfahrtspflege
LAG-PPN	Landesarbeitsgemeinschaft der Privaten Pflegeeinrichtungen
LBG	Leistungsberechtigtengruppe
LQV	Leistungs- und Qualitätsvereinbarung
LRV	Landesrahmenvertrag
LT	Leistungstyp
MA	Mitarbeiter
MDK	Medizinischer Dienst der Krankenversicherung
MSM	Macht Sauber &Mehr GmbH
MTN	Fahrdienst im Klinikum Wahrendorff

NANDA	North American Nursing Diagnosis Association
NIC	Nursing Interventions Classification
NOC	Nursing Outcomes Classification
NPsychKG	Niedersächsisches Gesetz über Hilfen und Schutzmaßnahmen für psychisch Kranke
p.a.	per anno
PBV	Pflege-Buchführungsverordnung
PDCA	plan, do, check, act
PDL	Pflegedienstleitung
PESR	Problem, Etimology, Symptom, Ressource
PflegeVG	Pflege-Versicherungsgesetz
PfWG	Pflege-Weiterentwicklungsgesetz
PQsG	Pflege-Qualitätssicherungsgesetz
PR	Public-Relation
QM	Qualitätsmanagement
QPR	Qualitätsprüfungsrichtlinie
RACI	Responsible, Accountable, Consulted, Informed
ROI	Return-on-Investment
SGB	Sozialgesetzbuch
SGEen	Strategische Geschäftseinheiten
SMART – Kriterien	specific, measurable, achievable, relevant, timed (spezifisch, messbar, erreichbar, relevant und terminiert)
SMD	sozialmedizinischer Dienst
SPV	Soziale Pflegeversicherung
S-S-A	Stärken-Schwächen-Analyse
SWOT-Analyse	Strengths, Weaknesses, Opportunities, Threats (Stärken, Schwächen, Chancen, Risiken)
UmBAK	Umgang mit Beschwerden, Anregungen und Kritik
US-GAAP	United-States-Generally Accepted Accounting Principles

UStG	Umsatzsteuergesetz
UWG	Gesetz gegen den unlauteren Wettbewerb
VK	Vollkraft
WBVG	Wohn- und Betreuungsvertragsgesetz
WHO	world health organisation (Weltgesundheitsorganisation)
WIdO	wissenschaftliches Institut des AOK-Bundesverbandes
WV	Wiedervorlage

1 Grundlagen zum Pflegemarkt

1.1 Einführung Pflegemarkt

Die deutsche Sozialversicherung umfasst fünf zentrale Versicherungszweige: Rentenversicherung, Unfallversicherung, Arbeitslosenversicherung, Krankenversicherung und die **Pflegeversicherung**. Ca. 85 % der deutschen Bevölkerung sind durch diese Sozialversicherungen abgedeckt und damit relativ umfassend geschützt (69,8 Mio. Menschen waren in 2012[1] in der Pflegeversicherung[2]). Träger der Pflegeversicherung sind die an die Krankenkassen angegliederten **Pflegekassen**. Sie sind 1995 eingerichtet worden und damit der jüngste Sozialversicherungszweig, die sogenannte „fünfte Säule". 1

Vergleichbar zur Krankenversicherung gibt es in der Pflegeversicherung zwei Subsysteme: die **gesetzliche und die private Pflichtversicherung**. Die gesetzliche wird oft auch soziale Pflegeversicherung genannt. Pflegekassen sind per Gesetz eng an die Krankenkassen gekoppelt. Jede gesetzliche und private Krankenkasse hat auch eine eigene Pflegekasse eingerichtet. Für alle gesetzlich und privat Krankenversicherten besteht eine Pflegeversicherungspflicht. 2

Zentrale Gesetzesgrundlage für die Pflegeversicherung ist das **Sozialgesetzbuch (SGB) XI**. Im dortigen § 3 ist der Grundsatz „ambulant vor stationär" wie folgt formuliert: 3

„Die Pflegeversicherung soll mit ihren Leistungen vorrangig die häusliche Pflege und die Pflegebereitschaft der Angehörigen und Nachbarn unterstützen, damit die Pflegebedürftigen möglichst lange in ihrer häuslichen Umgebung bleiben können. Leistungen der teilstationären Pflege und der Kurzzeitpflege gehen den Leistungen der vollstationären Pflege vor."

Die Pflegeversicherung sieht eine umfassende Versicherungspflicht für alle gesetzlich oder privat Versicherten vor. Sie finanziert sich durch Beiträge, die grundsätzlich hälftig durch Arbeitnehmer und Arbeitgeber aufgebracht werden[3]. Sie ist bewusst nicht als Vollkaskoversicherung konzipiert, sondern deckt nur einen Teil der tatsächlich anfallenden Kosten ab. Der Beitragssatz liegt bei 2,05 % vom Bruttolohn bzw. 2,3 % bei Kinderlosen.[4] 4

---

1 Stand: 1.10.2012.

2 Vgl. vdek Die Ersatzkassen, Daten zum Gesundheitswesen: Soziale Pflegeversicherung (SPV). Online: www.vdek.com [abgerufen am 1.8.2013].

3 In Sachsen ist der Arbeitnehmeranteil bei der Pflegeversicherung höher als im übrigen Bundesgebiet. Grund dafür ist, dass dort zur Finanzierung der Pflegeversicherung kein Feiertag abgeschafft wurde. Von den 2,05 % Pflegebeitrag entfallen in Sachsen 1,525 % auf den Arbeitnehmer (plus 0,25 Prozentpunkte bei kinderlosen Beitragszahlern) und 0,525 % auf den Arbeitgeber, während es im übrigen Bundesgebiet jeweils 1,025 % für Arbeitgeber und -nehmer sind. (Bundesministerium für Gesundheit (Hrsg.): Ratgeber zur Pflege. 2013, S. 17).

4 Bundesministerium für Gesundheit: Ratgeber zur Pflege. Alles, was Sie zur Pflege wissen müssen. 2011, S. 16. Online: www.bundesgesundheitsministerium.de [abgerufen am 25.7.2013].

1.1.1 Eckdaten

5 Die Ausgaben für pflegerische Leistungen in Deutschland sind in den letzten Jahren kontinuierlich gestiegen, von ca. 25 Mrd. EUR in 1992[5] auf knapp 53,5 Mrd. in 2011[6]. Der **Pflegemarkt** ist mit diesem Volumen heute bereits eine der bedeutendsten gesamtwirtschaftlichen Teilbranchen. Der „Markt" ist ein in hohem Maße regulierter Markt – wie generell das deutsche Gesundheitswesen. Zentrale Akteure jedes Marktes sind Anbieter und Nachfrager. Daneben gibt es eine Reihe weiterer bedeutender Marktteilnehmer. In den Folgekapiteln werden alle wichtigen Akteure des Pflegemarkts näher vorgestellt.

6 Auf der **Nachfrageseite** des Pflegemarktes stehen die Pflegebedürftigen. Ihre Zahl erhöhte sich in den letzten Jahren kontinuierlich von 2,01 Mio. im Jahre 1999[7] auf 2,5 Mio. im Jahre 2011[8]. Die meisten Pflegebedürftigen im Bereich SGB XI (ca. zwei Drittel) werden in häuslicher Umgebung durch Angehörige und/oder ambulante Pflegedienste versorgt. Knapp ein Drittel der Pflegebedürftigen wird vollstationär in Heimen versorgt.[9] Differenziert nach Alter ergibt sich für das Jahr 2011 folgende Verteilung (vgl. Abb. 1).

7 Über 50 % der Pflegebedürftigen nach SGB XI sind 80 Jahre oder älter. Dass Pflege nicht nur ein „Altenphänomen" ist, zeigen die ca. 14 % Leistungsempfänger in der Altersgruppe unter 60 Jahren. Ursachen sind hier meist körperliche, geistige oder seelische Behinderungen/Erkrankungen oder Pflegebedarf in Folge von z. B. Krebserkrankungen.

8 Auch im Bereich der Sozialhilfe werden z. T. pflegeähnliche Leistungen im Rahmen der Eingliederungshilfe (SGB XII) z. B. für die Versorgung geistig oder seelisch Behinderter erbracht. Das Gesamtausgabevolumen 2011 für die Eingliederungshilfe behinderter Menschen betrug 14 Mrd. EUR.[10] In diesem Jahr nahmen insgesamt rd. 788.000 Menschen Leistungen nach Kapitel 6 SGB XII (Eingliederungshilfe für behinderte Menschen) in Anspruch. Davon werden rund 40 % (354.533) Leistungsempfänger der Kategorie „außerhalb von Einrichtungen" und 60 % (509.333) Leistungsempfänger der Kategorie „in Einrichtungen" zugeord-

5 Thiele: Die volkswirtschaftliche Bedeutung der Pflege. In: Statistisches Bundesamt (Hrsg.): Wirtschaft und Statistik 8/2007, S. 787.

6 Statistisches Bundesamt: Fachserie 12 Reihe 7.1.1. Gesundheit Ausgaben 2011. 2013, S. 13. Online: www.destatis.de [abgerufen am 29.5.2013].

7 Kersel/Lennartz: Stationärer Pflegemarkt im Wandel. Gewinner und Verlierer 2020. 2011, S. 9. Online: www.ey.com [abgerufen am 25.7.2013].

8 Statistisches Bundesamt: Pflegestatistik 2011. 2013, S. 9. Online: www.destatis.de [abgerufen am 26.7.2013].

9 Vgl. Statistisches Bundesamt: Pflegestatistik 2011. 2013, S. 7. Online: www.destatis.de [abgerufen am 26.7.2013].

10 Vgl. Statistisches Bundesamt: Einnahmen und Ausgaben nach dem SGB XII. Online: www.destatis.de [abgerufen am 20.8.2013].

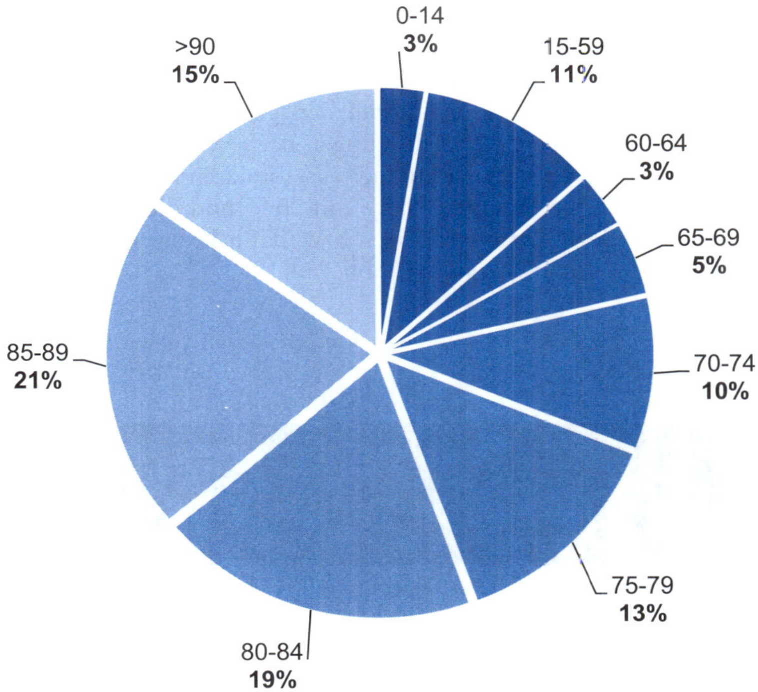

Abb. 1: Leistungsempfänger SGB XI nach Altersgruppen in %

Quelle: Eigene Darstellung, vgl. Statistisches Bundesamt: Pflegestatistik 2011. 2013, S. 9, Online: www.destatis.de [abgerufen am 26.7.2013].

net. Mehrfachzählungen durch Wechsel zwischen stationär und ambulant und andere methodische Ursachen erklären die Differenzen.[11]

Auf der **Angebotsseite** finden wir – bei zunächst breiter begrifflicher Fassung des Pflegemarktes – unterschiedliche Leistungserbringer (s. Tab. 1). 9

Tab. 1: Anbieter von Pflegeleistungen

Quelle: Eigene Darstellung.

Anbieter von Pflegeleistungen (absteigend nach Bedeutung)
• **Krankenhäuser**
• **Stationäre und teilstationäre Pflege**
• **Ambulante Pflege**
• **Private Haushalte**
• **Sonstige**

11 Vgl. Statistisches Bundesamt: Einnahmen und Ausgaben nach dem SGB XII. Online: www.destatis.de [abgerufen am 17.9.2013].

10 Über alle ambulanten und stationären Ausgabenträger wurden in 2011 pflegerische Leistungen in Höhe von gut 53 Mrd. EUR erbracht. Davon entfielen mit gut 20 Mrd. EUR oder 38 % die meisten Ausgaben auf Krankenhäuser (innerhalb der Krankenhäuser bilden die Personalkosten den größten Kostenblock, klassisch können Krankenhäuser keine Pflegeleistungen nach SGB XI abrechnen). Es folgen die Einrichtungen der stationären und teilstationären Pflege mit knapp 29 %, die Einrichtungen der ambulanten Pflege mit 20 % und die privaten Haushalte (im wesentlichen Pflege von Angehörigen bzw. dafür bezogenes Pflegegeld) mit knapp 12 % der Gesamtausgaben (vgl. Abb. 2).[12]

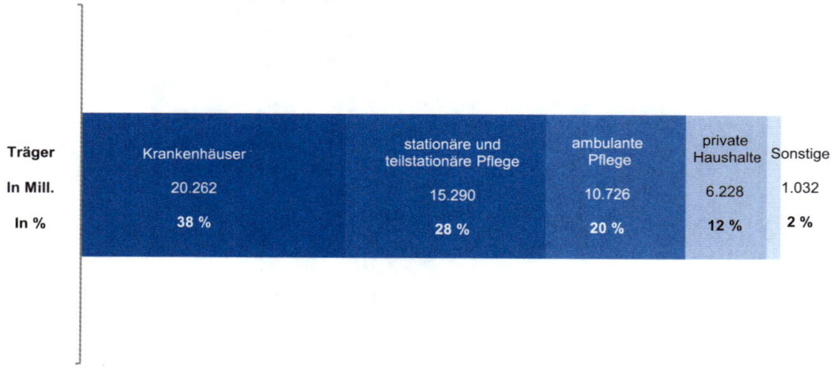

Abb. 2: Ausgaben für Pflegeleistungen nach Einrichtungen

Quelle: Eigene Darstellung, vgl. Statistisches Bundesamt: Fachserie 12 Reihe 7.1.1. Gesundheit Ausgaben 2011. 2013, S. 13 ff. Online: www.destatis.de [abgerufen am 29.5.2013].

11 Die mit Abstand bedeutendsten Ausgabeträger für pflegerische Leistungen sind die gesetzliche Krankenversicherung und die soziale Pflegeversicherung, zusammen decken sie etwa drei Viertel aller Pflegeausgaben in Deutschland ab. Als Pflegemarkt im engeren Sinn kann das Ausgabevolumen der sozialen Pflegeversicherung bezeichnet werden, das in 2012 22,94 Mrd. EUR betrug. Die Leistungsausgaben der Pflegeversicherung sind in den letzten Jahren kontinuierlich gestiegen, insbesondere aufgrund der zahlenmäßigen Zunahme der Leistungsempfänger (Mengensteigerung). Die Leistungsausgaben verteilen sich etwa zu gleichen Teilen auf die stationäre (10,84 Mrd. EUR) und die ambulante Versorgung (9 Mrd. EUR). Die drei größten Segmente mit zusammen rund 80 % des Ausgabevolumens waren:

- vollstationäre Pflege (9,96 Mrd. EUR)
- Geldleistungen, insbesondere für die Pflege durch Angehörige (5,08 Mrd. EUR)

12 Vgl. Statistisches Bundesamt: Fachserie 12 Reihe 7.1.1. Gesundheit Ausgaben 2011. 2013, S. 13 ff. Online: www.destatis.de [abgerufen am 29.5.2013].

- Pflegesachleistungen, insbesondere durch ambulante Pflegedienste (3,11 Mrd. EUR)[13]

12 Die zusammengefassten Eckdaten aus der Pflegestatistik 2011 zeigt die folgende Abbildung 3. Rund ein Drittel der Pflegebedürftigen werden vollstationär in ca. 12.400 Pflegeheimen versorgt, zwei Drittel der Pflegebedürftigen werden ambulant durch Angehörige oder professionelle Pflegedienstleister versorgt.[14]

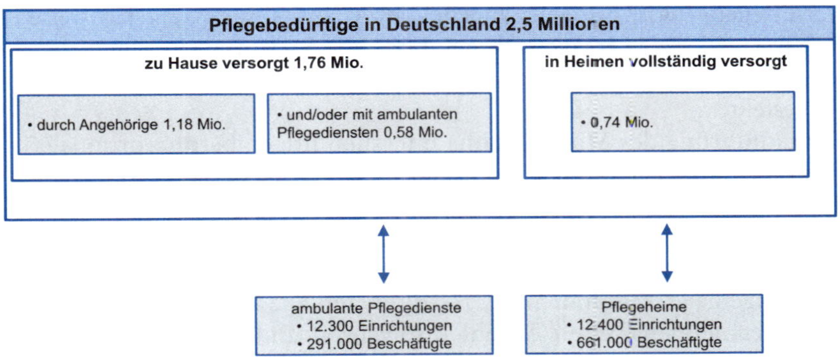

Abb. 3: Eckdaten der Pflegestatistik 2011 (Pflegeversicherung)
Quelle: Statistisches Bundesamt: Pflegestatistik 2011. 2013, S. 5. Online: www.destatis.de [abgerufen am 26.7.2013].

1.1.2 Zentrale Herausforderungen

13 Der Pflegemarkt unterliegt einem größeren Wandel. Dies stellt die Marktteilnehmer vor erhebliche Herausforderungen. Die wichtigsten sind nachfolgend aufgeführt. Im Kapitel Markttrends werden später die zentralen Zukunftsentwicklungen und deren Auswirkungen auf die Pflege detaillierter bewertet.

- Die **Altersstruktur** der deutschen Bevölkerung verändert sich nachhaltig. Immer mehr ältere (und pflegebedürftige) Menschen stehen immer weniger jungen Menschen gegenüber. Der demografische Wandel wird zu einem spürbaren Anstieg der Pflegenachfrage führen. Gleichzeitig sinkt die Zahl der Beitragszahler (finanzielle Perspektive) und potentiellen Pflegenachwuchskräfte (Arbeitsmarktperspektive).
- Veränderte **Familienstrukturen** führen zu einer Verringerung des familiären Pflegepotentials. Immer weniger Kinder können bzw. wollen ihre Eltern pflegen. Entsprechend müssten die Kapazitäten der professionellen Pflege ausgebaut werden. Da viele Angehörige auch geringfügig pflegebedürftige Perso-

13 Vgl. BKK Bundesverband (Hrsg.): BKK Faktenspiegel. 2013, S. 1. Online: www.bkk.de [abgerufen am 25.7.2013].
14 Vgl. Statistisches Bundesamt: Pflegestatistik 2011. 2013, S. 5. Online: www.destatis.de [abgerufen am 26.7.2013].

nen betreuen, die in der amtlichen Statistik gar nicht auftauchen („Pflegestufe 0“), existiert zudem ein nennenswerter versteckter Pflegebedarf. Schätzungen gehen von umgerechnet 1,67 Millionen Vollzeitstellen aus, die umgerechnet durch pflegende Angehörige erbracht werden[15].

- Die zunehmende **Berufstätigkeit von Frauen** verschärft die Situation, da insbesondere sie – und nicht die Männer – die private Pflege von Angehörigen übernehmen.
- Der **Pflegeberuf** ist für viele (angehende) Arbeitnehmer vergleichsweise unattraktiv. Weder das Image „Pflege“ noch die Vergütung machen den Beruf reizvoll. Es wird heute bereits ein erheblicher Fachkräftemangel in der Pflege festgestellt.
- Die Einführung des **Mindestlohns** und zukünftige überproportionale Lohnerhöhungen in der Pflege führen auf Arbeitgeberseite zu erhöhtem Kostendruck. Die Personalkosten sind mit Abstand die bedeutendste Kostenart. Generell steigende Kosten und demgegenüber weniger stark steigende Einnahmen bringen Pflegeunternehmen zunehmend in eine betriebswirtschaftlich schwierige Lage. Zusammen mit restriktiveren Kreditvergaben der Banken ist mit einer nennenswerten Anzahl Insolvenzen und Betriebsschließungen zu rechnen.
- Vielfach überalterte **Pflegeimmobilien**, die den Anforderungen der Kunden nicht mehr genügen, stellen einen erheblichen Investitionsbedarf dar. Schätzungen sprechen von aufgelaufen 34 Mrd. EUR für Deutschland insgesamt[16].
- Insgesamt wird die Schere zwischen steigender Pflegenachfrage einerseits und sinkendem Pflegeangebot andererseits immer größer. Im Ergebnis müsste das Pflegeangebot ausgebaut werden. Kersel und Lennartz[16] sehen z. B. bis zum Jahr 2020 einen **Mehrbedarf** von 90.000 bis 108.000 Pflegekräften sowie rechnerisch 4.300 zusätzlichen Pflegeheimen. Dabei muss allerdings kritisch hinterfragt werden, ob sich der erhöhte Bedarf an Pflegeleistungen zwangsläufig in einem Anstieg von Pflegeheimplätzen ausdrücken wird oder inwiefern das Wachstum im ambulanten Bereich stattfindet?
- Der regulierte Pflegemarkt ist stark von politischen Entscheidungen abhängig. Steigender Druck auf die Beitragssätze und verringerte Haushaltsspielräume der Sozialkassen und öffentlichen Zahler werden zu einer anhaltenden Deckelung von Pflegebudgets und Pflegeleistungen führen. Der **private Finanzierungsanteil** von Pflegeleistungen wird daher weiter **ansteigen**.

---

15 Schnabel: Zukunft der Pflege. Studie für die INSM. 2007, S. 5. Online: www.insm.de [abgerufen am 17.7.2013].

16 Kersel/Lennartz: Stationärer Pflegemarkt im Wandel. Gewinner und Verlierer 2020. 2011, S. 29. Online: www.ey.com [abgerufen am 14.12.2012].

1.1.3 Grundlegende Zusammenhänge

Der Pflegemarkt kann grob in drei Markt-Gruppen aufgeteilt werden: 14

- Anbieter (= Leistungserbringer)
- Nachfrager (= Leistungsempfänger)
- Intermediäre (= wichtige „Mittler", z. B. Pflegekassen)

Zwischen diesen Gruppen bzw. einzelnen Gruppenmitgliedern werden vertragliche Vereinbarungen geschlossen, die das Leistungsgeschehen individuell regeln. Die grundlegenden Zusammenhänge werden mit der folgenden Abbildung 4 verdeutlicht. 15

Einerseits bestehen individuelle Heimverträge zwischen Einrichtung und Bewohner und andererseits Leistungs-, Prüfungs- und Entgeltvereinbarungen zwischen dem überörtlichen Kostenträger und der Einrichtung. Der lokale Kostenträger ersetzt als Hauptbeleger in besonderen Fällen den überörtlichen Kostenträger als Verhandlungspartner. Der für den jeweiligen Bewohner zuständige (lokale) Kostenträger wendet dann als für den Einzelfall zuständiger Kostenverpflichteter die o. g. Vereinbarungen nur an. 16

Die Leistungen der sozialen Pflegeversicherung und der privaten Pflegeversicherung sind weitestgehend gleich, unterschiedlich ist die Art der **Finanzierung**. 17

- Soziale Pflegeversicherung: Umlageverfahren (lohn- bzw. einkommensabhängige Beiträge)
- Private Pflegeversicherung: Kapitalgedecktes Verfahren (einkommensunabhängige Prämien, orientiert an Alter und Vorerkrankungen)

Neben den definierten Leistungen der Pflegeversicherung kann sich jeder Bürger zusätzliche Leistungen „einkaufen" und sich freiwillig höherversichern. 18

Bei der Inanspruchnahme von Pflegeleistungen aus der Pflegeversicherung (SGB XI) ist zentrales Element zunächst die „Feststellung der **Pflegebedürftigkeit**". Diese wird auf Antrag vom Medizinischen Dienst der Krankenversicherung (MDK) bzw. der privaten Pflegeversicherung vorgenommen. Im positiven Fall wird eine von drei **Pflegestufen** festgelegt. Im negativen Fall wird die geforderte „erhebliche" Pflegebedürftigkeit nicht attestiert, was aber nicht bedeutet, dass der Antragsteller keinen Pflegebedarf hat (sogenannte „Pflegestufe 0"). Dieser Pflegebedarf muss dann allerdings ohne Leistungen und Finanzierung aus der Pflegekasse privat abgedeckt werden. Sofern die Pflegestufe 3 erreicht ist und ein außergewöhnlich hoher Pflegeaufwand vorliegt, kann eine Härtefallregelung mit noch höheren Leistungen beantragt werden. 19

Die Pflege kann nach Wahl des Leistungsempfängers ambulant, teilstationär oder vollstationär erbracht werden. Die Pflegekosten werden durch die gesetzliche Pflegeversicherung nicht in voller Höhe, sondern im Rahmen eines festgelegten Höchstsatzes übernommen, der regelmäßig nur einen Teil der tatsächlich anfal- 20

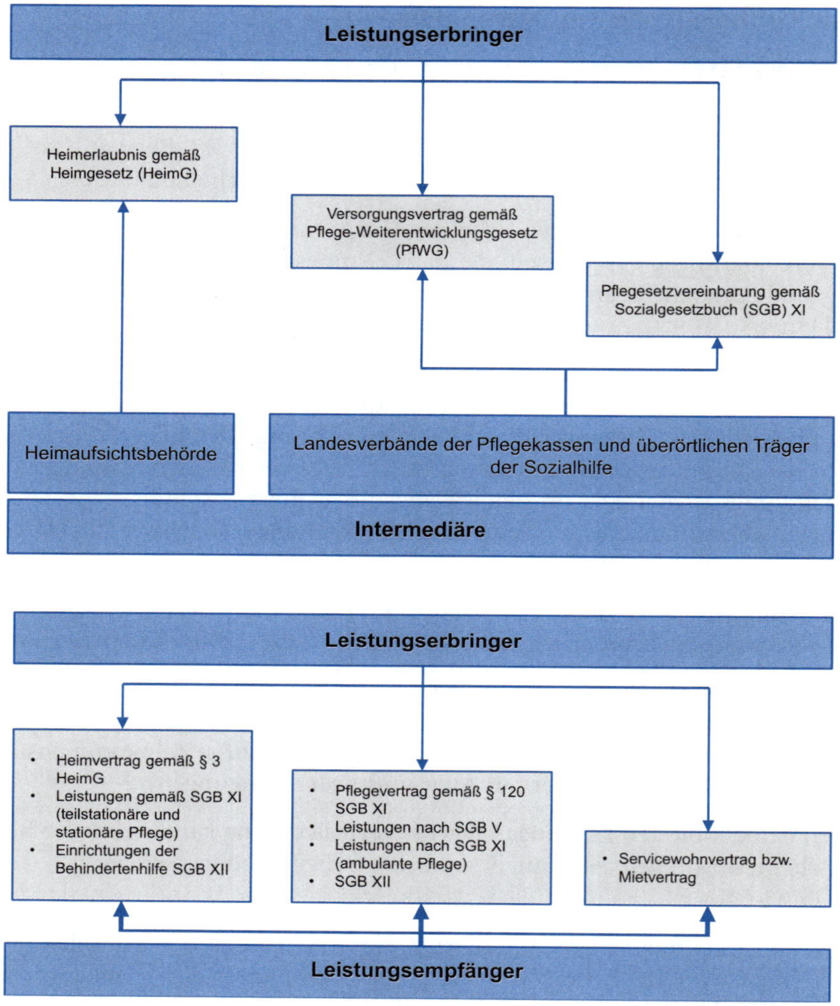

Abb. 4: Vertragliche Zusammenhänge im Pflegemarkt (SGB XII enthält abweichende Regelungen)

Quelle: Eigene Darstellung, vgl. Weigert: Der Weg zum leistungsstarken Qualitätsmanagement. Ein praktischer Leitfaden für die ambulante, teil- und vollstationäre Pflege. 2008, S. 37.

lenden Kosten abdeckt. Kosten für die Unterkunft werden grundsätzlich nicht übernommen. Erfolgt die Pflegeleistung nicht durch professionelle Anbieter, sondern privat, so wird ein Pflegegeld bezahlt. Professionelle Leistungserbringer sind überwiegend private oder freigemeinnützige Anbieter. Staatliche Träger bilden die kleinste Anbietergruppe.

1.2 Anbieterseite im Überblick

1.2.1 Eckdaten

Die Zahl der in der Pflege Beschäftigten (ohne Krankenhäuser) ist in den letzten Jahren kontinuierlich gestiegen. Gemäß der Pflegestatistik 2011 waren hier insgesamt 952.000 Menschen tätig, davon 291.000 im ambulanten Bereich und 661.000 im stationären Bereich (vgl. Abb. 5).[17] 21

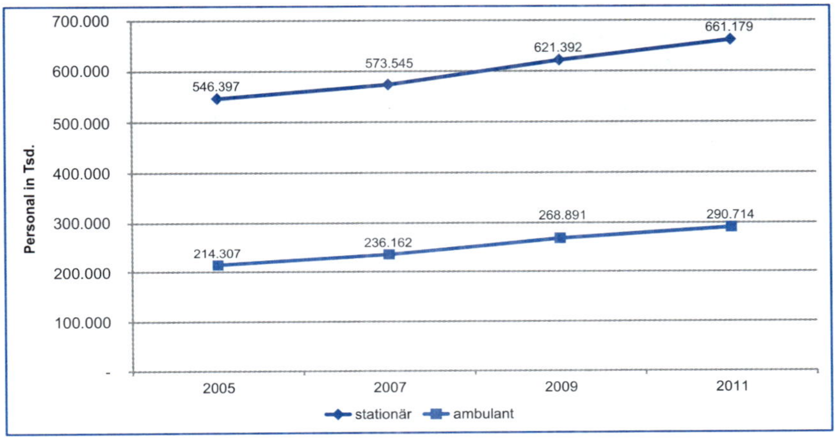

Abb. 5: Entwicklung der Beschäftigtenzahl in der Pflege

Quelle: Eigene Darstellung, vgl. Statistisches Bundesamt (Hrsg.): Pflegestatistik 2011. 2013, S. 13 ff. Online: www.destatis.de [abgerufen am 26.7.2013]; Dumeier: Reform der Pflegeversicherung. Fachkräfte in der Pflege. In: Bettig/Frommelt/Schmidt (Hrsg.): Fachkräftemangel in der Pflege. Konzepte, Strategien, Lösungen. 2012, S. 42.

Auffällig ist der sehr hohe Anteil **Teilzeitbeschäftigter** mit ca. 70 % in der ambulanten Pflege und ca. 60 % in der stationären Pflege. Auf Vollzeitstellen umgerechnet entspricht das ca. 193.000 Vollzeitstellen in der ambulanten[18] und ca. 480.000 Vollzeitstellen in der stationären Pflege[19] (die Berechnung erfolgt mittels einer Gewichtung nach der jeweiligen Arbeitszeit). 22

Differenziert nach Beschäftigungsverhältnissen und Tätigkeitsbereichen ergeben sich für Pflegeheime die in der Abbildung 6 dargestellten Verteilungen. 23

17 Vgl. Statistisches Bundesamt (Hrsg.): Pflegestatistik 2011. 2013, S. 13 ff. Online: www.destatis.de [abgerufen am 26.7.2013].

18 Vgl. Statistisches Bundesamt: Pflegestatistik 2011. 2013, S. 10. Online: www.destatis.de [abgerufen am 26.7.2013].

19 Vgl. Statistisches Bundesamt: Pflegestatistik 2011. 2013, S. 16. Online: www.destatis.de [abgerufen am 26.7.2013].

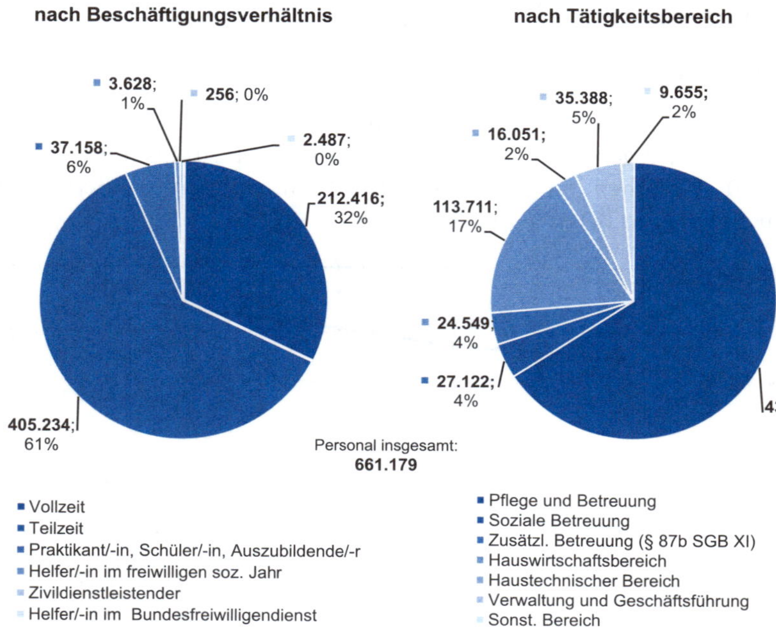

Abb. 6: Beschäftigtenverhältnisse und Tätigkeitsbereiche in Pflegeheimen

Quelle: Eigene Darstellung, vgl. Statistisches Bundesamt: Pflegestatistik 2011. 2013, S. 20. Online: www.destatis.de [abgerufen am 26.7.2013].

24 Neben spezialisierten stationären und ambulanten Pflegeeinrichtungen findet Pflege wie erwähnt auch in allgemeinen Krankenhäusern sowie in Vorsorge- und Rehabilitationseinrichtungen statt. Die dort eingesetzten pflegerischen Angebotskapazitäten sind gemessen als beschäftigte Vollzeitkräfte im Pflege- und Funktionsdienst[20]:

- in Allgemeinen Krankenhäusern: 358.261
- in Vorsorge- und Rehabilitationseinrichtungen: 25.675.

25 Die Leistungserbringung erfolgt jedoch nicht zulasten der Pflegeversicherung.

26 Ein wichtiger Faktor auch auf der Angebotsseite ist die zunehmende **Alterung der Belegschaften** in Folge der demografischen Entwicklung. In den kommenden Jahren werden nicht nur die Menschen bzw. Bewohner relativ gesehen immer älter, sondern auch die in Pflegeberufen beschäftigten Arbeitnehmer. Bisher wurden vom Statistischen Bundesamt keine spezifischen Untersuchungen zur Altersverteilung bei den in der Pflege Beschäftigten durchgeführt. Allgemein ist im Gesundheitswesen ein Anstieg der Beschäftigten besonders im Bereich der über

20 Bettig u. a.: Pflegewirtschaftslehre. Für Krankenhäuser, Pflege-, Vorsorge- und Rehabilitationseinrichtungen. 2010, S. 13.

50-Jährigen zu verzeichnen. Die folgenden beiden Abbildungen 7 und 8 zeigen die vorhandenen Zahlen bzw. Entwicklungen.

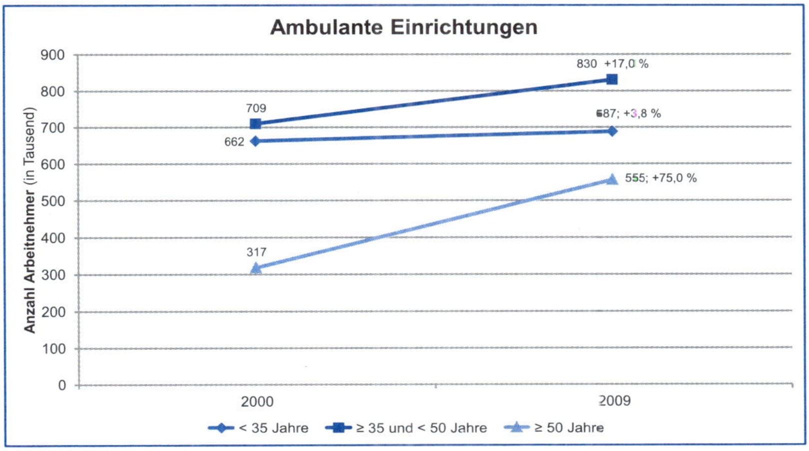

Abb. 7: Altersentwicklung der im Gesundheitswesen beschäftigten Arbeitnehmer in ambulanten Einrichtungen

Quelle: Eigene Darstellung, vgl. Statistisches Bundesamt: Gesundheitsberichterstattung des Bundes. 2013. Online: www.gbe-bund.de [abgerufen am 10.9.2011]; Fenchel: Demografisches Aspekte des Fachkräftemangels. In: Bettig/Frommelt/Schmidt (Hrsg.): Fachkräftemangel in der Pflege. Konzepte, Strategien, Lösungen. 2012, S. 3-18.

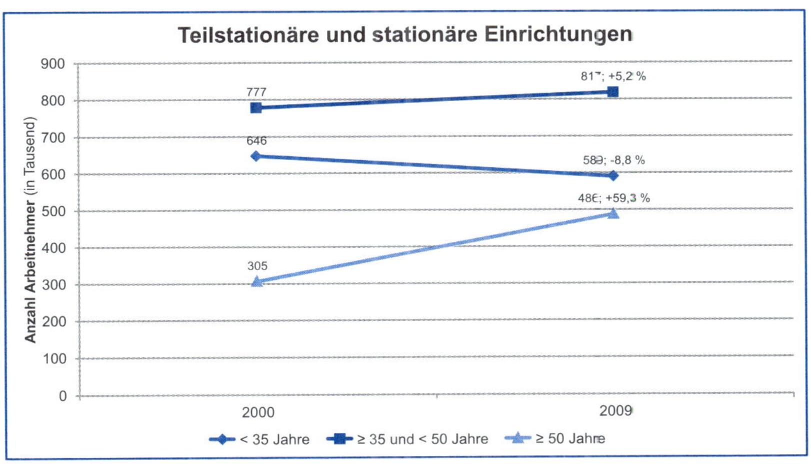

Abb. 8: Altersentwicklung der im Gesundheitswesen beschäftigten Arbeitnehmer in teilstationären und stationären Einrichtungen

Quelle: Eigene Darstellung, vgl. Statistisches Bundesamt: Gesundheitsberichterstattung des Bundes. 2013, Online: www.gbe-bund.de [abgerufen am 10.9.2011]; Fenchel: Demografisches Aspekte des Fachkräftemangels. In: Bettig/Frommelt/Schmidt (Hrsg.): Fachkräftemangel in der Pflege. Konzepte, Strategien, Lösungen. 2012, S. 3-18.

27 Die Arbeitnehmerentwicklung der letzten Jahre zeigt, dass sowohl in ambulanten als auch in stationären Einrichtungen des Gesundheitswesens die Anzahl der Mitarbeiter über 50 Jahre jeweils am stärksten ansteigt (+ 75 % /+ 59,3 %). Die Anzahl der jüngeren Mitarbeiter steigt dagegen nur wenig bzw. ist sogar rückläufig (unter 35 Jahre: + 3,8 % /- 8,8 %).

1.2.2 Pflegeangebotstypen

28 Einem Pflegebedürftigen stehen unterschiedliche Pflegeeinrichtungen und Betreuungsformen zur Verfügung. Grundsätzlich kann zwischen zwei Arten unterschieden werden:

- Pflege zu Hause
- Pflege im Heim

29 Nachfolgend sind die wichtigsten Angebotstypen der „Pflege zu Hause" kurz charakterisiert (vgl. Tab. 2).

Tab. 2: Angebotsalternativen der „Pflege zu Hause"

Quelle: Bundesministerium für Gesundheit: Ratgeber zur Pflege. Alles, was Sie zur Pflege wissen müssen. 2013, S. 41-54. Online: www.bundesgesundheitsministerium.de [abgerufen am 8.3.2013].

Ambulanter Pflegedienst • Kommt zum Pflegebedürftigen nach Hause und unterstützt ihn fachkundig bei der täglichen Pflege • Grundpflegerische Tätigkeiten (z. B. Körperpflege, Lagerung) • Häusliche Krankenpflege (z. B. Medikamentengabe, Verbandswechsel) • Beratung von Pflegebedürftigen und Angehörigen • Hauswirtschaftliche Versorgung (z. B. Einkaufen, Wohnungsreinigung) Die Höhe der dafür durch die Pflegekasse erbrachten ambulanten Sachleistungen (Pflegehilfe) 2012, differenziert nach Pflegestufen beträgt: • Pflegestufe 1: 450,- EUR • Pflegestufe 2: 1.100,- EUR • Pflegestufe 3: 1.550,- EUR
Pflegegeld Der Pflegebedürftige hat die Wahlmöglichkeit, anstelle der Sachleistungen durch einen ambulanten Pflegedienst Pflegegeld in Anspruch zu nehmen. Voraussetzung ist, dass die häusliche Pflege sichergestellt ist, z. B. durch Angehörige oder andere Pflegepersonen. Die Höhe des Pflegegeldes 2012, differenziert nach Pflegestufen, beträgt: • Pflegestufe 1: 235,- EUR • Pflegestufe 2: 440,- EUR • Pflegestufe 3: 700,- EUR Das Pflegegeld wird dem Betroffenen von der Pflegkasse überwiesen und dieser kann es frei an die ihn betreuenden Personen weitergeben. Auch eine Kombination von Sachleistungen durch einen ambulanten Pflegedienst und Pflegegeld ist möglich.

Einzelpflegekräfte Einzelpflegekräfte sind professionell ausgebildete Selbstständige, etwa eine Altenpflegerin oder ein Altenpflegehelfer. Eine individuelle Leistungsvereinbarung und auch die Leistungsabrechnung erfolgen unmittelbar zwischen der zugelassenen Einzelpflegekraft und der Pflegekasse.
Urlaubsvertretung (Verhinderungspflege) Nach einer Anwartschaftszeit von 6 Monaten übernimmt die Pflegeversicherung auf Antrag die Kosten für eine Ersatzpflege für längstens 4 Wochen, wenn die private Pflegeperson Urlaub macht oder krank ist. Für 2012 ist die Verhinderungspflege auf einen Jahresbetrag von 1.550,- EUR maximal festgelegt.
Betreuungsbetrag Pflegebedürftige mit erheblich eingeschränkter Alltagskompetenz (z. B. psychisch Kranke, Behinderte oder demenzielle erkrankte Personen) haben einen zusätzlichen Anspruch auf Betreuungsleistungen. Der Betreuungsbetrag wird in zwei Gruppen differenziert: • Grundbetrag: 100,- EUR monatlich • Erhöhter Betrag: 200,- EUR monatlich
Neue Wohnformen (z. B. Senioren-Wohngemeinschaft) Senioren-WGen können auf private Initiative oder durch professionelle Unterstützer (z. B. einen Pflegestützpunkt oder einen ambulanten Pflegedienst) zustande kommen. Neben Privatzimmern weisen sie Gemeinschaftsräume auf (z. B. Wohnzimmer, Küche) und auch einschlägige Dienstleistungen können vertraglich integriert werden (z. B. Pflegeleistungen oder hauswirtschaftliche Leistungen).
„Poolen" (Zusammenlegen von Leistungen) Versicherte können Pflegeleistungen auch gemeinsam in Anspruch nehmen. Durch das Poolen von Leistungen entstehen wirtschaftliche Vorteile, z. B. durch Betreuung mehrerer Pflegebedürftiger in einer Senioren-WG durch einen ambulanten Pflegedienst. Eingesparte Fahrzeiten und -gelder können dann für zusätzliche Leistungen genutzt werden.
Pflegehilfsmittel Pflegehilfsmittel sind Geräte und Sachmittel, die die häusliche Pflege erleichtern. Die Pflegekassen unterscheiden: • Technische Pflegehilfsmittel (z. B. ein Pflegebett oder ein Notrufsystem) • Verbrauchsprodukte (z. B. Betteinlagen oder Einmalhandschuhe) Pflegeversicherungen führen ein Hilfsmittelverzeichnis, in dem die zulässigen Hilfsmittel aufgeführt sind. Der Pflegebedürftige muss tlw. Eigenanteile tragen (max. 25,- EUR) und größere Hilfsmittel werden leihweise überlassen (z. B. ein Pflegebett). Bei ärztlicher Verordnung tragen die Krankenkassen die Kosten.
Wohnungsanpassung Unabhängig von der Pflegestufe werden auf Antrag Zuschüsse für Anpassungsmaßnahmen in der Wohnung bis zu einer Höhe von 2.557,- EUR von der Pflegekasse übernommen (z. B. für Umbauten im Badezimmer oder Türverbreiterungen). Bei nachhaltiger Veränderung der Pflegesituation kann ein erneuter Antrag gestellt werden.
Mehrgenerationenhaus Ein relativ neuer Angebotstyp ist die Einrichtung von Mehrgenerationenhäusern insbesondere für ältere Menschen mit noch geringem Pflegebedarf. Ansatz ist hierbei die gegenseitige Alltagsunterstützung, z. B. Kinderbetreuung durch Ältere und Einkaufen durch Jüngere, so dass professionelle Pflegekapazitäten und -kosten reduziert und das soziale Miteinander/ Wohlbefinden verbessert werden können.

30 Die Angebotstypen der „Pflege im Heim“ zeigt die Tabelle 3.

Tab. 3: Angebotsalternativen der „Pflege im Heim“

Quelle: Bundesministerium für Gesundheit: Ratgeber zur Pflege. Alles, was Sie zur Pflege wissen müssen. 2013, S. 54-59. Online: www.bundesgesundheitsministerium.de [abgerufen am 8.3.2013].

Vollstationäre Versorgung Eine vollstationäre Pflege wird von der Pflegekasse gewährt, wenn eine häusliche oder teilstationäre Pflege nicht möglich ist. Bei Pflegestufe 3 geschieht dies ohne Prüfung (ansonsten nach dem Grundsatz: „ambulant vor stationär“). Die Pflegekasse zahlt an das Pflegeheim einen pauschalierten Pflegesatz. Dieser ist für den Pflegeaufwand, die medizinische Behandlungspflege und die soziale Betreuung bestimmt und ist wie folgt festgelegt: • Pflegestufe 1: 1.023,- EUR • Pflegestufe 2: 1.279,- EUR • Pflegestufe 3: 1.550,- EUR (in Härtefällen bis zu 1.918,- EUR) Der Pflegebedürftige muss darüber hinaus folgende Aufwendungen selbst tragen: • die tatsächlich höheren Pflegekosten, die durch den Pflegesatz nicht abgedeckt sind • Kosten für Unterbringung und Verpflegung • Investitionskosten • Ggf. anfallende Kosten für zusätzliche Dienstleistungen
Teilstationäre Versorgung Kann die häusliche Pflege nicht hinreichend sichergestellt werden, bieten spezielle Einrichtungen teilstationäre Tages- oder Nachtpflege an. Die Erstattungsobergrenzen sind dafür wie folgt festgelegt: • Pflegestufe 1: 450,- EUR • Pflegestufe 2: 1.100,- EUR • Pflegestufe 3: 1.550,- EUR Die Pflegekasse übernimmt die Kosten für die Pflege, für die soziale Betreuung und die medizinische Behandlung. Verpflegungskosten müssen privat getragen werden. Eine Kombination von häuslicher und teilstationärer Pflege ist möglich.
Kurzzeitpflege Für längstens 4 Wochen im Jahr kann der Pflegebedürftige in einer Kurzzeitpflegeeinrichtung aufgenommen werden, wenn vorübergehend häusliche oder teilstationäre Pflege nicht möglich ist. Die Pflegeversicherung bezahlt dafür höchstens 1.550,- EUR im Jahr, eine Differenzierung nach Pflegestufe gibt es hierbei nicht.
Heime Es werden drei Heimtypen unterschieden, die häufig in einer Einrichtung auch in Kombination anzutreffen sind: • Altenwohnheim (Bewohner leben relativ eigenständig in ihrer Wohnung, plus Gemeinschaftsräume wie Küche, Essraum oder Wohnzimmer). • Altenheim (Bewohner leben in ihrer Wohnung, können den Haushalt aber nicht mehr selbstständig führen und erhalten hauswirtschaftliche wie pflegerische Unterstützung). • Pflegeheim (Bewohner leben in ihrer Wohnung allein oder zu zweit und erhalten eine umfassende hauswirtschaftliche wie pflegerische Unterstützung).

31 Auch in Einrichtungen der Eingliederungshilfe ist eine Leistung einer Pflegestufe möglich.

1.2.3 Demenz

Demenz ist bereits heute ein bedeutendes Krankheitsphänomen, zu dem es kaum Heilungsmöglichkeiten gibt und von dem bereits mehr als 1 Mio. Menschen in Deutschland betroffen sind. Diese Zahl wird sich deutlich erhöhen, Prognosen sprechen von 1,7 Mio. Demenzerkrankten bis zum Jahre 2030[21]. Demenzerkrankungen korrelieren hochgradig mit Alter (vgl. Abb. 9). Bei den BKK-Versicherten litten z. B. ca. 10 % der 75- bis 79-Jährigen an Demenz, während bei den über 90-Jährigen bereits jeder Zweite betroffen war. 32

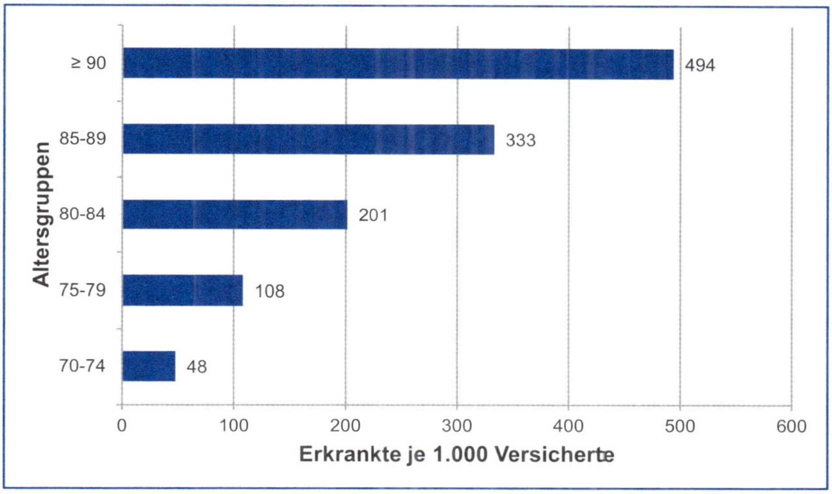

Abb. 9: Demenzdiagnosen nach Altersgruppen

Quelle: Eigene Darstellung, vgl. BKK Bundesverband (Hrsg.): BKK Faktenspiegel. 2010, S. 3. Online: www.bkk.de [abgerufen am 28.11.2012].

Das Krankheitsbild Demenz ist von der sozialen Pflegeversicherung derzeit nur bedingt „gewürdigt". Die aktuellen Leistungsalternativen zeigt die folgende Tabelle 4. 33

21 Bundesministerium für Gesundheit: Ratgeber zur Pflege. Alles, was Sie zur Pflege wissen müssen. 2011, S. 56. Online: www.bundesgesundheitsministerium.de [abgerufen am 8.3.2013].

Tab. 4: Angebotsalternativen für die „Pflege von Demenzerkrankten“

Quelle: Bundesministerium für Gesundheit: Ratgeber zur Pflege. Alles, was Sie zur Pflege wissen müssen. 2013, S. 59-62. Online: www.bundesgesundheitsministerium.de [abgerufen am 8.8.2013].

Betreuungsbetrag Pflegebedürftige mit erheblich eingeschränkter Alltagskompetenz haben Anspruch auf zusätzliche Betreuungsleistungen. Diese betragen je nach Schweregrad entweder 100,- EUR im Monat (Grundbetrag) oder 200,- EUR im Monat (erhöhter Betrag). Demenzerkrankte sind oft körperlich weitgehend „normal“ und fallen daher durch das Raster der Pflegeversicherung mit seinen drei Pflegestufen.
„Pflegestufe 0“ Personen mit erheblich eingeschränkter Alltagskompetenz, die nicht die Bedingungen der Pflegestufe 1 erfüllen, haben neben einem monatlichen Anspruch auf 225,- EUR für Pflegesachleistungen oder 120,- EUR Pflegegeld zudem Anspruch auf ein qualifiziertes Beratungsgespräch pro Halbjahr.
Aufstockung der Beiträge für Pflegeleistungen und Pflegegeld Der bisherige Betrag für Pflegesachleistungen beziehungsweise Pflegegeld wurde bei demenziell Erkrankten in den Pflegestufen 1 und 2 aufgestockt. Für Pflegesachleistungen stehen aktuell in 2013 zur Verfügung: Pflegestufe 1: 665,- EUR (bisher 450,- EUR) Pflegestufe 2: 1.250,- EUR (bisher 1.100,- EUR) Pflegestufe 3: 1.550,- EUR Die Höhe des Pflegegeldes, differenziert nach Pflegestufen beträgt: Pflegestufe 1: 305,- EUR (vormals 235,- EUR) Pflegestufe 2: 525,- EUR (vormals 440,- EUR) Pflegestufe 3: 700,- EUR
Zusatzpersonal in Heimen Um demenziell erkrankten Bewohnern spezifische Betreuungsangebote zu bieten, darf in Heimen zusätzliches Betreuungspersonal eingestellt werden, dessen Kosten von den Pflegekassen entsprechend deren individuellen Regelungen übernommen werden können.

1.2.4 Fachkräftemangel in der Pflege

34 Der Fachkräftemangel in der Pflege ist bereits ein reales Phänomen, das in den einzelnen Pflegesegmenten freilich unterschiedlich intensiv ausgeprägt ist. Wesentliche **Gründe für den Fachkräftemangel** sind:

- Anhaltender **Geburtenrückgang**, Abnahme der erwerbsfähigen Bevölkerung und damit Rückgang des Arbeitskräftepotentials.
- Der steigenden Pflegenachfrage steht ein recht konstanter Anteil von Schülern, die sich für Pflegeberufe entscheiden, gegenüber. Mit sinkenden Schülerzahlen wird die absolute **Anzahl an Nachwuchskräften** ebenfalls sinken, ggf. sogar überproportional, wenn die Attraktivität des Pflegeberufs gegenüber anderen Berufsbildern weiter an Boden verliert.

35 Zusätzlich wird durch eine Nachfragerhöhung die Situation verschärft. Gründe für eine Erhöhung der Nachfrage sind:

- Zunehmende **Erwerbstätigkeit von Frauen und längere Lebensarbeitszeiten** führen dazu, dass Pflegeleistungen seltener privat von Angehörigen erbracht werden können, was durch professionelle Pflegefachkräfte aufzufangen wäre. Den Rückgang der Familienpflege prognostiziert Schnabel[22] von 48 % der Fälle in 2005 auf 23 % der Fälle in 2050.
- Der **Trend zur vollstationären Pflege** hält an. Schnabel[22] prognostiziert die Entwicklung von 33 % in 2005 auf 48 % in 2050[23]. Die Zahl der Sachleistungsempfänger in der häuslichen Pflege (= ambulante Pflege) wird stark zunehmen. Schnabel[22] sieht eine Verdoppelung auf dann 1,3 Mio. bis 2050. Mehr Heimpflege und **mehr Sachleistungsbezug** (= ambulante Pflege) führen dazu, dass deutlich mehr Menschen in der Langzeitpflege beschäftigt sein müssen.
- Wenn sich die Anzahl der **über 80-Jährigen** bis 2050 verdreifacht, wird sich die Zahl der Vollzeitstellen in der Pflege von rund einer halben Million in 2005 auf 1,6 Millionen in 2050 ausweiten müssen[23].
- Die Nachfrage nach Pflegepersonal wird damit nachhaltig ansteigen. Gleichzeitig wird eine Verlagerung weg von der Akut- und hin zur **Langzeitpflege** erwartet, mit allerdings zunehmendem Wettbewerb zwischen Akut- und Langzeitpflege in der Personalrekrutierung[24].
- Vergleichsweise moderates Image des Pflegeberufes und niedriger Vergütungsniveau von Pflegekräften.

1.2.5 Pflegeimmobilien

Im Jahre 2011 wurden in Deutschland insgesamt 12.354 Pflegeheime gezählt. 36
Nach Trägern differenziert ergibt sich folgende Verteilung:

- private Pflegeheime: 4.998 (40,5 %)
- freigemeinnützige Pflegeheime: 6.721 (54,4 %)
- öffentliche Pflegeheime: 635 (5,1 %)

Die durchschnittliche Betriebsgröße der privaten Träger lag 2011 mit 65 Plätzen 37
unter der Betriebsgröße freigemeinnütziger Träger (74 Plätze) und öffentlicher Träger (84 Plätze)[25]. Bei den ambulanten Pflegediensten ist der Anteil öffentlicher Träger noch unbedeutender:

22 Schnabel: Zukunft der Pflege. Studie für die INSM. 2007, S. 17 f. Online: www.insm.de [abgerufen am 17.7.2013].

23 Schmidt: Fachkräfteentwicklung und professionelle Anforderungsprofile in Pflege und Begleitung. In: Bettig/Frommelt/Schmidt (Hrsg.): Fachkräftemangel in der Pflege. Konzepte, Strategien, Lösungen. 2012, S. 23.

24 Schmidt: Fachkräfteentwicklung und professionelle Anforderungsprofile in Pflege und Begleitung. In: Bettig/Frommelt/Schmidt (Hrsg.): Fachkräftemangel in der Pflege. Konzepte, Strategien, Lösungen. 2012, S. 24.

25 Vgl. BKK Bundesverband (Hrsg.): BKK Faktenspiegel. 2013, S. 3. Online: www.bkk.de [abgerufen am 25.7.2013].

- private Pflegedienste: 7.772 (62,9 %)
- freigemeinnützige Pflegedienste: 4.406 (35,7 %)
- öffentliche Pflegedienste: 171 (1,4 %)[26]

38 Die Abbildung 10 zeigt die Verteilung nach Trägern im vergleichenden Überblick.

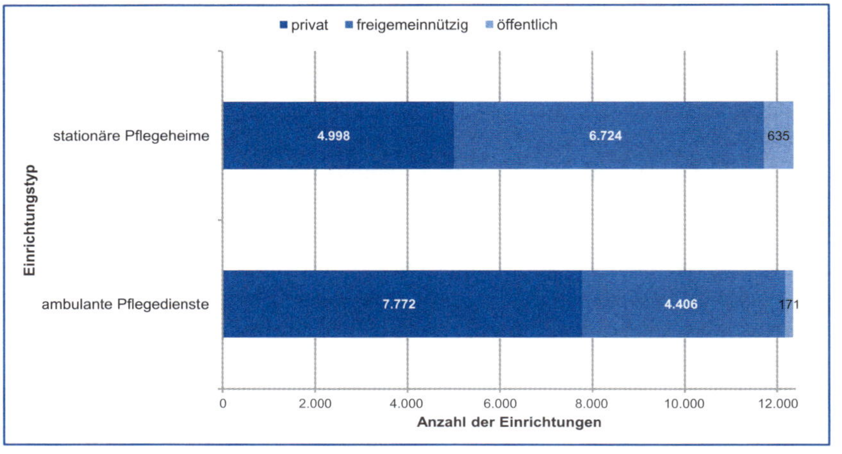

Abb. 10: Anzahl Pflegeheime und ambulanter Pflegedienste nach Träger

Quelle: Eigene Darstellung, vgl. BKK Bundesverband (Hrsg.): BKK Faktenspiegel. 2013, S. 3 f. Online: www.bkk.de [abgerufen am 25.7.2013].

39 Eine wichtige Frage ist, wie viele Pflegeheime in Zukunft benötigt werden (Angebotsseite), um den Pflegebedarf in Deutschland adäquat abdecken zu können (Nachfrageseite)? Eine exakte Prognose ist naturgemäß schwierig, da es eine Reihe von Einflussfaktoren gibt, deren Wirkung nicht genau vorhergesagt werden kann und zwischen denen es vielfältige Wechselwirkungen gibt. Die folgende Tabelle 5 zeigt, welche Faktoren das Angebot und die Nachfrage zusätzlicher stationärer Pflegeheime bzw. -plätze in welcher Form (positiv oder negativ) beeinflussen[27]:

26 Vgl. BKK Bundesverband (Hrsg.): BKK Faktenspiegel. 2013, S. 4. Online: www.bkk.de [abgerufen am 25.7.2013].

27 In Anlehnung an Kersel/Lennartz: Stationärer Pflegemarkt im Wandel. Gewinner und Verlierer 2020. 2011, S. 24. Online: www.ey.com [abgerufen am 14.12.2012].

Tab. 5: Beeinflussende Faktoren auf Angebot und Nachfrage stationärer Pflegeeinrichtungen

Quelle: Eigene Darstellung, In Anlehnung an Kersel/Lennartz: Stationärer Pflegemarkt im Wandel. Gewinner und Verlierer 2020. 2011, S. 24. Online: www.ey.com [abgerufen am 14.12.2012].

	Auswirkung auf	
Faktor	**Angebot**	**Nachfrage**
Die Platzkapazität von Neubauten steigt, neue Pflegeheime sind im Durchschnitt größer als bestehende.	X (positiv)	
Mehr Pflegebedürftige werden in alternativen Wohnformen untergebracht.		X (negativ)
Die häusliche und ambulante Betreuung werden durch gezielte Fördermaßnahmen weiter gefördert und ausgebaut.		X (negativ)
Die Verweildauer im Pflegeheim nimmt ab/spätere Aufnahme ins Pflegeheim.		X (negativ)
Die Pflegequote bleibt konstant oder nimmt ab (z. B. weil die Senioren relativ gesehen länger gesund bleiben).		X (negativ)
Die private Pflege durch Familienangehörige geht weiter zurück.		X (positiv)
Die Zahl der Demenzkranken und anderer pflegeintensiver Erkrankungen steigt überproportional an.		X (positiv)
Zunehmende Schließung alter bzw. nicht mehr anforderungsgerechter Bestandsimmobilien.	X (negativ)	

Kersel und Lennartz gehen in einer Prognose bis 2020 davon aus, dass sich negative und positive Einflussfaktoren in etwa ausgleichen und dass die Quote von ca. 32 % an Pflegebedürftigen, die in Heimen untergebracht werden muss, konstant bleibt. Bei einer zunehmenden Anzahl Pflegebedürftiger um ca. 560.000 bis 2020 würden dann rechnerisch 179.000 zusätzliche Pflegeplätze netto benötigt bzw. bei gleichbleibender Auslastung von ca. 89 % 202.000 Pflegeplätze brutto oder rund 2.000 neue Pflegeheime mit einer Durchschnittsgröße von ca. 100 Plätzen. Bei durchschnittlichen Investitionskosten pro Heimplatz von 87.500,- EUR entspräche das einem Investitionsvolumen von 17,7 Mrd. EUR. Dabei berücksichtigt ist noch nicht der Ersatzbedarf für alte Heime, die nicht weiter betrieben werden. Dieser wird eher konservativ auf 2 % des Bestandes pro Jahr geschätzt. Bei ca. 11.600 Heimen in 2009 müssten demnach 232 Heime pro Jahr ersetzt werden. Bei Durchschnittskosten von 87.500,- EUR pro Platz und 80 Pflegeplätzen im Durchschnitt je Heim wäre das ein Ersatzinvestitionsvolumen von 16,1 Mrd. EUR bis 2020. Zusammengenommen und ausgehend von 2009 ergäbe das ein Gesamtinvestitionsvolumen von 33,8 Mrd. EUR[28]. 40

28 Kersel/Lennartz: Stationärer Pflegemarkt im Wandel. Gewinner und Verlierer 2020. 2011, S. 29. Online: www.ey.com [abgerufen am 14.12.2012].

41 Neben dieser quantitativen Prognose ist qualitativ davon auszugehen, dass

- ... der Anteil freigemeinnütziger und privat betriebener Heime weiter steigen und der Anteil öffentlicher Träger weiter sinken wird,
- ... die Ausdifferenzierung der Heimtypen aufgrund neuer Krankheitsbilder und spezifischerer Angebote weiter zunehmen wird,
- ... die Zahl und Qualität von Dienstleistungen und Services weiter ausgebaut wird.

1.3 Nachfrageseite im Überblick

42 Grundsätzlich ist jeder Krankenversicherte auch pflegepflichtversichert. Gemäß der Systematik der Kranken- und Pflegeversicherung können auf der Nachfrageseite folgende Versicherten-Teilgruppen formal differenziert werden[29]:

- Versicherte der gesetzlichen Krankenversicherung (sie sind automatisch pflegeversichert, insbesondere Arbeiter, Angestellte, Studierende, Rentner).
- Familienversicherte (Kinder, Ehegatten, Lebenspartner mit keinem oder geringem Monatseinkommen < 400,- EUR sind beim Hauptversicherten beitragsfrei mitversichert).
- Freiwillig Versicherte (auch für freiwillig Versicherte in der gesetzlichen Krankenkasse besteht grundsätzlich Versicherungspflicht in der sozialen Pflegeversicherung; eine Befreiung ist in den ersten drei Monaten möglich, dann muss aber eine private Pflegeversicherung abgeschlossen werden).
- Privat Versicherte (sind auch pflegepflichtversichert mit grundsätzlich gleichwertigen Leistungen wie die gesetzlich Versicherten, allerdings nach dem Prinzip der Kostenerstattung anstelle des Bezugs von Sachleistungen).
- Übrige (auch für Menschen ohne Krankenversicherung besteht seit 1995 eine Pflicht zum Abschluss einer Pflegeversicherung).
- Weiterversicherung (bei Ausscheiden aus der Versicherungspflicht kann jeder Bürger unter bestimmten Voraussetzungen die Weiterversicherung beantragen – z. B. nach mindestens 2 Jahren Mitgliedschaft in den letzten 5 Jahren).

1.3.1 Eckdaten

43 Ca. 2,5 Mio. Menschen erhielten im Jahr 2011 in Deutschland Leistungen aus der sozialen Pflegeversicherung. Mit 1,76 Mio. Menschen (= 70 %) wurde der größere Teil von ihnen ambulant betreut, ca. 740.000 Menschen (= 30 %) wurden stationär gepflegt. Von den ambulant Betreuten wird der Großteil zu Hause von

29 Bundesministerium für Gesundheit: Ratgeber zur Pflege. Alles, was Sie zur Pflege wissen müssen. 2013, S. 11-15. Online: www.bundesgesundheitsministerium.de [abgerufen am 8.8.2013].

Angehörigen gepflegt, etwa 1,18 Mio. Menschen, etwa halb so viele (0,58 Mio.) durch ambulante Pflegedienste. Die meisten Pflegebedürftigen sind in Pflegestufe 1 eingestuft: mehr als 1,3 Mio. Menschen. Die wenigsten Pflegebedürftigen sind in Pflegestufe 3 eingestuft: ca. 300.000 Menschen (vgl. Abb. 11).[30]

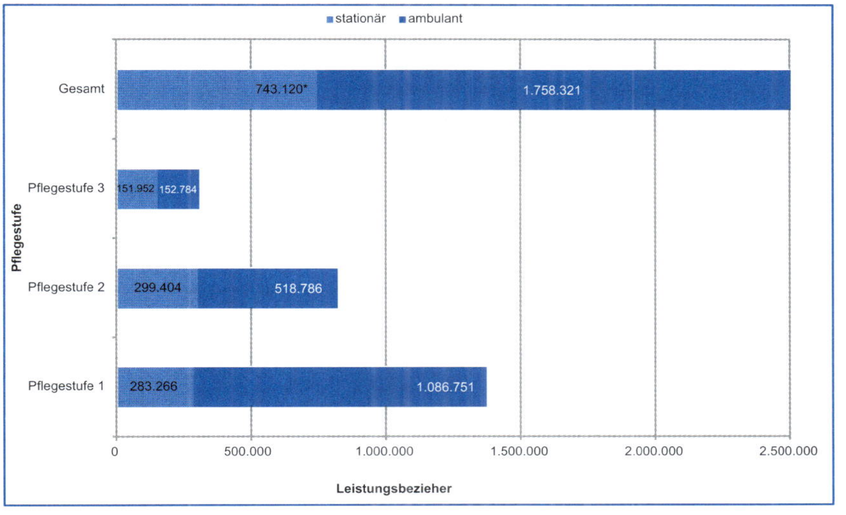

Abb. 11: Leistungsempfänger der sozialen Pflegeversicherung nach Pflegestufen
Quelle: Eigene Darstellung, vgl. Statistisches Bundesamt: Pflegestatistik 2011. 2013, S. 9. Online: www.destatis.de [abgerufen am 24.7.2013].

Aus der Entwicklung der Anzahl Pflegebedürftiger seit 1999 sind folgende Haupterkenntnisse zu gewinnen (vgl. Abb. 12): 44

- Die Gesamtzahl der Pflegebedürftigen hat um 485.000 oder 24 % zugenommen.
- Die Zahl der vollstationären Pflegefälle nahm um 32 % zu.
- Die Zahl der ambulanten Pflegefälle nahm um 39 % zu.
- Die Zahl der durch Angehörige versorgten Pflegefälle nahm lediglich um 15 % zu.[31]

Unterhalb dieser kategorisierten Gesamtzahlen Pflegebedürftiger sind wichtige alters- und geschlechtsspezifische Differenzierungen festzustellen, die für ein kundenspezifisches Leistungsangebot von Bedeutung und zu berücksichtigen 45

30 Vgl. Statistisches Bundesamt: Pflegestatistik 2011. 2013, S. 7 ff. Online: www.destatis.de [abgerufen am 24.7.2013].

31 Vgl. Statistisches Bundesamt: Pflegestatistik 2011. 2013, S. 7 Online: www.destatis.de [abgerufen am 24.7.2013], Kersel/Lennartz: Stationärer Pflegemarkt im Wandel. Gewinner und Verlierer 2020. 2011, S. 10. Online: www.ey.com [abgerufen am 25.7.2013].

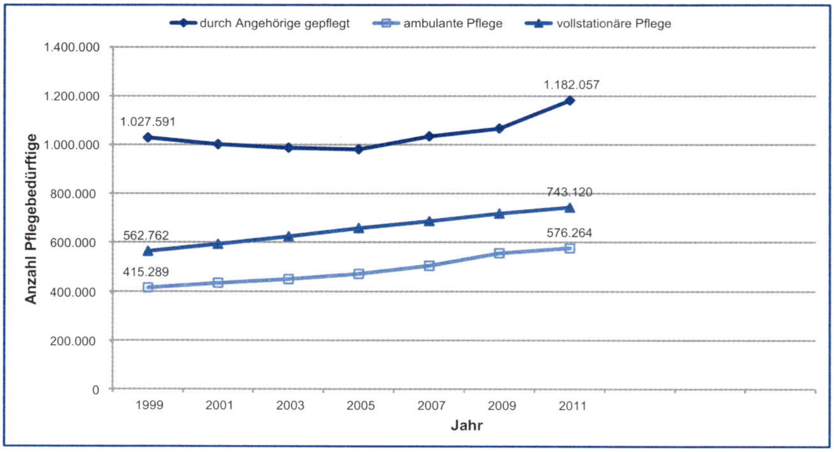

Abb. 12: Entwicklung und Anzahl Pflegebedürftiger seit 1999

Quelle: Eigene Darstellung, vgl. Statistisches Bundesamt: Pflegestatistik 2011. 2013. S. 9. Online: www.destatis.de [abgerufen am 26.7.2013]; Kersel/Lennartz: Stationärer Pflegemarkt im Wandel. Gewinner und Verlierer 2020. 2011, S. 10. Online: www.ey.com [abgerufen am 14.12.2012].

sind. Ab dem 80. Lebensjahr werden z. B. deutlich mehr Frauen als Männer in Pflegeheimen untergebracht. Hauptgründe dafür sind[32]:

- Männer werden häufiger von ihren Frauen zu Hause versorgt als umgekehrt
- Frauen haben eine höhere Lebenserwartung

46 Mit zunehmendem Alter steigt die Pflegebedürftigkeit an. Ca. 83 % aller Pflegebedürftigen sind 65 Jahre und älter. Die folgende Abbildung 13 zeigt die alters- und geschlechtsspezifische Entwicklung.

47 Zur künftigen Entwicklung auf der Nachfrageseite gibt es unterschiedliche Prognosen. Die „Rürup-Kommission“ rechnet mit ca. 3,5 Millionen Pflegebedürftigen bis 2030 (entspricht etwa 4 % der Bevölkerung), das Statistische Bundesamt hat zwei Szenarien entwickelt (vgl. folgende Abb. 14). Demnach kann sich bis 2050 die Anzahl Pflegebedürftiger im Vergleich zum Status Quo heute etwa verdoppeln auf dann ca. 4,5 Mio. Menschen.

32 Kersel/Lennartz: Stationärer Pflegemarkt im Wandel. Gewinner und Verlierer 2020. 2011, S. 7. Online: www.ey.com [abgerufen am 14.12.2012]; vgl. Statistisches Bundesamt: Pflegestatistik 2011. 2013, S. 8. Online: www.destatis.de [abgerufen am 26.7.2013].

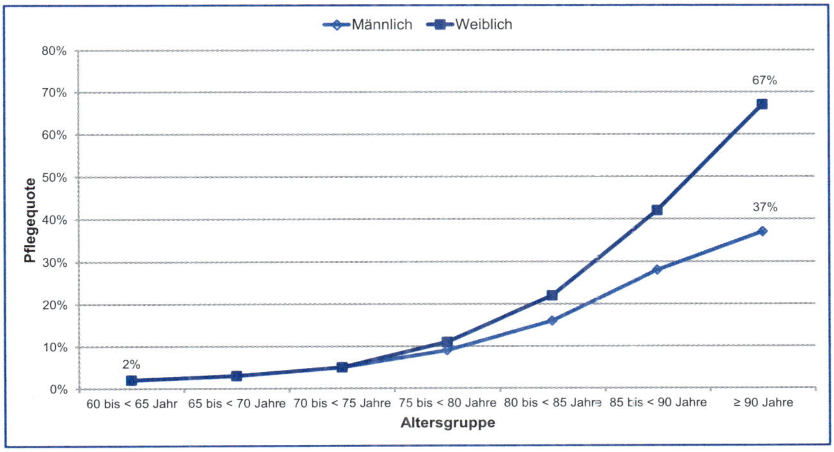

Abb. 13: Pflegequoten nach Alter und Geschlecht

Quelle: Eigene Darstellung, vgl. Statistisches Bundesamt (Hrsg.): Gesundheitsberichterstattung des Bundes. Online www.gbe-bunde.de [abgerufen am 10.9.2011]; Kersel/Lennartz: Stationärer Pflegemarkt im Wandel. Gewinner und Verlierer 2020. 2011, S. 8. Online: www.ey.com [abgerufen am 14.12.2012].

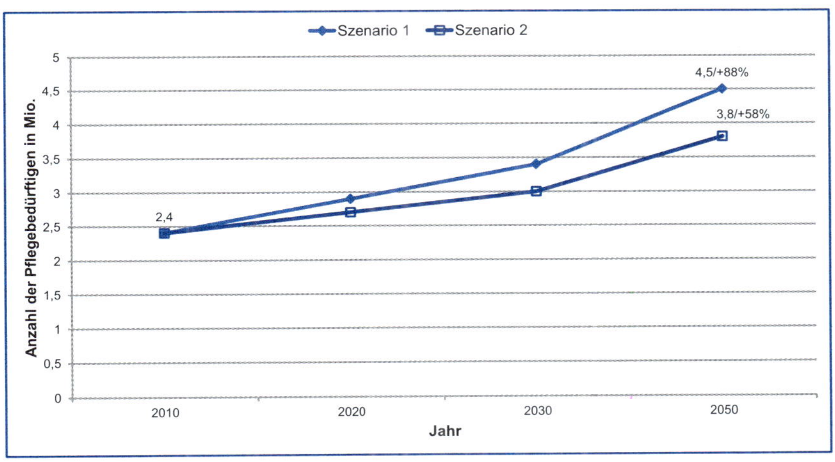

Abb. 14: Entwicklung der Anzahl Pflegebedürftiger

Quelle: Eigene Darstellung, vgl. Dumeier: Reform der Pflegeversicherung. Fachkräfte in der Pflege. In: Bettig/Frommelt/Schmidt (Hrsg.): Fachkräftemangel in der Pflege. Konzepte, Strategien, Lösungen. 2012, S. 40 f.

1.3.2 Determinanten der Pflegenachfrage

48 Wichtige Einflussfaktoren auf die Pflegenachfrage sind[33]:
(„-" = sinkend; „+" = steigend)

- \- Zusammenhang von Mortalität und Morbidität (= Entwicklung der Prävalenz von Pflegebedürftigkeit). Forschungsergebnisse des Max-Planck-Instituts zeigen ein abnehmendes Risiko, im Alter pflegebedürftig zu werden.[34] Ursachen sind u. a. die Bildungsexpansion (mit zunehmender Bildung sinkt das Pflegerisiko) und der medizinische Fortschritt.
- \+ Entwicklung von Haushalts- und Familienstrukturen (Geburtenrückgang bringt weniger Kinder, die Angehörige pflegen können; längere Lebensarbeitszeiten „treffen" pflegende Angehörige eher im Berufsleben zu einem Zeitpunkt, der mit privater Pflegearbeit schlecht vereinbar ist; Familien leben nicht mehr unter einem Dach, so dass oft keine Angehörigen mehr in der Nähe sind, die ihre Eltern pflegen könnten).
- \+ Wünsche von Pflegebedürftigen und Pflegehaushalten (z. B. nach zusätzlichen Dienstleistungen).
- \- Weiterentwicklung der Versorgungssysteme (in Diagnostik, Behandlung, Betreuung, z. B. neue technische Möglichkeiten zur Ferndiagnostik).
- \- Entwicklung neuer Angebote mit Mix von Wohnen und Dienstleistung.

1.3.3 Pflegebedürftigkeit

49 Grundsätzlich kann Pflegebedürftigkeit in jedem Lebensalter auftreten. Nach dem Gesetz (§ 14 Abs. 1 SGB XI) ist Pflegebedürftigkeit wie folgt definiert.

> **Definition: Pflegebedürftigkeit**
>
> „Pflegebedürftige sind Personen, die wegen einer körperlichen, geistigen oder seelischen Krankheit oder Behinderung für die gewöhnlichen und regelmäßig wiederkehrenden Verrichtungen im Ablauf des täglichen Lebens auf Dauer, voraussichtlich für mindestens sechs Monate, in erheblichem oder höherem Maße der Hilfe bedürfen."

50 Als Krankheiten und Behinderungen werden dabei aufgefasst: Verluste, Lähmungen oder andere Funktionsstörungen am Stütz- und Bewegungsapparat; Funktionsstörungen der inneren Organe oder der Sinnesorgane; Störungen des Zentralnervensystems wie Antriebs-, Gedächtnis- oder Orientierungsstörungen sowie endogene Psychosen, Neurosen oder geistige Behinderungen.

---

33 Vgl. Schmidt: Fachkräfteentwicklung und professionelle Anforderungsprofile in Pflege und Begleitung. In: Bettig/Frommelt/Schmidt (Hrsg.): Fachkräftemangel in der Pflege. Konzepte, Strategien, Lösungen. 2012, S. 26 f.

34 Schmidt: Fachkräfteentwicklung und professionelle Anforderungsprofile in Pflege und Begleitung. In: Bettig/Frommelt/Schmidt (Hrsg.): Fachkräftemangel in der Pflege. Konzepte, Strategien, Lösungen. 2012, S. 21.

Als gewöhnliche und regelmäßig wiederkehrende Verrichtungen werden definiert (§ 14 Abs. 4 SGB XI): 51

1. Im Bereich der **Körperpflege** das Waschen, Duschen, Baden, die Zahnpflege, das Kämmen, Rasieren, die Darm- oder Blasenentleerung.
2. Im Bereich der **Ernährung** das mundgerechte Zubereiten oder die Aufnahme der Nahrung.
3. Im Bereich der **Mobilität** das selbstständige Aufstehen und Zubettgehen, An- und Auskleiden, Gehen, Treppensteigen oder das Verlassen und Wiederaufsuchen der Wohnung.
4. Im Bereich der **hauswirtschaftlichen Versorgung** das Einkaufen, Kochen, Reinigen der Wohnung, Spülen, Wechseln und Waschen der Wäsche und Kleidung oder das Beheizen.

In welchem Umfang Leistungen gewährt werden, hängt ab von der Zuordnung der pflegebedürftigen Person zu einer von drei **Pflegestufen:** 52

- **Pflegestufe 1** (erhebliche Pflegebedürftigkeit: Das sind Personen, die bei der Körperpflege, der Ernährung oder der Mobilität für wenigstens zwei Verrichtungen aus einem oder mehreren Bereichen mind. einmal täglich der Hilfe bedürfen und zusätzlich mehrfach in der Woche Hilfe bei der hauswirtschaftlichen Versorgung benötigen. Der wöchentliche Zeitaufwand muss im Tagesdurchschnitt mindestens 90 Minuten betragen, davon Grundpflege mehr als 45 Minuten).
- **Pflegestufe 2** (Schwerpflegebedürftigkeit: Hier werden Personen zugeordnet, die mind. dreimal täglich zu verschiedenen Tageszeiten der Hilfe bedürfen und zusätzlich mehrfach in der Woche Hilfe bei der hauswirtschaftlichen Versorgung. Der wöchentliche Zeitaufwand muss im Tagesdurchschnitt mindestens 180 Minuten betragen, davon Grundpflege mehr als 120 Minuten).
- **Pflegestufe 3** (Schwerstpflegebedürftigkeit: Hier werden Personen zugeordnet, die täglich rund um die Uhr, auch nachts, der Hilfe bedürfen und zusätzlich mehrfach in der Woche Unterstützung bei der hauswirtschaftlichen Versorgung brauchen (§ 15 SGB XI). Der wöchentliche Zeitaufwand muss im Tagesdurchschnitt mindestens 300 Minuten betragen, davon Grundpflege mehr als 240 Minuten).
- **„Pflegestufe 0“** (Hier werden Personen jeder Altersgruppe mit demenzbedingten Fähigkeitsstörungen, mit geistigen Behinderungen oder psychischen Erkrankungen zugeordnet, die in ihrer Alltagskompetenz erheblich eingeschränkt sind. Die Betroffenen können 100,- oder 200,- EUR monatlich erhalten, auch wenn keine Pflegestufe (1, 2 oder 3) anerkannt wurde).

Pflegebedürftigkeit wird auf Antrag von den Pflegekassen nach festgelegten Beurteilungskriterien geprüft, die dafür den Medizinischen Dienst der Krankenversicherung (MDK) oder den sozialmedizinischen Dienst (SMD) bei knappschaftlich Versicherten beauftragen. 53

54 Zentrale **Trends der Pflegenachfrage** sind[35]:

- Die zunehmende Zahl älterer Menschen wird den Pflegebedarf ansteigen lassen. Dies betrifft nicht nur die über 80-Jährigen (oft Langzeitpflegebedarf), sondern auch die Gruppe der 60- bis 80-Jährigen (Pflege rund um einen Krankenhausaufenthalt). Die über 60-Jährigen stellen ca. die Hälfte aller Krankenhausfälle, repräsentieren aber nur 26 % der Bevölkerung, sind also deutlich überproportional behandlungs- und pflegebedürftig[36].
- Die Zahl der Pflegebedürftigen wird sich im Verlauf der nächsten 20 Jahre um 30-50 % erhöhen und möglicherweise bis 2050 verdoppeln. Die Belastungsquote (Zahl der Pflegefälle bezogen auf die 20- bis 64-Jährigen) wird sich wegen des Rückgangs der erwerbsfähigen Bevölkerung sogar verdreifachen (siehe dazu auch vorhergehende Abbildung 14).
- Die Pflege durch Familienangehörige wird zurückgehen, der Anteil professioneller Pflege wird deutlich zunehmen. Schnabel[37]: „Die Pflege im Heim wird zur häufigsten Versorgungsform werden und nahezu die Hälfte aller Pflegefälle umfassen".
- Der Bedarf an professionellen Pflegekräften wird signifikant ansteigen. Auf 100 sozialversicherungspflichtig Beschäftigte kommen heute 2,1 aus dem Pflegesektor, im Jahr 2050 werden es 9,4 sein (jeweils Vollzeitäquivalente).
- Der professionelle Pflegemarkt wird sich daher mit realen Wachstumsraten von etwa 3 % pro Jahr ausdehnen. Auf Sicht von 10 Jahren wird sich dieses Marktvolumen um über 30 % erhöhen mit entsprechenden Effekten für die Beschäftigung im Pflegemarkt.[38]
- Die Finanzierung der Pflege wird allein über die gesetzliche Pflegeversicherung nicht mehr zu leisten sein. Schnabel[38] prognostiziert, dass allein bei Aufrechterhaltung des heutigen Leistungsniveaus die Beiträge je nach Szenario auf 3 bis 5,5 % steigen müssten (heute 2,05 % bzw. bei Kinderlosen 2,3 %) und auch die Beiträge zur Renten- und Krankenversicherung ansteigen würden.

1.4 Intermediäre

55 Die bedeutendsten Teilnehmer am Pflegemarkt sind auf der Anbieterseite die Leistungserbringer (insbesondere ambulante und stationäre Pflegeeinrichtungen) und auf der Nachfrageseite die Pflegebedürftigen und ihre Angehörigen. Anbieter und Nachfrager sprechen und handeln nicht immer direkt miteinander,

35 Vgl. Schnabel: Zukunft der Pflege. Studie für die INSM. 2007, S. 12 ff. Online: www.insm.de [abgerufen am 17.7.2013].

36 Fenchel: Demografische Aspekte des Fachkräftemangels. In: Bettig/Frommelt/Schmidt (Hrsg.): Fachkräftemangel in der Pflege. Konzepte, Strategien, Lösungen. 2012, S. 12.

37 Schnabel: Zukunft der Pflege. Studie für die INSM. 2007, S. 18. Online: www.insm.de [abgerufen am 17.7.2013].

38 Schnabel: Zukunft der Pflege. Studie für die INSM. 2007, S. 27. Online: www.insm.de [abgerufen am 17.7.2013].

sondern vielfach sind Dritte mit ganz unterschiedlichen Aufgaben und Rollen wesentlich beteiligt (vgl. Abb. 15). Einige dieser Intermediäre sind bereits vorgestellt worden, andere werden noch an unterschiedlichen Stellen des Buches erwähnt. Hier soll lediglich ein Überblick gegeben werden, der bereits vermuten lässt, wie komplex und kompliziert der Pflegemarkt mit seinen vielen Akteuren, Interessengruppen und vielschichtigen Beziehungen ist.

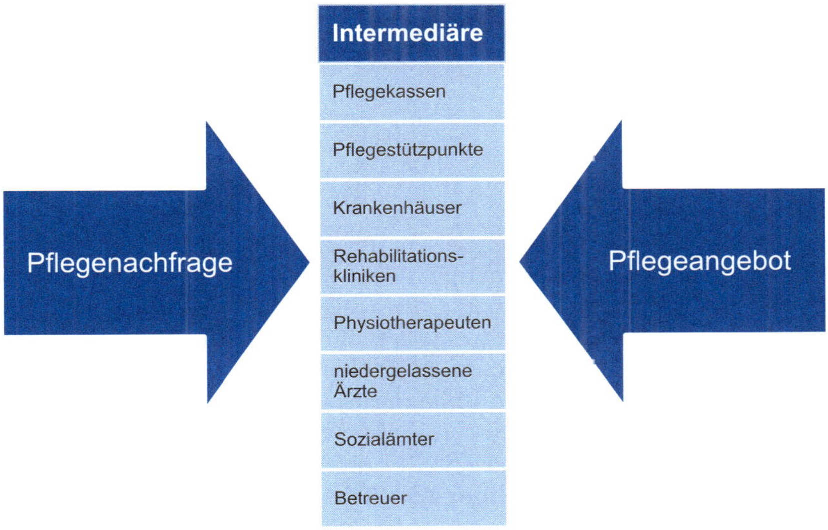

Abb. 15: Intermediäre im Pflegemarkt
Quelle: Eigene Darstellung.

1.5 Rechtliche Rahmenbedingungen

Wesensmerkmal des deutschen „geschriebenen“ Rechts ist die Formulierung 56
eher abstrakter genereller Regelungen, die jeweils für eine große Zahl von Einzelfällen von Bedeutung sind. Das erfordert als eine zweite Rechtsquelle das Treffen von Entscheidungen im konkreten Einzelfall (Rechtsprechung, Richterrecht). Beide Rechtsquellen – geschriebenes und gesprochenes Recht – sind für die Führung von Pflegeheimen essentiell. Es ist grundsätzlich zwischen Bundesrecht und Landesrecht zu unterscheiden. Für die Pflege wichtige rechtliche Regelungen sind insbesondere[39]:

- Soziale Pflegeversicherung (SGB XI; regelt Hilfeleistungen für Pflegebedürftige)

39 Vgl. Bettig u. a.: Pflegewirtschaftslehre. Für Krankenhäuser, Pflege-, Vorsorge- und Rehabilitationseinrichtungen. 2010, S. 10 ff.

- Heimgesetz (regelt bundeseinheitlich die Rechte und Pflichten der Heimträger und soll die Bedürfnisse der Heimbewohner schützen)
- Gesetzliche Krankenversicherung (SGB V)
- Sozialhilfegesetz (SGB XII; sichert Hilfe und Lebensunterhalt für finanziell schlechter gestellte oder seelisch/geistig/körperlich behinderte Menschen/Pflegebedürftige/Eingliederungshilfe)
- Pflege-Qualitätssicherungsgesetz (dient der permanenten Weiterentwicklung der Pflegequalität und der Sicherung der Verbraucherrechte)
- Heimmindestbauverordnung (regelt die Einhaltung baulicher Normen für Pflegeheime)
- Heimpersonalverordnung (regelt auf Bundeslandebene die Eignung des Heimleiters und der Beschäftigten sowie Fort- und Weiterbildungen)
- Pflegebuchführungsverordnung (regelt die Rechnungs- und Buchführungspflichten von Pflegeheimen)
- Landespflegegesetze (enthalten jeweils Regelungen zur Gewährleistung der pflegerischen Versorgungsstruktur)
- Wohn- und Betreuungsvertragsgesetz (regelt den zivilrechtlichen Vertrag zwischen Bewohner und Anbieter von Wohn- und Betreuungsleistungen)
- Berufsrecht: Krankenpflegegesetz und Altenpflegegesetz (im Wesentlichen finden sich Regelungen zum Ausbildungswesen in der Pflege, zum Schutz der Berufsbezeichnungen sowie zu den Kompetenzen und Sorgfaltspflichten)
- Pflegeweiterentwicklungsgesetz (regelt Expertenstandards in der Pflege)
- Haftungsrecht (regelt die haftungsrechtlichen Folgen fehlerhafter Handlungen von Personen oder Institutionen; die Beweislast liegt im Zivilrecht grundsätzlich beim Kläger; bei Pflege- und Behandlungsfehlern gelten aber Ausnahmen und damit in Einzelfällen eine Beweislastumkehr, so dass etwa eine konsequente Pflegedokumentation aktiv nachzuweisen ist; die strafrechtliche Haftung – etwa bei fahrlässiger Tötung – bedarf keines zivilen Klägers, da die Strafverfolgung hier im öffentlichen Interesse liegt, dem Angeklagten ist eine Tat/Schuld aber aktiv nachzuweisen)
- Arbeitsrecht (regelt die Rechte und Pflichten von Arbeitnehmern und Arbeitgebern, eine eigene Gesetzesgrundlage gibt es nicht, dafür Rückgriff auf insbesondere das BGB, Kündigungsschutzgesetz, Arbeitszeitgesetz u. a.)
- Psychischkrankengesetz (regelt auf Landesebene die Unterbringung psychisch Kranker, bei akuter Selbst- oder Fremdgefährdung auch gegen den Willen des Betroffenen)

57 Der im Grundgesetz verankerte Sozialstaat hat die einschlägigen gesetzlichen Regelungen des Sozialrechts in den zwölf Sozialgesetzbüchern festgeschrieben (vgl. Tab. 6)

58 Die für die Pflege bedeutendsten Teile sind das SGB V, das SGB XI und das SGB XII.

Tab. 6: Sozialgesetzbücher

Quelle: Eigene Darstellung, vgl. Bundesministerium der Justiz: Gesetze im Internet. Online: www.gesetze-im-internet.de [Zugriff am 13.2.2013].

Teil	Inhalt
I.	Allgemeiner Teil
II.	Grundsicherung für Arbeitssuchende
III.	Arbeitsförderung
IV.	Gemeinsame Vorschriften für die Sozialversicherung
V.	Gesetzliche Krankenversicherung
VI.	Gesetzliche Rentenversicherung
VII.	Gesetzliche Unfallversicherung
VIII.	Kinder- und Jugendhilfe (KJHG)
IX.	Rehabilitation und Teilhabe behinderter Menschen
X.	Verwaltungsverfahren, Schutz der Sozialdaten, Zusammenarbeit der Leistungsträger und ihre Beziehungen zu Dritten
XI.	Soziale Pflegeversicherung
XII.	Sozialhilfe (ersetzt seit dem 1.1.2005 das Bundessozialhilfegesetz (BSHG))

Die wichtigsten Inhalte des Pflegeversicherungsgesetzes (SGB XI) zeigt die folgende Tabelle 7. 59

Tab. 7: Aufgaben und Ziele der Pflege nach SGB XI

Quelle: Vogel/Schaaf: Soziale Pflegeversicherung SGB XI. 1995, S. 22 f., zitiert nach Bettig/Büche/Roth/Thiele u. a.: Pflegewirtschaftslehre. Für Krankenhäuser, Pflege-, Vorsorge- und Rehabilitationseinrichtungen. 2010, S. 256.

Titel	Aufgaben und Ziele	SGB XI
Selbstbestimmung	Möglichst selbstständiges und selbstbestimmtes Leben, das der Würde des Menschen entspricht.	§ 2 Abs. 1
	Körperlich, geistige und seelische Kraft wiedergewinnen und erhalten.	
	Angemessenen Wünschen bei der Gestaltung der Hilfe soll, wenn möglich, entsprochen werden.	§ 2 Abs. 2 (auch § 33 SGB I)
	Auf religiöse Bedürfnisse Rücksicht nehmen.	§ 2 Abs. 3
Vorrang der häuslichen Pflege	Unterstützung, damit der Pflegebedürftige möglichst lange in seiner häuslichen Umgebung bleiben kann.	§ 3
Eigenverantwortung	Aktive Mitwirkung an der Vermeidung von Pflegebedürftigkeit.	§ 6 Abs. 1
	Teilnahme an Maßnahmen zur medizinischen Rehabilitation.	§ 6 Abs. 2
	Mitwirkung bei aktiver Pflege.	

Tab. 7: *(Fortsetzung)*

Titel	Aufgaben und Ziele	SGB XI
Gemeinsame Verantwortung	Unterstützen und Fördern der Bereitschaft zu humaner Pflege und Betreuung.	§ 8 Abs. 2
	Hinwirken auf eine Kultur des Helfens und der mitmenschlichen Zuwendung. Ausbau und Weiterentwicklung durch neue Formen der teilstationären Pflege und der Kurzzeitpflege.	
Aufgaben der Länder	Die Länder sind verantwortlich für die Vorhaltung einer leistungsfähigen, zahlenmäßig ausreichenden und wirtschaftlichen pflegerischen Versorgungsstruktur.	§ 9
Rechte und Pflichten der Pflegeeinrichtungen	Humane und aktivierende Pflege unter Achtung der Menschenwürde entsprechend dem allgemein anerkannten Stand der medizinisch-pflegerischen Erkenntnisse pflegen, versorgen und betreuen.	§ 11 Abs. 1
Aufgaben der Pflegekassen	Nahtloses störungsfreies Ineinandergreifen von ärztlicher Betreuung, Behandlungspflege, rehabilitativen Maßnahmen, Grundpflege und hauswirtschaftlicher Versorgung.	§ 12 Abs. 2
Begriff der Pflegebedürftigkeit	Hilfe besteht in der Unterstützung, in der teilweisen oder vollständigen Übernahme der Verrichtungen.	§ 14 Abs. 3
	Beaufsichtigung oder Anleitung mit dem Ziel der eigenständigen Übernahme der Verrichtungen.	
Leistungsarten, Grundsätze	Leistungen nach dem allgemein anerkannten Stand der medizinisch-pflegerischen Erkenntnisse zu erbringen.	§ 28 Abs. 3
	Aktivierung des Pflegebedürftigen, um vorhandene Fähigkeiten zu erhalten und, soweit möglich, verlorene zurück zu gewinnen.	§ 28 Abs. 4
	Um der Gefahr der Vereinsamung entgegenzuwirken sollen bei der Leistungserbringung Kommunikationsbedürfnisse berücksichtigt werden.	
Wirtschaftlichkeitsgebot	Die Leistungen müssen wirksam und wirtschaftlich sein: Sie dürfen das Maß des Notwendigen nicht übersteigen.	§ 29 Abs. 1
Sicherstellungsauftrag	Die Pflegekassen haben eine bedarfsgerechte und gleichmäßige, dem allgemeinen Stand der medizinisch-pflegerischen Erkenntnisse entsprechende, pflegerische Versorgung zu gewährleisten.	§ 69 Abs. 1

60 Die Aufzählungen zeigen, dass Verantwortliche von Heimen zumindest Grundkenntnisse in vielen Rechtsbereichen haben und die laufende Rechtsprechung verfolgen müssen. Die Geltung der verschiedenen Rechtsnormen folgt wie üblich dem Prinzip, dass einzelvertragliche Regelungen nur dann greifen, wenn auf den darüber liegenden Ebenen keine Regelungen getroffen sind. Die rechtlichen Hauptebenen (von oben nach unten) sind[40]:

40 Bettig u. a.: Pflegewirtschaftslehre. Für Krankenhäuser, Pflege-, Vorsorge- und Rehabilitationseinrichtungen. 2010, S. 264.

1. Ebene: EU-Recht, Deutsches Grundgesetz
2. Ebene: Satzungsrecht (z. B. der Gesetzlichen Krankenversicherung), Nationale Rahmengesetze (z. B. SGB, BGB)
3. Ebene: Landesrahmenverträge, Bundesrichtlinien
4. Ebene: Einzelverträge (z. B. über Leistungserbringung und Vergütung)

Ein wichtiges Thema für die Pflege ist die **Qualitätssicherung.** Die wichtigsten **gesetzlichen Grundlagen** dazu fasst Mitzenheim[41] zusammen: 61

Gesetzliche Grundlagen im Bereich der direkten Pflege (Grundpflege): 62

- SGB XI
  - § 112 (Grundsätze)
  - § 72 (Zulassung zur Pflege durch Versorgungsvertrag)
  - § 80 (Maßstäbe und Grundsätze zur Sicherung und Weiterentwicklung der Pflegequalität)
- Heimgesetz (HeimG; pflegerische Leistungen sind nach dem jeweils allgemein anerkannten Stand fachlicher Erkenntnisse zu erbringen)
- Pflege-Qualitätssicherungsgesetz (PQsG; Maßnahmen zur Sicherung und Weiterentwicklung der Pflegequalität werden festgesetzt)

Gesetzliche Grundlagen im Bereich der indirekten Pflege (Behandlungspflege): 63

- SGB V
  - Leistungserbringer haben eine bedarfsgerechte und gleichmäßige, dem allgemein anerkannten Stand der medizinischen Erkenntnisse entsprechende Versorgung zu gewährleisten
  - Leistungserbringer sind zur Sicherung und Weiterentwicklung der Pflegequalität verpflichtet, entsprechend dem Stand der wissenschaftlichen Erkenntnisse und sie müssen in der fachlich gebotenen Qualität erbracht werden
- Krankenpflegegesetz § 4 (eine sach- und fachkundige, umfassende und geplante Pflege ist durchzuführen)
- Gesundheitsreformgesetz § 137 (Maßnahmen zur Qualitätssicherung sind durchzuführen, die sich auf die Qualität der Behandlung und die Behandlungsergebnisse zu erstrecken haben)
- Pflegepersonalregelung § 1 (eine ausreichende, zweckmäßige und an einem ganzheitlichen Pflegekonzept orientierte Pflege ist vorgeschrieben)

Die Einhaltung dieser gesetzlichen Forderungen wird mindestens für den Bereich der stationären und ambulanten Altenhilfe 64

41 Mitzenheim: Die Pflegevisite-Grundlagenbetrachtung im institutionsübergreifenden Vergleich (Teil 1). In: Bettig u. a. (Hrsg.): Management Handbuch Pflege. 2007, S. 2 ff.

- durch den Medizinischen Dienst (MDK) der Krankenversicherung
- und die Heimaufsicht kontrolliert.

65 **Arbeitsanweisungen, die auch eine rechtliche Grundlage haben, sind z. B.:**

- Erstbelehrung zum Umgang mit Lebensmitteln, §§ 42, 43 IfSG
- Unterweisung im Umgang mit Gefahrenstoffen
- Brandschutz-Schulung
- Verfahrensanweisung „Meldung einer abgängigen Person“
- Gesetzestext, Niedersächsisches Gesetz über Hilfen und Schutzmaßnahmen für psychisch Kranke“ (NPsychKG)
- Standard „Umgang mit Medikamenten und Betäubungsmitteln“

1.6 Pflegemodelle

1.6.1 Einführung

66 Pflegetheorien und Pflegemodelle stellen in großen Einrichtungen und Diensten einen hilfreichen Rahmen für pflegerische Handlungen dar. Ein einheitliches Gesamtverständnis bringt letztlich – so zumindest die Theorie – auch bessere praktische Pflegeergebnisse.

67 Modelle sind Abbildungen der Realität, sie können gegenständlich sein (etwa ein Globus als Abbild der Erde) oder auch abstrakt (etwa die im Folgenden textlich erläuterten Pflegemodelle als Abbild der Leistungserstellung z. B. eines Pflegeheims). Die Begriffe Theorie und Modell werden häufig synonym verwandt, können aber auch differenziert werden. Hier soll keine weitere Abgrenzungsdiskussion erfolgen, sondern der in der Pflege verbreitete Oberbegriff „Modell“ primär verwendet werden, daneben soll auch kurz auf Pflegesysteme und Pflegeorganisationsformen eingegangen werden. Inhaltlich geht es bei all diesen Begriffen insbesondere um die Beantwortung folgender Fragen:

- Welches Menschenbild hat die Einrichtung vom Empfänger der Leistung?
- Welche Aufgaben sind von der Pflege wahrzunehmen?
- Welche dahinter stehenden Ziele will die Pflege damit erreichen?
- Wie soll die Arbeitsteilung zwischen den an der Pflege beteiligten Mitarbeitern organisiert werden?

68 Bis heute ist eine Vielzahl an Pflegemodellen entwickelt worden, zunächst im angloamerikanischen Sprachraum, später auch im deutschsprachigen Raum, da sich die Pflegewissenschaften hier erst Ende des 20. Jahrhunderts entwickelten. Wesentliche Vertreter, übrigens alles Frauen, sind[42]:

42 Büker: Spezielle Aufbau- und Ablauforganisation des Pflegeunternehmens. In: Geise/Loffing (Hrsg.): Management und Betriebswirtschaft in der ambulanten und stationären Altenpflege. Lehrbuch für Führungskräfte, Weiterbildungsteilnehmer und Studenten. 2010, S. 153.

- Virginia Henderson (Grundregeln der Krankenpflege)
- Nancy Roper, Winifred Logan, Alison Tierney (Die Elemente der Krankenpflege)
- Dorothea Orem (Selbstpflegedefizit-Theorie der Krankenpflege)
- Madeleine Leininger (Theorie der kulturellen Pflege)
- Betty Neumann (Systemmodell)
- Schwester Callista Roy (Adaptationsmodell)
- Liliane Juchli (ATL-Modell)
- Rosette Poletti
- Silvia Käppeli
- Monika Krohwinkel (AEDL-Modell)
- Karin Wittneben

Die Entscheidung für oder gegen ein bestimmtes Pflegemodell ist Ausdruck des spezifischen Pflegeverständnisses eines Pflegeunternehmens. Es zeigt damit sein Menschenbild nach außen (Bewohner bezogen) und nach innen (Mitarbeiter bezogen). Es ist eng verbunden mit dem Leitbild des Unternehmens, das Mitarbeitern, Partnern und Bewohnern die in Unternehmen gewünschte Grundhaltung vermitteln soll. Das Leitbild gibt eine Basis für die eigene Entscheidung, inwieweit man sich mit diesen Werten und Zielen identifizieren kann und mit diesem Anbieter zusammenarbeiten will. 69

1.6.2 Pflegesysteme

Pflegesysteme sind die systematischen, planmäßigen und methodisch aufgebauten Arbeitsabläufe in der Pflege. Im Allgemeinen kann zwischen ganzheitlichen und funktionalen Pflegesystemen unterschieden werden (vgl. Abb. 16). Jedes System hat Vor- und Nachteile. 70

Ein **funktionales Pflegesystem** folgt dem klassischen industriellen Ansatz einer starken Arbeitsteilung mit dem Vorteil der Spezialisierung auf funktionale Kerntätigkeiten. Für die Pflege hieße das z. B., dass sich ein bestimmter Mitarbeiter auf die persönliche Körperpflege der Bewohner konzentriert, während sich andere Mitarbeiter um die Essensversorgung kümmern und wieder andere Bewegungsübungen mit den Bewohnern durchführen. Die einzelnen Pflegenden tragen dabei in erster Linie Verantwortung für die von ihnen übernommenen Teilaufgaben, nicht aber für den Bewohner insgesamt. In diesem System ist z. B. die Wohnbereichsleitung oder die Stationsleitung zentrale Ansprechperson für alle Mitarbeiter und auch zentraler Wissensanker für alle Bewohnerbelange. Vorteile des Systems sind leicht mögliche Standardisierung und der Einsatz von angelerntem Personal für Teiltätigkeiten, gute Austauschbarkeit der Mitarbeiter, erleichterte technische Unterstützung (EDV) und erleichterte Erreichung von Qualitätszielen in Prozessschritten. Im Laufe der Zeit haben sich aber auch gewichtige Probleme dieses Systems offenbart, u. a. die starke Belastung der zentralen Lei- 71 tungsstelle, zeitökonomische Nachteile und Ineffizienz durch Wartezeiten oder Unterlassungen, Unzufriedenheit bei den Pflegern aufgrund von einseitigen Arbeitsverrichtungen und mangelnder Eigenverantwortung, Unzufriedenheit bei den Pflegebedürftigen, weil sie viele unterschiedliche Bezugspersonen haben.

72 Das **ganzheitliche Pflegesystem** (= Bezugspflegesystem) folgt dagegen konsequent dem Grundansatz der individuellen Kundenorientierung und hat sich aufgrund der Probleme der klassisch-funktionalen Pflegeorganisation aus der Praxis heraus entwickelt. Pflegende werden Bewohnern unmittelbar zugeordnet und sie tragen Verantwortung für eine optimale Abstimmung sämtlicher Leistungen für diesen Bewohner. Das ganzheitliche Pflegesystem überwindet damit traditionelle Fach- und Berufsgrenzen, was zugleich hohe Anforderungen an die Personalarbeit (z. B. fachliche Weiterbildung, Förderung von Selbstmanagementkompetenz) und die Organisationsarbeit stellt (z. B. gute Abstimmung übergreifender Tätigkeiten, die alle Bewohner betreffen, etwa Medikamentenbeschaffung, Reinigungsarbeiten, Verwaltungsarbeiten oder systematische Organisation von Erfahrungsaustausch). Viele Vorteile der funktionalen Pflege lassen sich in ganzheitlichen Pflegesystemen nur mit hohem Aufwand erreichen, weil jede Bezugspflegekraft theoretisch alles können muss.

73 Aus diesem Dilemma der verschiedenen Vor- und Nachteile heraus haben sich etliche Einrichtungen befreit, indem sie Mischformen von funktionalen und Bezugspflegesystemen entwickelt und eingeführt haben. Wesentlichste Entwicklung ist die Bereichspflege.

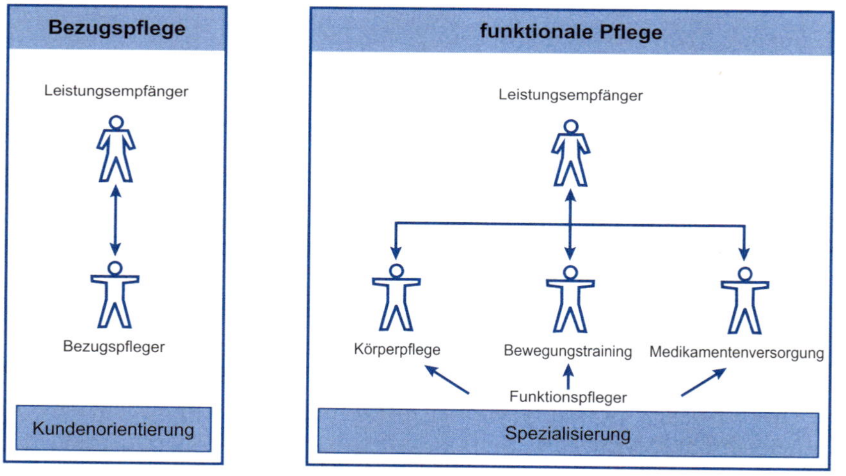

Abb. 16: Pflegesysteme
Quelle: Eigene Darstellung.

1.6.3 Pflegeorganisationsformen

Unter dem Schlagwort Pflegeorganisationsformen werden in erster Linie die beiden traditionellen Ansätze Bereichspflege und Bezugspflege diskutiert bzw. praktiziert, in letzter Zeit dazugekommen ist der Ansatz des Primary Nursing. 74

Wesensmerkmal der **Bereichspflege** ist die Einteilung der Bewohner in Gruppen von z. B. 8 bis 12 Personen und die Zuordnung des Pflegepersonals zu jeweils einem dieser so gebildeten Bewohnerbereiche. Das verantwortliche Pflegeteam kann dabei sowohl im ganzheitlichen als auch im funktionalen Pflegesystem arbeiten, wobei die funktionale Pflege in der Praxis überwiegt bzw. oft einfacher zu organisieren ist. 75

Wesensmerkmal der **Bezugspflege** ist, dass jeder Pflegende für eine bestimmte Anzahl Bewohner hauptverantwortlich ist, ganz im oben beschriebenen Sinne eines ganzheitlichen Pflegesystems. Wichtig ist, klare Informations- und Vertretungsregelungen festzulegen, denn kein Mitarbeiter kann rund um die Uhr für einen Bewohner allein da sein. Wesensmerkmal des **Primary Nursing** ist, dass jeder Bewohner genau einem Pflegemitarbeiter (= Primary Nurse) zugeordnet ist. Damit kann es als konsequenteste Umsetzung des Bezugspflegeansatzes eingeordnet werden. Die Primary Nurse ist für die Planung, Durchführung und Dokumentation der Pflege verantwortlich und wird bei Abwesenheit durch eine Associated Nurse vertreten. Kämmer[43] weist auf positive Evaluationsergebnisse hin, nach denen die Arbeitsbelastung der Pflegenden wie auch das Belastungserleben der zu Pflegenden bei dieser Pflegeorganisationsform verringert werden. Weitergehende praktische Hinweise geben z. B. die in der Fußnote angegebenen Quellen.[44] 76

1.6.4 Pflegemodelle im Vergleich

In Deutschland sind besonders bedürfnisorientierte Pflegemodelle verbreitet, die sich auf die konkreten Aktivitäten im täglichen Leben des Bewohners konzentrieren und damit den Rahmen für die Pflegeorganisation abstecken. Gebräuchlich sind dabei zwei Modell-Bezeichnungen: 77

- ATL (= Aktivitäten des täglichen Lebens)
- ADL (= activities of daily living)

In der folgenden Tabelle 8 werden die bekanntesten bedürfnisorientierten Pflegemodelle vergleichend skizziert. 78

43 Kämmer: Grundsätze des Organisierens. In: Kämmer (Hrsg.): Pflegemanagement in Altenpflegeeinrichtungen. 2008, S. 120.

44 1) „Bezugspflege in 10 Schritten“ KÄMMER 2008, S. 121-125; 2) Praxisbeispiel „Primärpflege“ in den „UKE news“ vom März 2009 (UKE 2009. Informationen aus dem Universitätsklinikum Hamburg-Eppendorf. Online: http://www.uke.de, S. 6-7 [abgerufen am 8.3.2013].

Tab. 8: Bedürfnisorientierte Pflegemodelle

Quelle: Kämmer/Sirsch/Strunk-Richter: Pflegeprozesse gestalten, planen und dokumentieren. In: Kämmer (Hrsg.): Pflegemanagement in Altenpflegeeinrichtungen. 2008, S. 133 f.

Die 14 Grundbedürfnisse des Menschen (nach Virginia Henderson)	Die zwölf Lebensaktivitäten (nach Nancy Roper)	Die zwölf Aktivitäten des täglichen Lebens (nach Liliane Juchli)	Die 18 Lebensaktivitäten (nach Chris Abderhalden)	Die 13 Aktivitäten und existentiellen Erfahrungen des Lebens (nach Monika Krohwinkel)
Zum Ausdruck bringen von Empfindungen, Nöten, Furcht oder Gefühlen im Umgang mit anderen	Kommunizieren	Kommunizieren	Kommunizieren	Kommunizieren
Bewegung und Einhaltung einer gewünschten Lage	Sich bewegen	Sich bewegen	Sich bewegen	Sich bewegen
Aufrechterhaltung normaler Körpertemperatur	Die Körpertemperatur regulieren	Regulierung der Körpertemperatur	Regulierung der Körpertemperatur	Vitale Funktionen des Lebens aufrechterhalten
Sauberkeit und Körperpflege (Schutz des Äußeren)	Sich sauber halten und kleiden	Sich waschen und kleiden	Sich waschen und kleiden	Sich pflegen
Angemessene Nahrungs- und Flüssigkeitsaufnahme	Essen und Trinken	Essen und Trinken	Essen und Trinken	Essen und Trinken
Ausscheidung mittels aller Ausscheidungsorgane	Ausscheiden	Ausscheiden	Ausscheiden	Ausscheiden
Auswahl passender Kleidung, An- und Ausziehen				Sich kleiden
Normale Atmung	Atmen	Atmen	Atmen	
Ruhe und Schlaf	Schlafen	Ruhen und Schlafen	Ruhen und Schlafen	Ruhen und Schlafen
Befriedigende Beschäftigungen	Sich beschäftigen	Raum und Zeit gestalten	Sich beschäftigen	Sich beschäftigen

Die 14 Grundbedürfnisse des Menschen (nach Virginia Henderson)	Die zwölf Lebensaktivitäten (nach Nancy Roper)	Die zwölf Aktivitäten des täglichen Lebens (nach Liliane Juchli)	Die 18 Lebensaktivitäten (nach Chris Abderhalden)	Die 13 Aktivitäten und existentiellen Erfahrungen des Lebens (nach Monika Krohwinkel)
Gott zu dienen, entsprechend dem persönlichen Glauben	Sich als Mann oder Frau fühlen und verhalten	Sich als Mann oder Frau fühlen und verhalten	Sich als Mann oder Frau fühlen und verhalten	Sich als Mann oder Frau fühlen und verhalten
Vermeidung von Gefahren in seiner Umgebung und einer Gefährdung anderer	Für Sicherheit der Umgebung sorgen	Für Sicherheit sorgen	Für Sicherheit sorgen	Für eine sichere Umgebung sorgen
Lernen, Entdecken oder Befriedigung der Wissbegier, die zu „normaler" Entwicklung der Gesundheit führt	Sterben	Sinn finden	Sinn finden	Soziale Bereiche des Lebens sichern
Spiel oder Teilnahme an verschiedenen Unterhaltungsformen			Beziehung aufnehmen, aufrechterhalten, beenden Mit Problemen und Realitäten umgehen Seine Rechte wahren, seine Pflichten erfüllen Sich informieren und orientieren Persönlichen Besitz verwalten Wohnen	Mit existentiellen Erfahrungen des Lebens umgehen

In der Altenpflege hat das Modell von Monika Krohwinkel (vgl. Abb. 17) breite 79
Beachtung gefunden. Sie hat als erste deutsche Pflegewissenschaftlerin ein sehr umfassendes und praxisorientiertes Modell für die ganzheitliche fördernde Pflege entwickelt („Das konzeptuelle System fördernder Prozesspflege"). Zentraler Bezugspunkt sind die **A**ktivitäten und **e**xistenziellen Erfahrungen **d**es **L**ebens (AEDL), in jüngster Zeit von ihr weiterentwickelt in ABEDL (Aktivitäten, Beziehungen und existenzielle Erfahrungen des Lebens). Das Gesamtmodell von Krohwinkel geht über das ABEDL-Modell deutlich hinaus und beinhaltet weitere

Teilkonzepte. Grundlegend ist dabei ihr Pflegerahmenmodell, das in der Abbildung skizziert ist. Im Zentrum steht die pflegebedürftige Person und ihre Bezugspersonen. Das primäre Ziel der Pflege ist die Erhaltung, Erlangung oder Wiedererlangung von Fähigkeiten und Ressourcen des pflegebedürftigen Menschen (z. B. lernen, nach einem Schlaganfall wieder sprechen zu können).

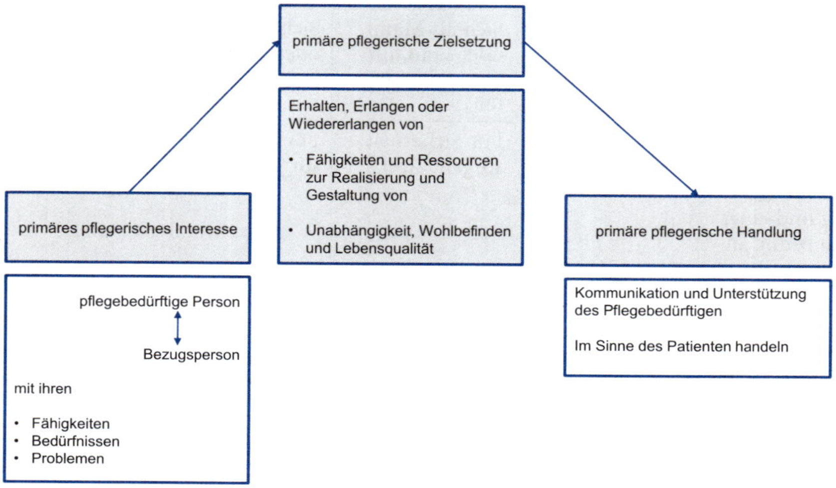

Abb. 17: Pflegerahmenmodell nach Krohwinkel

Quelle: Eigene Darstellung, vgl. Büker: Spezielle Aufbau- und Ablauforganisation des Pflegeunternehmens. In: Geise/Loffing (Hrsg.): Management und Betriebswirtschaft in der ambulanten und stationären Altenpflege. Lehrbuch für Führungskräfte, Weiterbildungsteilnehmer und Studenten. 2010, S. 156.

Praxisbeispiel: Bezugspflege – gelebtes Pflegemodell des Klinikum Wahrendorff
Bezugspflege tut nicht mehr, (aber auch nicht weniger!), als die immer vorhandene Beziehung zum Bewohner bewusst und tragfähig zu gestalten. Es handelt sich um eine ganzheitlich orientierte Vorgehensweise. Eine am Pflegeprozess orientierte Delegation der Verantwortung für pflegerische Tätigkeiten, bewohnerbezogene Administration und Arbeitsorganisation. Es ist ein am Bewohner orientiertes und auf den Pflegeprozess ausgerichtetes System. Die Bezugspflege stellt konkrete Erfordernisse an die beteiligten Akteure (vgl. Tab. 9).

80 Die **Bezugspflege** ist gekennzeichnet durch eine Orientierung am Bewohner, eine Kontinuität und Verlässlichkeit, eine gute Beziehung zu den Bewohnern sowie durch Kooperation und Koordination. Es erfolgt eine Reflexion und eine direkte Kommunikation, z. B. mit anderen Berufsgruppen, Angehörigen usw.

81 Bei der Bezugspflege bekommt die zu pflegende Person eine hauptverantwortliche **Bezugsperson** zugeordnet, welche nicht nur die Einzelverantwortung für die zu pflegende Person und den Pflegeprozess bekommt, sondern auch über eine weitgehende Entscheidungsbefugnis verfügt. Es gibt eine klare Beschreibung von Aufgaben, Kompetenzen und Verantwortlichkeiten der Bezugspersonen (Konzept, Standard, Stellenbeschreibung o. ä.).

Tab. 9: Erfordernisse der Bezugspflege

Quelle: Eigene Darstellung, vgl. Needham/Abderhalden: Bezugspflege in der stationären psychiatrischen Pflege der deutschsprachigen Schweiz: Empfehlungen zur Terminologie und Qualitätsnormen. 2000, S. 5 ff. Online: www.needham-abderhalden.ch [abgerufen am 20.8.2013]; vgl. Sieger/Höwer: Biografiearbeit. 2000, S. 8 ff. Online: www.diplom-pflegewirt.com [abgerufen am 20.8.2013].

Erfordernisse an die Bezugspflege als System	Erfordernisse an den Bezugspflegenden	Erfordernisse an das System
• eine konzeptionelle Planung und Umsetzung • Kontinuität • Transparenz (für alle) • Gleichmäßigkeit • qualifiziertes Handeln	• Teamfähigkeit • Verantwortungsfähigkeit • Fachlichkeit • Entscheidungsfähigkeit • Reflexionsfähigkeit • Autonomie	• Bereitschaft, Motivation, Überzeugung • Besprechungsrahmen • Absprachefähigkeit • Verlässlichkeit

Die Haltung der Bezugsperson in der Zusammenarbeit mit dem Bewohner ist grundsätzlich partizipativ. Die Bezugsperson pflegt (im Dienst) die täglichen Kontakte zu den Bezugsbewohnern und orientiert sich an den Bedürfnissen des Bewohners. Die Bezugsperson reflektiert ihre Rolle gegenüber ihren Bezugsbewohnern und übernimmt die Initiative für die Gestaltung der Beziehung zu ihren Bezugsbewohnern und richtet ihr Engagement, aktiv oder eher passiv, nach den festgelegten Zielen. Bezugsperson und Bezugsbewohner tauschen sich in regelmäßigen Gesprächen aus. 82

Bei der Zuteilung der Bezugsperson müssen mehrere Kriterien berücksichtig werden. Hierbei spielen Kompetenz und Erfahrung, die aktuelle Arbeitsbelastung und evtl. auch das Geschlecht der infrage kommenden Bezugspersonen eine Rolle. Die Bezugsperson sollte sich auch ausführlich über bspw. die Rituale, Vorlieben, Abneigungen, Erwartungen und den bisherigen Werdegang informieren. Denn nur so lässt sich das Leben eines Menschen verstehen. Ein Wechsel der Bezugsperson sollte nur erfolgen, wenn schwerwiegende Gründe vorliegen (z. B. Auseinandersetzungen in der Beziehung). Allgemein ergeben sich aus der Bezugspflege folgende Vorteile: 83

- Selbststeuerung der Pflegekräfte
- Eigenverantwortung für die Zeiteinteilung
- Ständiger Informationsfluss und Austausch zwischen Pflegekraft und Bewohner
- Anamnese wird erleichtert
- Pflegeplanung wird gezielter durchgesetzt
- Prozesskreislauf wird geschlossen
- Dokumentation wird erleichtert
- Aufgabenlast verlagert sich
- Zeitaufwand für Koordination ist geringer
- Handlungen am Bewohner sind besser zu strukturieren
- Wege- und Wartezeiten nehmen ab

- Tagesstruktur kann einfacher an die individuellen Bedürfnisse des Einzelnen angepasst werden

84 Nicht nur die Pflegequalität und die Umsetzung des Pflegeprozesses werden verbessert. Auch für die Bewohner, Angehörigen und die Bezugsperson selbst sind die Ergebnisse durchaus positiv (vgl. Tab. 10).[45]

Tab. 10: Ergebnisse der Bezugspflege

Quelle: Eigene Darstellung, vgl. Needham/Abderhalden: Bezugspflege in der stationären psychiatrischen Pflege der deutschsprachigen Schweiz: Empfehlungen zur Terminologie und Qualitätsnormen. 2000, S. 5 ff. Online: www.needham-abderhalden.ch [abgerufen am 20.8.2013]; vgl. Sieger/Höwer: Biografiearbeit. 2000, S. 8 ff. Online: www.diplom-pflegewirt.com [abgerufen am 20.8.2013].

Ergebnisse für Bewohner	Ergebnisse für Angehörige	Ergebnisse für die Bezugsperson
• besserer Informationsstand • verbesserte Beziehung • mehr Vertrauen • mehr Zufriedenheit • höhere Autonomie, Selbstversorgungsfähigkeit • Kontaktaufnahme wird erleichtert	• besserer Einbezug in die Pflege	• höhere Berufszufriedenheit/ Berufsorientierung • vermehrter Einfluss auf die Gesamtbehandlung • höhere Autonomie • persönliche Entwicklung • berufliche Identität wird gestärkt • verbesserte interdisziplinäre Zusammenarbeit • geringere Fehlzeiten

1.6.5 Prozessorientierung

85 Es ist heute wohl unstrittig, dass sich gute Pflege am Pflegeprozess zu orientieren hat. Damit ist gemeint eine systematische, geplante Vorgehensweise mit Bezug auf die tatsächlich anfallenden Aufgaben bzw. Probleme entsprechend ihrem zeitlichen Auftreten in der Praxis. Es gibt mittlerweile eine Vielzahl unterschiedlicher Prozessmodelle allgemeiner und branchenspezifischer Natur. Ein sehr weit verbreitetes Basismodell ist der Problemlösungsprozess nach Deming, auch bekannt als PDCA-Zyklus. Ihm liegt der Gedanke eines aktiven Qualitätsmanagements und kontinuierlicher Verbesserung zugrunde. Auf die Pflege übertragen wäre die Zielsetzung die Absicherung der gewollten bzw. die permanente Weiterentwicklung der aktuellen Pflegequalität. Die Abbildung 18 beschreibt Phasen und Hauptinhalte des PDCA-Zyklus.

45 Vgl. Needham/Abderhalden: Bezugspflege in der stationären psychiatrischen Pflege der deutschsprachigen Schweiz: Empfehlungen zur Terminologie und Qualitätsnormen. 2000, S. 5 ff. Online: www.needham-abderhalden.ch [abgerufen am 20.8.2013]; vgl. Sieger/Höwer: Biografiearbeit. 2000, S. 8 ff. Online: www.diplom-pflegewirt.com [abgerufen am 20.8.2013].

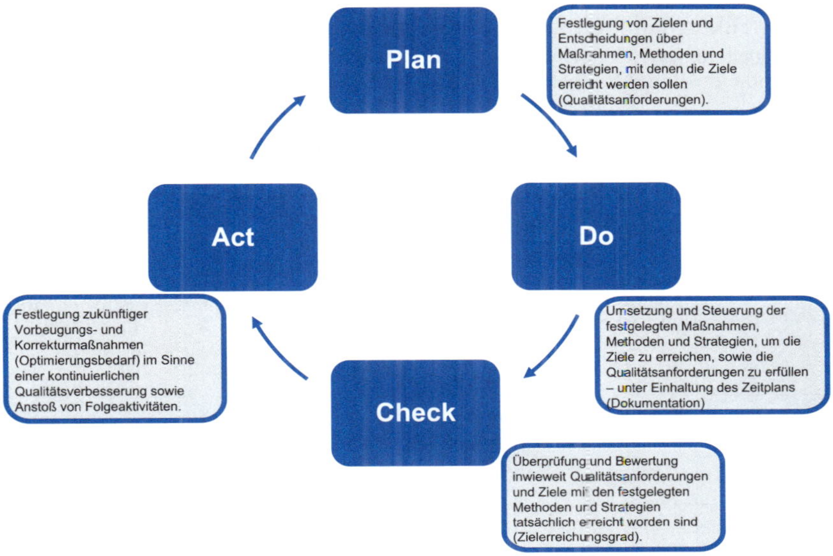

Abb. 18: PDCA-Zyklus nach Deming

Quelle: Eigene Darstellung, vgl. Weigert: Der Weg zum leistungsstarken Qualitätsmanagement. Ein praktischer Leitfaden für die ambulante, teil- und vollstationäre Pflege. 2008, S. 60.

Das PDCA-Modell ist ein allgemeines branchen- und aufgabenübergreifendes Basismodell, das für die Entwicklung spezifischerer Branchenmodelle vielfach Pate stand. Die beiden mit dem PDCA-Modell sehr verwandten und verbreiteten Pflegemodelle sind das 4-Phasen-Modell nach Yura und Walsh sowie das 6-Phasen-Regelkreis-Modell nach Fiechter und Meier. Das **4-Phasen-Modell von Yura und Walsh** wird von der WHO empfohlen und beinhaltet folgende Hauptschritte: 86

- Assessment
- Planung
- Intervention
- Evaluation

Die folgende Tabelle 11 zeigt eine mögliche Anwendung der Prozesssteuerung in der Pflege nach diesem 4-Phasen-Modell. 87

Das **6-Phasen-Modell von Fiechter und Meier** wird in Deutschland vermutlich am häufigsten eingesetzt und besteht aus den in der Abbildung 19 skizzierten Schritten. Das Modell ist als kybernetischer Regelkreis konzipiert, dessen einzelne Schritte einen kontinuierlichen Problemlösungs- und Beziehungsprozess bilden und dessen Ergebnisse Grundlage für die kontinuierliche Gestaltung und Beurteilung der Pflegeleistung sind[46]. 88

46 MDS: Qualitätsprüfungs-Richtlinien, MDK-Anleitung, Transparenzvereinbarung. Grundlagen der MDK-Qualitätsprüfungen in der stationären Pflege. 2009, S. 13 f.

Tab. 11: Pflegeprozess nach dem 4-Phase-Modell

Quelle: Eigene Darstellung, vgl. Bollmann: Der Pflegeprozess in der Altenpflege. Individuell und flexibel pflegen mit dem 4-Phasen-Modell. 2008, S. 22.

Phasen des Prozessmodells	Phasen des Rahmenmodells	Inhalte	Dokumentation (Beispiele)
1. Erhebung	Primär pflegerisches Interesse	Bedürfnisse, existenzielle Erfahrungen, Fähigkeiten und Einschränkungen	• Stammblatt • Pflegebedarfserhebung
2. Planung	Primär pflegerische Zielsetzung	Erhalten, Fördern und Wiedererlangen von Unabhängigkeit, Wohlbefinden und Lebensqualität	• Tagespflegeplan • Ärztliche Verordnungsblätter
3. Durchführung	Primär pflegerische Hilfestellung	Führen, Anleiten, Unterstützen, Handeln, Beraten, Unterrichten und Fördern	• Leistungserfassung
4. Evaluation	Primär pflegerisches Interesse	Bedürfnisse, existenzielle Erfahrungen, Fähigkeiten und Einschränkungen im Verlauf der Pflege	• Pflegebericht • Assessment • Protokolle

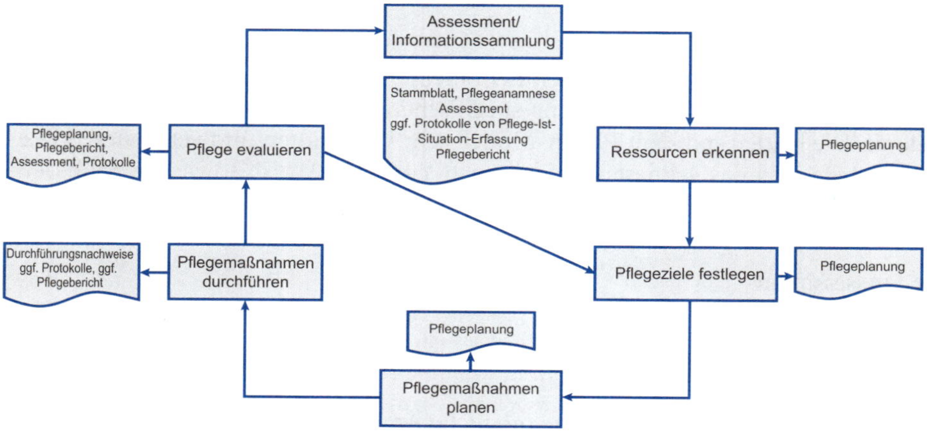

Abb. 19: Pflegeprozess nach dem 6-Phasen-Modell

Quelle: Eigene Darstellung, vgl. Bollmann: Der Pflegeprozess in der Altenpflege. Individuell und flexibel pflegen mit dem 4-Phasen-Modell. 2008, S. 14 f.

89 Aus der Gegenüberstellung der beiden Modelle lässt sich Folgendes festhalten[47]:

- Das 4-Phasen-Modell ermöglicht einen parallelen Ablauf der einzelnen Phasen in kleinen Zyklen, bringt Zeitersparnis bei der Dokumentationserstellung

47 Bollmann: Der Pflegeprozess in der Altenpflege. Individuell und flexibel pflegen mit dem 4-Phasen-Modell. 2008, S. 12 f.

durch Negativleistungserfassung, Umstellung der Pflegeanamnese auf Pflegebedarfserhebung, Ersetzen der klassischen Pflegeplanung durch einen Tagespflegeplan.

- Das 6-Phasen-Modell weist eine präzisere Abgrenzung der einzelnen Arbeitsschritte auf, wodurch eine bessere Strukturierung der Pflege sowie die Erstellung eines individuellen Pflegeplans ermöglicht werden. Da es keine vorgeschriebenen Erhebungsverfahren und verbindlichen Problembeschreibungen (formulierte Diagnosen) dazu gibt, erfordert dieses Modell in höherem Maße analytische und kommunikative Fähigkeiten sowie soziale Kompetenz vom Pflegenden. Dies macht intensive Schulungen sowie eine laufende Prozessbegleitung unentbehrlich.

1.7 Pflegestandards

Standards finden sich in vielen Bereichen des täglichen Lebens und des Berufsle- 90
bens. Sie stehen im Allgemeinen für ein definiertes Qualitätsniveau und erprobte Praktikabilität, sorgen beim Nutzer für Vertrauen und sparen ihm Zeit und Kosten. Diese generelle Bedeutung und Eigenschaften von Standards treffen auch auf Pflegestandards zu. Sie sollen dem Pflegenden in der Praxis helfen, seine Arbeit fachlich gut und effizient durchzuführen und sie tragen darüber hinaus dazu bei, Qualität und Ergebnisse der geleisteten Arbeit besser beurteilen zu können. Standards haben nicht per se Gesetzeskraft – soweit nicht einzelne Gesetze explizit auf die Einhaltung definierter Standards Bezug nehmen. Eine Reihe von Gesetzesformulierungen fordert aber in textlich-qualitativer Umschreibung die Durchführung von Pflegetätigkeiten gemäß dem „anerkannten Stand medizinisch-pflegerischer Erkenntnisse“ (z. B. § 11 SGB XI) und von daher ist es im Zweifel für den Pflegedienstleister wichtig, aktiv nachweisen zu können, dass bei der eigenen Arbeit Standards adäquat eingehalten wurden.

Erste Richtlinien für die Krankenpflege, z. B. der 1950 publizierte „Code of Ethics 91
for Nursing“ der ANA (American Nurses Association) können als frühe Standards angesehen werden. Umfassende schriftliche Berufsstandards veröffentlichte als erstes der Congress for Nursing Practice 1973[48]. Die wichtigsten amerikanischen Organisationen für die Entwicklung von Pflegestandards, die großen Einfluss auf die europäische und deutsche Standardentwicklung hatten und haben, sind:

- ANA (American Nurses Association)
- JCAHO (Joint Commission on Accreditation of Health Organizations)

Im Deutschen Netzwerk für Qualitätsentwicklung in der Pflege (DNQP) hat man 92
sich bei Pflegestandards der Definition von Schiemann (1990) angeschlossen.

48 Brobst/Georg /Brock: Der Pflegeprozess in der Praxis. 2007, S. 236.

> **Definition: Pflegestandards**
>
> „Pflegestandards sind ein professionell abgestimmtes Leistungsniveau der Pflege, das den Bedürfnissen der damit angesprochenen Bevölkerung angepasst ist und Kriterien zur Erfolgskontrolle dieser Pflege mit einschließt."[49]

93 National und international folgen Standards oft der bewährten Dreiteilung in:

- Strukturqualität
- Prozessqualität
- Ergebnisqualität

94 Diese ist insbesondere bekannt aus dem EFQM-Modell (European Foundation for Quality Management, vgl. Abb. 20).

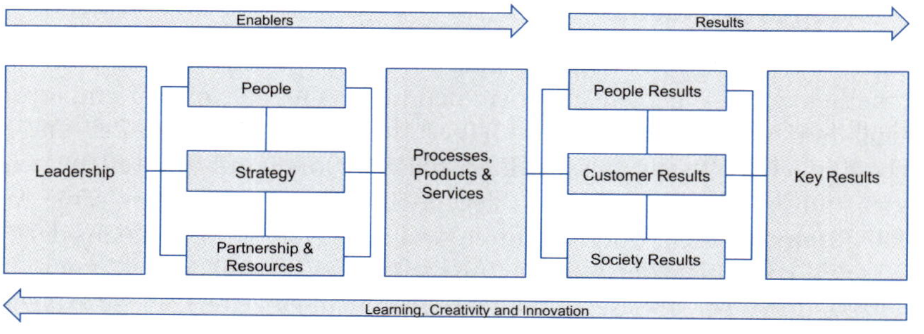

Abb. 20: EFQM-Modell

Quelle: Eigene Darstellung, vgl. EFQM: Shares what works. Online: http://www.efqm.org [abgerufen am 12.2.2013].

95 Dieses Unternehmensmodell erlaubt eine ganzheitliche Sicht auf Organisationen, wobei die Bedeutung der einzelnen Teilbereiche oft durch Gewichtungen differenziert wird (z. B. 50 % Befähiger/Enabler und 50 % Ergebnisse/Results).

96 Viele Unternehmen haben in Anlehnung an bereits vorhandene Qualitäts- oder Pflegestandards eigene Standards entwickelt (vgl. Dekubitusprophylaxe weiter hinten). Die schriftliche Formulierung unternehmensspezifischer Standards ist auch sinnvoll, gibt sie doch Mitarbeitern und Kunden Sicherheit, ein klares Qualitätsversprechen und Erleichterung bei der Planung und Durchführung der Pflege sowie Identifikation mit dem eigenen Weg und der damit ausgedrückten eigenen Unternehmenskultur. Typische Einsatzbeispiele für Standards sind:

- Standard für Erstgespräch/Erstbesuch
- Standard für notwendige Krankenhausaufenthalte

49 Büker: Spezielle Aufbau- und Ablauforganisation des Pflegeunternehmens. In: Geise/Loffing (Hrsg.): Management und Betriebswirtschaft in der ambulanten und stationären Altenpflege. Lehrbuch für Führungskräfte, Weiterbildungsteilnehmer und Studenten. 2010, S. 165.

- Standard für Notfälle
- Standard für den Umgang mit Verstorbenen und deren Angehörigen
- Standards für Hygiene

Viele Fragestellungen sind in Pflegeeinrichtungen unternehmensübergreifend identisch. Daher ist es grundsätzlich auch sinnvoll, gemeinsame Standards zu entwickeln, die einem anspruchsvollen Qualitätsziel folgen (und nicht nur den eigenen Mindestanforderungen genügen) und dem Einzelnen Entwicklungskosten spart. In Deutschland war für die Entwicklung nationaler Expertenstandards in der Pflege bislang das Deutschen Netzwerk für Qualitätsentwicklung in der Pflege (DNQP) verantwortlich (zukünftig soll die Standarderstellung ausgeschrieben werden). Im DNQP arbeiten Fachleute aus allen Pflegebereichen bundeslandübergreifend zusammen, um praktische Standards zu entwickeln, zu erproben, zu evaluieren und den Unternehmen zur eigenen Anwendung zur Verfügung zu stellen. Bei der Entstehung eines nationalen Expertenstandards werden dabei folgende Phasen durchlaufen[50]: 97

- Eine Expertenarbeitsgruppe wird eingerichtet, ein Grundsatzpapier erarbeitet und Vertreter verschiedener Interessengruppen zum Thema angehört.
- Eine umfassende internationale Literaturanalyse wird vorgenommen, damit evidenzbasiert alle einschlägigen Erkenntnisse berücksichtigt werden können.
- Ein erster Arbeitsentwurf des Standards wird im Rahmen einer Konsensuskonferenz mit ca. 400 bis 600 Teilnehmern vorgestellt und diskutiert, die Ergebnisse entsprechend eingearbeitet.
- Es folgt eine modellhafte Implementierung in ausgesuchten Pflegeeinrichtungen (ca. 20-25) unter wissenschaftlicher Begleitung. Nach 6 Monaten werden die Ergebnisse veröffentlicht.
- Nach spätestens drei Jahren sollen die eingeführten Expertenstandards überprüft und ggf. fortgeschrieben werden.

Das DNQP hat bis heute folgende Expertenstandards für die Pflege entwickelt[51] 98

- Dekubitusprophylaxe in der Pflege
- Entlassungsmanagement in der Pflege
- Schmerzmanagement in der Pflege
- Sturzprophylaxe in der Pflege
- Förderung der Harnkontinenz in der Pflege
- Pflege von Menschen mit chronischen Wunden
- Ernährungsmanagement in der Pflege

50 Brobst/Georg/Brock: Der Pflegeprozess in der Praxis. 2007, S. 241.
51 DNQP: Deutsches Netzwerk für Qualitätsentwicklung in der Pflege. Online: www.wiso.hs-osnabrueck.de/38029.html [abgerufen am 8.3.2013].

Praxisbeispiel: Externe Qualitätssicherung Dekubitus im Klinikum Wahrendorff

1. **Ziel:** Erfassung aller geforderter Daten zur externen Qualitätssicherung Dekubitus
2. **Geltungsbereich/e:** Alle Patienten ab dem Alter von 75 Jahren innerhalb des definierten Aufnahmezeitraums
3. **Begriffe:** Dekubitus: Hautläsion verschiedener Grade durch Druckschädigung entstanden Mikrobewegung: Kleinste eigene Bewegung des Patienten
4. **Zuständigkeit/en:**
   - Pflegerische Mitarbeiter
   - Ärztliche Mitarbeiter
   - PDL
5. **Ablauf:**

   5.1. *Vorbereitung durch pflegerische Mitarbeiter*
   - Dokumentationsbogen mit großem Pat.-Klebchen versehen
   - Aufnahmenummer eintragen
   - Station/Tagesklinik markieren
   - Angaben zur Aufnahme vornehmen – Nummer auswählen
   - Risikofaktoren eintragen

   5.2. *Untersuchung auf Dekubitus bei Aufnahme*
   Untersuchung bei Aufnahme bzw. erster pflegerischer Versorgung durchführen. Besteht ein Hinweis auf einen Hautdefekt ist der ärztliche Mitarbeiter hinzuzuziehen, sodass er die Diagnose stellt (und der ICD-Kodierung zuführt) und entsprechende wundversorgende Maßnahmen ggf. nach Rücksprache mit dem Wundmanager anordnet.
   - Eintragung des Dekubitus bei Aufnahme

   5.3. *Aufbewahrung während des Aufenthaltes*
   Der teilausgefüllte Dokumentationsbogen wird dann in der Patientenmappe unter Aufnahmeformalitäten aufbewahrt und dann zur Entlassungsdokumentation entnommen.

   5.4. *Untersuchung auf Dekubitus bei Entlassung*
   Untersuchung bei Entlassung bzw. letzter pflegerischer Versorgung durchführen. Besteht ein Hinweis auf einen Hautdefekt ist der ärztliche Mitarbeiter hinzuzuziehen, so dass er die Diagnose stellt, dies der ICD-Kodierung zuführt sowie Diagnose und wundversorgende Maßnahmen im Entlassungsbrief empfiehlt.
   - Eintragung des Dekubitus bei Entlassung

   5.5. *Nacharbeitung durch pflegerische Mitarbeiter*
   - Entlassungsdatum eintragen
   - Angaben zum Entlassungsgrund vornehmen – Nummer aus Schlüssel 2 auswählen
   - Risikofaktoren eintragen
   - Mit leserlicher Unterschrift die Angaben bestätigen
   - An 2560 faxen

6. **Mitgeltende Unterlagen:**
   - DEK-2011-Datenbogen
7. **Archivierung:**
   Archivierung des Datenbogens unterhalb der OPS-Bögen in der Patientenakte nach dem Versenden per Fax an 2560.

Für die nächsten Jahre geplant sind Expertenstandards zu folgenden Themen: 99

- Expertenstandard Schmerzmanagement bei chronisch nicht malignen Schmerzen
- Expertenstandard Pflege von demenziell Erkrankten
- Expertenstandard Medikamentenmanagement

Jedem Heimleiter und Pflegemanager ist eine Beschäftigung mit diesen Standards 100 zu empfehlen. Nicht zuletzt als Anregung für die Entwicklung hauseigener Standards, in denen Bewährtes übernommen und Spezifisches hinzugefügt werden kann. Dabei empfiehlt es sich, auf vorhandene Standards (DNQP u. a.) zurückzugreifen.

1.8 Pflegeeinstufung

1.8.1 Grundlagen

Die Geldleistungen der Pflegekassen werden differenziert nach: 101

- der Schwere der Pflegebedürftigkeit (= Pflegestufe)
- der Versorgungsart (= ambulant, teilstationär oder stationär)

Bereits in Kapitel 1.2.2 wurden die von der Pflegekasse gezahlten Entgelte nach 102 Schwere und Versorgungsart aufgezeigt.

Die Feststellung der Pflegebedürftigkeit gemäß § 14 SGB XI allein führt nicht au- 103 tomatisch zu Kostenerstattungen durch die Pflegeversicherung. Nach § 15 SGB XI ist Voraussetzung für eine Leistungsgewährung die Zuordnung in einer der oben bereits definierten drei Pflegestufen:

- **Pflegestufe 1:** erhebliche Pflegebedürftigkeit
- **Pflegestufe 2:** Schwerpflegebedürftigkeit
- **Pflegestufe 3:** Schwerstpflegebedürftigkeit

Daneben können bei Vorliegen eines außergewöhnlich hohen Pflegeaufwands 104 Härtefallregelungen greifen, die bei der ambulanten und stationären Versorgung zusätzlich vergütet werden. Relevant ist das z. B. für fortgeschrittene Krebs- oder AIDS-Bewohner, schwer demente oder hochgradig gelähmte Bewohner. Die Pflegeeinstufung ist Ergebnis einer individuellen Begutachtung, deren Vorgehensweise und Regeln in einer spezifischen Begutachtungsrichtlinie (BRi) beschrieben sind und die praktisch ergänzt werden durch die Rechtsprechung der Sozialgerichte. Leistungen werden generell nur auf Antrag bei der Pflegeversicherung gemäß § 33 SGB XI durch den Versicherten selbst gewährt, wenn die Voraussetzungen gemäß § 14 und § 15 SGB XI vorliegen.

105 Als grundsätzliche Formen der Hilfeleistungen werden aufgeführt:

- Unterstützung (U)
- Teilweise Übernahme (TÜ)
- Vollständige Übernahme (VÜ)
- Beaufsichtigung (B)
- Anleitung (A)

106 Pflegebedürftige mit psychischen Erkrankungen und geistigen Behinderungen benötigen z. B. insbesondere Beaufsichtigungen und Anleitungen als Hilfeleistungen, da sie körperlich viele Dinge gut selbst erledigen können.

Praxistipp: In der Planung und Dokumentation der Pflegeleistungen sollte diese Fachsprache möglichst präzise verwendet werden. Abrechnungen und Begutachtungen laufen dann problemloser ab.

107 Pflegebedürftigen sollen Hilfeleistungen zur Bewältigung des täglichen Lebens gegeben werden und die pflegerische Versorgung ist sicherzustellen. Darunter sind folgende **Kategorien von Verrichtungen** zu verstehen:

- Körperpflege (z. B. Teilwäsche Oberkörper, Unterkörper, Ganzkörperwäsche, Duschen, Baden, Zahnpflege, Rasieren)
- Ernährung (z. B. Nahrungszubereitung, Nahrungsaufnahme)
- Mobilität (z. B. Aufstehen, Anziehen, Gehen, Treppensteigen, Wohnung verlassen, Schlafengehen)
- hauswirtschaftliche Versorgung/Unterkunft (z. B. Einkaufen, Kochen, Wohnungsreinigung, Wäschewaschen, Heizen)
- soziale Betreuung (z. B. Arbeit mit Angehörigen, Kriseninterventionen, Sterbebeistand)
- medizinische Behandlungspflege (z. B. Verbandswechsel, Dekubitusversorgung, Spülungen)
- Zusatzleistungen (z. B. Haustierversorgung, Telefon- und TV-Versorgung)

108 Für alle Pflegestufen gilt das Postulat der „aktivierenden Pflege", nach der die vorhandenen Fähigkeiten und Ressourcen des Pflegebedürftigen zu fördern und auszubauen sind, also möglichst viel Anleitung und Beaufsichtigung, nicht Abnahme von Tätigkeiten, die der Pflegebedürftige selbstständig erledigen oder erlernen könnte. Auch gilt der Grundsatz „ambulant vor stationär" – erst ab Pflegestufe 3 wird von der Notwendigkeit einer stationären Unterbringung ausgegangen. Vollstationäre Unterbringungsempfehlungen sind genau zu begründen, etwa bei Vorliegen folgender Rahmenbedingungen:

- es gibt keine Pflegeperson (Angehörige)
- eine vorhandene Pflegeperson ist mit der Pflegeaufgabe überfordert
- die häuslichen Rahmenbedingungen sind ungeeignet
- drohende Selbst- oder Fremdgefährdung des Pflegebedürftigen

1.8.2 Pflegestufenmanagement

Die Leitung einer vollstationären Pflegeeinrichtung muss neben einer qualitativ hochwertigen Leistungserbringung mit dem Ergebnis der Kundenzufriedenheit auch die Wirtschaftlichkeit der Betriebsführung im Blick haben. Ganz einfach gesprochen müssen sich Kosten und Erlöse mindestens die Waage halten bzw. müssen die Erlöse ausreichen, um neben der Deckung der Kosten auch eine mindestens marktübliche Verzinsung des eingesetzten (privaten) Kapitals zu gewährleisten. Ansonsten könnte der Eigentümer sein Geld z. B. auch auf die Bank bringen oder in Immobilien investieren, wenn ihm daraus eine höhere Rendite erwächst. 109

Das Management muss die zentralen Bestandteile der Kostenseite und der Erlösseite erkennen und diese aktiv steuern (vgl. Abb. 21). Die Erlöse werden wesentlich von der Auslastung der Einrichtung und von der Höhe des Pflegesatzes, der in individuellen Verhandlungen mit den Kostenträgern festzulegen ist, determiniert. Der Pflegesatz wird dabei in drei Bestandteile differenziert: 110

- Unterkunft und Verpflegung
- Investitionskosten
- Pflege und Betreuung (Stufen)

Die wesentlichen Kostenfaktoren sind: 111

- Personalkosten
- Sachkosten (Pflegehilfsmittel, Verpflegung, Gebäudereinigung, Energie)
- Instandhaltungskosten
- Pachtkosten

Damit ist folgender Basiszusammenhang gegeben: Je höher die Pflegestufe, desto höher der Pflegesatz, desto höher die Erlöse für den Heimbetreiber. Desto höher aber auch der Personalaufwand und der Verbrauch an Pflegehilfsmitteln. Das Management hat daher die Aufgabe, 112

- auf eine adäquate Ersteinstufung zu achten,
- auf zeitnahe Höherstufungen zu achten, soweit die Voraussetzungen dafür gegeben sind,
- den Ressourcenverbrauch (Personal, Sachkosten) eng zu steuern.

Diese Aufgabe ist nicht rein ökonomisch motiviert, sondern mindestens genauso stark pflegerisch determiniert, denn wenn der mit einer Höhereinstufung verbundene höhere Betreuungsaufwand nicht adäquat vergütet wird, ist ein höherer Betreuungsaufwand nicht finanzierbar. Die dann resultierende Unterbesetzung geht zulasten der Pflegequalität und damit des Bewohners sowie zulasten der überbeanspruchten Mitarbeiter. 113

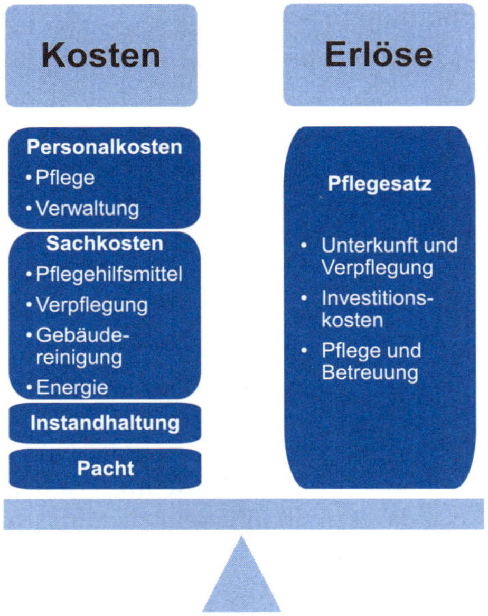

Abb. 21: Pflegestufenmanagement
Quelle: Eigene Darstellung.

> **Praxistipp:** Nehmen Sie die Ersteinstufung sehr sorgfältig vor und führen Sie nach 2-4 Wochen eine intensive Visite durch, damit Sie den Bewohner und seinen individuellen Pflegebedarf genau erkennen, als Basis für einen Einstufungs-Checkup und als Grundlage für eine passgenaue Festlegung der Leistungsangebote durch die Mitarbeiter. Richten Sie zweitens einen systematischen Überprüfungsprozess ein, der z. B. bei definierten Anlässen wie zum Beispiel einem erfolgten Sturz oder einer akuten Krankenhauseinweisung automatisch fragt, ob die Pflegeeinstufung angepasst werden muss. Beides muss in aktiver Einbindung und Zusammenarbeit mit dem Pflegebedürftigen und seinen Angehörigen geschehen, denn Höherstufungen bedeuten für sie meist erhöhte Zuzahlungen und werden daher ungern akzeptiert. Im Vordergrund der Argumentation müssen die passgenaue Leistungserbringung und die qualitativ hochwertige Versorgung des Bewohners stehen[52].

114 Ein aktives Pflegestufenmanagement ist im Ergebnis unumgänglich, weil ...

- ... es für adäquate/erhöhte Einnahmen sorgt,
- ... damit die quantitativen und qualitativen Personalressourcen verbessert werden können
- ... und damit letztlich die Zufriedenheit von Bewohnern und Mitarbeitern gesteigert wird.

52 Vgl. ausführlich Fischbeck/Rink: Pflegeeinstufungen sicherstellen. In: Kämmer (Hrsg.): Pflegemanagement in Altenpflegeeinrichtungen. Hannover 2008, S. 185-207.

> **Praxistipp:** Einen sehr guten und kompakten Überblick zum Pflegestufenmanagement gibt Nirschl. Es werden insbesondere die rechtlichen Grundlagen erläutert, der Prozess der Pflegeeinstufung beschrieben und die Vorgehensweise bei Widerspruchsverfahren skizziert.[53]

1.9 Markttrends in der Pflege

Im Rahmen der oben gegebenen Einführung in den Pflegemarkt und insbesondere bei der Beschreibung der Nachfrageseite des Pflegemarktes sind wichtige Marktentwicklungen bereits skizziert worden. In diesem Kapitel sollen die zentralen pflegespezifischen Trends nochmals zusammenfassend beschrieben werden. Die Kenntnis der Einflussfaktoren des Pflegemarktes und deren künftige Entwicklungsrichtung und -stärke ist für das Management von Pflegeeinrichtungen essentiell. Strategische Planung bedeutet, in möglichst guter Abschätzung der Zukunft jetzt die Weichen für die zukunftsfähige Ausrichtung des eigenen Unternehmens zu stellen. **115**

Nachfolgend werden wichtige Trends und ihre geschätzte Wirkung auf den Pflegemarkt skizziert. Dabei wird unterschieden zwischen Wirkung auf **116**

- die Nachfrageseite,
- die Angebotsseite und
- es wird dabei die Wirkungsrichtung (positiv oder negativ) sowie die Wirkungsstärke subjektiv bewertet.

Jedem Heimleiter und Pflegemanager sei empfohlen, sich auf dieser Basis detailliert und unternehmensspezifisch selbst zu verdeutlichen, welche Marktentwicklungen sich in welcher Form auf das eigene Unternehmen mit seinem spezifischen Pflegekonzept auswirken, denn **117**

- die Trends erheben nicht den Anspruch auf Vollständigkeit,
- die Bewertung von Richtung und Stärke der Wirkung ist subjektiv und sehr komprimiert (dahinter stehen ganz unterschiedliche Teilwirkungen, die detaillierter beschrieben werden könnten),
- die Auswirkungen sind im Einzelfall immer auf die regionale Marktsituation zu beziehen, mit den dort spezifischen Angebots- und Nachfragestrukturen.

Die Wirkungsbewertung zentraler Trends auf die Pflegenachfrage zeigt die Tabelle 12. **118**

53 Nirschl: Pflegestufenmanagement. In: Bettig u. a. (Hrsg.): Management Handbuch Pflege. 2011, S. 1-31.

Tab. 12: Wirkung von Trends auf die Pflegenachfrage
Quelle: Eigene Darstellung.

	Trends mit Wirkung auf die Pflegenachfrage	Richtung	Stärke*
1	Die deutsche Bevölkerung wird immer älter. Ältere Menschen haben einen höheren Pflegebedarf. Der Anteil der besonders pflegebedürftigen über 80-Jährigen wird überproportional ansteigen.	+	!!!
2	Die deutsche Bevölkerung schrumpft. Quantitativ sinkt damit die Nachfrage.	-	!
3	Das familiäre Pflegepotential wird weiter abnehmen, immer weniger Kinder und Angehörige können oder wollen ihre pflegebedürftigen Eltern/Verwandten persönlich betreuen. Damit steigt die Nachfrage nach professioneller Pflege.	+	!!
4	Ausländische Pflegekräfte werden die Lücke im Pflegepersonal schließen.	+	!!
5	Die Bereitschaft der Menschen, für ihre Gesundheit mehr Geld auszugeben, wird im Durchschnitt weiter ansteigen. Der ärmere Teil der Bevölkerung wird dazu nicht oder unwesentlich in der Lage sein, die Mittelschicht und die gehobene Schicht wird spürbar mehr private Mittel für die eigene Gesundheit aufwenden.	+	!
6	Die Tendenz zur Hospitalisierung wird anhalten. Der Rückgang der ambulanten Versorgungskapazitäten wird (trotz gegenteiligen politischen Willens!) zu einer überproportional zunehmenden Nachfrage nach professioneller Pflegeversorgung führen, die personalintensiver und aufwändiger ist.	+	!!
	* !!! = sehr stark, !! = stark, ! = schwach		

119 Nur eine Entwicklung wird hier als „sehr stark“ eingeschätzt, nämlich die quantitative Entwicklung der Pflegebedürftigen. Dahinter stehen sehr seriöse und gut prognostizierbare, insbesondere demografische Trends, die im Ergebnis von einer Verdoppelung der Anzahl Pflegebedürftiger bis zum Jahr 2050 ausgehen. Zu diesem Zeitpunkt wird ein Drittel der Bevölkerung 65 Jahre oder älter sein (siehe hierzu auch Kapitel 1.3.3).

120 Insgesamt ist von einer differenzierten, aber unter dem Strich sehr positiven Marktentwicklung auszugehen. Positiv, weil die Wachstumsimpulse überwiegen und differenziert, weil sich die Marktsegmente zunehmend unterscheiden werden: sowohl auf der Angebots- wie auf der Nachfrageseite wird es einerseits ein „unteres Marktsegment“ mit Basisangeboten für die notwendigsten Pflegeleistungen geben und andererseits ein „oberes Marktsegment“ mit hochwertigen Pflegeleistungen für Menschen, die sich eine bessere Gesundheitsversorgung leisten können und wollen (vgl. Abb. 22).

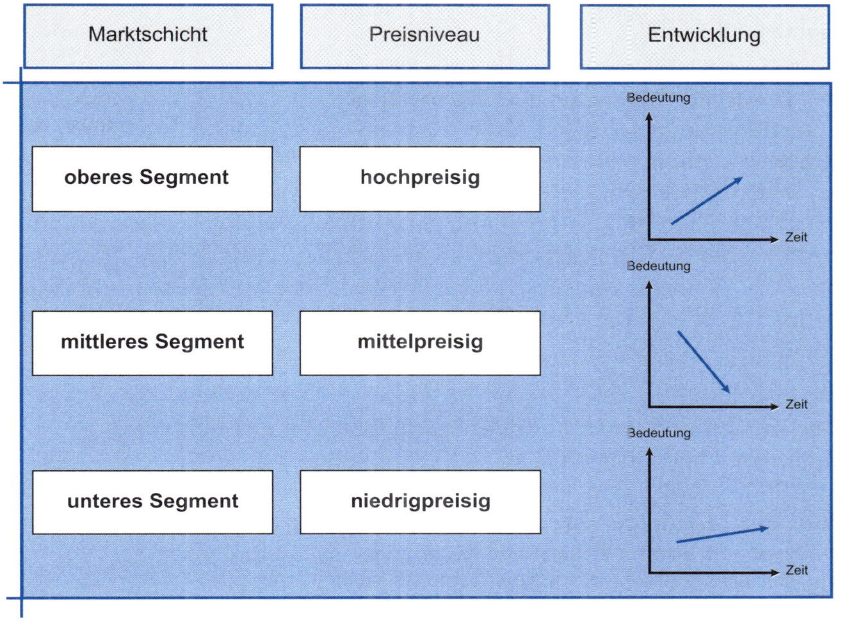

Abb. 22: Marktdifferenzierung in der Pflege
Quelle: Eigene Darstellung.

1.10 Ethik in der Pflege

Vermutlich wird sich jeder in der Pflege tätige Mensch schon Gedanken zur Ethik in der Pflege gemacht haben, bewusst oder unbewusst und unabhängig davon, ob er in der Pflegepraxis als Pfleger, im Pflegemanagement als z. B. Heimleiter oder in der Pflegewissenschaft als z. B. Forscher und Dozent arbeitet. Das Berufsfeld Pflege bringt es in besonderem Maße mit sich, dass sich die Menschen moralische Fragen stellen, was in der Arbeit mit Bewohnern noch verträglich und zumutbar ist, wo Grenzen der menschenwürdigen Behandlung liegen, wann man offen Probleme mit Kollegen oder Vorgesetzten besprechen sollte oder wie konsequent man letztlich selbst seine Wertvorstellungen lebt? 121

In der Pflege tauchen viel häufiger als in anderen Branchen ethisch kritische Situationen auf. Etwa wenn zu wenig Zeit für eine „anständige" Pflege des anvertrauten Bewohners bleibt, wenn die Organisation der Pflegearbeit allzu standardisierte Vorgehensweisen vorsieht, die auf individuelle Belange keine Rücksicht nehmen (z. B. feste Essens- und Waschzeiten), wenn aus ökonomischen Gründen eigentlich gebotene Pflegearbeiten unterbleiben oder wenn es darum geht, auch schwierigen und unangenehmen Bewohnern die gleiche Fürsorge zu gewähren wie verträglichen oder zugewandten Bewohnern. 122

Definition: Pflegeethik

Pflegeethik ist die Reflexion moralischer Aspekte in der praktischen Pflege.[54]

123 Die Organisation eines jeden Unternehmens, auch eines Pflegeheims, braucht Spielregeln, definierte Prozesse, Standards und Arbeitsroutinen. Dies umso mehr, je schwieriger die wirtschaftliche Branchen- und/oder Unternehmenssituation ist. Von daher ist es normal und gar nicht zu verhindern, dass ethische Fragen und konfliktionäre Praxissituationen entstehen. Aufgabe des Pflegemanagements ist es vielmehr, mit diesen Situationen richtig umzugehen und aktiv passende Instrumente einzusetzen, die zu einem guten Umgang mit diesen Situationen beitragen. Aus der Pflegepraxis sind z. B. folgende Instrumente bekannt:

- Berufsordnungen
- nach außen und innen kommunizierte Unternehmensleitbilder
- definierte Qualitätsbegriffe
- schriftliche Pflegeprinzipien und Verfahrensanweisungen, an deren Einhaltung alle Mitarbeiter angemessen gebunden werden
- Supervision von Gruppen
- Interne Beschwerdemöglichkeiten
- geschulte Konfliktlöser, die kurzfristig in Krisensituationen mit definierter Entscheidungskompetenz angesprochen werden können und eingreifen können
- die Dokumentation und offene Kommunikation von ethischen Problemfällen im Unternehmen (Fallkonferenzen)
- verpflichtende „Ethik-Schulungen“ für alle Mitarbeiter

124 Die Fachliteratur spricht beim Vorliegen derartiger Schriftstücke manchmal etwas despektierlich von „gelehrtem Ethos“ und meint damit „Papier ist geduldig“. Sicher ist es nicht ausreichend, Spielregeln aufzuschreiben und zu verkünden, aber es sind wichtige Elemente und Voraussetzungen für eine ethische Pflegepraxis. Entscheidender sind sicherlich die gelebte Ethik im Alltag und die vom Mitarbeiter oder Bewohner tatsächlich erlebte Kultur im Umgang mit ethisch schwierigen Situationen. Hier sind in besonderem Maße die Führungskräfte verantwortlich und gefragt. Ihre Vorbildfunktion und ihr konkretes Handeln bestimmen, in welchem Ausmaße das Unternehmen gesellschaftlichen und selbst definierten Moralvorstellungen letztlich wirklich nachkommt.

Praxisbeispiel: Verhaltensgrundregeln im Klinikum Wahrendorff
Grundregeln für den Umgang mit Bewohnern

Die Bewohner des Klinikum Wahrendorff sind Schutzbefohlene. Der damit verbundenen Verantwortung sind sich die Mitarbeiterinnen und Mitarbeiter in allem, was gesagt, geschrieben, getan oder unterlassen wird, bewusst.

Den Patienten und Bewohnern wird mit Wertschätzung begegnet. Sie drückt sich im Verhalten ebenso aus wie in der Sprache. Beides muss Respekt vor der Person und deren Sichtweisen dokumentieren. Der Schutz der Privatsphäre von Bewohnern ist zu wahren.

54 Lay: Ethik in der Pflege. Ein Lehrbuch für die Aus-, Fort- und Weiterbildung. 2004, S. 76.

Bei der Behandlung und Betreuung von Bewohnern ist professionelle Distanz zu wahren. Die Aufnahme einer sexuellen oder anders gearteten nichtprofessionellen Beziehung ist untersagt. Nach Beendigung der Behandlung und Betreuung erfordert die Aufnahme oder das Unterhalten von Kontakten zu ehemaligen Bewohnern besondere Umsicht, Sensibilität und Vorsicht, insbesondere in Hinblick auf mögliche Abhängigkeitsbeziehungen.

Allgemeine Grundregeln
Die Kolleginnen und Kollegen aller Berufsgruppen werden mit Respekt behandelt. Die Zusammenarbeit der Mitarbeiterinnen und Mitarbeiter ist geprägt von einem sachbezogenen, loyalen, toleranten und hilfsbereiten Miteinander.
Die Mitarbeiterinnen und Mitarbeiter sind sich ihrer Vorbildfunktion gegenüber den Bewohnern bewusst. Das bezieht sich auf ihr gesamtes Auftreten einschließlich einer angemessenen Bekleidung. Dadurch prägen sie wesentlich das Bild und Image des Unternehmens gegenüber Betreuten, Bewohnern und anderen Angehörigen sowie in der Öffentlichkeit.
Ein weiterer Grundsatz ist die Verpflichtung der Mitarbeiter, mit Fehlern und Fehlverhalten gegenüber Kollegen und Vorgesetzten offen und konstruktiv umzugehen, einander zu helfen, beides zu vermeiden und aus gemachten Fehlern durch offene Diskussion zu lernen.
Für den Betrieb gelten die Vorschriften des Nichtraucherschutzgesetzes und die betrieblichen Bestimmungen über den Alkohol-, Drogen- und Medikamentenmissbrauch.[55]

Im Pflegeleitbild des Klinikum Wahrendorff sind u. a. folgende Prinzipien und Regeln formuliert. 125

Praxisbeispiel: Pflegeleitbild des Klinikum Wahrendorff
Wir bieten Pflege, Behandlung und Betreuung für Menschen mit geistigen und/oder seelischen sowie zusätzlichen körperlichen Behinderungen. Im Rahmen unseres integrativen Versorgungsangebots werden Männer und Frauen ab dem vollendeten 18. Lebensjahr vollstationär in der Klinik, teilstationär in einer Tagesklinik oder durch unsere Ambulanten Dienste fachgerecht versorgt. Im Heimbereich reichen unsere Pflege- und Betreuungsformen von der vollstationären psychiatrischen Pflegestation bis hin zur intensiv unterstützten Trainingswohnung. Wir arbeiten nach dem Grundsatz „so viel Hilfe wie nötig und so wenig wie möglich“, das heißt individuelle, ganzheitliche Pflege und Betreuung unter Einbeziehung der Ressourcen und Fähigkeiten des Einzelnen.
Weitere Prinzipien unseres pflegerischen Handelns sind:

- Bewohner orientiertes und individuelles Arbeiten
- Einbeziehung kultureller und religiöser Aspekte
- Hilfe zur Selbsthilfe

Festgelegte Regeln für alle Mitarbeiter sind

- Bedürfnisse erkennen und adäquat reagieren
- Individuelle Pflegeberatung
- Angehörigen- und Betreuerarbeit
- Professionelles und qualitätsbewusstes Arbeiten
- Eigenverantwortliches Arbeiten
- Zusammenarbeit in multiprofessionellen Teams
- Umsetzung und Weiterentwicklung von Konzepten

Um diesen Maßstäben gerecht zu werden, arbeiten wir mit den Mitteln der Pfle- 126
geplanung und der Bezugspflege unter kontinuierlicher Dokumentation und Evaluation. Außerdem führen wir regelmäßig Pflegevisiten durch, in denen auch die Bewohnerzufriedenheit ermittelt wird. Wir arbeiten in multiprofessionellen

55 Klinikum Wahrendorff: Leitbild und Verhaltensgrundregeln in der Klinikum Wahrendorff GmbH. Internes, nicht veröffentlichtes Dokument. 2009.

Teams, die durch kontinuierliche Fort- und Weiterbildung auf dem aktuellen pflegewissenschaftlichen Stand bleiben und reflektieren unsere beziehungsorientierte Arbeit in der begleitenden Supervision. Um die individuellen Förderziele zu erreichen, beziehen wir neben den beteiligten Berufsgruppen auch Angehörigen und Betreuer in unser Pflege- und Betreuungskonzept mit ein.[56]

127 Für die Pflegepraxis stellt sich die Frage, ob „gute Pflege" im Sinne von „ethischer Pflege" konkretisiert und messbar gemacht werden kann? Lay[57] stellt mit den Bausteinen guter Pflege ein nach seiner Einschätzung praxistaugliches Instrument für die tägliche Arbeit mit ethisch verantwortungsvoller Pflege vor (vgl. Abb. 23).

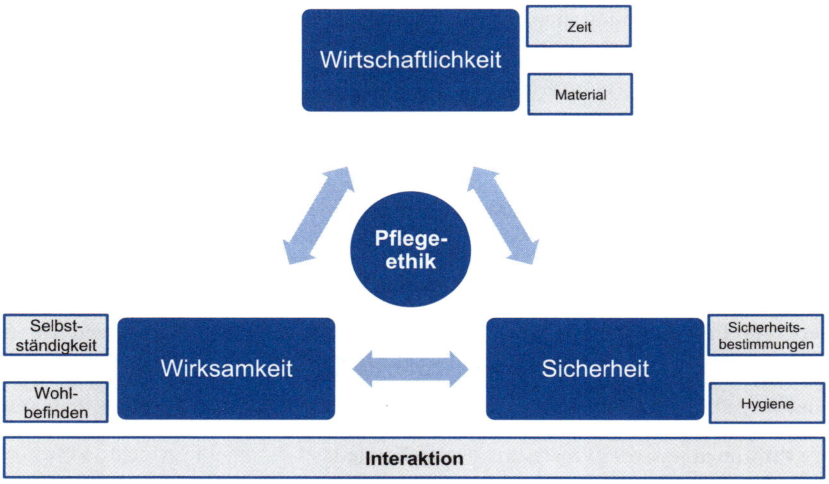

Abb. 23: Komponenten der Pflegequalität

Quelle: Eigene Darstellung, vgl. Lay: Ethik in Pflege und Begleitung. In: Kämmer (Hrsg.): Pflegemanagement in Altenpflegeeinrichtungen. 2008, S. 86.

128 Die einzelnen Komponenten der Pflegequalität sind hierbei[58]:

- Wirksamkeit: bedeutet erfolgreiche Gesundheitsförderung, d. h. Selbstständigkeit und Wohlbefinden der Bewohner
- Sicherheit: für Bewohner, Personal und Umgebung (z. B. durch Hygiene und das Beachten von Sicherheitsbestimmungen bzgl. Umwelt, Brandschutz, Datenschutz)

56 Klinikum Wahrendorff: Wahre Dorff ABC. Pflegeleitbild. Internes, nicht veröffentlichtes Dokument. o. J.

57 Lay: Ethik in Pflege und Begleitung. In: Kämmer (Hrsg.): Pflegemanagement in Altenpflegeeinrichtungen. 2008, S. 86 ff.

58 Lay: Ethik in Pflege und Begleitung. In: Kämmer (Hrsg.): Pflegemanagement in Altenpflegeeinrichtungen. 2008, S. 86.

- Wirtschaftlichkeit: gezielter und verantwortungsvoller Umgang mit Zeit (z. B. effiziente Personalplanung) und Material
- Interaktion: Qualität des zwischenmenschlichen Handelns (z. B. Informationspolitik, Beziehungsgestaltung, Öffentlichkeitsarbeit)
- Pflegeethik: Reflektion, ob die geleistete Arbeit moralisch vertretbar ist (z. B. Übereinstimmung des Handelns mit ethischen Pflegeprinzipien)

Lay[59] schildert, inwieweit diese Komponenten der Pflegequalität mit Pflegeethik **129**
zusammenhängen. Tabelle 13 zeigt komprimiert die wichtigsten Zusammenhänge.

Tab. 13: Zusammenhänge zwischen Pflegequalität und Pflegeethik

Quelle: Lay: Ethik in Pflege und Begleitung. In: Kämmer (Hrsg.): Pflegemanagement in Altenpflegeeinrichtungen. 2008, S. 87.

Ethik und Wirksamkeit
Die Bewohner sollen möglichst selbstbestimmt leben und ihren Alltag möglichst allein meistern können. Subjektives Wohlbefinden soll erreicht werden in körperlicher und psychischer Hinsicht sowie in sozialer Hinsicht. Beides steht im Einklang mit den ethischen Forderungen nach Autonomie und Menschenwürde.
Ethik und Sicherheit
Körperliche Schadensvermeidung, möglichst prophylaktisch (z. B. Sturzprophylaxe) und soziale Schadensvermeidung (z. B. durch sachgemäßen Umgang mit persönlichen Daten) sind ebenfalls ethische Grundanliegen.
Ethik und Wirtschaftlichkeit
Neben einer professionellen Personaleinsatzplanung, die den Pflegeanforderungen quantitativ und qualitativ entspricht, gehört auch die Bereitschaft, über akute Arbeitsengpässe offen zu sprechen und diese wirksam zu beheben. Zweitens geht es um eine gerechte Verteilung zur Verfügung stehender Pflegemittel und die kostenbewusste Verwendung von Geräten und pflegerischen Bedarfsartikeln. Höhere Wirtschaftlichkeit bringt im Ergebnis ein Mehr an Pflegeleistung für die Bewohner und ist damit grundsätzlich ethisch legitimiert. Qualität/Ethik und Ökonomie sind keine Gegensätze, sondern bedingen einander.
Ethik und Interaktion
Bereits der Ethik-Kodex des Internationalen Pflegerates fordert eine umfassende und gute Zusammenarbeit der Pflegenden untereinander. Unmittelbar geht es um die Zusammenarbeit mit den zu pflegenden Menschen und ihren Bezugspersonen.
Ethik im Pflegemanagement
Wichtig für alle beschriebenen Aufgaben ist die Unterstützung durch den Träger der Einrichtung, in finanzieller, organisatorischer, räumlicher und personeller Hinsicht. Auch politische und gesellschaftspolitische Aktivität wird gefordert, Position beziehen, um für die Belange von ethischer Pflege zu sensibilisieren und Förderung durch Dritte zu erfahren. Qualitativ gute und ethisch gute Pflege ist nicht an einem Merkmal abzulesen, sondern entsteht nur, wenn alle skizzierten Komponenten beachtet werden.

59 Lay: Ethik in Pflege und Begleitung. In: Kämmer (Hrsg.): Pflegemanagement in Altenpflegeeinrichtungen. 2008, S. 87.

2 Grundlagen der BWL

2.1 Gegenstand und Teilbereiche der BWL

2.1.1 Einordnung der BWL in das System der Wissenschaften

130 Die Betriebswirtschaftslehre ist wie die Medizin und die Pflegewissenschaft eine Realwissenschaft, alle drei beschäftigen sich mit tatsächlichen, in der Welt seh- und erlebbaren Phänomenen (vgl. Abb. 24).

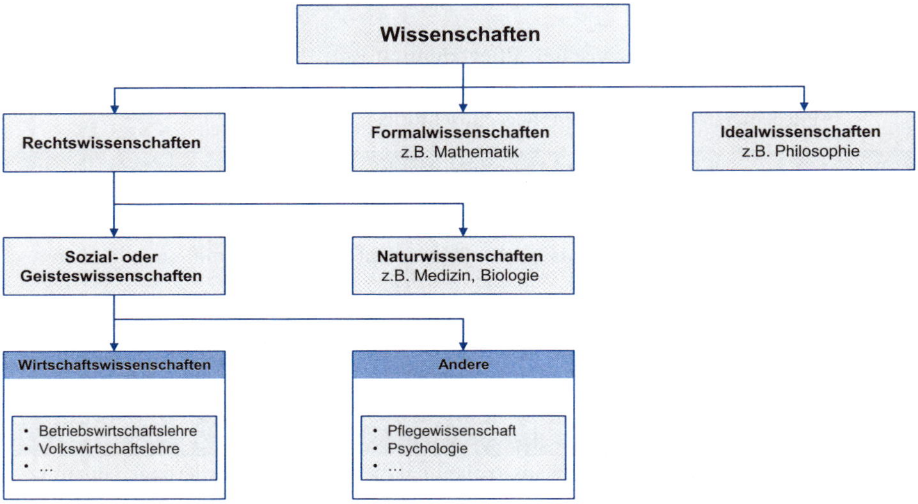

Abb. 24: System der Wissenschaften
Quelle: Eigene Darstellung.

131 Ideal- und Formalwissenschaften sind im Gegensatz dazu das virtuelle Ergebnis rein geistiger menschlicher Tätigkeit, die aber gleichwohl für die Realwissenschaften von hoher praktischer Bedeutung sind (z. B. Mathematik). **Die Betriebswirtschaftslehre ist eine anwendungsorientierte, stark interdisziplinär ausgerichtete Wissenschaft.** Wie andere Sozial- bzw. Geisteswissenschaften auch beschäftigt sie sich mit dem Verhalten und den Verhaltensergebnissen von Menschen, während die Naturwissenschaften breiter ausgerichtet sind, den Menschen und die Natur auf der Erde sowie Phänomene außerhalb der Erde beobachten und erforschen. Spezieller Gegenstand der Betriebswirtschaftslehre ist der Betrieb bzw. das Unternehmen, unabhängig davon, ob dieses privat oder öffentlich, mit oder ohne Gewinnabsicht arbeitet. **Damit sind auch Gesundheitsunternehmen und Pflegeeinrichtungen Kernobjekt der Betriebswirtschaftslehre und umgekehrt ist die Betriebswirtschaftslehre auch für diese Unternehmen höchst relevant.** Denn die Ideale, Ziele und täglichen Maßnahmen an und mit dem Bewohner können nur dann erfolgreich umgesetzt werden, wenn es auch dem Unternehmen wirtschaftlich gut geht.

2.1.2 Teilbereiche der BWL

Die Betriebswirtschaftslehre kann grob in eine allgemeine Betriebswirtschaftslehre und spezielle Betriebswirtschaftslehren gegliedert werden (vgl. Abb. 25). 132

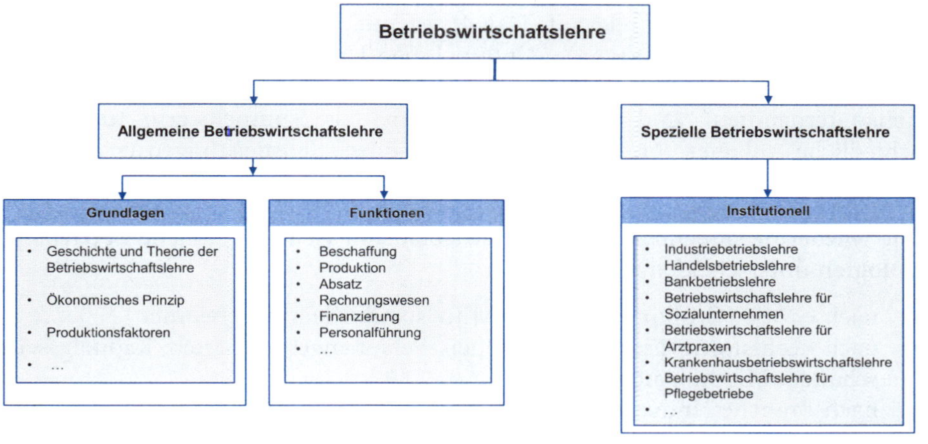

Abb. 25: Teilbereiche der Betriebswirtschaftslehre
Quelle: Eigene Darstellung.

Zur **allgemeinen Betriebswirtschaftslehre (ABWL)** gehören einführende Grundlagen mit inhaltlichen und begrifflichen Abgrenzungen sowie die Behandlung von Basisfunktionen, die für alle Unternehmen von Bedeutung sind, etwa zentrale Aufgabenbereiche wie Rechnungswesen, Finanzierung oder Personalwirtschaft. **Spezielle Betriebswirtschaftslehren sind Wirtschaftszweiglehren**, die sich mit den spezifischen Fragestellungen einzelner Branchen auseinander setzen, etwa klassisch Industriebetriebslehre, Bankbetriebslehre oder Handelsbetriebslehre. Spezielle Betriebswirtschaftslehren für Unternehmen aus dem Gesundheitsbereich sind in den letzten Jahren dazu gekommen, insbesondere die **Krankenhausbetriebslehre**, aber auch spezielle **Betriebswirtschaftslehren für niedergelassene Ärzte** oder **Pflegebetriebe**. Anzahl, Breite und Tiefe dieser Gesundheitsmarkt bezogenen Veröffentlichungen sind aber im Vergleich zu anderen Branchen-Betriebslehren noch vergleichbar bescheiden. Das vorliegende Buch setzt hier an. Alle grundsätzlich wichtigen betriebswirtschaftlichen Themen sollen dem i. d. R. nicht BWL-geschulten Heimleiter bzw. Pflegemanager vorgestellt werden, dabei die Perspektive von Pflegeeinrichtungen eingenommen und die Besonderheiten des Pflegemarktes berücksichtigt werden. Die integrierten Fallbeispiele aus der Praxis eines Pflegeunternehmens unterstützen diesen Branchen- und Anwendungsbezug und zeigen damit auch die praktische Relevanz betriebswirtschaftlicher Themen für die Pflege konkret auf. 133

2.1.3 Betriebstypologien

134 Die in der Betriebswirtschaftslehre uneinheitliche Diskussion zur Abgrenzung der Grundbegriffe Betrieb, Unternehmen und Unternehmung soll hier nicht vertieft werden, sie ist für die Mehrzahl der Leser uninteressant und zum weiteren Verständnis auch nicht relevant. I. d. R. ist mit „Betrieb" die technische oder wirtschaftliche Sicht und mit „Unternehmen/Unternehmung" die rechtliche oder finanzielle Sicht gemeint. Hier werden die Begriffe synonym bzw. „Gesundheitsunternehmen" und „Pflegeunternehmen" als Sammelbegriff für unterschiedliche Anbieter von Gesundheits- bzw. Pflegedienstleistungen (z. B. Krankenhäuser, stationäre und ambulante Pflegeeinrichtungen) verwendet.

135 Die Gliederungsmöglichkeiten von Betrieben sind vielfältig, übliche **Betriebstypologien** unterscheiden z. B.:

- nach Größe (Großunternehmen, Mittelstand, Kleinunternehmen)
- nach Rechtsform (Einzelunternehmen, Personengesellschaften, Kapitalgesellschaften, Mischformen)
- nach Branche (Industrie, Banken, Handel, Handwerk, Krankenhäuser, Pflegeeinrichtungen etc.)

136 Praktisch von hoher Bedeutung ist die Gliederung des Statistischen Bundesamtes nach Wirtschaftssektoren, grob in:

- Land- und Forstwirtschaft (= primärer Sektor)
- Produzierendes Gewerbe (= sekundärer Sektor)
- Dienstleistungen (= tertiärer Sektor)

137 Wichtige Kennzahlen wie Bruttowertschöpfung, Anzahl Betriebe, Anzahl Erwerbstätiger, Lohn- und Gehaltssummen oder Kostenkennzahlen werden in dieser Systematik ausgewiesen und bilden z. B. für wirtschaftspolitische Diskussionen, in Tarifauseinandersetzungen oder auch als Vergleichswerte für Benchmarks (~Betriebsvergleiche) oder einzelbetriebliche Entscheidungen eine wichtige Informationsgrundlage. Die im vorangegangenen Kapitel aufbereiteten Daten aus der Pflegestatistik unterstreichen den Wert einschlägiger Sekundärstatistiken auch für die Pflege.

138 Die bundesstatistischen Werte werden regelmäßig mit mehrjähriger Verspätung veröffentlicht. Aus der Pflegestatistik sind beim Schreiben dieses Buches Daten aus 2011 verfügbar. Die folgende Abbildung 26 zeigt die Entwicklung der Erwerbstätigen in Deutschland insgesamt im Zeitablauf bis 2009. Während der primäre und der sekundäre Sektor verlieren, stieg der Anteil der im Dienstleistungsbereich Beschäftigten von 36,5 % auf 73,0 % deutlich an.

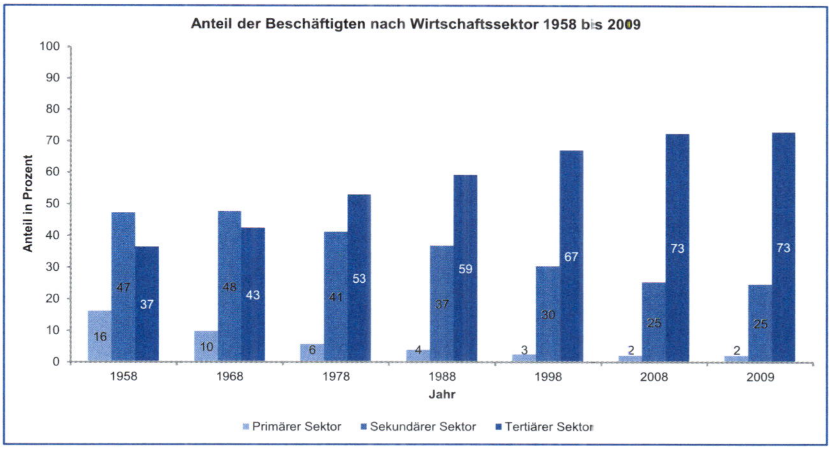

Abb. 26: Erwerbspersonen nach Wirtschaftssektoren

Quelle: Statistisches Bundesamt: Arbeitsmarkt. Erwerbstätige im Inland nach Wirtschaftssektoren. Online: www.destatis.de [abgerufen am 9.8.2013].

Das Gesundheitswesen ist ganz überwiegend Teil des tertiären Dienstleistungssektors und in der Gesamtbetrachtung Deutschlands mächtigste Einzelbranche (nicht zum Dienstleistungsbereich zählen zum Beispiel die Pharmaindustrie und die Medizintechnikindustrie). Auf das Gesundheitswesen entfallen ca. 11 % des BIP (Bruttoinlandsprodukt) und ca. jeder zehnte Arbeitnehmer ist hier beschäftigt (gut 4,9 Mio. Menschen insgesamt in 2011, vgl. Tab. 14). 139

Tab. 14: Beschäftigte in Gesundheitsberufen (Auszug)

Quelle: Statistisches Bundesamt: Fachserie 12 Reihe 7.3.1. Gesundheit Personal 2011. 2013. Online: www.destatis.de [abgerufen am 30.1.2013].

Berufe	Beschäftige 2011	
	absolut	in Prozent
Ärzte	342.000	7,0 %
Apotheker	61.000	1,2 %
Zahnärzte	69.000	1,4 %
Gesundheits- und Krankenpfleger	826.000	16,8 %
Gesundheits- und Krankenpflegehelfer	275.000	5,6 %
Physiotherapeuten, Masseure u.ä.	212.000	4,3 %
Altenpfleger	444.000	9,0 %
Gesundheitshandwerker	148.000	3,0 %
sonstige Gesundheitsfachberufe	96.000	2,0 %
andere Berufe Gesundheitswesen	1.412.000	28,7 %
Beschäftigte insgesamt	4.920.000	100,0 %

140 Zahlenmäßig die größte Berufsgruppe sind die „Gesundheits- und Krankenpfleger“ mit einem Anteil von knapp 17 % an allen im Gesundheitswesen Beschäftigten, gefolgt von den „Altenpflegern“ (9,0 %). Zusammen mit den „Gesundheits- und Krankenpflegehelfern“ summieren sich die unmittelbar auf die Pflege bezogenen Berufsgruppen auf gut 1,5 Mio. Menschen.

2.1.4 Betriebliche Einsatzfaktoren

141 Um eine Leistung gegenüber einem Abnehmer, Kunden oder Bewohner zu erbringen, müssen vom Unternehmen verschiedene Einsatzfaktoren beschafft und möglichst intelligent und effizient kombiniert werden (vgl. Abb. 27). Da der Industriebetrieb die Standardperspektive der Betriebswirtschaftslehre ist, werden diese Faktoren klassisch als Produktionsfaktoren bezeichnet. Die auf Erich Gutenberg zurückgehende Basisgliederung differenziert zwischen Elementarfaktoren einerseits und dem dispositiven Faktor andererseits. Die ausführende menschliche Arbeit am Bewohner in Form des behandelnden Arztes oder der Pflegekraft ist für Dienstleistungs- und insbesondere Gesundheitsunternehmen der zentrale Elementarfaktor. Betriebsmittel sind Gebäude, Fuhrpark, Anlagen, Geschäftsausstattung und auch die medizinisch-technische Infrastruktur. Werkstoffe sind Rohstoffe (etwa Materialien zur Verarbeitung in einer Prothese), Hilfsstoffe (Kleinverbrauchsmaterialien wie Binden oder Spritzen) und Betriebsstoffe (Verbrauchsstoffe wie Strom oder Heizöl). Mit dem dispositiven Faktor ist die Unternehmensführung bzw. das Management gemeint, mit den zentralen Aufgaben der Leitung, Planung, Organisation, Steuerung und Überwachung allen Betriebsgeschehens.

142 **Diese klassische Sichtweise** der Produktionsfaktoren hat aber Schwächen und **ist daher um aktuelle Aspekte zu ergänzen**. Zum einen spielen **fremdbezogene Dienstleistungen** auch für viele Pflegeunternehmen mittlerweile eine bedeutende Rolle, etwa ausgelagerte Diagnostikarbeiten, Catering/Verpflegung, IT-Dienstleistungen oder Reinigungs- und Überwachungstätigkeiten. Zweitens fehlt bei Gutenberg der unmittelbare **Ausweis finanzieller Mittel**, die in Form von baren und unbaren Zahlungsmitteln sowie ergänzend von Versicherungs- und Sicherheitsleistungen ebenfalls für jedes Unternehmen von grundlegender Bedeutung sind. Drittens sind **Informationen und Wissen** wichtige Produktionsfaktoren, etwa das Know-how von Mitarbeitern und Führungskräften, aber auch Wissen in dokumentierter Form, etwa eine Rezeptur oder die detaillierte Dokumentation eines innovativen Diagnose- oder Behandlungsprozesses. Verbrieftes Wissen in Form von **Rechten** wird teilweise zusätzlich als eigenständiger Produktionsfaktor vorgeschlagen, etwa in Form einer erteilten Betriebserlaubnis oder des Gemeinnützigkeitsrechts[60].

60 Schellenberg: Betriebswirtschaftslehre für Sozialunternehmen. 2007, S. 135.

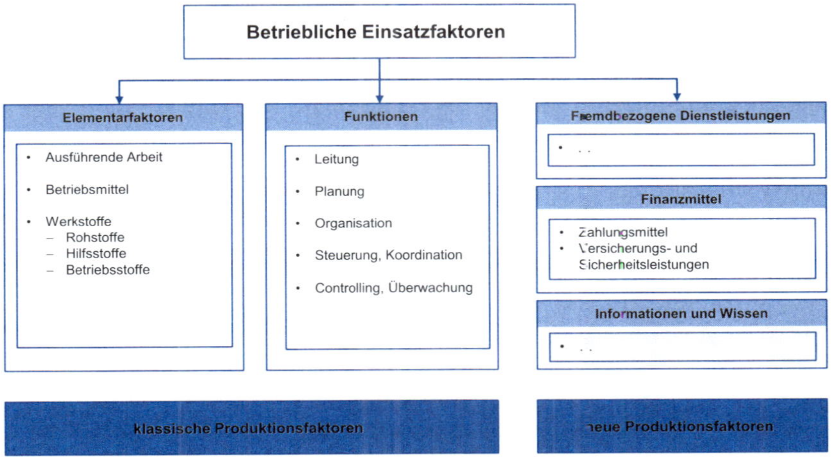

Abb. 27: Betriebliche Einsatzfaktoren

Quelle: Eigene Darstellung, vgl. Thommen und Achleitner: Allgemeine Betriebswirtschaftslehre. 2006, S. 43.

Praxisbeispiel: Gewichtung der betrieblichen Einsatzfaktoren
Grundlegend sind zwei Dinge zu unterscheiden. Erfolgt eine Fremdvergabe von Dienstleistungen oder nicht? Somit ergeben sich zwei Prämissen mit daraus resultierend unterschiedlichen Werten:
Die Prozentzahlen beziehen sich auf Kosten in Bezug auf den Umsatz und basieren auf den Gegebenheiten im SGB XI Markt.

1. Prämisse: Komplette Fremdvergabe (von Küche und Hauswirtschaft)
   - Elementarfaktoren: 45 %
   - Dispositiver Faktor: 10 %
   - Fremdbezogene DL: 35 %
   - Finanzmittel: 5 %
   - Rendite: 5 %
2. Prämisse: Keine Fremdvergabe
   - Elementarfaktoren: 75 %
   - Dispositiver Faktor: 15 %
   - Finanzmittel: 5 %
   - Rendite: 5 %

Die Kenntnis dieser Systematik ist keineswegs nur theoretisch von Interesse, son- 143
dern für viele praktische Fragestellungen nützlich. Etwa wenn zur Fehlerdiagnostik oder Optimierung betrieblicher Prozesse detailliert nach Produktionsfaktoren gegliedert werden kann, um z. B. deren Fehlerbeitrag oder Kostenintensität systematisch zu analysieren. Diesem auf Gutenberg zurückgehenden faktortheoretischen oder produktivitätsorientierten Ansatz steht ein entscheidungsorientierter

Ansatz der Betriebswirtschaftslehre von Edmund Heinen gegenüber bzw. ergänzt diesen. Im Mittelpunkt steht hier die Frage, wie Manager Entscheidungen treffen und wie die Betriebswirtschaftslehre konkret helfen kann, diese Entscheidungsfindung zu unterstützen (vgl. Abb. 28). Entscheidungsfindung wird dabei weit definiert und umfasst

- die Willensbildung (vom ersten internen oder externen Anstoß, zum Beispiel einem auftauchenden Problem, über die Suche nach Handlungsalternativen, bis hin zur Auswahl der bestgeeigneten Lösungsalternative) und
- die Willensdurchsetzung (Umsetzung der ausgewählten Alternative und anschließende Kontrolle des Umsetzungserfolgs).

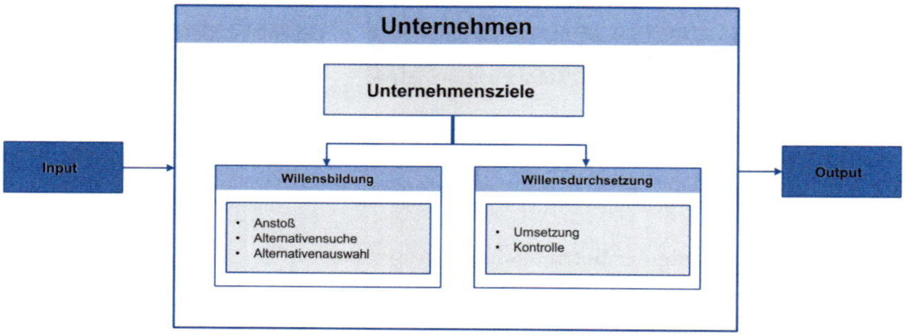

Abb. 28: Entscheidungsorientierter Ansatz der Betriebswirtschaftslehre
Quelle: Eigene Darstellung.

144 Wichtig dabei ist, dass sich die Entscheidungen des Managements an den (zuvor definierten) Unternehmenszielen ausrichten und einen konkreten Beitrag zum Erreichen dieser Ziele leisten. In der Praxis ist das viel zu häufig leider nicht der Fall. Einzelne Entscheidungen und Aktivitäten sind unnötig, sind „second best" oder laufen sogar konträr zu den Unternehmenszielen. Die Betriebswirtschaftslehre hat hier mittlerweile Verfahren und Methoden entwickelt, dieses Problem zu beseitigen, etwa die Balanced Scorecard (die später in diesem Buch vorgestellt wird).

2.1.5 Betriebliche Prozesse

1456 Das einfachste Grundmodell eines Unternehmens trennt die drei Bereiche Input, Verarbeitung und Output. **Inputfaktoren** sind die beschriebenen betrieblichen Einsatzfaktoren, die im Unternehmen auf eine möglichst spezifische und effiziente Weise verarbeitet werden, damit als **Output** physische Produkte (z. B. ein Medikament) oder einfache/komplexe Dienstleistungen (z. B. eine Blutabnahme, eine Operation oder eine Pflegemaßnahme) abgesetzt bzw. erbracht werden können. Dieses betriebliche Geschehen vollzieht sich im Rahmen von **Prozessen**, die ebenfalls grob in güterwirtschaftliche, nominalwirtschaftliche und informationelle Prozesse differenziert werden können (vgl. Abb. 29). Die Bedeutung eines professionellen Prozessmanagements und damit die detaillierte Koordination der vielfältigen Ressourcen und Aufgaben sind heute auch für Pflegeunternehmen unbestritten und in der Pflegepraxis vielfach bereits umgesetzt. Im Folgekapitel werden die Pflegeprozesse vertieft behandelt.

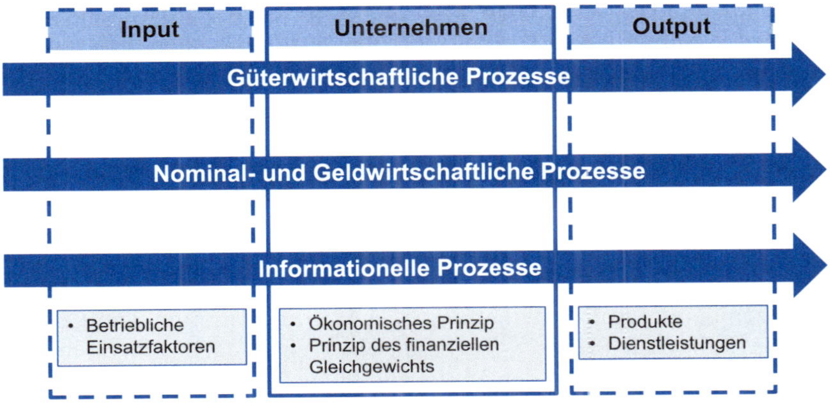

Abb. 29: Betriebliche Prozesse
Quelle: Eigene Darstellung.

Der **Output eines Pflegeheimes** besteht im Wesentlichen aus folgenden Teilleistungen: 146

- Alten- und Krankenpflege (SGB XI)
- Pflege- und Eingliederungsleistungen (SGB XII)
- Pflege und Versorgung von Behinderten (SGB XII)
- Tagesstrukturierende Maßnahmen
- Soziale Betreuung
- Seelsorgerische Betreuung
- Versorgung mit Arzneimitteln, Heil- und Hilfsmitteln
- Unterkunft (Hotelleistung)
- Verpflegung
- Ärztliche Diagnostik (meist durch externe Ärzte zulasten SGB V – Krankenversicherung)
- Sonstige Services (z. B. Bücherei, Unterhaltung, Freizeitkursangebote etc.)

Für die betriebliche Leistungserstellung aller Unternehmen gelten grundlegende betriebswirtschaftliche Gestaltungsprinzipien, die unabhängig von der Branche, der Größe oder Rechtsform zu beachten sind, auch wenn sie durchaus unterschiedliche Konsequenzen bei Nichteinhaltung zur Folge haben. Das sind zum einen das ökonomische Prinzip und zum anderen das Prinzip des finanziellen Gleichgewichts. Beide Aspekte werden im nächsten Abschnitt kurz vorgestellt. 147

2.2 Wirtschaften und ökonomische Ziele

2.2.1 Grundbegriffe

148 Menschliche **Bedürfnisse** sind unbegrenzt. Es gibt immer wünschenswerte Güter, Dienstleistungen oder Zustände, die aber entweder zu teuer sind, von anderen nicht erbracht werden wollen oder können oder die nur sehr schwer bis gar nicht erhältlich sind. **Es herrscht also relativ gesehen immer Mangel**. Wirtschaften heißt dann, die begrenzten und von Natur aus knappen eigenen Mittel so einzusetzen, dass möglichst viele der eigenen Bedürfnisse abgedeckt werden können. Wirtschaften tut jeder: einzelne Menschen, Haushalte, Unternehmen, Institutionen, Regierungen etc. Jeder wendet dabei – meist implizit und mehr oder weniger erfolgreich – wirtschaftliche Prinzipien und Regeln an. Für jeden sind daher betriebswirtschaftliche Kenntnisse unmittelbar von Nutzen, privat wie beruflich.

149 Ein Grundbedürfnis jedes Menschen ist Gesundheit. Im Vergleich zu anderen Bedürfnissen hat die Aufrechterhaltung oder Wiedergewinnung von Gesundheit meist hohe bis höchste Priorität. Die Bereitschaft, einen entsprechend hohen Anteil der zur Verfügung stehenden Mittel zur Abdeckung dieses Grundbedürfnisses herzugeben, ist potentiell stark ausgeprägt. Besonders in Extremsituationen, wenn es sprichwörtlich um Leben oder Tod geht, wird dies deutlich („Ich würde mein letztes Hemd dafür geben, gesund zu werden"). Für Anbieter von Gesundheitsleistungen ist das zunächst eine beruhigende und ökonomisch vielversprechende Basis. Die hohe volkswirtschaftliche Bedeutung von Gesundheit (gut 11 % Anteil am Bruttoinlandsprodukt) und die hohe und weiter steigende Bereitschaft der Menschen, auch zusätzliche Privatmittel für Gesundheit, Pflege und Wellness über das hinaus, was die gesetzlichen oder privaten Krankenkassen abdecken, auszugeben, spiegeln dies wieder.

150 Aber dieses positive Potential führt nicht automatisch zu Einnahmen oder Umsatz bei den Anbietern. Denn es steht u. a. in Konkurrenz zu vielen, vordergründig deutlich unwichtigeren Dingen wie neuen Möbeln, einem neuen Auto, dem Besuch eines Freizeitparks oder einer Urlaubsreise. Menschen verhalten sich eben nicht rational, sie lassen sich verführen, vermeintlich unwichtigere Güter oder Dienstleistungen eher nachzufragen und die ihnen eigentlich so wichtige Gesundheit dabei zu vernachlässigen. **Der „Homo oeconomicus"**, also der rein Vernunft gesteuerte Nutzenmaximierer, **ist ein Theoriemodell, das in der Praxis nicht existiert**. Jeder Anbieter ist in marktwirtschaftlichen Systemen also gut beraten, betriebswirtschaftliche Methoden anzuwenden, um im harten Wettbewerb mit den vielen anderen Anbietern zu bestehen. Es müssen konkurrenzfähige, attraktive Leistungen offeriert werden und diese potentiellen Kunden auch mit Hilfe geeigneter Marketingaktivitäten nahe gebracht werden. Die wichtigsten Grundbegriffe aus diesem Zusammenhang sind nachfolgend kurz definiert (vgl. Tab. 15).

Tab. 15: Grundbegriffe des Marketings

Quelle: Eigene Darstellung.

Begriff	Definition
Bedürfnis	Ein individuell empfundener Mangel mit dem Bestreben, diesen zu beseitigen (z. B. zuhause in Ruhe etwas Schönes machen, vielleicht einem Hobby nachgehen).
Bedarf	Konkretisierte Bedürfnisse (z. B. mit der Modelleisenbahn spielen und neues Material dazu besorgen).
Nachfrage	Bedarf, der mit tatsächlicher Kaufkraft hinterlegt werden kann (z. B. 100,- EUR für den Kauf von Zügen und Gleismaterial) und der aktiv am Markt artikuliert wird (z. B. Ersteigerung eines gebrauchten Eisenbahnsortiments bei EBay).
Wirtschaften	Der möglichst planvolle Einsatz der knappen eigenen Mittel zur Befriedigung der Bedürfnisse (nach ökonomischen Prinzipien und ausgerichtet an den gesetzten persönlichen Zielen; hier z. B. nach einem Preisvergleich Gebrauchtwarenkauf bei EBay für 84,- EUR zur Befriedigung der persönlichen Eisenbahn-Spiel-Lust).

2.2.2 Wirtschaftssysteme

Privatpersonen und Unternehmen agieren in einem durch den jeweiligen Staat 151
oder die Regierung vorgegebenen rechtlich-wirtschaftlichen Umfeld. **Zentrale Planwirtschaft** ist Ausdruck einer sozialistischen Wirtschaftsordnung mit zentraler Steuerung durch den Staat und seine Organe. Grundlegende Charakteristika sind:

- Prinzip des Gemein- bzw. Staatseigentums
- Prinzip der Planerfüllung (vorgegebener Leistungen und Mengen, zu vorgegebenen Preisen)
- Keine Entscheidungsfreiheit/Autonomie der Unternehmen (und der Bürger)
- Gewinne und Verluste sind geplant und werden politisch sozialisiert bzw. umverteilt

Planwirtschaften sind schwerfällig und die einzelnen Akteure haben keinen öko- 152
nomischen Anreiz, kundenorientiert und wirtschaftlich zu handeln. Im Gegensatz zur Plan- oder Zentralverwaltungswirtschaft ist die **Marktwirtschaft** durch folgende Basismerkmale charakterisiert:

- Selbstbestimmung/Autonomie: ohne Einflussnahme des Staates dürfen Güter und Dienste am Markt zu einem selbst bestimmten Preis angeboten werden
- Gewinnstreben als zulässiges (Haupt-)Motiv für alle Marktakteure: für die meisten Unternehmen bedeutet das aber nicht Gewinnmaximierung, sondern Erzielung eines ausreichend hohen Gewinns, der oberhalb der Rendite bloßer Kapitalanlagen liegt
- Prinzip des Privateigentums

153 **In Reinform ist diese freie Marktwirtschaft nicht zu finden** (selbst nicht in den USA). Alle Staaten greifen mehr oder weniger lenkend und beeinflussend in ihre nationalen und auch in internationale Wirtschaftssysteme ein. Auch die soziale Marktwirtschaft Deutschlands ist (zum Glück) ein Mischsystem aus Marktwirtschaft mit vielen sozialen und staatlich beeinflussten Elementen. Das Gesundheitswesen und die Pflegebranche sind dabei vergleichbar hoch reglementierte Sektoren mit erheblichen „Verletzungen“ der oben skizzierten marktwirtschaftlichen Kriterien, aus der im Prinzip richtigen Motivation heraus, soziale Gerechtigkeit dort herzustellen, wo freie Marktmechanismen versagen oder zumindest zu suboptimalen Ergebnissen führen. Allerdings hat dies einen Preis, der ggf. höher als der mit dem Eingriff erzielte Nutzen ist, etwa ineffiziente bürokratische und kostenträchtige Sub-Systeme, die letztlich immer vom Steuerzahler (Privatpersonen und Unternehmen) zu finanzieren sind.

2.2.3 Wirtschaftlichkeitsprinzip

154 Grundsätzlich unabhängig vom Wirtschaftssystem gilt das allgemeine Rationalprinzip, nach dem ein definiertes Ziel mit möglichst geringem Mittelaufwand erreicht werden soll. Übertragen auf die Betriebswirtschaft wird dies **„ökonomisches Prinzip“** oder auch nur „Wirtschaftlichkeitsprinzip“ genannt. In seiner mengenmäßigen Ausprägung ist es wie folgt definiert (vgl. Tab. 16).

Tab. 16: Mengenmäßige Wirtschaftlichkeit
Quelle: Eigene Darstellung.

Maximalprinzip
Mit einer vorgegebenen Faktoreinsatzmenge soll eine maximale Ausbringungsmenge erzielt werden. *Beispiel:* Mit den zur Verfügung stehenden Räumlichkeiten und Mitarbeitern soll pro Monat eine möglichst hohe Bettenauslastung erreicht werden.
Minimalprinzip
Ein vordefiniertes Ergebnis soll mit möglichst geringem Faktoreinsatz erzielt werden. *Beispiel:* Das Waschen eines Bewohners soll vom Pfleger bei definiertem Qualitätsanspruch in einer möglichst kurzen Zeit vorgenommen werden.
Extremumprinzip
Das Verhältnis zwischen Input und Output soll optimiert werden. *Beispiel:* Die Abteilungspflegekräfte sollen so eingeteilt werden, dass mehr als „das Nötigste“ bei den Bewohnern gemacht wird mit dem Ziel eines gesunden Kompromisses zwischen Kosteneffizienz und Bewohnerzufriedenheit.

155 In seiner wertmäßigen Ausprägung werden die Input- und Outputmengen finanziell mit Geld bewertet, mit dem Ziel der Erlösmaximierung bei gegebenem Geldaufwand oder der Minimierung des Geldeinsatzes bei vordefiniertem Erlös. Dies

ist zum Beispiel dann relevant, wenn mit einem qualifizierten Mitarbeiterstamm preislich unterschiedlich honorierte Leistungen erbracht werden können und die Ressourcen so einzusetzen sind, dass insbesondere die lohnenswerten Leistungen zu priorisieren sind (Maximalprinzip). Andererseits wäre z. B. ein vordefiniertes Entgelt für die Betreuung eines Bewohners der Pflegestufe 1 bei gegebenem fixen Pflegesatz so zu erbringen, dass damit unter dem Strich noch Geld verdient wird. Wenn das z. B. nur durch den teilweisen Einsatz kostengünstigerer Aushilfskräfte für anspruchslosere Aufgaben gelingt, dann ist das Ausdruck gelebter Wirtschaftlichkeit in Form des Minimalprinzips (bei Aufrechterhaltung der gewünschten Pflegequalität).

Das ökonomische Prinzip ist unabhängig von der individuellen Zielsetzung des 156
Handelnden gültig und ist daher auch nicht grundsätzlich „zu verteufeln". Es kann vom egoistischen Gewinnmaximierer genauso eingesetzt werden wie vom altruistischen Wohlfahrtsmaximierer (beide dürften allerdings keine lange Zukunft haben). Eine zweite ökonomische Basisregel ist das „**Prinzip des finanziellen Gleichgewichts**", dessen Einhaltung für alle Unternehmen (und Privatpersonen) ebenfalls von grundsätzlicher Bedeutung.

> **Definition: Prinzip des finanziellen Gleichgewichts**
>
> Der Schuldner (Unternehmen, Haushalt, Privatperson) ist jederzeit in der Lage, seinen fälligen Zahlungsverpflichtungen uneingeschränkt nachzukommen.

Auch im Kern gesunde und rentable (= Gewinn erzielende) Unternehmen kön- 157
nen durch kurzfristige Zahlungsprobleme in Schieflage geraten oder müssen sogar Insolvenz anmelden. Die Nichteinhaltung des Prinzips des finanziellen Gleichgewichts kann damit erhebliche Werte oder Existenzen vernichten und ist deswegen strikt einzuhalten. Gegenüber dem ökonomischen Prinzip ist es eher eine Nebenbedingung, gegen die nicht verstoßen, die aber auch nicht maximiert werden darf. Denn zu hohe liquide Mittel sind unwirtschaftlich! Wenn der Einsatz des Kapitals im unternehmerischen Leistungserstellungsprozess eine höhere Rendite erbringt als das Geld zur Sicherheit auf dem Bankkonto mit relativ gesehen wenig(er) Zinsen zu parken, dann sollte das Geld im Unternehmen investiert und nicht angelegt werden.

Praxisbeispiel: Liquiditätsplanung 2013

Die folgende Tabelle 17 zeigt eine typische Liquiditätsplanung einer Pflegeeinrichtung und verdeutlicht wie das Prinzip des finanziellen Gleichgewichts in der Pflegepraxis kontrolliert bzw. beachtet wird.

Neben der Planung der Erlöse und Kosten ist es besonders wichtig, die Zahlungsfähigkeit des Unternehmens zu jedem Zeitpunkt sicherzustellen. Auf Monatsebene werden am Beispiel die Summe der Einzahlungen und die Summe der Auszahlungen (Personal und Sachbedarf) und sonstiger Auszahlungen gegenübergestellt. Bei einem positiven Saldo (oder Betriebsmittelkredit) wird durch entsprechende Planung und Nachverfolgung bzw. Nachjustieren der Planung jederzeit sichergestellt, dass das Unternehmen im Saldo positiv bleibt bzw. seinen Kredit mit Betriebsmittel-Kreditrahmen nicht überschreitet. Entscheidend dabei ist es, dass die Überschreitung sowohl im Gesamtjahr als auch unterjährig zu keinem Zeitpunkt erfolgt.

Tab. 17: Liquiditätsplanung

Quelle: Eigene Darstellung.

Einzahlungen Auszahlungen	Jan PLAN	Feb PLAN	Mär PLAN	Apr PLAN	Mai PLAN	Jun PLAN	Jul PLAN	Aug PLAN	Sep PLAN	Okt PLAN	Nov PLAN	Dez PLAN	Summe	% vom Umsatz ohne sonst.
Einzahlungen:														
Heim-Ber. inkl. Taschengeld	380	360	372	372	372	372	380	380	380	380	380	380	**4.508**	56,6%
Wahlleistg.	23	23	23	23	23	23	23	23	23	23	23	23	**276**	33,1%
sonstige+Zinsertrag	14	14	14	14	34	14	14	14	14	14	14	14	**188**	9,5%
Darlehensaufnahmen/Rückz. gewährter Darlehen	0	10	10	0	0	0	0	0	0	0	0	0	**20**	0,8%
Summe Einzahlungen	417	407	419	409	429	409	417	417	417	417	417	417	**4.992**	100%
Auszahlungen														
Personal														
Gehalt	200	200	200	200	200	200	200	200	200	200	400	200	**2.600**	32,1%
Lohnsteuer	20	20	20	20	20	20	20	20	20	20	50	20	**270**	5,2%
Soz.Vers.	40	40	40	40	40	40	40	40	40	40	70	40	**510**	15,8%
Berufsgenossenschaft	0	0	0	0	200	0	0	0	0	0	0	0	**200**	0,3%
Pensionssicherungsverein	0	12	0	0	0	0	0	0	0	0	68	0	**80**	0,1%
Fortbildung	10	10	10	10	10	10	10	10	10	10	10	10	**120**	1,1%
Auszahlungen Personal	270	282	270	270	470	270	270	270	270	270	598	270	**3.780**	54,5%
Auszahlungen														
Sachbedarf														
Lebensmittel	20	20	20	20	20	20	20	20	20	20	20	20	**240**	6,7%
Med./Med.Bedarf	10	10	10	10	10	10	10	10	10	10	10	10	**120**	2,0%
Wasser, Energie	5	5	5	5	5	5	5	5	5	5	5	5	**60**	4,3%
Wirtschafts-Bedarf/bez.Leistungen	5	5	5	5	5	5	5	5	5	5	5	5	**60**	7,0%
Verwaltungs-Bedarf	1	1	1	1	1	1	1	1	1	1	1	1	**12**	4,1%
Instandhaltung	2	2	2	2	2	2	2	2	2	2	2	2	**24**	3,2%
Steuern,Abg,Versicherg.	1	1	1	1	1	1	1	1	1	1	1	1	**12**	0,6%
Leasing	2	2	2	2	2	2	2	2	2	2	2	2	**24**	0,4%
Abgrenzung (periodenversetzte Zahlung)	31	0	0	0	0	0	0	0	0	0	0	-31	**0**	0,0%
Auszahlungen Sachbedarf	77	46	46	46	46	46	46	46	46	46	46	15	**552**	28,4%
Zinsen	3	3	3	3	3	3	3	3	3	3	3	3	**36**	1,6%
Pacht/Miete	20	20	20	20	20	20	20	20	20	20	20	20	**240**	10,2%
Investitionen, Zahlung/beauftragt	2	2	2	2	2	2	2	2	2	2	2	2	**24**	3,2%
Darlehenstilgungen	1	1	1	1	1	1	1	1	1	1	1	1	**12**	0,9%
Darlehensgewährungen	0	0	0	0	0	0	0	0	0	0	0	0	**0**	0,0%
Kst-Vorauszahlungen	0	0	0	0	0	0	0	0	0	0	0	0	**0**	0,4%
Auszahlungen Pacht,Kapitaldienst und Kst	26	26	26	26	26	26	26	26	26	26	26	26	**312**	16,3%
Summe Auszahlungen	373	354	342	342	542	342	342	342	342	342	670	311	**4.644**	99,3%
Saldo mtl.	44	53	77	67	*-113*	67	75	75	75	75	*-253*	106	**576**	
Saldo kum. 400	**444**	**497**	**574**	**641**	**528**	**595**	**670**	**745**	**820**	**895**	**642**	**748**	**748**	

2.2.4 Betriebswirtschaftliche Ziele

Betriebswirtschaftlich sinnvolles Handeln ist immer zielgeleitet, das wurde durch 158
die bisherigen Ausführungen deutlich. In vielen Fällen werden Ziele in der Praxis aber entweder gar nicht oder nur unzulänglich definiert und artikuliert. Richtiges unternehmerisches Zielmanagement ist aber für alle Unternehmen von hoher Bedeutung. Nur so können unterschiedliche Zielvorstellungen, z. B. zwischen Eigentümern oder Managern, transparent gemacht, diskutiert, definiert und letztlich auch adäquat gegenüber Mitarbeitern und Dritten kommuniziert werden. Gerade Letzteres ist eher selten vorzufinden, Belegschaftsbefragungen zeigen oft, dass die Mehrheit der Mitarbeiter die Unternehmensziele gar nicht (ausreichend) kennt. Wie sollen Führungskräfte und Mitarbeiter dann im Sinne des Unternehmens zielgerichtet arbeiten und ihre täglichen Aufgaben entsprechend richtig priorisieren?

Ziele haben vier Dimensionen, eine richtige Zielbeschreibung muss diese vier 159
Dimensionen abbilden, sonst bleibt sie unverbindlich und auslegungsfähig (vgl. Abb. 30 und 31).

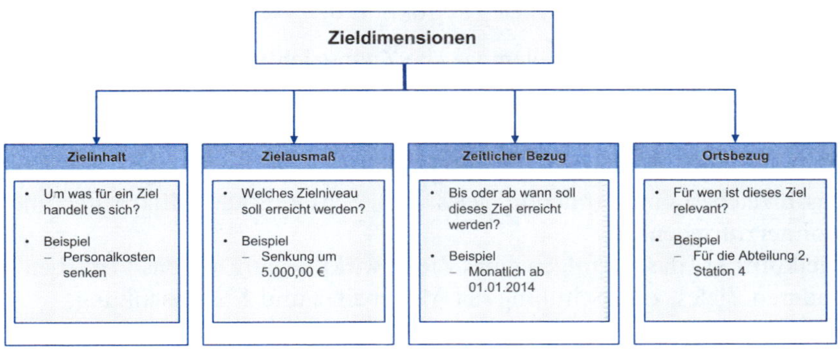

Abb. 30: Zieldimensionen
Quelle: Eigene Darstellung.

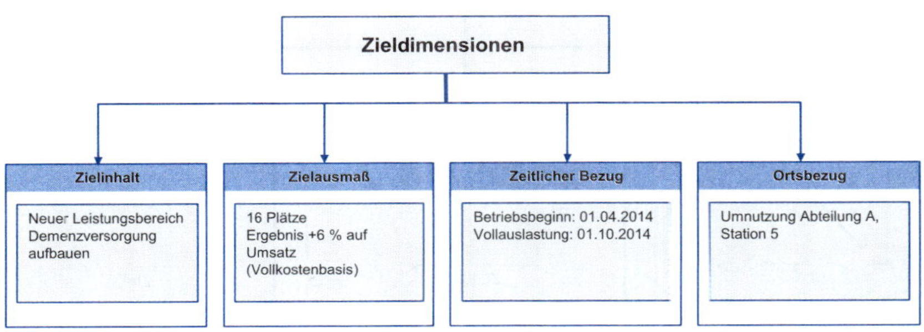

Abb. 31: Praxisbeispiel Zieldimensionen
Quelle: Eigene Darstellung.

160 Problematisch ist regelmäßig, dass es eine große Vielzahl relevanter Einzelziele gibt. Wenn man z. B. Sekundärmaterialien von Unternehmen auswertet (Homepage, Geschäftsbericht, Broschüren etc.) oder Führungskräftebefragungen durchführt, kommen schnell viele Dutzend Teilziele zusammen, die ein (zunächst) chaotisches Gesamtbild ergeben. Daher ist es ratsam, die diversen Ziele zu ordnen, was nach unterschiedlichen Kriterien möglich ist, z. B.:

- **nach der Art**: ökonomische versus außerökonomische Ziele (z. B. Erlöse steigern versus Bewohnerzufriedenheit erhöhen) oder Sachziele versus Formalziele (z. B. Festlegung der anzubietenden Behandlungs- oder Therapieformen versus Gewinn- und Kostenziele)
- **nach der Rangfolge**: Ober- versus Unterziele bzw. Haupt- versus Nebenziele (z. B. 1. Imageverbesserung, 2. Gewinnsteigerung)
- **nach Funktionen**: z. B. Beschaffungsziele (Lieferzeitminimierung), Lagerungsziele (Erhöhung des Lagerumschlags um 10 % = geringere Lagerhaltung), Absatzziele (Erhöhung der erbrachten Pflegetage pro Monat um 2 %)
- **nach dem Bezugsobjekt**: z. B. Bewohnerbezogene Ziele (Erhöhung der ambulanten Fallzahl um 4 %), konkurrenzbezogene Ziele (Imageverbesserung), unternehmungsbezogene Ziele (Reduktion der Verwaltungskosten)

161 Weiterhin ist wichtig festzustellen, welche **Zielbeziehungen** zwischen den (wichtigsten) Unternehmenszielen bestehen. Grundsätzlich sind dabei drei Ausprägungen denkbar (vgl. Abb. 32):

- **Zielkomplementarität** (das Verfolgen eines Zieles wirkt zugleich positiv auf das Erreichen eines anderen Zieles, z. B. Schulung der Mitarbeiter und Bewohnerzufriedenheit)
- **Zielkonflikt** (das Verfolgen eines Zieles wirkt negativ auf das Erreichen eines anderen Zieles, z. B. Schulung der Mitarbeiter und Kostensenkung)
- **Zielneutralität** (das Verfolgen von zwei Zielsetzungen ist unabhängig voneinander, z. B. Schulung der Mitarbeiter und Steigerung der Energieeffizienz)

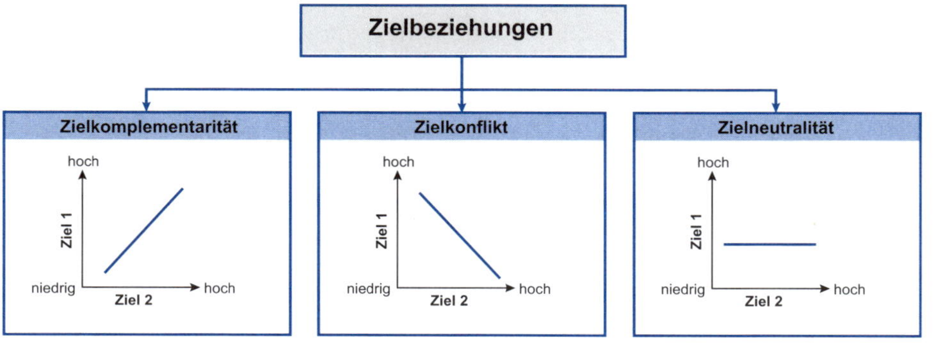

Abb. 32: Zielbeziehungen
Quelle: Eigene Darstellung.

Praxisbeispiel: praktischer Zielkonflikt
Ziel 1:
Hervorragende räumliche Ausstattung der Wohnbereiche durch intensive Investitions- und Instandhaltungsmaßnahmen
Ziel 2:
Hoher und stabiler Unternehmensertrag als Grundlage für gute Unternehmensbewertung bei Kreditanfragen (u. a. um Investitionen zu finanzieren)

Praxisbeispiel: Zielkomplementarität
Ziel 1:
Hoher Vorbereitungsaufwand für Mitarbeiter in Bezug auf besondere Belastungen am Arbeitsplatz (Aggressivität von dementen Bewohnern)
Ziel 2:
Wenige Ausfälle von Mitarbeitern durch Bewohnerübergriffe

Nachfolgend werden zentrale betriebswirtschaftliche Ziele bzw. Kennzahlen, die 162
für alle Unternehmen von elementarer Bedeutung sind, kurz vorgestellt (vgl. Tab. 18). Sowohl in der öffentlichen wie in der unternehmerischen Diskussion und Behandlung werden diese Kennzahlen meist unsauber oder sogar falsch gebraucht. Eine Mindestanforderung für zielgerichtetes unternehmerisches Handeln ist, dass alle Beteiligten ein identisches Verständnis der gesetzten Ziele haben, dafür sind klare Definitionen unverzichtbar. Eine per se richtige Definition mit umfassendem Gültigkeitsanspruch gibt es allerdings nicht, da es sowohl theoretisch wie praktisch Abgrenzungs- und Auslegungsspielräume gibt. Wichtig ist, dass jedes Unternehmen seine eigene – klare – Definition findet.

Tab. 18: Unternehmerische Basisziele

Quelle: Eigene Darstellung.

Produktivität
• Verhältnis von Output zu Input, als rein mengenmäßiger Maßstab des ökonomischen Prinzips • z. B. Ernteertrag je ha Boden, montierte Stück Fahrräder je Arbeitsstunde, Anzahl Bewohner je Arbeitstag eines Mitarbeiters, durchgeführte Impfungen je Stunde • eine Gesamtproduktivität aller Unternehmensaktivitäten lässt sich wegen der Nicht-Addierbarkeit der unterschiedlich dimensionierten Faktoreinsatzmengen unmittelbar nicht ermitteln; häufig wird daher kein reiner mengenmäßiger Produktivitätsmaßstab gewählt, sondern eine Wertgröße integriert (z. B. Umsatz pro Pflegebett, abgerechneter Pflegesatz je Mitarbeiter, Erlöse je Bett) • Faustregel: Eine Steigerung der Produktivität führt grundsätzlich auch zu einer Verbesserung der Wirtschaftlichkeit, da das Verhältnis von Aufwand zu Ertrag günstiger wird; die Wirtschaftlichkeit kann sich aber auch ohne eine Produktivitätssteigerung verbessern, etwa durch geringere Einkaufspreise
Wirtschaftlichkeit
• wertmäßige Anwendung des ökonomischen Prinzips • mit gegebenem Mitteleinsatz maximale Zielerfüllung, vorgegebene Zielerfüllung mit minimalem Mitteleinsatz oder optimierte Zielerfüllung • es existieren unterschiedliche Definitionen, gängig ist die Gegenüberstellung eines Sollwertes zu einem Istwert

Tab. 18: *(Fortsetzung)*

• Sparsamkeitsgrad (Minimumprinzip): bewerteter Solleinsatz/Isteinsatz (mit 1 = vollkommene Wirtschaftlichkeit bei gleicher Ausbringungsmenge); z. B. Planung jährlicher Heizkostenaufwendungen in Höhe von 20.000,- EUR, tatsächliche Aufwendungen liegen bei 22.000,- EUR ergibt eine Wirtschaftlichkeit von 0,91 oder 91 % • Ergiebigkeitsgrad (Maximumprinzip): bewertete Istleistung/Sollleistung (mit 1 = vollkommene Wirtschaftlichkeit bei gleichhohem Aufwand); z. B. jährlicher Umsatz eines neuen Wohnbereiches von 1 Mio. EUR Planumsatz, tatsächlich erreichte Umsätze in dem Wohnbereich von 800.000,- EUR, ergibt eine Wirtschaftlichkeit von 0,8 oder 80 %
Umsatz und Gewinn
• Umsatz (U) ist das Produkt aus abgesetzter Menge an Gütern und Dienstleistungen (X) multipliziert mit deren jeweiligen Preisen P (U = X * P) • Gewinn ist die Differenz von Umsatz – Kosten (G = U – K) • Gewinn ist strikt von der Wirtschaftlichkeit zu unterscheiden, Unternehmen können Gewinn machen und dabei unwirtschaftlich arbeiten oder Verlust machen, obwohl sie wirtschaftlich arbeiten
Rentabilität
• setzt den Gewinn ins Verhältnis zu einer Bezugsgröße, gängig sind insbesondere: • Gesamtkapitalrentabilität: Gewinn/Gesamtkapital x 100; z. B. sagt eine Gesamtkapitalrentabilität von 10 %, dass für jeden Euro des eingesetzten Kapitals 10 Cent Gewinn erarbeitet wurden (Gesamtkapital = Bilanzsumme oder Summe aus Eigen- und Fremdkapital) • Eigenkapitalrentabilität: Gewinn/Eigenkapital x 100; hiermit wird dokumentiert, wie gut sich das Eigenkapital verzinst • Umsatzrentabilität: Gewinn/Umsatz x 100; z. B. sagt eine Umsatzrentabilität von 20 %, dass für jeden erlösten Euro 20 Cent Gewinn erwirtschaftet wurden
Liquidität
• Fähigkeit des Unternehmens, seinen Zahlungsverpflichtungen jederzeit vollständig nachzukommen • muss im Zweifel täglich (oder gar stündlich, etwa bei Banken) erfüllt werden können und wird z. B. mit Hilfe des Finanzplans kontrolliert • unterschiedliche Liquiditätskennziffern zeigen an, wie liquide das Unternehmen ist, z. B. Liquidität 1. Grades (Zahlungsmittelbestand/kurzfristige Verbindlichkeiten), Liquidität 2. Grades (Zahlungsmittelbestand + kurzfristige Forderungen/kurzfristige Verbindlichkeiten), Liquidität 3. Grades (gesamtes Umlaufvermögen/kurzfristige Verbindlichkeiten)

Praxisbeispiel: Grundlegendes Zielsystem des Klinikum Wahrendorff

- Auslastung > 95 %
- Erfüllung Fallmix wie intern geplant
- Erfüllung Personalschlüssel laut Leistungs- und Prüfungsvereinbarung
- Sachkosten wie intern budgetiert
- Bereichs-/Pflegeheimergebnis wie geplant
- Qualitätsziel wie intern definiert
- Entwicklungsprojekte/Neue Angebote wie intern geplant und vereinbart

2.2.5 Stakeholder-Modell

Unternehmen und auch Gesundheitsunternehmen stehen in vielfältigen Beziehungen zu ihrer Umwelt. Mit dem Begriff Stakeholder (= Anspruchsträger) meint die Betriebswirtschaftslehre unterschiedliche Anspruchsgruppen oder Interessengruppen bis hin zu wichtigen Einzelpersonen. Die Abbildung 33 zeigt wichtige Stakeholder aus der Perspektive eines Pflegeheimes. 163

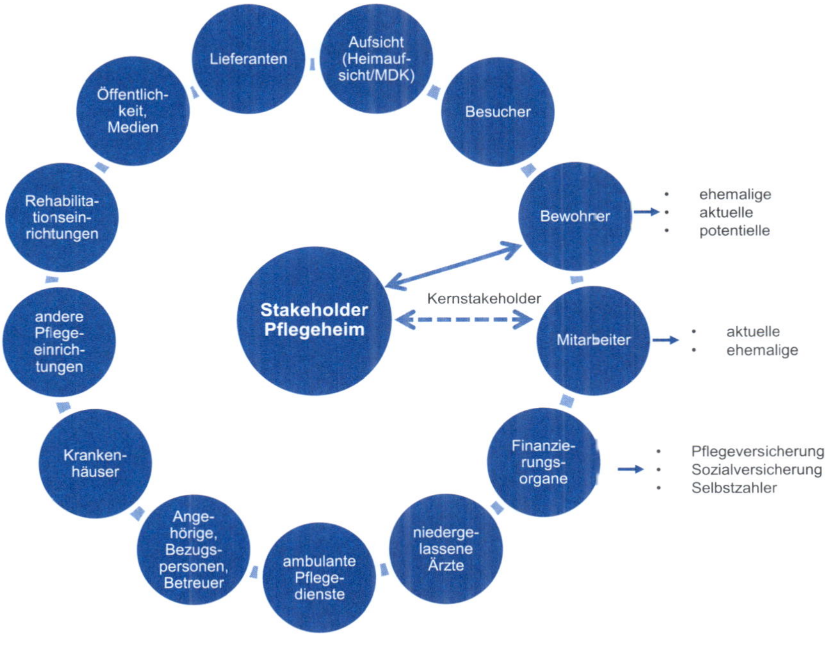

Abb. 33: Stakeholder eines Pflegeheimes
Quelle: Eigene Darstellung.

Für Gesundheitsunternehmen generell ist eine Differenzierung zwischen Kunde und Bewohner sinnvoll bzw. können Bewohner als eine spezifische Kundengruppe aufgefasst werden: 164

- **Bewohner**: „kauft" i. d. R. nicht freiwillig ein Gesundheitsprodukt (z. B. Arznei) oder eine Gesundheitsdienstleistung (z. B. Pflegeleistung, Beschäftigungstherapie) und kann sich den Anbieter auch oft nicht frei oder nur regional begrenzt aussuchen
- **Kunde**: entscheidet sich freiwillig zum Kauf und hat i. d. R. Kaufalternativen

Die Implikationen des Stakeholder-Modells sind im Grunde nicht neu. Das Unternehmen soll sich zunächst einen systematischen Überblick verschaffen, welche wichtigen Anspruchs- und Zielgruppen es überhaupt gibt. Die Bedürfnisse, An- 165 forderungen und Wünsche jeder einzelnen Gruppe sind dann zu analysieren, um sie möglichst spezifisch durch das eigene Produkt- und Dienstleistungsprogramm, adäquate Informations- und Kommunikationsmaßnahmen, pünktliche finanzielle Transaktionen, spezielle Services etc. zu bedienen. Auch hier gilt das ökonomische Prinzip: nicht alle Anspruchsgruppen sind gleich wichtig, daher sollten auch die begrenzten Unternehmensressourcen adäquat zur Bedeutung der jeweiligen Gruppe eingesetzt werden.

166 Für das Marketing von Gesundheitsunternehmen stellt die Berücksichtigung wichtiger Stakeholder aber eine Herausforderung dar, insbesondere die Hauptgruppen Bewohner/potentielle Kunden und Mitarbeiter, daneben Betreuer, Angehörige und Kostenträger müssen spezifisch behandelt werden, was jeweils spezifische Qualifikationsanforderungen an Marketingverantwortliche und Mitwirkungspflichten von medizinischen, pflegerischen und administrativen Berufsgruppen erfordert. In der Praxis fehlt es bei den meisten Gesundheitsunternehmen sowohl an Zeit wie auch an Knowhow (und Willen), gemeinsam zielgruppenbezogene Konzepte zu erstellen und umzusetzen.

Praxisbeispiel: Stakeholder im Klinikum Wahrendorff
Die wichtigsten Stakeholder für das Klinikum Wahrendorff sind:

- Bewohner
- Betreuer
- Angehörige
- Heimaufsicht
- MDK
- Besucher
- Zuweiser
- Ambulante Pflegedienste
- Beratungsstellen
- Mitarbeiter
- Lieferanten
- Krankenhäuser
- Gesellschafter
- Sozialhilfeträger
- Pflegekassen

2.3 Markt- und Bewohnerorientierung als unternehmerische Grundhaltung

2.3.1 Die Denkweise des Marketings

167 Die Bedürfnisse des Menschen stehen im Mittelpunkt allen unternehmerischen Handelns. Marketing bedeutet dann vereinfacht gesagt zu untersuchen, was der Mensch als Kunde, Bewohner etc. tatsächlich für Bedürfnisse hat, um diese dann mit eigenen Produkten, Dienstleistungen und Informationen zu befriedigen.

168 Auch wenn uns viele Beispiele für offensichtliche Missachtung von Kundenbedürfnissen einfallen und wir viele Gründe dafür nennen könnten, warum Be-

dürfnisbefriedigung – zumal im reglementierten Gesundheitswesen – oft gar nicht funktionieren kann und das vielleicht eher eine naive Denkweise sei, so ist es doch wichtig, die eigene (unternehmensbezogene oder persönliche) Grundhaltung dazu einmal in Ruhe zu überdenken. Denn andererseits hören und sagen wir auch gebetsmühlenhaft „die optimale Bewohnerversorgung steht im Mittelpunkt“, erleben aber in zu vielen Einzelfällen das Gegenteil. Die Gründe dafür sind vielschichtig. Es kann an persönlichen Motiven und Einstellungen einzelner Menschen bzw. Mitarbeiter liegen, es kann aber auch am System liegen. Am System der Abteilung, der Entlohnung, der Organisation des Unternehmens, einer zugrundeliegenden gesetzlichen Regelung oder der Systemstruktur des Gesundheitswesens in Deutschland generell.

Im Vergleich zwischen Marktwirtschaft und Planwirtschaft wird überdeutlich, dass es den Menschen tatsächlich besser geht, wenn marktwirtschaftliche Grundprinzipien gelebt werden. Der Siegeszug des Marketings als Ausdruck einer marktorientierten Grundeinstellung und Unternehmensführung zeigt, dass weltweit und in allen Branchen die Unternehmen effektiver (und erfolgreicher) sind, die marktorientiert agieren. Höherer Gewinn als Indikator für bessere Bedürfnisbefriedigung des Kunden signalisiert, dass beide Seiten (Anbieter und Nachfrager) von einem marktorientierten Ansatz profitieren (Win-Win). Die anhaltende Zunahme privater Anbieter im deutschen Gesundheitswesen und besonders in der Pflege zeigt, dass diese Unternehmensphilosophie auch in einer staatlich reglementierten Branche mit Erfolg greifen kann. Private Krankenhausbetreiber oder Pflegedienstleister gewinnen von Jahr zu Jahr Marktanteile, auch weil Bewohner und Kunden mit ihren Leistungen offensichtlich zufrieden sind. Die Branche Krankenhaus ist ein gutes Beispiel. Eichhorn u. a. beschreiben ihre Krankenhausphilosophie z. B. wie folgt. **169**

„Die Pflegeeinrichtung als Dienstleistungsunternehmen zu führen heißt, den Bewohner in den Mittelpunkt der Organisation zu stellen, ihn als Kunden zu begreifen, seine Präferenzen zu ermitteln und zu berücksichtigen. Für die Pflegeheime bedeutet dies, dass die Leistungspalette und die interne Organisation sich am Kunden und seinen Bedürfnissen ausrichten müssen.“[61]

„Die Entscheidungsträger … sollten in der Lage sein, … marktorientiert zu handeln. Konkret ist eine realitätsnahe Sensibilität für die Entwicklungen des Marktes unerlässlich. Damit verbunden ist die grundlegende Voraussetzung, die Dienstleistungen des Heims als Produkte und die Beziehungen zwischen Anbietern und Nachfragern nach diesen Produkten als Markt zu definieren, ohne die Besonderheiten dieser Produkte und dieses Marktes zu ignorieren.“[62]

Natürlich gibt es Grenzen einer freien Marktwirtschaft. Im deutschen System der sozialen Marktwirtschaft sind diese auch vielfältig gesetzt, gerade im Gesund- **170**

61 Schäfer: Das Krankenhaus als Anbieter von Gesundheitsleistungen auf dem Markt. In: Eichhorn/Seelos/Graf Schulenburg (Hrsg.): Krankenhausmanagement. 2000, S. 18.
62 Pantenburg: Unternehmensmanagement aus institutioneller Sicht. In: Eichhorn/Seelos/Graf Schulenburg (Hrsg.): Krankenhausmanagement. 2000, S. 109.

heitswesen, das eher überreglementiert und bürokratisiert ist. Die Freiheit des Einzelnen und von Unternehmen hat da ihre Grenzen, wo sie zum Schaden anderer gereicht. Das erlaubt und erfordert staatliche Intervention, etwa in Form einer gesetzlichen Kranken- und Pflegeversicherungspflicht für alle Bürger, verpflichtender Impfungen oder Gesundheitsüberwachungen bestimmter Berufsgruppen oder der Durchsetzung von Höchstpreisen für Medikamente, die sich auch sozial Schwache noch leisten können sollen.

171 Es geht hier also nicht darum, blind einen marktwirtschaftlichen Ansatz zu propagieren. Es geht vielmehr darum, das Gedankengut der Marktwirtschaft und des Marketing, deren praktisch bewährte Instrumente und Methoden näher kennen zu lernen, um daraus für das eigene Unternehmen oder den eigenen Aufgabenbereich Sinnvolles in adäquater Form abzuleiten und zu übernehmen. Zu streiten ist darüber, wie radikal marktorientierte Änderungen vorgenommen werden sollten bzw. können. Gemäß des japanischen Kaizen-Ansatzes bringen bereits viele kleine Verbesserungsschritte das Unternehmen in Summe ein großes Stück weiter, während insbesondere amerikanische Managementberater als erste massive strukturelle Änderungen gefordert haben, um Unternehmen nachhaltig zu heilen oder gesund zu erhalten. Für beides gibt es aus der Wirtschaftspraxis Positiv- und Negativbeispiele, so dass sicher immer nur im Einzelfall beurteilt werden kann, welcher Individualansatz erfolgversprechender ist. Eine Philosophie hierbei ist: „So radikal wie möglich, so vorsichtig wie nötig."

172 Die grundsätzliche Denkhaltung von Unternehmen und Unternehmern war und ist immer geprägt von der Zeit und der politisch-wirtschaftlichen Situation, in der sie gerade leb(t)en. Historisch betrachtet können folgende Muster identifiziert werden (vgl. Tab. 19).

173 Mit dem bisher Gesagten wird deutlich, dass Marketing – entgegen der im Gesundheitswesen noch weit verbreiteten Auffassung – nicht einfach gleichzusetzen ist mit Werbung (die ja bekannter Maßen starken Einschränkungen unterliegt und auch viel mehr ist als PR-Arbeit (Public-Relation). Was also ist dann Marketing?

174 Genauso wie sich die unternehmerischen Denkhaltungen im Laufe der Zeit geändert haben und weiter ändern werden, so hat sich auch die Bedeutung von Marketing im Zeitablauf verändert. Zunächst hat **Marketing** den deutschen Begriff Absatz und Absatzwirtschaft verdrängt und dann auch inhaltlich erweitert. Aufgegriffen wurde Marketing insbesondere von privatwirtschaftlichen Unternehmen, für die Gewinnerzielung eine Hauptzielsetzung war. Hauptanwender waren zunächst Industrie- und Handelsunternehmen, später kamen Dienstleistungsunternehmen dazu. Entsprechend haben sich die **Teildisziplinen**

- Investitionsgütermarketing,
- Konsumgütermarketing und
- Dienstleistungsmarketing

Tab. 19: Unternehmerische Denkhaltungen

Quelle: Eigene Darstellung.

Muster	Beschreibung
Produktionsorientierung	Typisch für Märkte, auf denen die Nachfrage größer als das Angebot ist, generell in planwirtschaftlichen Systemen und in den westeuropäischen Volkswirtschaften nach dem 2. Weltkrieg. Es herrscht ein Verkäufermarkt, d. h. Produkte und Dienstleistungen können problemlos abgesetzt werden. Primat der Produktion.
Verkaufsorientierung	Typisch für weiterentwickelte marktwirtschaftliche Systeme mit freiem Wettbewerb, freier Preisfindung und bereits gesättigter Nachfrage (Käufermarkt). Primat des Absatzes. Das Vermarkten (Markenbildung), Verkaufen und der Vertrieb von Gütern und Dienstleistungen stehen im Vordergrund.
Marktorientierung	Typisch für gereifte Marktwirtschaften, die im internationalen Wettbewerb auf Absatz- und Beschaffungsmärkten stehen. Die eigenen Leistungen müssen spezifischer auf die Individualbedürfnisse von Kunden ausgerichtet und differenzierter von Wettbewerbsangeboten sein. Primat des Marktes. Die Erfordernisse des Marktes (insb. Kunden und Wettbewerber) bestimmen das gesamte Unternehmensgeschehen.
Stakeholder-Orientierung	Es stehen nicht nur Kunden und Wettbewerber im Mittelpunkt der Betrachtung, sondern auch andere Anspruchsgruppen, z. B. der Staat, Lieferanten oder generell die Umwelt oder die Finanzmärkte. Ziel ist langfristige Sicherung einer auskömmlichen Unternehmensexistenz im Konsens mit der Gesellschaft.

herausgebildet. Die hier entwickelten Vorgehensweisen und Instrumente wurden zunehmend auch von nicht kommerziellen Unternehmen mit Interesse aufgenommen und auf ihre spezifischen Rahmenbedingungen angepasst. Es entstand ein neuer Zweig des

- Marketing für Nonprofit-Unternehmen und des Sozial-Marketing

für nicht erwerbswirtschaftliche Unternehmen, deren zentrale Ziele nicht Umsatz- oder Gewinnmaximierung, sondern das Erreichen sozialer und humanitärer Ziele waren und sind. Die Gesundheits- und Pflegewirtschaft, mit ihren öffentlichen und freigemeinnützigen Anbietern und ihren Hauptzielsetzungen der Kranken-, Pflegeversorgung und Daseinsvorsorge ist grundsätzlich in diesen Bereich des sozialen Marketings einzuordnen. Mit zunehmenden Freiheitsgraden in der Leistungsprogramm- (und Preis-)Gestaltung, aber auch der kontinuierlichen Marktanteilssteigerung privater Anbieter gewinnen aber auch klassisch-privatwirtschaftliche Marketingelemente immer mehr an Bedeutung.

Inhaltlich hat sich Marketing von einer zunächst operativen Ausrichtung (z. B. 175
Preise für einzelne Produkte festlegen, Anzeigen schalten, neue Produkte generieren, Öffentlichkeitsarbeit mit besonderen Aktionen machen etc.) weiter zu einem Strategieansatz entwickelt, der sich auch um die Festlegung der Unternehmensziele und das Auffinden der bestgeeigneten Marktstrategien zum Erreichen dieser Ziele kümmert. Damit gibt es viele Berührungspunkte zu anderen betriebswirt-

schaftlichen Disziplinen bzw. Unternehmensbereichen wie Beschaffung, Personal, Logistik etc. und insbesondere auch zur Kerndisziplin Unternehmensführung bzw. Unternehmensmanagement. **Marketing erhebt heute den Anspruch eines ganzheitlichen Führungskonzepts**, das die Unternehmensphilosophie (mit) prägt, die strategische Unternehmensplanung bestimmt oder wesentlich mit ausrichtet sowie nachfolgend den Einsatz der richtigen Instrumente zur Strategieumsetzung plant und steuert. **Die Grenzen zwischen Marketing und Unternehmensführung sind dann fließend** und unterschiedliche Autoren definieren diese Grenzen auch jeweils unterschiedlich. Hier soll Marketing – der mehrheitlichen Sichtweise folgend – eher weit definiert werden.

Definition: Marketing

Marketing ist Ausdruck einer marktorientierten Unternehmensführung und damit eine grundsätzliche Denkhaltung, die alle Unternehmensbereiche berührt und die unter Berücksichtigung der jeweils spezifischen Unternehmens- und Umweltsituation marktgerechte Produkte und Dienstleistungen für definierte externe und interne (!) Zielgruppen hervorbringt.

176 Wichtig ist, dass der „Geist“ der Marktorientierung angenommen, auch im Innenverhältnis gelebt sowie versucht wird, die vielfältigen Methoden und Instrumente des Marketing – unter Berücksichtigung der besonderen sozialen Marktsituation und der damit verbundenen Einschränkungen – sinnvoll einzusetzen. Unter welcher „Überschrift“ das letztlich passiert, ist dabei zweitrangig. Das vorliegende Buch will die Umsetzung marktorientierter Unternehmensführung bzw. angewandten Marketings unterstützen, daher werden Hauptinhalte auch weiter hinten, insbesondere in den Kapiteln operatives Marketing und Vertrieb, Unternehmensführung und strategische Planung, Marktforschung und Qualitätsmanagement behandelt.

2.3.2 Vorgehensweise und Hauptaufgaben im Überblick

177 Der Prozess einer marktorientierten strategischen Unternehmensführung mit seinen Hauptphasen und -aufgaben kann grob wie in der Abbildung 34 skizziert beschrieben werden.

178 Bevor grundsätzliche Entscheidungen getroffen, verbindliche Vorgaben für einzelne Unternehmensbereiche definiert, neue operative Marketingmaßnahmen entwickelt und damit viele wertvolle Ressourcen und viel Geld investiert werden, müssen zunächst die Ausgangsbedingungen des Unternehmens hinreichend analysiert und verstanden werden. Was dabei „hinreichend“ ist, hängt naturgemäß von der individuellen Situation des Unternehmens ab. Ist die betriebswirtschaftliche Lage oder die Liquiditätssituation gerade bedrohlich oder hat ein wichtiger Wettbewerber vor Ort wesentliche Neuinvestitionen in einem eigenen Kerngeschäftsfeld vorgenommen? Dann muss sicher zügig eine auf die betroffenen Bereiche fokussierte Ist-Analyse erfolgen, aus der sehr schnell geeignete „Feuer-

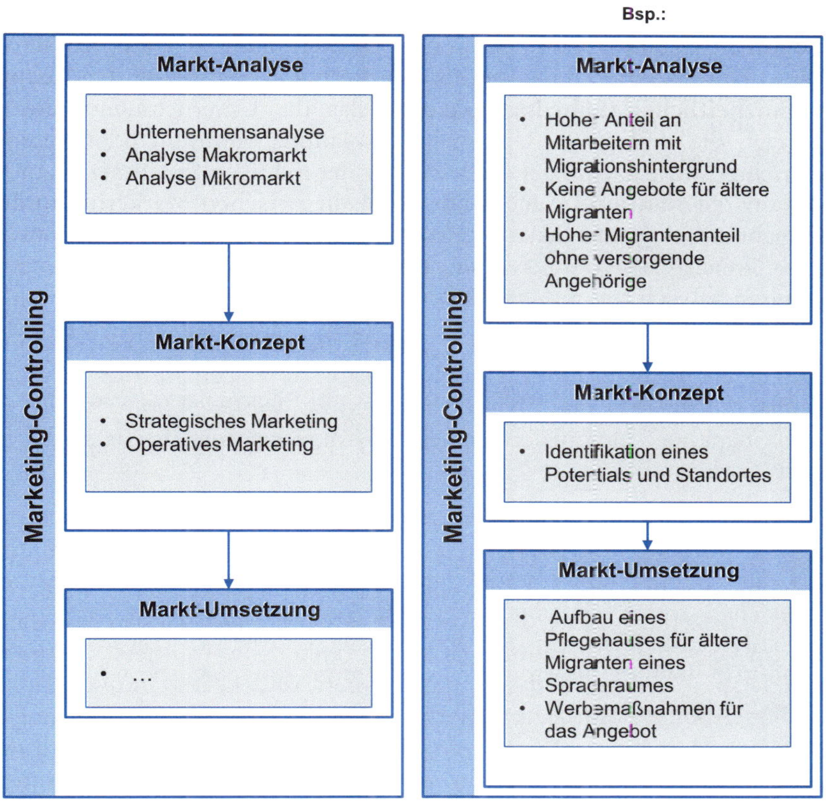

Abb. 34: Vorgehensweise und Hauptaufgaben angewandten Marketings
Quelle: Eigene Darstellung.

wehr"-Maßnahmen abzuleiten sind. Ist die Gesamtsituation dagegen unkritisch(er) und können noch Kapazitäten mobilisiert werden, dann sollte die Ist-Analyse inhaltlich wie zeitlich umfassender angelegt werden. Zu vermeiden ist dabei Zweierlei:

- Sich gar keine oder nur **sehr wenig Zeit** für eine Bestandsaufnahme zu nehmen, im vermeintlichen Wissen, die Lage bereits genau zu kennen und/oder in der Annahme, dass alle Beteiligten den gleichen Informationsstand haben und die Situation ähnlich einschätzen.
- Sich **zu viel Zeit** zu nehmen und sich „tot zu analysieren", ohne Prioritäten zu setzen und (pragmatisch) Entscheidungen zu treffen.

Zwischen diesen Extremen liegt eine große Bandbreite von sinnvollen Analyse- 179
optionen, -feldern und -methoden, die immer im Einzelfall zu prüfen sind. Um die Breite der Gegenstandsbereiche und damit die Möglichkeiten einer **Ist-Ana-**

lyse besser zu verstehen, ist eine Dreiteilung der vorzunehmenden Bestandsaufnahme in

- Unternehmensanalyse,
- Makroanalyse und
- Mikroanalyse

sinnvoll und gebräuchlich. Auch wenn es Interdependenzen zwischen diesen Bereichen gibt, so ist diese Gliederung einerseits didaktisch zweckmäßig (die vielen Analyseoptionen können so verständlicher strukturiert und viel besser erklärt werden) und sie hat sich andererseits auch in der praktischen Umsetzung bewährt.

180 Trotz latenter Zeit- und Ressourcennot und oft mangelndem Verständnis für Marktanalysen, die nicht unmittelbar Berührung zum eigenen Unternehmen haben, müssen auch relevante Themen aus dem am weitesten entfernten Bereich der „Makroanalyse" identifiziert und deren Konsequenzen für das eigene Haus bewertet werden.

181 Nachdem eine Ist-Analyse der Ausgangssituation inhaltlich und methodisch vorgenommen wurde, geht es im zweiten Schritt darum, ein **tragfähiges Zukunftskonzept** für den Gesundheitsbetrieb oder das Pflegeheim zu erarbeiten. Dazu gehört zunächst, die vorhandene strategische Ausrichtung des Unternehmens zu prüfen bzw. – mit Blick auf die Ergebnisse der Ist-Analyse – diese anzupassen. Auch radikale Veränderungen dürfen dabei nicht von Vornherein gänzlich ausgeschlossen werden.

182 Ist die langfristige Position definiert, gilt es, **operative Maßnahmen** zu **entwickeln**, die im wahrsten Sinne des Wortes „zielführend" sind, also dazu führen, dass die zuvor definierten Unternehmens- und Bereichsziele auch tatsächlich erreicht werden. Das alles passiert noch auf dem Papier. Die notwendige **Umsetzung** ist der nächste, aber keinesfalls leichtere Schritt. In der Praxis gibt es gerade hier häufig Probleme, die im Ergebnis dazu führen, das Projektziele nicht oder nur zum Teil erreicht werden. Hier stößt auch jeder Autor mit seinen schriftlichen Empfehlungen an die Grenzen der möglichen externen Unterstützung, denn es „menschelt" in dieser Phase sehr. Qualifiziertes und geschicktes Projektmanagement und ggf. Veränderungsmanagement sind Erfolgsfaktoren, die unmittelbar vor Ort, im Projekt geleistet werden müssen. Schon begleitend zur Umsetzung, aber auch darüber hinaus ist mit Hilfe des **(Marketing-)Controlling** fortlaufend festzustellen, ob die gewünschten Ziele zeitlich, qualitativ und in finanzieller Hinsicht erreicht werden.

183 Aus seiner ärztlichen und Management-Erfahrung heraus betont z. B. auch Diemer die Vereinbarung von pflegerischer bzw. medizinischer und betriebswirtschaftlicher Verantwortung, und er weist darauf hin, dass eine Bewusstseinsänderung für die interne Umsetzung notwendiger Marktanpassungen im Sinne einer ausgeprägten Zielorientierung allen Handelns die entscheidende Erfolgsvoraussetzung ist.

„Organisationen, die sich in ihrem Marktfeld als erfolgreich positioniert haben, haben bei der Umstrukturierung zunächst einmal ein gemeinsames Ziel definiert. Erst nach Erreichen eines gemeinsamen Bewusstseins ist es gelungen wesentliche Verbesserungen in der Organisation durchzuführen, weil diese dann auch von den Mitarbeitern der Organisation bereitwillig umgesetzt wurden und sich damit die Organisation von innen heraus verändern konnte. Die entscheidende Voraussetzung für die notwendige Veränderung ist die gemeinsam akzeptierte Mission und Vision.“[63]

Praxisbeispiel: Marktorientierung im Klinikum Wahrendorff
Die Angebote in der Pflege, der Eingliederungshilfe und in der Psychiatrie und Psychosomatischen Medizin werden marktorientiert betrachtet. Ein Angebot ohne Nachfrage ist überflüssig, Angebote mit rückläufiger Nachfrage werden eingestellt. Langfristig nicht wirtschaftlich erbringbare Angebote werden entweder unter strategischen Gesichtspunkten (Erfahrung sammeln, Marktpräsenz, Vorbereitung Expansion, Unternehmensimage) aufrechterhalten, z. T. sogar erweitert oder in der Menge eingefroren bzw. eingestellt.
Das Marktumfeld bietet viele Chancen, da viele „Produkte“ noch nicht definiert bzw. noch nicht erfunden sind. Insbesondere Differenzierungsstrategien und Spezialangebote werden jetzt erst eingesetzt (Tagesklinik für Männer, Versorgungsangebote der Eingliederungshilfe für junge Erwachsene mit Indikation für vorübergehende Heimversorgung, Altenpflege für Menschen mit Migrationshintergrund etc.)

3 Kernprozesse in der stationären Pflege

3.1 Einführung Pflegeprozesse

3.1.1 Grundbegriffe

Der Begriff „**Prozess**“ im Sinne von Arbeitsprozess ist für die Pflege mittlerweile kein Fremdwort mehr. Nicht zuletzt durch das Qualitätsmanagement haben viele in der Pflege Beschäftigte zumindest ein Basisverständnis davon, was Prozesse sind und was es bedeutet, prozessorientiert zu arbeiten. In diesem Kapitel soll zunächst eine Einführung zum Prozessmanagement gegeben und auf dieser Basis die Pflegeprozesse im Überblick vorgestellt werden. In den Folgekapiteln werden dann die einzelnen Kernprozesse der Pflege näher beschrieben. **184**

Definition: Prozess

Als Prozess kann eine Folge von aufeinander aufbauenden Aktivitäten verstanden werden, die von einem externen oder internen Kunden angestoßen werden (Input) und zu einem bestimmten Prozessergebnis für einen externen oder internen Kunden führen (Output).

Ziel des Prozessmanagements ist die Verbesserung des Prozesses durch Klärung, **185**
Straffung, Vereinfachung und Vereinheitlichung. Dadurch – so die Theorie – soll die Ergebnisqualität des Prozesses (für den Kunden) verlässlicher, besser und die

63 Diemer: Stehen medizinische und organisatorisch-betriebswirtschaftliche Verantwortung in einem Widerspruch? In: Brunkhorst/Stockhorst (Hrsg.): Aktuelle Herausforderungen an die ärztliche Krankenhausführung. 2007, S. 93.

Arbeit der Mitarbeiter im Prozess erleichtert werden. In der Regel läuft der Prozess auch deutlich schneller ab.

186 Beispiel: Ein Angehöriger (= externer Kunde) ruft im Pflegeheim an (= Input) um sich zu erkundigen, ob noch ein freies Einzelzimmer ab nächsten Monat zur Verfügung steht. Ein Mitarbeiter nimmt das Telefonat an, klärt den Sachverhalt zusammen mit einem Kollegen und der Heimleitung ab (= Folge von Aktivitäten) und gibt dem Kunden nach 2 Stunden vorab telefonisch und sodann schriftlich per Brief die gewünschte Auskunft bzw. Bestätigung (= Output). Zielsetzungen können hierbei sein: Aufwand verringern, Verlässlichkeit für Anrufer erhöhen, Antwortzeit verkürzen.

187 Prozesse besitzen generell folgende Eigenschaften:

1. Es gibt mindestens ein auslösendes Ereignis (Input), das den Prozess anstößt (im Beispiel oben: externer Telefonanruf; aus Sicht der Heimleitung: interne Anfrage eines Mitarbeiters).
2. Der erste und letzte Prozessschritt ist definiert. Was ist der Auslöser und was soll am Ende herauskommen? (im Beispiel oben: Anfrage eines potentiellen Kunden und zeitnahe verbindliche Beantwortung der Anfrage). Und es gibt eine geordnete Reihenfolge der dazwischenliegenden Tätigkeiten (im Beispiel oben: Klärung der Zimmerbelegung mit den dafür zuständigen Arbeitskollegen und der Heimleitung).
3. Das Ergebnis des Prozesses ist ein messbarer Output, anhand dessen die Zielerreichung konkret überprüft werden kann (im Beispiel oben: Rückruf und schriftliche Bestätigung nach 2 Stunden).
4. Prozessabschließende Ereignisse können Auslöser eines Folgeprozesses sein (im Beispiel oben: bei freien Zimmerkapazitäten und positiver Bestätigung der Anfrage folgt der Aufnahmeprozess, bei negativer Antwort folgt die Absage).

188 In einem Unternehmen lassen sich Prozesse unterschiedlich systematisieren. Weit verbreitet und auch in diesem Buch verwendet ist die Dreiteilung in:

- Kernprozesse
- Managementprozesse
- Unterstützungsprozesse

189 **Kernprozesse** (auch „primäre Prozesse“ genannt) sind wertschöpfende Prozesse mit unmittelbarem Kundennutzen. Der Kunde in seiner Rolle als Bewohner, Angehöriger, Besucher, Betreuer, Mitarbeiter beim Kostenträger, Hausarzt etc. wird im Kernprozess direkt angesprochen oder eingebunden. Typische allgemeine Beispiele dafür sind Auftragsabwicklungs-, Vertriebs- oder Dienstleistungserstellungsprozesse. Die Kernprozesse des Unternehmens sollten möglichst bewusst aus der Unternehmensstrategie abgeleitet werden und dem Unternehmen einen eindeutigen Vorteil gegenüber Wettbewerbern verschaffen. In der Pflege gehören z. B. die Aufnahme neuer Bewohner, die Erbringung der verschiedensten Pflege-

leistungen während des Heimaufenthalts, die Unterstützung der Besucher des Bewohners und die Entlassung von Bewohnern (in der Eingliederungshilfe in eine andere Versorgungsform oder die Selbstständigkeit) zu den Kernprozessen.

Managementprozesse (auch „Führungsprozesse" genannt) beinhalten übergeordnete Aufgaben zur Koordination und Steuerung der Kernprozesse untereinander sowie zur Abstimmung zwischen Kernprozessen und Unterstützungsprozessen. Das Pflegecontrolling ein wichtiger Managementprozess, der u. a. folgende Fragen zu beantworten hat: Haben wir unsere bewohnerbezogenen Pflegeziele definiert und erreicht? Sind die Bewohner zufrieden? Haben wir die geplante Zimmer- bzw. Bettenauslastung erreicht und wenn nicht, was sind die Gründe dafür? Der Kunde ist in Managementprozessen nicht direkt einbezogen. 190

Unterstützungsprozesse (auch „sekundäre Prozesse" oder „Supportprozesse" genannt) stellen die notwendige Infrastruktur für den sicheren Ablauf insbesondere der Kernprozesse bereit. Es sind hausintern ablaufende Prozesse, da die Leistungsempfänger i. d. R. eigene Kollegen aus anderen Abteilungen sind. Unterstützungsprozesse liefern indirekten Nutzen für den externen Kunden und bieten daher eher Ansatzpunkte für ein Outsourcing an Drittanbieter. Beispiele für Supportprozesse sind die Speisenversorgung, Reinigungsarbeiten oder die Bereitstellung eines IT-Supports, damit die Rechner der Mitarbeiter problemlos laufen bzw. bei Störungen die Probleme schnell behoben werden können. 191

Nicht immer ist eine eindeutige Zuordnung der einzelnen Prozesse in eine dieser drei Kategorien möglich, da Unternehmen ihren strategischen Fokus individuell auf spezifische Dienstleistungen legen können. So kann z. B. eine „gesunde" und hochwertige Essensversorgung zu einem profilbildenden Kernelement eines Pflegeheims mit hohem Kundenutzen „aufgewertet" und nicht nur als notwendige interne Basisversorgung (= Unterstützungsprozess) angesehen werden. Entsprechend kann die Essensversorgung auch als profilbildender Kernprozess eingeordnet werden. 192

Eine zweite sinnvolle Differenzierung von Prozessen, die sowohl für Kernprozesse wie auch für Management- und Unterstützungsprozesse wichtig ist, zeigt die folgende Abbildung 35 (**Systematisierung nach der Hierarchieebene**). Unternehmens. 193

Auf der obersten Ebene (= Geschäftsprozesse) werden zunächst alle übergeordneten Hauptaufgaben benannt, die dann in mehreren Ebenen weiter heruntergebrochen werden. Am Ende einer umfassenden und tiefgreifenden Prozesssystematisierung könnte eine kleinteilige Beschreibung der einzelnen Arbeitsschritte stehen, die z. B. parallel für Stellenbeschreibungen oder die Einarbeitung neuer Mitarbeiter gut verwendet werden kann. Dieser Detaillierungsgrad ist aber nicht in jedem Fall sinnvoll, denn der Prozessmodellierungs- und laufende Administrationsaufwand verursachen Kosten, die mit dem gestifteten Nutzen abzuwägen sind. Jedes Unternehmen sollte daher individuell die Tiefe seiner Prozessbe- 194

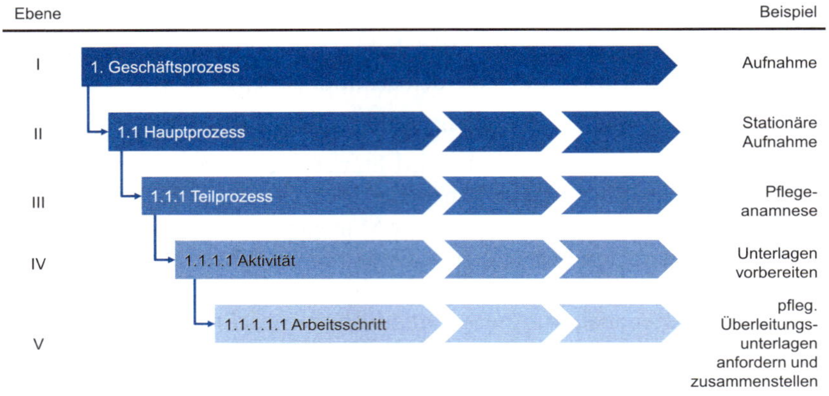

Abb. 35: Prozesssystematisierung
Quelle: Eigene Darstellung.

schreibungen festlegen. Das ist u. a. abhängig von der Größe des Unternehmens, der Komplexität der eigenen Leistungserstellung und dem betriebswirtschaftlichen „Reifegrad" des Unternehmens.

195 „**Prozessmanagement**" bedeutet einfach gesagt, dass sich jemand aktiv und systematisch um die eigenen Unternehmensprozesse kümmert. Kennen wir unsere Prozesse? Sind sie mit der Strategie und den Unternehmenszielen bewusst abgestimmt? Sind sie hinreichend beschrieben und den Mitarbeitern bekannt? Messen wir die Prozessergebnisse und definieren wir konkrete Maßnahmen für gewünschte Ergebnisverbesserungen? Der Anstoß für eine systematische Prozessbearbeitung zur Beantwortung dieser und weiterer Fragen sollte regelmäßig von den oberen Führungsebenen ausgehen und von ihm auch aktiv begleitet werden. Insofern gilt: Prozessmanagement ist zum Teil ein Managementprozess!

Definition: Prozessmanagement

Nach Zapp und Dorenkamp[64] ist „**Prozessmanagement** […] ein zielorientiertes Gestalten und Lenken von Prozessen in soziotechnischen Unternehmen mit personen- und sachbezogenen Komponenten zur Optimierung der Wertschöpfungskette". Schmelzer und Sesselmann[65] definieren „**Geschäftsprozessmanagement** als ein integriertes System aus Führung, Organisation und Controlling, das eine zielgerichtete Steuerung der Geschäftsprozesse ermöglicht. Es ist auf die Erfüllung der Bedürfnisse der Kunden und anderer Interessengruppen ausgerichtet und trägt wesentlich dazu bei, die strategischen und operativen Ziele des Unternehmens zu erreichen."

64 Zapp/Dorenkamp: Anwendungsorientierte Prozessgestaltung im Krankenhaus – Bericht über ein Forschungsprojekt. In: Zapp (Hrsg.): Prozessgestaltung im Krankenhaus. 2002, S. 34.

65 Schmelzer/Sessellmann: Geschäftsprozessmanagement in der Praxis. Kundenzufriedenheit stellen, Produktivität steigern, Wert erhöhen. 2010, S. 6.

Prozessmanagement verfolgt im Wesentlichen folgende **Ziele bzw.** weist bei Zielerreichung folgende **Vorteile** auf: 196

1. Die oft komplexen und auch intransparenten Abläufe werden erstmals für alle überschaubar. Die Schnittstellen zwischen Bereichen und Abteilungen werden deutlich. Damit verbessert sich bei den Mitarbeitern das gegenseitige Verständnis und die Gesamtzusammenhänge werden – über das eigene Kernarbeitsgebiet hinaus – erkannt.
2. Durch die prozessbezogene Analyse, Messung, Problemerkennung und Problembeseitigung wird die Qualität der Leistungserbringung systematisch verbessert.
3. Durch das kontinuierliche Erkennen und Beseitigen von Problemen in den Arbeitsabläufen erhöht sich die Kosteneffizienz und verringern sich Durchlaufzeiten.
4. Steigerung der Kundenzufriedenheit (insbesondere durch die explizit auf den externen Kunden ausgerichteten Kernprozesse).
5. Steigerung der Mitarbeiterzufriedenheit (bei der Identifikation und Optimierung aller internen Schnittstellen stehen die Bedürfnisse der Kollegen als interner Kunde im Mittelpunkt).
6. Die Standardisierung einzelner Prozesse vereinfacht die Mitarbeiterqualifizierung und bringt mehr Flexibilität, weil z. B. gegenseitige Vertretungen und Aushilfen leichter möglich sind.
7. Wenn Mitarbeiter in die Prozessarbeit aktiv einbezogen werden, zeigen sie weniger Widerstand gegen Neuerungen und identifizieren sich stärker mit dem Ergebnis und dem Unternehmen insgesamt.
8. Mitarbeiterförderung und Anerkennung durch Verantwortungsübernahme in der laufenden Prozessoptimierungsarbeit und später im laufenden Betrieb, wenn Mitarbeitern eigenständige Prozessmanagementkompetenz übertragen wird und erfolgreiche Arbeit auch belohnt wird.
9. Entlastung der Führungskräfte durch aktives Einbinden der Mitarbeiter. Das Management kann sich dann aus operativen Fachfragen heraushalten und sich auf die eigenen Kernaufgaben wie strategische Planung und Führung konzentrieren.

Nachteile des Prozessmanagements sind: 197

1. Es entsteht ein deutlich erhöhter (Entwicklungsarbeits-)Aufwand für die Beschäftigten.
2. Ablenkung der Aufmerksamkeit vom direkten Kunden (zu pflegenden Menschen) hin auf Organisationsinterna.
3. Risiko der Fehlgewichtung (falsche Ziele bei der Optimierung).
4. Hoher Pflegeaufwand von Prozessbeschreibungen.
5. „Erstarrung der Organisation in veralteten Prozessen („Haben wir schon immer so gemacht").
6. Unterdrückung der Individualität von Führungskräften.
7. Hoher Kontroll- und Disziplinierungsaufwand.

3.1.2 Aufgaben des Prozessmanagements

198 Zu einer systematischen Prozessarbeit gehört die Bearbeitung elementarer Teilaufgaben. Grob und chronologisch betrachtet können drei Hauptaufgaben benannt werden.

199 *1. Prozesse identifizieren und abgrenzen*

Am Anfang steht die Identifikation der unternehmensspezifischen Kernprozesse, Managementprozesse und Unterstützungsprozesse. Hierbei ist jeweils ein eindeutiger Prozessname zu bestimmen, der jeweils erste und letzte Prozessschritt sind festzulegen und es werden die jeweiligen Inputs und Outputs definiert[66]. Weiterhin sind folgende Fragen zu beantworten:

- Was ist der jeweilige Prozesszweck?
- Welche Schnittstellen gibt es zu anderen Prozessen?
- Welche Ressourcen werden dabei benötigt?
- Welche Faktoren beeinflussen den Erfolg bzw. Misserfolg des Prozesses besonders?

200 Die Identifikation und Beschreibung aller im Unternehmen ablaufenden Prozesse ist mit einem erheblichen Ressourcenaufwand verbunden. Deshalb ist es empfehlenswert, sich zunächst auf die zu verbessernden Schlüsselprozesse zu konzentrieren, um dann sukzessive auch die weniger wichtigen Prozesse anzufassen. Dabei wird eine flexible, auf die Versorgung von Individuen durch Individuen ausgerichtete Organisation auch immer abwägen, welche Prozesse nicht angefasst und systematisch verändert sondern der Individualität der Handelnden überlassen bleiben.

201 Nach der Prozessidentifikation geht es im zweiten Schritt darum, die einzelnen zur Optimierung ausgewählten Prozesse genauer zu analysieren und dieses Ergebnis in einer gut verständlichen Form zu dokumentieren.

202 *2. Prozesse analysieren und dokumentieren*

Im Rahmen einer Prozessanalyse sind für jeden einzelnen Prozess insbesondere folgende Fragen zu beantworten:

1. Wer ist die durchführende bzw. verantwortliche Person, ggf. auch: Wer muss zusätzlich mitwirken? (Bsp.: Verantwortlich ist die Stationsleitung, mitwirken muss die Heimleitung; diese Arbeit kann auch an einen Mitarbeiter delegiert werden)
2. Was wird genau gemacht, um welche Tätigkeit geht es? (Bsp.: Dienstplan/Personalplanung erstellen)
3. Wann wird die Tätigkeit durchgeführt? (Bsp.: jeden 14. für den Folgemonat)

66 Vgl. Blonski: Von Burgen zu Flüssen. Prozessmanagement in Dienstleistungsorganisationen für Seniorinnen. In: Blonski/Stausberg (Hrsg.): Prozessmanagement in Pflegeorganisationen: Grundlagen, Erfahrungen, Perspektiven. 2003, S. 24 f.

4. Wo wird die Tätigkeit erledigt? (Bsp.: im Büro der Stationsleitung)
5. Womit wird die Aufgabe erledigt bzw. werden Hilfsmittel benötigt? (Bsp.: PC mit Personalplanungssoftware, Wunschliste der Mitarbeiter, Urlaubsplan)
6. Wie lange soll die Tätigkeit dauern? (Bsp.: 180 Minuten Soll-Erstellungszeit)
7. Was ist das Ergebnis/Output? (Bsp.: ausgedruckter und ausgehängter bzw. verteilter monatlicher Personaleinsatzplan mit allen erforderlichen Detailangaben)

Die oben aufgeführte erste Frage (Wer ist verantwortlich?) kann weiter differenziert werden, da regelmäßig unterschiedliche Personen an einer Aufgabe mitarbeiten, dabei aber unterschiedliche Rollen wahrnehmen. Für diese Rollenbeschreibung wird oft die RACI – Methode angewandt[67]: 203

- Responsible: Diese Rolle beschreibt die Zuständigkeit für die Aktivitätsdurchführung (z. B. Erstellung des monatlichen Personaleinsatzplans durch delegierten Mitarbeiter z. B. die stellvertretende Stationsleitung als Hauptverantwortliche).
- Accountable: Diese Rolle legt die Verantwortung im Sinne der Rechenschaftspflicht (Kostenverantwortung) fest (z. B. Stationsleitung).
- Consulted: Diese Rolle berät den Durchführenden und liefert fachlichen Input (z. B. der Leiter der Personalabteilung).
- Informed: Diese Rolle hat das Recht, über den Fortschritt informiert zu werden (z. B. die Heimleitung).

Im Rahmen der Prozessanalyse kann sowohl die Ist- wie auch die Soll-Situation betrachtet werden. Die klassische Vorgehensweise beinhaltet zunächst den aktuellen Ist-Status abzubilden, die dabei bestehenden Schwachstellen und Probleme aufzuzeigen, Ideen für Verbesserungen abzuleiten und schließlich den anzustrebenden Soll-Prozess zu definieren. Da dies eine recht aufwendige Vorgehensweise ist, kann alternativ auch gleich in die Entwicklung des Soll-Prozesses eingestiegen werden. Beide Ansätze haben Vor- und Nachteile. Pragmatischer und schneller ist es, gleich den angestrebten Soll-Prozess zu definieren und dabei die Ist-Abläufe mit ihren bekannten Schwachpunkten gleichzeitig zu berücksichtigen. 204

Prozesse sind nur dann aktiv steuerbar, wenn die Ergebnisse klar messbar sind. Um den Erfolg der Prozesszielerreichung messen zu können, ist es notwendig, Ein- und Ausgabegrößen zu definieren. Das kann quantitativ geschehen, etwa „Dauer bis zur Zusage auf eine Pflegeheimanfrage“ oder „Anzahl der neu auftretenden Dekubitus-Fälle pro Quartal“. Oder es kann qualitativ geschehen, etwa „Qualifikation der Pflegekräfte“ nach Einschätzung des Vorgesetzten, „Zufriedenheit der Bewohner“ durch schriftliche Befragung. Nach dem die Prozesse identifiziert und deren Ist- bzw. Soll-Status dokumentiert wurde, ist die Basisarbeit geleistet und es geht über in das laufende Prozessmanagement. 205

67 Schmelzer/Sessellmann: Geschäftsprozessmanagement in der Praxis. Kundenzufriedenheit stellen, Produktivität steigern, Wert erhöhen. 2010, S. 153.

206 *3. Prozesse steuern und kontinuierlich verbessern*

Sobald eine aktuelle Ist-Situation unbefriedigend ist, z. B. bei Beschwerden über Antwortzeiten, bei Vorliegen von Pflegeproblemen, Bewohner- oder auch internen Mitarbeiterbeschwerden, sind die Prozesse in die gewünschte Richtung aktiv zu steuern. D. h., ein verbesserter Soll-Zielwert ist festzulegen, ggf. sind veränderte Maßnahmen einzuleiten und durch sukzessiven Vergleich des jeweils erreichten neuen Istzustands mit dem angestrebten Sollzustand wird ein **kontinuierlicher Verbesserungsprozess** (KVP) initiiert. Grundsätzliche Maßstäbe für die Leistungsfähigkeit bzw. das Ergebnis eines Prozesses sind dabei die folgenden Basis-Parameter (erläutert am Beispiel Speisenversorgung):

- Kosten (z. B. Einkaufskosten je Mahlzeit)
- Qualität (z. B. Bewertung der Frische der verabreichten Mahlzeiten)
- Zeit (z. B. letztmögliche Umbuchungszeit für eine Menüauswahl)
- Zufriedenheit (z. B. Bewohnerzufriedenheit mit der Essensversorgung insgesamt)

207 Die Tabelle 20 zeigt häufig verwendete Kennzahlen zur Prozessleistungsmessung.

Tab. 20: Verbreitete Kennzahlen zur Prozessleistungsmessung

Quelle: Eigene Darstellung, vgl. Schmelzer/Sesselmann: Geschäftsprozessmanagement in der Praxis. 2010, S. 244 ff.; Wilhelm: Prozessorganisation. 2007, S. 78 ff.

Merkmal	Kennzahl
Zeit	• Durchlaufzeiten • Bearbeitungszeiten • Verhältnis von Bearbeitungs- und Durchlaufzeiten • Anteil von Verweilzeiten – Liegezeit – Transportzeit – Wartungszeit – Reparaturzeit – Nachbearbeitungszeiten • Termineinhaltungsquoten
Qualität	• Fehlerrate (intern, extern) • Fehlleistungsaufwand • Verschwendung, Materialabfall • Reklamationsquoten
Kosten	• Fehlerkosten • Prüfkosten • Mitarbeiterproduktivität • Kostenwirtschaftlichkeit
Zufriedenheit	• Bewohnerzufriedenheit • Angehörigenzufriedenheit • Mitarbeiterzufriedenheit • Kundenbindung

Typische Fehler, die bei der Prozessmessung vermieden werden sollten, sind[68]: 208

- Bei der Einführung von Prozessmessung/-steuerung werden zu viele Prozesse angefasst und die Leistungsfähigkeit der Organisation überfordert.
- Es wird eine zu hohe Anzahl von Prozesskennzahlen einem einzelnen Prozess zugeordnet.
- Es werden die falschen Prozesse oder falsche Kennzahlen untersucht.
- Die Kennzahlermittlung findet nur unregelmäßig statt.
- Aus den ermittelten Kennzahlen werden keine Schlussfolgerungen oder Konsequenzen gezogen.
- Die Zielwerte werden falsch gewählt (Mittelwert statt beste 10 %).

Die Abbildung 36 visualisiert abschließend grob die Vorgehensweise zur Bestimmung der Prozesskennzahlen. 209

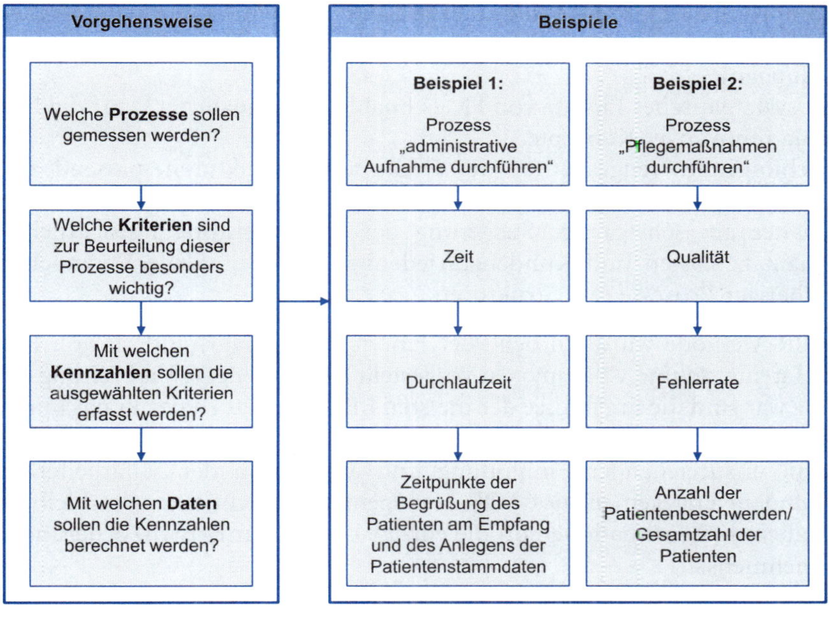

Abb. 36: Vorgehensweise bei der Ermittlung von Prozesskennzahlen
Quelle: Eigene Darstellung, vgl. Wilhelm: Prozessorganisation. 2007, S. 82.

68 Wilhelm: Prozessorganisation. 2007, S. 81.

3.1.3 Methoden zur Prozessoptimierung

210 Es gibt prinzipiell zwei unterschiedliche Ansätze zur Prozessoptimierung[69]:

- Prozesserneuerung (auch Business-Process-Reengineering (BPR) genannt)
- Prozessverbesserung (z. B. PDCA oder KVP)

211 **Business-Process-Reengineering (BPR)** ist eine radikale Veränderung der Prozessstruktur in einem Unternehmen, die zu einer sprunghaften Leistungssteigerung führen soll. Eine Vision vom Idealzustand des Unternehmens unabhängig vom aktuellen Istzustand ist dafür der Ausgangspunkt. Quasi am grünen Tisch werden die Prozesse neu konzipiert, abgeleitet aus einer strategischen Analyse der eigenen angestrebten Kernkompetenzen und mit Bezug auf die tatsächlichen oder zu erwartenden Leistungen der Hauptwettbewerber. BPR weist folgende Hauptmerkmale auf[70]:

- kompromisslose externe und interne Kundenorientierung (keine Rücksichtnahme auf vorhandene Organisationsstrukturen und aktuelle Kompetenzverteilungen)
- oft systematischer Einsatz von IT als Enabler („Ermöglicher") für die Umsetzung innovativer Konzepte
- nachfolgende Neugestaltung der Organisationsstrukturen, passend zu den neu konzipierten Prozessen
- Chance auf schlagartige Steigerung der Prozessleistung hinsichtlich Zeit, Qualität, Kosten und Kundenzufriedenheit durch radikale Veränderungen bisheriger Prozesse und Strukturen

212 Die BPR-Methode wurde in den 90er Jahren des 20. Jahrhunderts von Davenport, Harrington und Champy neu vorgestellt und hat zügige Verbreitung gefunden[71]. Zwar sind die Ergebnisse der meisten BPR-Projekte in der Praxis hinter ihren Erwartungen zurückgeblieben (hauptsächlich aufgrund von hohen Widerständen, unzureichender Einbindung und Motivation der Mitarbeiter sowie mangelndem Engagement des TOP-Managements), nichtsdestotrotzbleibt diese Methode in Krisensituationen oft die einzige Lösung zur Existenzsicherung eines Unternehmens.

213 Die Nutzung von IT hat sich als ein zweischneidiges Schwert erwiesen: Genau zum Problem passende leistungsfähige IT-Systeme sind selten. Selbst bei konsequenter Anwendung bringen sie keinen weiteren Vorteil gegenüber anderen Einrichtungen, die gleiche Systeme verwenden. Ungeeignete oder zu komplizierte Systeme verhindern BPR-Lösungen. Viele Führungskräfte glauben an mystische

69 Vgl. Schmelzer/Sessellmann: Geschäftsprozessmanagement in der Praxis. Kundenzufriedenheit stellen, Produktivität steigern, Wert erhöhen. 2010, S. 368.

70 Vgl. Schmelzer/Sessellmann: Geschäftsprozessmanagement in der Praxis. Kundenzufriedenheit stellen, Produktivität steigern, Wert erhöhen. 2010, S. 371.

71 Allweyer: Geschäftsprozessmanagement. Strategie, Entwurf, Implementierung, Controlling. 2005, S. 80 f.

„arbeitserleichternde" Wirkungen von IT und beachten sowohl die den Prozess definierenden Auswirkungen nicht (worst case: „Ich muss es so kompliziert machen, weil es im PC so hinterlegt ist") als auch die Folgekosten nicht. Im Ergebnis hat manche Pflegeeinrichtung neue Prozesse mit IT-Unterstützung, die Mitarbeiter sitzen mehr vor dem PC als mit Bewohnern im Gespräch.

Im Gegensatz zum BPR versucht die „**Prozessverbesserung**", bestehende Prozesse oder Teilprozesse weiter zu optimieren, ohne die grundlegende Prozessstruktur zu verändern[72]. Zielsetzung ist, die Prozesse kontinuierlich zu verbessern und in vielen kleinen Schritten eine sukzessive Leistungssteigerung zu erzielen. Das Kürzel „KVP" steht dabei für einen kontinuierlichen Verbesserungsprozess. Dies kann z. B. erfolgen durch: 214

- das Erkennen und Abstellen von unproduktiven Liege- oder Wartezeiten
- die inhaltliche und räumliche Zusammenfassung ähnlicher Arbeitsprozesse und deren Bearbeitung in einer Organisationseinheit (anstelle zuvor verteilter Zuständigkeiten)
- Optimierung von Schnittstellen, Sicherung gegen Prozessabbrüche an Schnittstellen durch Überlappung der Verantwortung an Schnittstellen
- die stärkere dezentrale Delegation von Entscheidungskompetenzen, um zeitintensive Genehmigungsprozesse zu vermeiden

Eine kontinuierliche Prozessverbesserung ist als Kreislauf konzipiert und besteht aus folgenden Schritten[73]: 215

1. Problem auswählen: Problemidentifikation und Problempriorisierung
2. Problem analysieren: Ursachenanalyse und Zielsetzung
3. Problemlösung finden und realisieren
4. Problemlösungseffektivität prüfen: Prüfen der Zielerreichung
5. Problemlösung bei positivem Ergebnis standardisieren

Aus dem englischsprachigen Raum wurde die Standardvorgehensweise des kontinuierlichen Verbesserungsprozesses „PDCA-Kreislauf"übernommen. Diese besteht aus den 4 nacheinander ablaufenden Schritten: 216

- „**Plan**": Ist-Zustand beschreiben, Probleme erkennen und Verbesserungsmaßnahmen planen
- „**Do**": Maßnahmen umsetzen
- „**Check**": Ist-Soll-Vergleich durchführen und Abweichungen erkennen
- „**Act**": Korrektur- und Anpassungsmaßnahmen einleiten

Die schrittweise Prozessverbesserung birgt im Gegensatz zum BPR-Ansatz ein geringeres Misserfolgsrisiko, kann andererseits aber auch keine „Quantensprünge" 217

---

72 Wilhelm: Prozessorganisation. 2007, S. 84.

73 Schmelzer/Sessellmann: Geschäftsprozessmanagement in der Praxis. Kundenzufriedenheit stellen, Produktivität steigern, Wert erhöhen. 2010, S. 375.

in der Prozessoptimierung erzielen. Eine vergleichende Gegenüberstellung der beiden Ansätze zeigt die Tabelle 21.

Tab. 21: Gegenüberstellung von BPR und Prozessverbesserung

Quelle: Eigene Darstellung, vgl. Schmelzer/Sesselmann: Geschäftsprozessmanagement in der Praxis. 2010, S. 368.

Merkmale	BPR	Prozessverbesserung
Zielsetzung	neue Prozessstruktur	Optimierung vorhandener Prozesse
Umfang der Veränderung	radikal	inkrementell (in kleinen Schritten)
Häufigkeit der Veränderung	diskontinuierlich (bei Bedarf)	kontinuierlich
Durchführung der Veränderung	in Projekt – Form	permanente Aufgabe
Auslöser/Träger der Veränderung	Top-Down: • Management • Projektteam	Top-Down und Bottom-Up: • alle Mitarbeiter
Wirkung der Veränderung	breit, funktionsübergreifend	innerhalb eines Prozesses
Risiko und Chance	hoch	gering

3.1.4 Pflegeprozesse: Strukturmodelle

218 Der Bedarf, den Pflegeprozess bewusst zu planen und zu organisieren, wurde schon in den 50er Jahren des letzten Jahrhunderts von amerikanischen Krankenschwestern wie Virginia Henderson erkannt[74]. Im Fokus stand dabei der Gedanke, den Pflegeverlauf entsprechend den Bewohnerbedürfnissen zu gestalten, wobei der Pflegeprozess eine strukturierte Lösung des Bewohnerproblems darstellen soll. Im deutschsprachigen Raum wurde diese Idee später von Monika Krohwinkel (AEDL-Modell), Liliane Juchli (ATL-Modell), Renate Reimann sowie den Autorinnen des 6-Phasen-Modells Verena Fiechter und Martha Meier aufgegriffen (siehe dazu auch Kapitel 1.6.4).

219 Die ersten Einführungen von bewussten Pflegeprozessen in Deutschland erwiesen sich als schwierig, da nur wenig begleitende organisatorische und personelle Anpassungen vorgenommen wurden, bei den Mitarbeitern nur unzureichend um Verständnis für die neue Vorgehensweise geworben wurde und insbesondere die begleitende Dokumentationssystematik als sehr zeitraubend bis unnötig empfunden wurde[75]. Ein Kardinalfehler der Verantwortlichen war dabei, die Ein-

74 MDS: Grundsatzstellungnahme Pflegeprozess und Dokumentation. Handlungsempfehlungen zur Professionalisierung und Qualitätssicherung in der Pflege. 2005, S. 7.

75 MDS: Grundsatzstellungnahme Pflegeprozess und Dokumentation. Handlungsempfehlungen zur Professionalisierung und Qualitätssicherung in der Pflege. 2005, S. 7 ff.

führung von Pflegeprozessen im Wesentlichen auf die Dokumentationserfordernisse zu reduzieren. Diese in der Praxis eher ungeliebte Tätigkeit führte einerseits zu spontaner Ablehnung und andererseits wurde damit die Auffassung transportiert, dass der Pflegeprozess dann (automatisch) gut läuft, wenn die Dokumentation in Ordnung ist. Dieses inhaltlich verkürzte und falsche Bild ist bis heute in der Praxis anzutreffen und wird leider auch durch viele Auflagen der Aufsichts- und Prüfgremien gefördert.

In den letzten 20 Jahren wurden in Deutschland die systematische Qualifizierung 220
des Pflegepersonals und eine prozessorientierte Professionalisierung des Pflegeberufs gesetzlich immer weiter vorangetrieben und auch festgeschrieben. Die Arbeit mit und die Dokumentation nach einem bestimmten Pflegemodell ist bereits seit 1985 verbindliche Vorgabe. 1995 wurde das Pflegversicherungsgesetz und das SGB XI eingeführt und damit die Verpflichtung zu einer systematischen Pflegeplanung und -dokumentation auch in der ambulanten und stationären Altenpflege. Mit der Schaffung einer bundeseinheitlichen Altenpflegeausbildung, dem Festsetzen von Qualitätsstandards durch das Deutsche Netzwerk für Qualitätssicherung in der Pflege und die Vornahme von Qualitätsprüfungen in Pflegeheimen durch den MDK sind weitere Strukturelemente einer zunehmenden Prozess- und Qualitätsorientierung in der Pflege umgesetzt worden. **Hauptziele** waren und sind dabei:

- Die alltäglichen Bedürfnisse und Anforderungen der Bewohner bzw. Bewohner sollen verbindlich festgestellt werden (Primat der Kundenorientierung).
- Zusammen mit den Bewohnern sollen Pflegeziele formuliert werden (aktive Einbindung von Bewohnern und deren Angehörigen).
- Die Verantwortlichkeiten während der Durchführung der einzelnen Prozessschritte sollen eindeutig festgelegt werden (klare Kompetenzregelungen).
- Durch die Festlegung von gewünschten Ergebnissen und Messindikatoren soll eine objektive Beurteilung der Pflegeleistung möglich sein (Transparenz).

In der Fachliteratur sind zahlreiche Definitionen zum Begriff „**Pflegeprozess**" zu 221
finden.

Definition: Pflegeprozess

Nach Yura und Walsh ist „[...] der Pflegeprozess eine geordnete, systematische Methode zur Bestimmung des Gesundheitszustands eines Klienten, zur Bestimmung von Problemen, die als Veränderungen in der Erfüllung menschlicher Bedürfnisse definiert werden, zur Erstellung von Plänen zu deren Lösung, zur Initiierung und Umsetzung der Pläne und zur Bewertung des Ausmaßes oder Grads, bis zu welchem sich die Pläne für die Förderung eines optimales Wohlbefindens und für die Lösung der erkannten Probleme als wirksam erwiesen haben"[76].

76 Büker: Spezielle Aufbau- und Ablauforganisation des Pflegeunternehmens. In: Loffing/ Geise (Hrsg.): Management und Betriebswirtschaft in der ambulanten und stationären Altenpflege. Lehrbuch für Führungskräfte, Weiterbildungsteilnehmer und Studenten. 2010, S. 161-162.

Wilkinson[77] bezeichnet den Pflegeprozess als „ein theoretisches Gerüst“ bzw. einen „Bezugsrahmen“, um den Bewohnerzustand und pflegebezogene Bedürfnisse zu ermitteln und eine zielgerichtete Planung, Durchführung und Evaluation vornehmen zu können. Der Pflegeprozess soll demnach angesehen werden als:

- zyklisch und dynamisch
- Bewohner- und Bewohnersituationsorientiert
- geplant und ergebnisgeleitet
- flexibel
- universell anwendbar
- kognitiv

222 Die Abbildung 37 zeigt die Hauptinhalte des Pflegeprozesses nach Wilkinson.

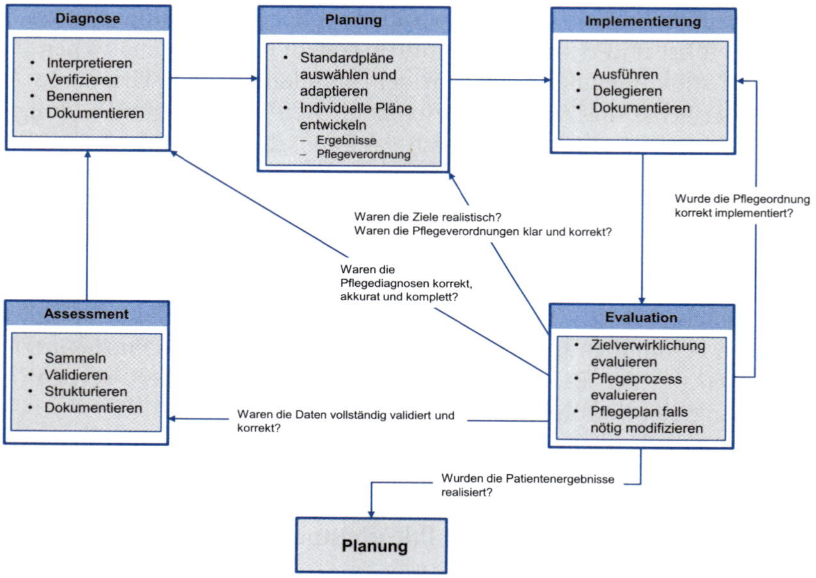

Abb. 37: Pflegeprozess
Quelle: Wilkinson: Das Pflegeprozess-Lehrbuch. 2012, S. 479.

223 Neben der im Mittelpunkt stehenden Abfolge der Hauptschritte von Assessment bis Evaluation werden unterschiedliche Verzahnungen und Rückkoppelungen durch die Formulierung zentraler Fragestellungen deutlich.

224 Ein **Pflegemodell** stellt ein allgemeines Problemlösungsverfahren dar, das durch Einsetzen in einer konkreten Situation berufsspezifisch wird. Man unterscheidet 4-, 5- und 6-Phasen-Modelle in der Pflege[78]. Allen ist gemein, dass der Pflegeprozess in eine geordnete Abfolge von Tätigkeiten überführt wird. Das von der

77 Wilkinson: Das Pflegeprozess-Lehrbuch. 2012, S. 37.
78 MDS: Qualitätsprüfungs-Richtlinien, MDK-Anleitung, Transparenzvereinbarung. Grundlagen der MDK-Qualitätsprüfungen in der stationären Pflege. 2009, S. 11 ff.

WHO bereits in den 70er Jahren aufgegriffene und empfohlene **4-Phasen-Modell** von Yura und Walsh sieht folgenden Ablauf vor:

1. Assessment
2. Planung
3. Intervention
4. Evaluation

Das erweiterte **5-Phasen-Modell** ergänzt nach dem ersten Schritt „Assessment“ 225
noch explizit den neuen Teilschritt „Diagnose benennen“. Das **6-Phasen-Modell** von Fiechter und Meier wird in Deutschland vermutlich am häufigsten eingesetzt und besteht aus folgenden Schritten (in Klammern ergänzt um ähnliche Begriffe, die in der Literatur auch zu finden sind; vgl. auch Abb. 38):

1. Informationssammlung (Anamnese durchführen)
2. Probleme und Ressourcen erkennen (Pflegediagnose erstellen)
3. Pflegeziele festlegen (Pflegekonzept, Pflegetherapie entwickeln)
4. Pflegemaßnahmen planen (Interventionen)
5. Durchführen der Pflege (Umsetzung und Dokumentation)
6. Durchgeführte Pflege beurteilen (Pflegecontrolling durchführen)

Mithilfe dieses Modells wird ein individueller Pflegeplan erstellt. Das Modell 226
sieht keine verbindlichen Erhebungsverfahren und Problembeschreibungen vor. Es hilft dem Pflegenden aber, den Prozess zu strukturieren, wobei analytisches Denken, kommunikative Fähigkeiten und soziale Kompetenz erforderlich sind. Weiterhin sind gründliche theoretische Schulungen der Pflegenden bei der Einführung des Modells sowie eine unterstützende praktische Prozessbegleitung notwendig.

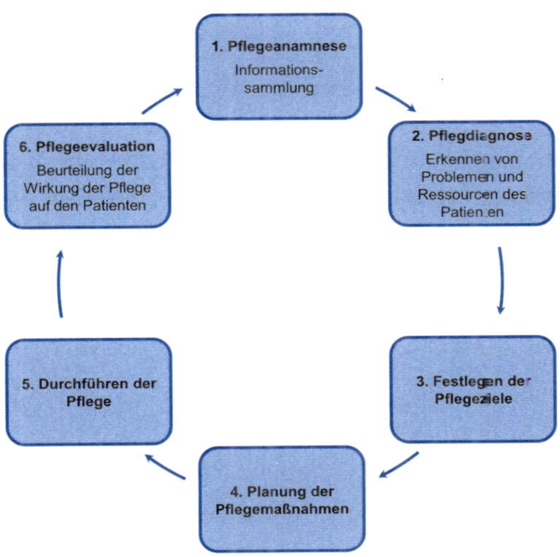

Abb. 38: 6-Phasen-Modell mit Rückkopplung

Quelle: Eigene Darstellung, vgl. MDS: Qualitätsprüfungs-Richtlinien. 2009, S. 13.

227 Bollmann stellt u. a. das 6-Phasen-Model nach Fiechter und Meier dem 4-Phasen-Modell nach Yura und Walsh gegenüber und sieht dabei folgende Vorteile des 4-Phasen-Models[79] (vgl. Abb. 39):

- Die einzelnen Phasen können parallel laufen in kleinen Zyklen.
- Die übliche Positivleistungserfassung wird durch eine Negativleistungserfassung ersetzt, was Zeitressourcen bei der Dokumentationserstellung einsparen hilft.
- Umstellung der Pflegeanamnese auf Pflegebedarfserhebung.
- Die klassische Pflegeplanung wird durch einen Tagespflegeplan ersetzt.

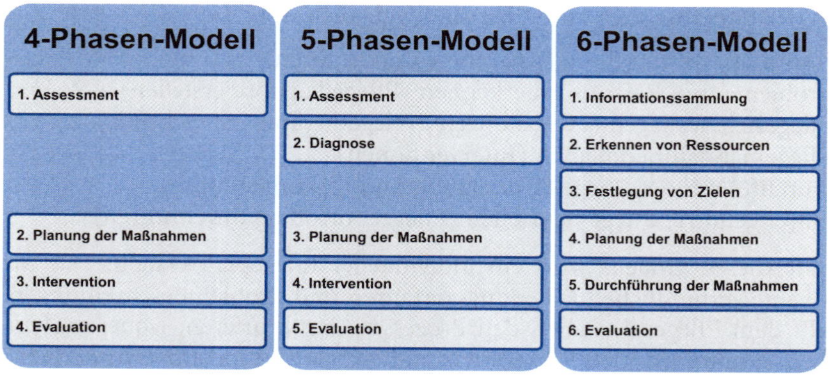

Abb. 39: Vergleich unterschiedlicher Pflegemodelle

Quelle: Eigene Darstellung, vgl. Bollmann: Der Pflegeprozess in der Altenpflege. 2008, S. 14 ff.

228 Das 6-Phasen-Modell weist eine präzisere Abgrenzung der einzelnen Arbeitsschritte auf, wodurch eine bessere Strukturierung der Pflege sowie die Erstellung eines individuellen Pflegeplans ermöglicht werden. Da es keine vorgeschriebenen Erhebungsverfahren und verbindlichen Problembeschreibungen (formulierte Diagnosen) dazu gibt, erfordert dieses Modell in höherem Maße analytische sowie kommunikative Fähigkeiten und soziale Kompetenz vom Pflegenden[80]. Daher sind intensive Schulungen sowie eine laufende Prozessbegleitung unentbehrlich. Ein Beispiel für ein 5-Phasen-Modell geben Brobst u. a. (vgl. Abb. 40).

79 Bollmann: Der Pflegeprozess in der Altenpflege: Individuell und flexibel pflegen mit dem 4-Phasen-Modell. 2008, S. 14 ff. und S. 40 f.

80 MDS: Qualitätsprüfungs-Richtlinien, MDK-Anleitung, Transparenzvereinbarung. Grundlagen der MDK-Qualitätsprüfungen in der stationären Pflege. 2009, S. 12 f.

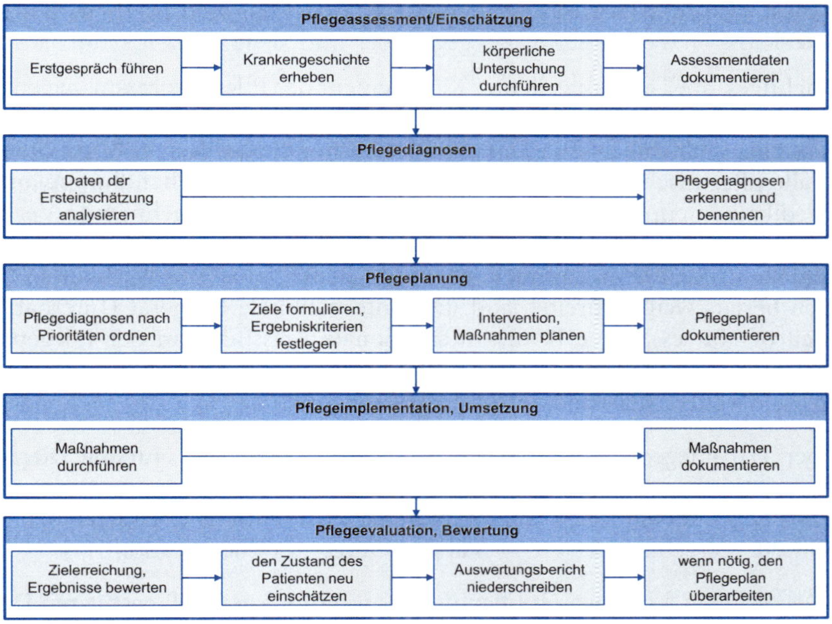

Abb. 40: Pflegeprozess

Quelle: Eigene Darstellung, vgl. Brobst/Georg/Brock: Der Pflegeprozess in der Praxis. 2007, S. 27.

Der Pflegeprozess dient als Framework bzw. Rahmen für die Strukturierung und Dokumentierung der pflegerischen Handlungen. Er gibt Richtlinien und Empfehlungen, wie die Pflege organisiert werden kann, damit eine Pflegeeinrichtung ihr Pflegedienstleistungsangebot kosten- und qualitätsbewusst sowie kundenorientiert gestalten kann. Der Pflegeprozess schafft damit Transparenz, ermöglicht eine gezielte Planung, strukturierte Durchführung und die laufende Evaluation der Pflegeleistung. 229

Praxisbeispiel: Pflegemodell „Pflegeleistung" (SGB XI) im Klinikum Wahrendorff
Die Einrichtung muss das für die Versorgungsaufträge passende Pflegemodell wählen bzw. ein vorhandenes Pflegemodell anpassen.
In einer Alten- und Pflegeeinrichtung bilden z. B. die „Aktivitäten und existenzielle Erfahrungen des Lebens" von Monika Krohwinkel den Rahmen der Pflege. Defizite und Ressourcen des Menschen (Bewohner) im Bereich Kommunizieren, sich bewegen, Schlafen und Ruhen, … und der daraus resultierende individuelle Pflegebedarf werden ermittelt, Ziele festgelegt und die Pflege geplant und durchgeführt. In der Psychiatrie sind die von Krohwinkel benannten AEDL 12 und 13 „die sozialen Bereiche des Lebens sichern und der Umgang mit existenziellen Erfahrungen des Lebens umgehen" besonders wichtig.
In Einrichtungen der Eingliederungshilfe wird der Pflege- und Betreuungsplan nach der Ermittlung des Hilfebedarfs erstellt, um die Pflegeplanung in Deckung mit dem Einrichtungszweck (Eingliederungshilfe) zu bringen. Da die Bundesländer in der Eingliederungshilfe unterschiedliche Einstufungsverfahren anwenden führt dies auch zu unterschiedlichen Pflegekonzeptionen. Grundlagen bilden dabei in Niedersachsen Instrumente wie das Schlichthorst-Mo-

dell für Bewohner mit einer seelischen Behinderung oder das Metzler-Verfahren für geistig Behinderte[81].

230 Ein wichtiges, aber eher ungeliebtes Kernelement des Pflegeprozessmanagements ist eine durchgehende Pflegedokumentation. Grundsätzlich ist die Dokumentation gesetzliche Pflicht, in eine Dokumentationsmappe gehören z. B. ein Stammblatt, alle pflegerischen und ärztlichen Verordnungen, die Behandlungsplanung, die Medikamentenplanung usw. Hübner[82] weist auf die zunehmende Verwendung standardisierter Terminologien in der Pflegedokumentationen hin, die ursprünglich aus den USA kommen, aber zum Beispiel auch im Nachbarland Österreich bereits weit verbreitet sind. Der Internationale Pflegerat (International Council of Nurses) hat z. B. die Internationale Klassifikation der Pflegepraxis entwickelt[83], die mittlerweile von der WHO aufgenommen wurde. Daneben existieren viele weitere Klassifikationen, insbesondere[84]:

- über 170 Pflegediagnosen (NANDA = North American Nursing Diagnosis Association)
- 514 Pflegeinterventionen (NIC = Nursing Interventions Classification)
- 330 Pflegeergebnisse (NOC = Nursing Outcomes Classification)

231 Für Deutschland bewertet Hübner den Anwendungsgrad IT-gestützter Dokumentationsstandards zumindest für den Krankenhausbereich noch als eher gering im Vergleich zu anderen Ländern.

3.2 Aufnahme und Kostenzusage

232 Der sprichwörtliche erste Eindruck ist auch in der Pflege von hoher Bedeutung. „Für den ersten Eindruck gibt es keine zweite Chance", sagt der Volksmund. Mindestens aus zwei Gründen ist der Start in den Pflegeprozess besonders wichtig:

- Bewohner und Angehörige erhalten ein erstes, überwiegend noch subjektives Bild von der Zuwendung und Kompetenz des Pflegepersonals, der Organisation des Pflegeheims, der räumlichen Situation, der Atmosphäre insgesamt und ggf. auch von einzelnen Defiziten oder zumindest gefühlten Ungereimtheiten. Dieses Erstimage „brennt" sich ein, lässt sich später nicht leicht korrigieren und diese ersten Eindrücke werden i. d. R. auch breit an Freunde, Kollegen und Bekannte kommuniziert.

81 Klinikum Wahrendorff: Pflegemodell „Pflegeleistung" (SGB XI) im Klinikum Wahrendorff. Internes, nicht veröffentlichtes Dokument. O. J.

82 Hübner: Pflegeprozess. In: Deutsches Ärzteblatt 4/107 2010, S. A-134.

83 International Classification of Nursing Practice ICNP. Online: www.icn.ch. [abgerufen am 21.3.2013].

84 Dahlgaard/Stratmeyer: Kooperatives Prozessmanagement im Krankenhaus. Themenband 5: Kooperative Kernprozesse der Patientenbehandlung. 2007, S. 37.

- Für die Pflegekräfte erleichtert ein positiver Ersteindruck die Arbeit und der gesamte nachfolgende Pflegeprozess profitiert, weil z. B. die Bereitschaft für Auskünfte und aktive Mitarbeit bei einem positiv gestimmten Bewohner viel ausgeprägter sind.

Typische **Mängel** bei der Aufnahme, die zu vermeiden sind, zeigen sich in der Pflegepraxis wie folgt: 233

- Unfreundlichkeit oder Gleichgültigkeit des Personals
- Zu lange Wartezeiten für potentielle neue Bewohner und deren Angehörige
- Keine Aufnahme „aus einer Hand", sondern verstreute Kompetenzen und mehrere Anlauf-/Empfangsstellen
- Redundanzen, Doppelarbeiten, insbesondere bei der Informationssammlung

Wichtig ist, schon zu Beginn ein Bild und eine feste Vorstellung vom gewünschten **Ergebnis** im Kopf zu haben: Was soll am Ende des Aufnahmeprozesses herausgekommen sein? Zum wesentlichen Output gehört regelmäßig: 234

- Der Bewohner weiß, wo er untergebracht wird und wie sein Zimmer aussieht.
- Der Bewohner weiß, welche Probleme während seines Aufenthaltes angegangen werden.
- Die nächsten (operativen) Schritte sind definiert und ein vorläufiger Zeitplan ist erstellt.
- Der Bewohner weiß, wer seine Ansprechpartner und Betreuer sind.
- Der Bewohner weiß, dass die ihn versorgenden Menschen über seine Geschichte und seine besonderen Bedürfnisse informiert sind.
- Die Kommunikationsmöglichkeiten zwischen Bewohner und Angehörigen oder Betreuern sind abgeklärt.

Praxisbeispiel:
Die nachfolgenden Abbildungen zeigen den Aufnahmeprozess eines neuen Heimbewohners nach SGB XI im Klinikum Wahrendorff.

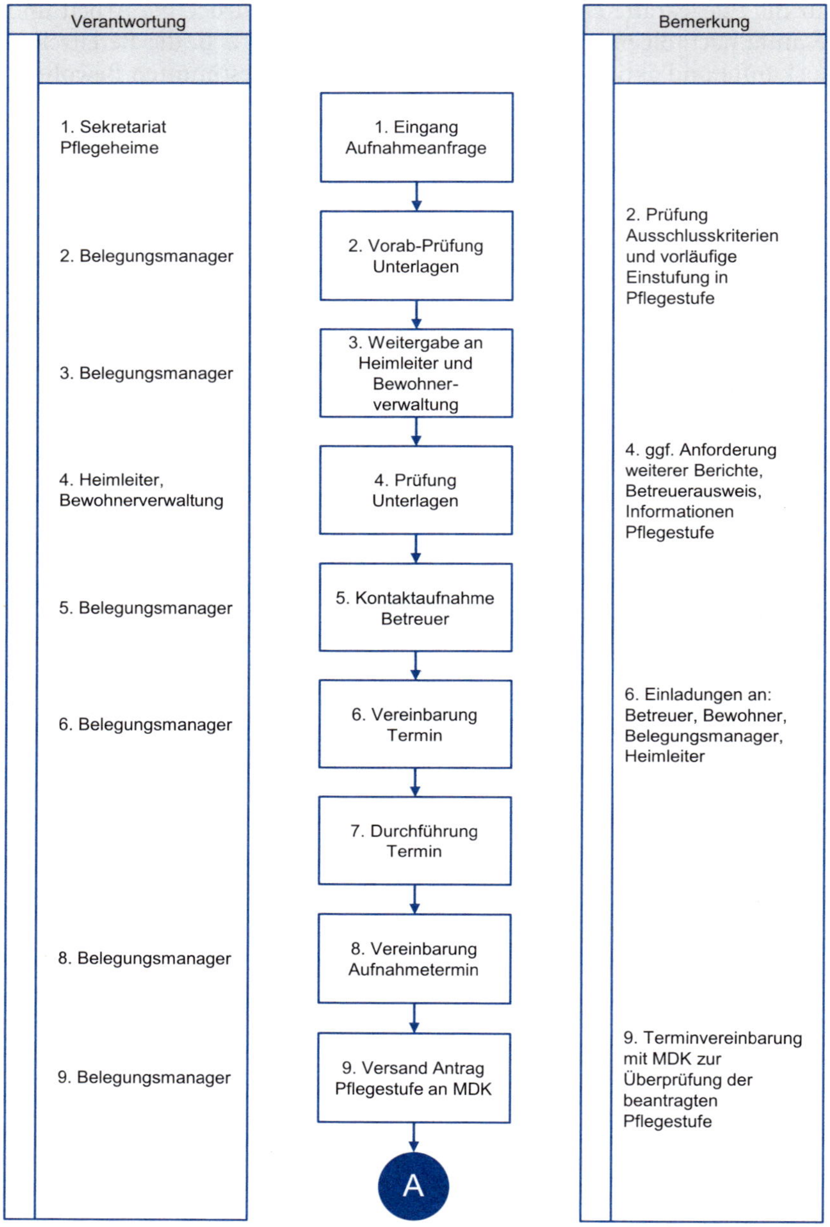
Verantwortung
1. Sekretariat Pflegeheime
2. Belegungsmanager
3. Belegungsmanager
4. Heimleiter, Bewohnerverwaltung
5. Belegungsmanager
6. Belegungsmanager
8. Belegungsmanager
9. Belegungsmanager
1. Eingang Aufnahmeanfrage
2. Vorab-Prüfung Unterlagen
3. Weitergabe an Heimleiter und Bewohner-verwaltung
4. Prüfung Unterlagen
5. Kontaktaufnahme Betreuer
6. Vereinbarung Termin
7. Durchführung Termin
8. Vereinbarung Aufnahmetermin
9. Versand Antrag Pflegestufe an MDK
A
Bemerkung
2. Prüfung Ausschlusskriterien und vorläufige Einstufung in Pflegestufe
4. ggf. Anforderung weiterer Berichte, Betreuerausweis, Informationen Pflegestufe
6. Einladungen an: Betreuer, Bewohner, Belegungsmanager, Heimleiter
9. Terminvereinbarung mit MDK zur Überprüfung der beantragten Pflegestufe

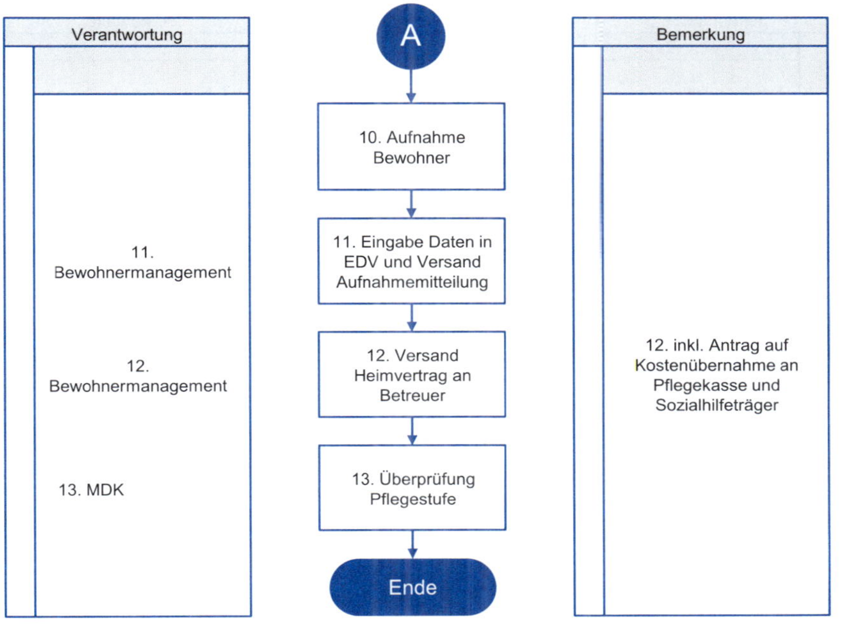

Abb. 41: Aufnahme eines neuen Heimbewohners nach SGB XI

Quelle: Klinikum Wahrendorff: Verfahrensanweisung Aufnahme eines neuen Heimbewohners (SGB XI). Internes, nicht veröffentlichtes Dokument. o. J.

Praxisbeispiel:
Die nachfolgenden Abbildungen zeigen den Aufnahmeprozess eines neuen Heimbewohners nach SGB XII im Klinikum Wahrendorff.

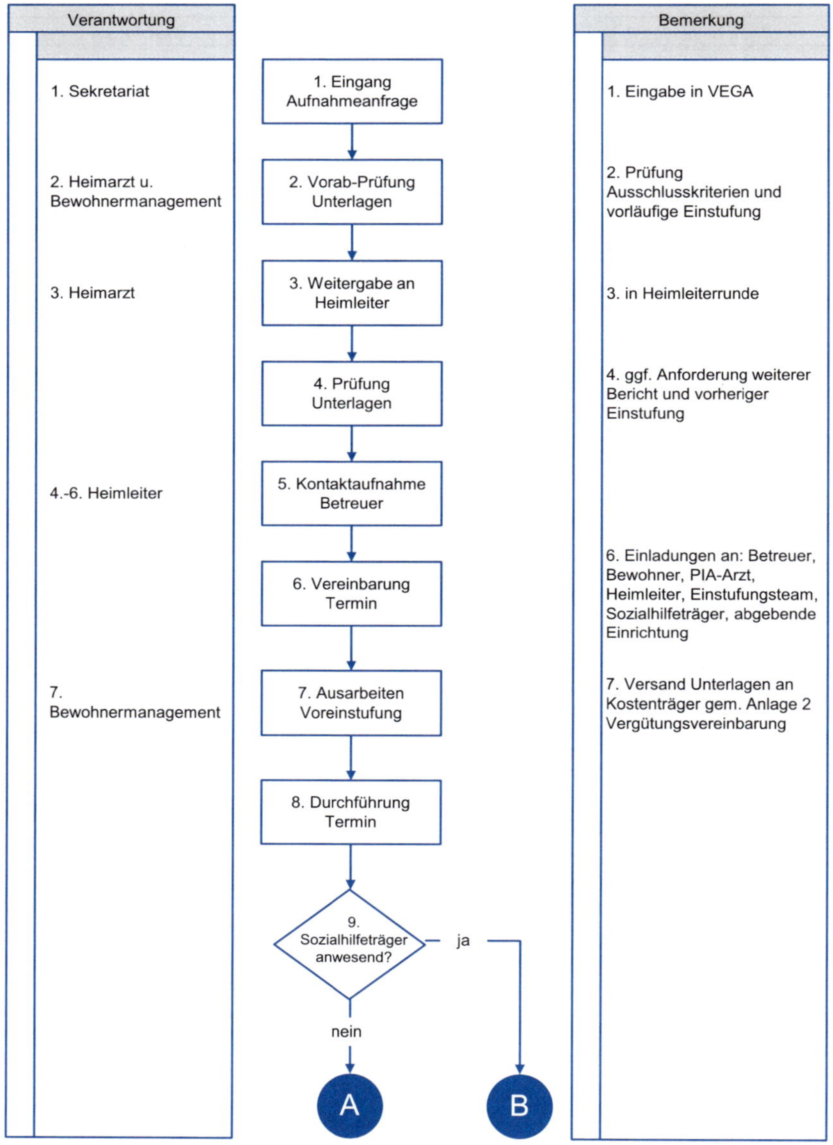
Verantwortung
1. Sekretariat
2. Heimarzt u. Bewohnermanagement
3. Heimarzt
4.-6. Heimleiter
7. Bewohnermanagement
1. Eingang Aufnahmeanfrage
2. Vorab-Prüfung Unterlagen
3. Weitergabe an Heimleiter
4. Prüfung Unterlagen
5. Kontaktaufnahme Betreuer
6. Vereinbarung Termin
7. Ausarbeiten Voreinstufung
8. Durchführung Termin
9. Sozialhilfeträger anwesend?
ja
nein
A
B
Bemerkung
1. Eingabe in VEGA
2. Prüfung Ausschlusskriterien und vorläufige Einstufung
3. in Heimleiterrunde
4. ggf. Anforderung weiterer Bericht und vorheriger Einstufung
6. Einladungen an: Betreuer, Bewohner, PIA-Arzt, Heimleiter, Einstufungsteam, Sozialhilfeträger, abgebende Einrichtung
7. Versand Unterlagen an Kostenträger gem. Anlage 2 Vergütungsvereinbarung

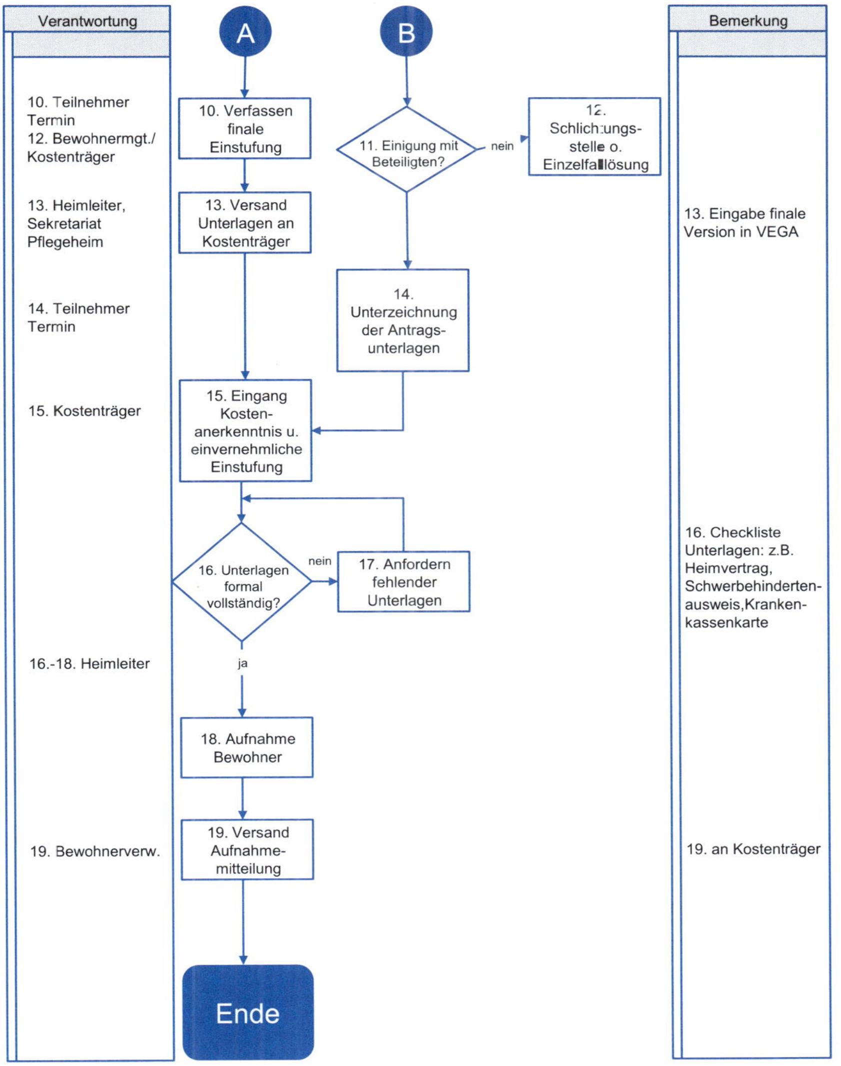

Abb. 42: Aufnahme eines neuen Heimbewohners nach SGB XII[85]

Quelle: Klinikum Wahrendorff: Verfahrensanweisung Aufnahme eines neuen Heimbewohners (SGB XII). Internes, nicht veröffentlichtes Dokument. o. J.

Für eine optimale Gestaltung des Aufnahmeprozesses ist es sinnvoll, diesen in Teilprozesse und einzelne Aktivitäten herunter zu brechen. In Praxis und Literatur gibt es dafür verschiedene Vorschläge. Im Folgenden soll der Aufnahmeprozess anhand von vier zentralen Teilprozessen beschrieben werden (vgl. Abb. 43). 235

85 Vega ist die elektronische Bewohnerakte.

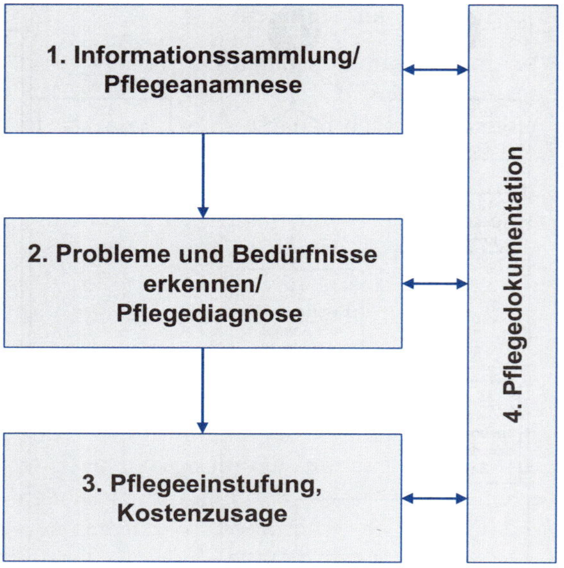

Abb. 43: Teilprozesse der Aufnahme und Kostenzusage
Quelle: Eigene Darstellung.

3.2.1 Informationssammlung/Pflegeanamnese

236 Die Aufnahme startet im Normalfall mit einem Erstgespräch, in dem alle bewohnerrelevanten Informationen gesammelt und in einem Stammblatt festgehalten werden, z. B. mit Angaben zu Name, Adresse, Kostenträger, Angehörige, Pflegestufe, notwendige Medikamenteneinnahmen, notwendige Pflegehilfsmittel und Geräte und der Krankenhistorie. Zweitens wird eine körperliche Untersuchung durchgeführt, deren Ergebnisse ebenfalls dokumentiert werden. Wilkinson untergliedert diese von ihm als „Assessment" bezeichnete erste Phase in folgende Teilschritte[86]:

1. Daten erheben:
   - Befragung/Interview mit dem Klienten
   - Beobachtungen durchführen
   - Körperliche Untersuchung durchführen
2. Daten validieren/prüfen, zusammen mit Bewohner und Bezugsperson:
   - Beobachtungen und Interviewdaten abgleichen
   - Widersprüche klären

86 Wilkinson: Das Pflegeprozess-Lehrbuch. 2012, S. 104.

3. Daten strukturieren und dokumentieren:
   - Initiales Assessment (Aufnahmedaten/Formular)
   - Fortlaufendes Assessment
   - Spezielles Assessment (nach Bedarf)

Beim erstes Assessment bzw. der Informationssammlung soll eine systematische **237**
Aufnahme von Problemen, Pflegebedürfnissen, Gewohnheiten, Ressourcen, Fähigkeiten und Wünschen des Bewohners erfolgen. Anlehnungen an Praxisstandards wie das Assessment der American Nurses Association (ANA) oder der Canadian Nurses Association (CNA) helfen, diesen Teilprozess vollständig und effizient durchzuführen (vgl. Abb. 44 und 45).

Die meisten Unternehmen haben eigene Checklisten und Verfahrensanweisun- **238**
gen entwickelt, die die Basis für eine nicht zu aufwändige, einheitlich dokumentierbare und auswertbare Informationssammlung bilden. Trotz aller notwendigen und sinnvollen Standardisierungen darf die Aufnahme nicht zu einem stereotypen Frage- und Antwortspiel verkommen, sondern sollte als Gespräch mit Einfühlungsvermögen und der Möglichkeit, auch Qualitatives festzuhalten, angelegt sein. Dazu können AEDL (Aktivitäten und existentielle Erfahrungen des Lebens) nach Krohwinkel oder ATL (Aktivitäten des täglichen Lebens) nach Liliane Juchli hinzugezogen werden. Ein Beispiel zeigt die Tabelle 22.

Standard I der American Nurses Association: Assessment

- Die Pflegeperson erhebt Patientendaten.

Messkriterien

1. Die Datenerhebung umfasst den Patienten, die Familie und ggf. andere Angehörige der Gesundheitsversorgung.
2. Welche Aktivitäten der Datenerhebung zuerst ausgeführt werden, hängt ab vom aktuellen Zustand des Patienten und seinen unmittelbaren Bedürfnissen.
3. Einschlägige Daten werden unter Einsatz geeigneter Assessmenttechniken und -instrumente erhoben.
4. Relevante Daten werden in wiederauffindbarer Form dokumentiert.
5. Der Prozess der Datenerhebung ist systematisch und fortlaufend.

Abb. 44: Assessment nach ANA
Quelle: Eigene Darstellung, vgl. Wilkinson: Das Pflegeprozess-Lehrbuch. 2012, S. 104 f.

Standard II der Canadian Nurses Association

- Pflegerisches Handeln erfordert die effektive Anwendung des Pflegeprozesses.

Datenerhebung

1. Pflegende sind gehalten, Daten in Übereinstimmung mit ihrer Vorstellung vom Patienten zu erheben. In jedem Praxissetting handelt die Pflegeperson wie folgt:
   a. Systematisch und fortlaufend Daten erheben unter Einsatz von Wissen aus der Pflege und angrenzenden Gebieten, die sich mit ihrer Vorstellung vom Patienten decken.
   b. Systematisch und fortlaufend Daten erheben, die sich mit den Zielen der Pflege und den angrenzenden Gebieten decken.
   c. Bestimmen der Erwartungen des Klienten in der Pflege.
   d. Nutzen aller geeigneten Quellen zur Datenerhebung, darunter der Klient, der Arzt, die Familie, Bezugspersonen, Aufzeichnungen, das eigene Wissen und die Erfahrung der Pflegeperson.
   e. Anwenden verschiedener Techniken der Datenerhebung, darunter Interview, Konsultation, körperliche Untersuchung, Beobachten, Messen.
   f. Vertraulicher Umgang mit den Daten durch die damit befassten Personen.
   g. Die Daten für geeignete Personen nach Genehmigung durch den Klienten zugänglich machen.

Abb. 45: Assessment nach CNA

Quelle: Eigene Darstellung, vgl. Wilkinson: Das Pflegeprozess-Lehrbuch. 2012, S. 104 f.

Tab. 22: Beispiel zur Pflegebedarfserhebung nach der AEDL-Methode

Quelle: Eigene Darstellung, vgl. Bollmann: Der Pflegeprozess in der Altenpflege. 2008, S. 25-26.

AEDL 01 Kommunizieren können Feststellungen der pflegerelevanten Situation					
Sehen					
☐	kann deutlich sehen	☐	kann nicht deutlich sehen	☐	ist blind
Hören					
☐	kann deutlich hören	☐	kann nicht deutlich hören	☐	ist taub
Sprechen					
☐	kann deutlich sprechen			☐	kann nicht deutlich sprechen
☐	kann an Unterhaltungen teilnehmen			☐	erkennt Dinge und benennt sie
Nonverbale Kommunikation					
☐	äußert sich durch Mimik			☐	äußert sich durch Gestik

AEDL 01 Kommunizieren können Feststellungen der pflegerelevanten Situation			
☐	äußert sich durch Verhalten	☐	teilt sich nur schriftlich mit
☐	teilt sich nur durch Symbole, Bilder mit		
Persönliche Orientierung			
☐	kennt seine Nachbarn	☐	erkennt sich im Spiegel
☐	erkennt seine Angehörigen	☐	erkennt Mitarbeiter
☐	erkennt Nachbarn		
☐	Ist persönlich nicht orientiert	☐	zeitweise persönlich nicht orientiert
...			

Ein häufiger, relativ komplexer und damit fehleranfälliger Arbeitsprozess ist die Vorbereitung und Abwicklung des Einzuges eines neuen Bewohners in einer SGB XII (Eingliederungshilfe) – Einrichtung. Als Beispiel wird nachfolgend eine Checkliste als Praxisbeispiel in der Tabelle 23 gezeigt. Sicher lässt sich der Katalog der Vorbereitungen auch drastisch kürzen. Allerdings wird damit zugleich der Qualitätsanspruch reduziert. 239

Tab. 23: Beispiel Checkliste Bewohnereinzug in einer psychiatrischen Pflegeeinrichtung (SGB XII)[87]

Quelle: Klinikum Wahrendorff: Checkliste Bewohnereinzug. Internes, nicht veröffentlichtes Dokument. o. J.

Name:	Vorname:
Geb.:	
Wohnbereich:	Zimmernummer:
Bezugspfleger:	vorherige Wohnung:
Betreuer:	Telefonnr.:

Maßnahme/Vorgang	eingeleitet am/ Handz.	Bemerkungen	erledigt am/ Handz.
Organisation vor Aufnahme			
Zimmer dekorieren/Blume bestellen			
Zimmerschild bestellen			
Heimordner anlegen			
Bezugspflege zuordnen			

87 Vega ist die elektronische Bewohnerakte, MTN ist der Busdienst.

Maßnahme/Vorgang	eingeleitet am/ Handz.	Bemerkungen	erledigt am/ Handz.
Termin Arbeitsagentur			
Termin Soziotherapie			
Bezugspfleger/in			
Persönliche Begrüßung			
Meldebogen ausfüllen/Verwaltung faxen			
Zimmerschlüssel aushändigen			
Bewohner in Vega anwesend setzen			
Liste der eingebrachten Gegenstände ausfüllen			
Stamm- Biographiearbeit (Übertrag Vega)			
Führung Klinikum Wahrendorff (Heimbereich, Brandsammelstelle, Eigengeldbüro, Psychiatrische Institutsambulanz, Hausarzt, Bäcker, Soziotherapie, MTN Sammelstelle, Supermarkt)			
Wohnbereichsleitung			
Persönliche Begrüßung			
Hinterlegung eines Barbetrages			
Ggf. Inkontinenzbescheinigung an fordern			
Organisatorische Angelegenheiten			
Betreuer über Einzug informieren (Fax)			
Heimärztin über Einzug informieren			
Psychiatrische Institutsambulanz informieren			
Arztbrief Heimärztin faxen (zur Anordnung psych. Medikamente)			
Medikamente in Vega eingeben (somatisch)			
Vitalwerterfassung Wundmanagement (RR, P, Gewicht, Größe)			
Vorläufige Hilfeplanung erstellen			
Fertigstellung der Hilfeplanung in 3 Monaten			

Maßnahme/Vorgang	eingeleitet am/ Handz.	Bemerkungen	erledigt am/ Handz.
Wundmanagement in Vega eintragen			
Hausarzt informieren			
Überweisung Psychiatrische Institutsambulanz			
Medikamente bestellen (Versicherungsnummer angeben)			
Foto (Portrait/Ganzkörperaufnahme) (Weiterleitung an stellv. HL)			
An-, bzw. Abmeldung beim Einwohnermeldeamt			
Hauswirtschaftlicher Bereich			
Bestellung von Wäschenamen			
Essenbestellung			
Waschtermin festlegen			
Verpflegungsgeld beantragen			
Behördliche Angelegenheiten/Unterlagen			
Heimvertrag			
Betreuerausweis			
Personalausweis			
Geburtsurkunde (Kopie)			
Schwerbehindertenausweis			
Krankenversichertenkarte			
Befreiung von Krankenkassen-Zuzahlungen			
GEZ/Befreiung			

3.2.2 Probleme und Bedürfnisse erkennen/Pflegediagnose

Im zweiten Schritt werden die erhobenen Daten analysiert und daraus die zentra- **240**
len Probleme, Ressourcen, Fähigkeiten und Bedürfnisse des Bewohners erkannt bzw. abgeleitet und dokumentiert. Als Hilfsmittel kann dabei z. B. auf das PESR-Modell zurückgegriffen werden, das auch vom MDK im Rahmen der Qualitätsprüfung in der stationären Pflege empfohlen wird (vgl. Tab. 24).

Tab. 24: Das PESR-Format

Quelle: Eigene Darstellung, vgl. MDS: Qualitätsprüfungs-Richtlinien. MDK-Anleitung, Transparenzvereinbarung. Grundlagen der MDK-Qualitätsprüfungen in der stationären Pflege. 2009, S. 21.

Merkmal	Fragestellung
P(roblem)	Was hat der Pflegebedürftige?
E(timology)	Warum hat er es?
S(ymptom)	Wie zeigt es sich?
R(essource)	Welche Fähigkeiten, Potentiale hat der Pflegebedürftige?

241 Beim praktischen Einsatz ist in Erweiterung dieser Kernthemen zu empfehlen, die folgenden sechs Aspekte zu berücksichtigen:

- betroffene Aktivität/Funktion
- Problem/Art der Beeinträchtigung/Fähigkeit
- Quantität/Qualität der Beeinträchtigung
- Ursachen, Zusammenhänge, Risikofaktoren
- Ausdruck/Symptome (Beobachtungen und Äußerungen des Bewohners)
- Ressourcen zur Bewältigung des Problems

242 Eine beispielhafte Problembeschreibung nach PESR zeigt die folgende Tabelle 25.

Tab. 25: Beispielhafte Problembeschreibung nach PESR bei Musterbewohnerin Frau P.

Quelle: Eigene Darstellung, vgl. MDS: Qualitätsprüfungs-Richtlinien. MDK-Anleitung, Transparenzvereinbarung. Grundlagen der MDK-Qualitätsprüfungen in der stationären Pflege. 2009, S. 25.

Merkmal	Inhalt
betroffene Lebensaktivität	• sich sicher fühlen und verhalten
Spezifizierung	• Beeinträchtigung von Ruhen, Schlafen und der Orientierung
Problem/Art der Beeinträchtigung	• akute Verwirrtheit infolge von Flüssigkeitsmangel
Qualität, Quantität	• vor allem und stark ausgeprägt in der Nacht
Ursachen, Zusammenhänge, Einfluss-, Risikofaktoren	• Frau P. trinkt zu wenig • Durstgefühl stark reduziert bzw. nicht vorhanden • Außerdem hat sie zeitweise Angst vor vergiftetem Wasser
Ausdruck (Symptome, Beobachtungen, Äußerungen)	• Desorientiertheit • Angst • Unruhe • abwehrendes Verhalten beim Anreichen von Getränken • Pflegepersonal wird als Bedrohung erlebt: Frau P. sagt: „Euer Wasser hier ist vergiftet.“

Merkmal	Inhalt
Ressourcen, Fähigkeiten, Potentiale	• Frau P. trinkt morgens besser als abends • sie trinkt ihr Lieblingsgetränk • sie trinkt nach gutem Zureden • sie trinkt, wenn das Getränk vor ihren Augen ins Glas geschenkt wird

Wichtig in dieser Phase ist es, nicht nur unzusammenhängende Einzelinformationen zu notieren, sondern Problembereiche zu erkennen und diese möglichst gemeinsam mit dem Pflegebedürftigen oder seinen Angehörigen/Betreuern zu beschreiben. Besonders bei demenziellen Menschen sind Ressourcen und Fähigkeiten oft versteckt und es ist schwieriger, zwischen tatsächlichen Problemen dieses Menschen und Problemen, die sich aus der akuten Pflegeheimsituation ergeben haben zu differenzieren. **243**

Die Ergebnisse der Problembeschreibung können auch im Rahmen einer **Pflegediagnose** fokussiert zum Ausdruck gebracht werden. Pflegediagnosen dienen dazu, Pflegeprobleme bzw. die Fähigkeiten eines pflegebedürftigen Menschen standardisiert zu identifizieren und zu beschreiben. Es gibt unterschiedliche Klassifikationssysteme von Pflegediagnosen, wobei wohl am bekanntesten die Systematik der NANDA (North American Nursing Diagnosis Association) ist, mit heute ca. 200 definierten Pflegediagnosen und dem Anspruch, damit eine verbindliche internationale Terminologie zu schaffen. Alternativ und im deutschsprachigen Raum weit verbreitet ist die International Classification of Nursing Practice (ICNP) vom International Council of Nurses (ICN). Dieses aus der Pflegepraxis entwickelte System orientiert sich stärker an der Gesundheit und den Fähigkeiten des pflegebedürftigen Menschen, hat eher präventiven Charakter und ist nicht allein auf Krankheitsbilder abgestellt[88]. Für die Beschreibung der Pflegephänomene werden bei ICNP zunächst 8 Teilbereiche gebildet (Abb. 46 und 47). **244**

Vorteil der Verwendung einer standardisierten Diagnoseklassifikation ist die Entlastung der Pflegefachkraft, die sonst Diagnosen selbst frei formulieren müsste. Im Ergebnis führt der Einsatz von Diagnosestandards zu erheblichen Zeitersparnissen, Vermeidung von Missverständnissen und einer besseren Weiterverarbeitung. **245**

88 International Classification of Nursing Practice (ICNP). Online: www.icnp.info [abgerufen am 20.3.2013].

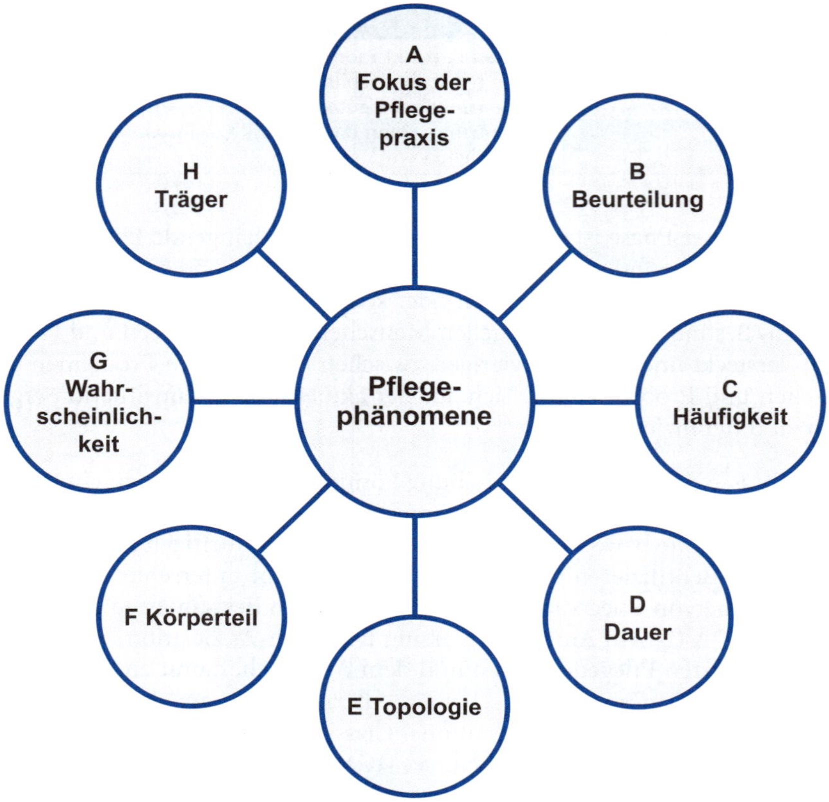

Abb. 46: Klassifikation der Pflegephänomene nach ICNP I

Quelle: Eigene Darstellung, vgl. Müller-Staub: Pflegeklassifikationen im Vergleich. Teil 1. 2004, S. 303. Online: www.pflege-pbs.ch [abgerufen am 15.12.2012].

A Fokus der Pflegepraxis

- das Gebiet des Interesses, wie es beschrieben wird durch das soziale Mandat und den professionellen und konzeptionellen Rahmen der beruflichen Praxis
- Beispiele: Schmerz, Atemnot, Selbstwertgefühl, Armut...

B Beurteilung

- die klinische Option, das Einschätzen oder Bestimmen durch die professionelle pflegerische Praxis in Bezug auf das Stadium eines Pflegephänomens einschließlich der relativen Qualität der Intensität der Manifestation des Pflegephänomens
- Beispiele: inadäquat, erhöht, verbessert, gestört

C Häufigkeit

- die Anzahl des Auftretens oder der Wiederholungen von einem Pflegephänomen während eines Zeitintervalls

D Dauer

- die Länge eines Zeitintervalls, während dessen ein Pflegephänomen auftritt
- Beispiel: chronisch, akut

E Typologie

- die anatomische Region in Relation zu einem Mittelpunkt oder die Ausdehnung von einem anatomischen Areal eines Pflegephänomens
- Beispiele: rechts, links, teilweise, total, ...

F Körperteil

- als anatomische Position oder Lokalisation eines Pflegephänomens
- Beispiel: Auge, Finger, ...

G Wahrscheinlichkeit

- die Möglichkeit des Auftretens eines Pflegephänomens
- Beispiel: Risiko, Chance

H Träger

- Träger ist für die Zwecke von ICNP definiert als die Entität, die das Pflegephänomen haben kann
- Beispiele: Individuum, Familie, Gemeinschaft

Abb. 47: Klassifikation der Pflegephänomene nach ICNP II

Quelle: Eigene Darstellung, vgl. Müller-Staub: Pflegeklassifikationen im Vergleich. Teil 1. 2004, S. 303. Online: www.pflege-pbs.ch [abgerufen am 15.12.2012].

3.2.3 Pflegeeinstufung/Kostenzusage

Gegen Ende des Aufnahmeprozesses ist eine **Pflegeeinstufung** vorzunehmen. Sie **246**
ist gewissenhaft durchzuführen, um den Prüfaufwand durch den MDK in Grenzen zu halten bzw. möglichst wenige Beanstandungsfälle zu produzieren. Zweitens ist die richtige Pflegestufeneinordnung maßgeblich für eine reibungslose Kostenübernahme bzw. die Abrechnung der eigenen Leistungserbringung. Die Kostenzusage enthält neben Personaldaten des Leistungsempfängers und den Daten der Einrichtung die verbindliche Kostenzusage des Sozialhilfeträgers oder der Pflegekasse (Hilfebedarf mit Einstufung, Pflegestufe, ggf. Sonderleistungen) sowie den zeitlichen Umfang (Dauer) der Zusage, ggf. auch einen Termin für eine Überprüfung der Zusage.

247 Dabei hat es sich in effizient arbeitenden Einrichtungen bewährt, diese Einstufung vor der Aufnahme abzuschließen und je nach Vertragsgestaltung mit den Kostenträgern die Zustimmung des Sozialhilfeträgers, des Kostenträgers bzw. der Pflegekasse bereits vor Aufnahme einzuholen. Wenn bereits vor Aufnahme Einvernehmen über die Höhe der Kosten (als zentrales Ergebnis der Einstufungszusage) hergestellt wird, lassen sich nachfolgende Diskussionen, Aufwände und Ärgernisse vermeiden (zum Aufnahmeprozess siehe auch Kapitel 3.2).

3.2.3.1 Einstufungen nach SGB XI

248 Die Ermittlung der Pflegestufe erfolgt gemäß den Richtlinien der Spitzenverbände der Pflegekassen zur Begutachtung von Pflegebedürftigkeit nach dem XI. Buch des Sozialgesetzbuches (BRi).[89] Der Medizinische Dienst der Krankenkassen (MDK) ist für die Feststellung der Pflegebedürftigkeit der Versicherten zuständig und hat zusätzlich die Aufgabe, einen an die Bedürfnisse des Versicherten angepassten Pflegeplan zu erarbeiten. Dieser enthält Vorschläge zu Maßnahmen der Prävention und Rehabilitation, zu Heilmitteln, Hilfsmitteln sowie Aussagen zur Veränderung der Pflegesituation.[90] Verrichtungen des täglichen Lebens, welche bei der Feststellung der Pflegebedürftigkeit relevant sind, werden im SGB XI in folgende Hauptbereiche gegliedert:

- Grundpflege
  - Körperpflege
  - Ernährung
  - Mobilität
- Hauswirtschaftliche Versorgung

249 Die Zuordnung zu einer der drei Pflegestufen erfolgt dann durch

- die Ermittlung von Art und Häufigkeit der Verrichtung, bei denen Hilfe benötigt wird,
- die Zuordnung der Verrichtung im Tagesablauf sowie
- die Angabe des individuellen Zeitaufwands[91]

Zeitorientierungswerte für die Pflegezeitbemessung

250 Die Orientierungswerte dienen dem Gutachter nur als Anhaltswerte. Er muss den tatsächlichen Zeitaufwand für den Pflegebedürftigen individuell genau prüfen. Bei der Festlegung der Zeitaufwendungen wurde von der vollständigen Ver-

89 Vgl. Fischbeck/Rink: Pflegeeinstufungen sicherstellen. In: Kämmer (Hrsg.): Pflegemanagement in Altenpflegeeinrichtungen. 2008, S. 185.

90 Vgl. Fischbeck/Rink: Pflegeeinstufungen sicherstellen. In: Kämmer (Hrsg.): Pflegemanagement in Altenpflegeeinrichtungen. 2008, S. 186.

91 Vgl. Fischbeck/Rink: Pflegeeinstufungen sicherstellen. In: Kämmer (Hrsg.): Pflegemanagement in Altenpflegeeinrichtungen. 2008, S. 187 f.

richtung durch eine Laienpflegekraft ausgegangen. Die folgenden drei Tabellen 26, 27 und 28 zeigen die Orientierungswerte im Bereich der Grundpflege (Körperpflege, Ernährung und Mobilität). Entspricht der tatsächlich ermittelte Zeitaufwand dem Orientierungswert, so ist keine Begründung des Gutachters notwendig. Nur bei Über- oder Unterschreiten der Zeiten muss der Gutachter eine Begründung für die Zeitdifferenz angeben um der Pflegekasse die Notwendigkeit zur Hilfe möglichst transparent darzustellen. Dabei sind insbesondere erschwerende oder erleichternde Faktoren im konkreten Einzelfall zu nennen.

Pflegeerschwerende Faktoren: **251**

- Körpergewicht über 80 kg
- Kontrakturen/Einsteifung großer Gelenke/Fehlstellungen der Extremitäten
- hochgradige Spastik, z. B. bei Hemiplegien und Paraparesen
- einschießende unkontrollierte Bewegungen
- eingeschränkte Belastbarkeit infolge schwerer kardiopulmonaler Dekompensation mit Orthopnoe und ausgeprägter zentraler und peripherer Zyanose sowie peripheren Ödemen
- Erforderlichkeit der mechanischen Harnlösung oder der digitalen Enddarmentleerung
- Schluckstörungen/Störungen der Mundmotorik, Atemstörungen
- Abwehrverhalten/fehlende Kooperation mit Behinderung der Übernahme (z. B. bei geistigen Behinderungen/psychischen Erkrankungen)
- stark eingeschränkte Sinneswahrnehmung (Hören, Sehen)
- starke therapieresistente Schmerzen
- pflegebehindernde räumliche Verhältnisse
- zeitaufwendiger Hilfsmitteleinsatz (z. B. bei fahrbaren Liftern/Decken-, Wand-Liftern)
- verrichtungsbezogene krankheitsspezifische Pflegemaßnahmen, die aus medizinisch-pflegerischen Gründen regelmäßig und auf Dauer untrennbarer Bestandteil der Hilfe bei den in § 14 Abs. 4 SGB XI genannten Verrichtungen der Grundpflege sind oder
- objektiv notwendig im unmittelbaren zeitlichen und sachlichen Zusammenhang mit diesen Verrichtungen vorgenommen werden müssen

Pflegeerleichternde Faktoren: **252**

- pflegeerleichternde räumliche Verhältnisse
- Hilfsmitteleinsatz
- Körpergewicht unter 40 kg[92]

92 Vgl. Quelle: Fischbeck/Rink: Pflegeeinstufungen sicherstellen. In: Kämmer (Hrsg.): Pflegemanagement in Altenpflegeeinrichtungen. 2008, S. 189 ff.

Tab. 26: Zeitorientierungswerte Körperpflege

Quelle: Fischbeck/Rink: Pflegeeinstufungen sicherstellen. In: Kämmer (Hrsg.): Pflegemanagement in Altenpflegeeinrichtungen. 2008, S. 192 f.

Körperpflege	in Minuten
Ganzkörperwäsche	20 – 25
Teilwäsche Oberkörper	8 – 10
Teilwäsche Unterkörper	12 – 15
Teilwäsche Hände/Gesicht	1 – 2
Duschen	15 – 20
Baden	20 – 25
Zahn- und Mundpflege	5
Kämmen	1 – 3
Rasieren	5 – 10
Wasserlassen (Intimhygiene, Toilettenspülung)	2 – 3
Stuhlgang (Intimhygiene, Toilettenspülung)	3 – 6
Richten der Bekleidung	2
Wechsel der Inkontinenzhilfsmittel (Intimhygiene, Entsorgung) – nach Wasserlassen – nach Stuhlgang	4 – 6 7 – 10
Wechseln kleiner Vorlagen	1 – 2
Wechseln/Entleeren Urinbeutel/Nachtstuhl	2 – 3
Wechseln/Entleeren eines Stomabeutels	3 – 4

Tab. 27: Zeitorientierungswerte Ernährung

Quelle: Fischbeck/Rink: Pflegeeinstufungen sicherstellen. In: Kämmer (Hrsg.): Pflegemanagement in Altenpflegeeinrichtungen. 2008, S. 193.

Ernährung	in Minuten
Mundgerechte Zubereitung einer Hauptmahlzeit einschließlich Bereitstellung eines Getränkes	2 – 3
Essen von Hauptmahlzeiten einschließlich Trinken (max. 3 Hauptmahlzeiten pro Tag)	15 – 20
Verabreichung von Sondenkost mittels Schwerkraft oder Pumpe, inklusive Reinigen des verwendeten Mehrfachsystems bei Kompletternährung	15 – 20

Tab. 28: Zeitorientierungswerte Mobilität

Quelle: Fischbeck/Rink: Pflegeeinstufungen sicherstellen. In: Kämmer (Hrsg.): Pflegemanagement in Altenpflegeeinrichtungen. 2008, S. 194.

Mobilität	in Minuten
Aufstehen/Zu-Bett-Gehen	1 – 2
Umlagern	2 – 3
Ankleiden gesamt	8 – 10
Ankleiden Ober-/Unterkörper	5 – 6
Entkleiden gesamt	4 – 6
Entkleiden Ober-/Unterkörper	2 – 3
Stehen/Transfer	1

Die Vorgabe von Zeitorientierungswerten bezogen auf Treppensteigen, Gehen, Verlassen und Wiederaufsuchen der Wohnung ist nicht sehr sinnvoll, da jeder Pflegebedürftige in einer individuellen Umgebung mit unterschiedlichen Wegstrecken lebt.[93] **253**

Zeitorientierung für die hauswirtschaftliche Versorgung

Bei der hauswirtschaftlichen Versorgung wird der tatsächliche individuelle Zeitaufwand dokumentiert. Bereiche der hauswirtschaftlichen Versorgung sind: **254**

- Einkaufen (lassen):
  - Planung und Information bei der Beschaffung von Lebens-, Reinigungs-, und Körperpflegemitteln
  - Überblick, was, wann und zu welchem Preis eingekauft wird
  - Kenntnis über Genieß- und Haltbarkeit, Lagerung
- Kochen (lassen):
  - Gesamte Zubereitung der Nahrung
  - Aufstellen eines Speiseplanes unter Berücksichtigung eventueller Diäten
  - Bedienung von technischen Geräten
  - Einschätzung der Mengenverhältnisse und Garzeiten
  - Beachtung der Hygieneregeln
- Reinigen der Wohnung:
  - Reinigung der Fußböden, Möbel, Fenster und Haushaltsgeräte
- Geschirr spülen:
  - Bewertung individuell, ob maschinell oder manuell gespült wird

93 Vgl. Fischbeck/Rink: Pflegeeinstufungen sicherstellen. In: Kämmer (Hrsg.): Pflegemanagement in Altenpflegeeinrichtungen. 2008, S. 194 f.

- Wechseln und Waschen von Wäsche und Kleidung:
  - Waschen, sortieren, aufhängen und bügeln der Wäsche
  - Einsortieren in den Schrank
  - Betten beziehen
- Beheizen:
  - Beschaffung und Entsorgung des Heizmaterials[94]

Die Begutachtung durch den MDK

255 Vor der Begutachtung sichtet und prüft der MDK alle von der Pflegekasse erhaltenden Unterlagen und entscheidet, ob er zusätzlich Unterlagen vom behandelnden Arzt oder ggf. der Pflegeeinrichtung benötigt. Der Besuch des MDK wird vorher angekündigt und findet im normalen Wohnumfeld des Pflegebedürftigen statt. Dies kann entweder zuhause oder im Heim sein. Mittels Begutachtungsrichtlinien und Einsicht in die vorhandenen Dokumente nimmt der Gutachter die Begutachtung vor. Besondere Beachtung findet dabei die Pflegeprozessdokumentation. Es sollten außerdem andere im Pflegeprozess Beteiligte (Angehörige, Pflegekräfte) zur Feststellung der Pflegebedürftigkeit befragt werden. Der Besuch des Pflegebedürftigen wird von den beteiligten Pflegekräften und Ärzten gemeinsam ausgewertet und ggf. geklärt, ob ein weiterer Besuch oder weitere sachdienliche Informationen erforderlich sind. Das Ergebnis wird letztlich durch den MDK der Pflegekasse mitgeteilt, welche die Pflegestufe festlegt.[95]

256 **Pflegestufe 1:** Der Pflegebedürftige benötigt mindestens einmal täglich für insgesamt mehr als 90 Minuten Hilfe. Davon entfallen mindestens 45 Minuten auf Hilfe bei der Grundpflege bei mindestens 2 Verrichtungen. Die restliche Zeit gilt hauswirtschaftlichen Leistungen, bei denen er mehrmals wöchentlich Hilfe benötigt.

257 **Pflegestufe 2:** Der Pflegebedürftige benötigt mindestens dreimal täglich insgesamt mehr als 180 Minuten Hilfe. Davon entfallen mindestens 120 Minuten auf Hilfe bei der Grundpflege bei mindestens 2 Verrichtungen. Die restliche Zeit gilt hauswirtschaftlichen Leistungen, bei denen er mehrmals wöchentlich Hilfe benötigt.

258 **Pflegestufe 3:** Der Pflegebedürftige benötigt rund um die Uhr täglich insgesamt mehr als 300 Minuten Hilfe. Davon entfallen mindestens 240 Minuten auf Hilfe bei der Grundpflege. Die restliche Zeit gilt hauswirtschaftlichen Leistungen, bei denen er mehrmals wöchentlich Hilfe benötigt.

94 Vgl. Fischbeck/Rink: Pflegeeinstufungen sicherstellen. In: Kämmer (Hrsg.): Pflegemanagement in Altenpflegeeinrichtungen. 2008, S. 195.

95 Vgl. Fischbeck/Rink: Pflegeeinstufungen sicherstellen. In: Kämmer (Hrsg.): Pflegemanagement in Altenpflegeeinrichtungen. 2008, S. 199 f.

Härtefall: Der Pflegebedürftige benötigt rund um die Uhr täglich insgesamt mehr als 420 Minuten Hilfe. Davon entfallen mindestens 120 Minuten auf Hilfe in der Nacht.[96] 259

Eine Entscheidung, ob der Pflegebedürftige stationär oder ambulant gepflegt werden soll, ist vom Gutachter zu prüfen. Generell gilt der Grundsatz „ambulant vor stationär". Bei einer Einstufung in Pflegestufe 3 ist grundsätzlich eine stationäre Pflege vorgesehen. Andere Gründe, die für eine stationäre Pflege sprechen sind: 260

- Fehlen einer Pflegeperson
- fehlende Bereitschaft der in Frage kommenden Pflegeperson
- drohende oder bereits vorhandene Überforderung der Pflegeperson
- drohende oder bereits eingetretene Verwahrlosung der Pflegebedürftigen
- Fremd- oder Selbstgefährdung des Pflegebedürftigen
- räumliche häusliche Rahmenbedingungen, die eine Pflege unmöglich machen und die sich durch Anpassungen der Wohnraumsituation nicht verbessern lassen[97]

3.2.3.2 Einstufungen in der stationären Eingliederungshilfe (SGB XII)

Die Grundlage für die Einführung von Einstufungsmodellen war der damals geltende § 93a BSHG (Fassung vom 1.1.1999), jetzt §§ 75, 76 SGB XII, in dem es u. a. heißt: „Die Maßnahmepauschale kann nach Gruppen für Leistungsberechtigte mit vergleichbarem Bedarf kalkuliert werden (§ 76 Abs. 2 Satz 3 SGB XII)." 261

Gemäß § 79 Abs. 1 SGB XII (früher ebenfalls § 93 BSHG) ist jedes Bundesland verpflichtet, einen Landesrahmenvertrag (LRV) abzuschließen. Dieser legt die Rahmenbedingungen für die zwischen den Trägern der Sozialhilfe und den Trägern der Einrichtungen zu treffenden Leistungs-, Prüfungs- und Vergütungsvereinbarungen fest. Im Jahr 2001 wurde der LRV in Niedersachsen aufgesetzt und abgeschlossen, mit Inkrafttreten ab dem 1.1.2002. Die originalen Vertragsparteien waren neben dem Land Niedersachen die kommunalen Spitzenverbände, die Landesarbeitsgemeinschaft der Freien Wohlfahrtspflege (LAG-FW) und die Landesarbeitsgemeinschaft der Privaten Pflegeeinrichtungen (LAG-PPN), wobei letztere den Vertrag am Ende nicht mit unterschrieben hat und somit dem LRV nicht beigetreten ist. Um die Umsetzung und Weiterentwicklung des Landesrahmenvertrags zu gewähren, wurde eine sogenannte „Gemeinsame Kommission (GK)" gegründet, die sich aus jeweils 5 Mitgliedern der einzelnen Vertragsparteien zusammensetzt. Ihre spezifischen Funktionen sind: 262

- Fortschreibung und Weiterentwicklung des Systems der Leistungstypen
- Entwicklung und Pflege der Rahmenleistungsvereinbarungen

96 Vgl. Fischbeck/Rink: Pflegeeinstufungen sicherstellen. In: Kämmer (Hrsg.): Pflegemanagement in Altenpflegeeinrichtungen. 2008, S. 188/196.

97 Vgl. Fischbeck/Rink: Pflegeeinstufungen sicherstellen. In: Kämmer (Hrsg.): Pflegemanagement in Altenpflegeeinrichtungen. 2008, S. 188/197.

- Differenzierung der Leistungsberechtigtengruppe
- Fortschreibung des Korridorverfahrens
- Mitgestaltung der Kalkulationen der Entgelte (Grund- und Maßnahmenpauschale sowie Investitionsbetrag)
- Kalkulationsvorgaben (pauschale Entgeltanpassungen) bis zum 30.9. eines Jahres

263 Im Landesrahmenvertrag wurde damals u. a. festgelegt, dass in Niedersachsen zur Ermittlung der Maßnahmepauschale für den Leistungstyp (LT) Wohnen zwei Einstufungsmodelle verwendet werden sollen:

- Das H.M.B.-W. Verfahren für Menschen mit einer geistigen und/oder körperlichen Behinderung (ab dem 1.1.2002)
- Das Schlichthorster Modell für Menschen mit einer seelischen Behinderung (ab dem 1.1.2004)

264 Mit dem Ergänzungsvertrag („III. Vertrag“) zur Vereinbarung zur Fortführung der Inhalte und Regelungen des Niedersächsischen Landesrahmenvertrages nach § 93d Abs. 2 BSHG und des Niedersächsischen Landesrahmenvertrags zur Vergleichbarkeit (FFV LRV) kommt für den LT Tagesstruktur ein weiteres Einstufungsmodell hinzu:

- Das H.M.B.-T. Verfahren für Menschen mit einer geistigen und/oder körperlichen Behinderung (ab 1.1.2013)

265 Im Jahr 2010 hat die Gemeinsame Kommission an Vertreter von Einrichtungen und Leistungsträgern den Auftrag gegeben, gemeinsam in Arbeitsgruppen Anwendungshinweise für die drei Einstufungsmodelle zu erarbeiten. Diese wurden von der GK gemäß § 19 FFV LRV mit Beschluss vom 8.3.2011 verabschiedet und sind seitdem für alle Vertragsparteien gültig.

266 Hier eine kurze Übersicht über die Einstufungsmodelle im LT Wohnen (vgl. Tab. 29):

Tab. 29: Übersicht über die Einstufungsmodelle

Quelle: GK FFV LRV: Niedersächsische Anwendungshinweise zum HMB-W Verfahren. Verfahren der Zuordnung von Leistungsberechtigten zu Gruppen für Leistungsberechtigte mit vergleichbarem Hilfebedarf. 2011, S. 3. Online: www.akademie-fuer-rehaberufe.de [abgerufen am 13.9.2013] und Kauder: Personenzentrierte Hilfen in der psychiatrischen Versorgung. In: Aktion Psychisch Kranke (Hrsg.): Psychosoziale Arbeitshilfen Heft 11. 1997, S. 5.

Thema	H.M.B.-W. Verfahren	Schlichthorster Modell
Personenkreis:	Menschen mit geistigen und/oder körperlichen Behinderungen	Menschen mit seelischen Behinderungen
Verfasser:	Dr. Heidrun Metzler	Günter Storck
Entstehungsdatum:	1997-1998	2001

Thema	H.M.B.-W. Verfahren	Schlichthorster Modell
Gültig seit:	1.1.2002	1.1.2004
Grundlage:	Wissenschaftliche Studie mit Auftrag, ein einheitliches Messinstrument zur Erhebung des Hilfebedarfs für die individuelle Lebensgestaltung im Bereich „Wohnen“ zu entwickeln.	Integrierter Behandlungs- und Rehabilitationsplan (IBRP), ein Modell für den Personenzentrierten Ansatz der „Aktion Psychisch Kranke“ (Herausgeber)
Grundsätze zur Einstufung:	„Die Einstufung eines behinderten Menschen nach seinem „Aktivitätsprofil“ einerseits und seinem Hilfebedarf andererseits basiert ausschließlich auf der Einschätzung, inwieweit personelle Hilfen erforderlich sind. Werden Hilfsmittel eingesetzt und kann ein behinderter Mensch diese eigenständig nutzen, besteht in der Regel kein Hilfebedarf im definierten Sinn.“[98]	Die Einstufung basiert auf der folgenden Fragestellung: „Verfügt die Klientin/der Klient über die erforderlichen Fähigkeiten zu einer eigenständigen Bewältigung der in den drei Bereichen genannten Anforderungen (Items) oder ist er – wäre er auf sich allein gestellt – hinsichtlich der Bewältigung dieser Anforderungen beeinträchtigt und welchen Hilfebedarf benötigt er?“[99]
Einzustufende Items:	34 (in 7 Kategorien)	29 (in 3 Kategorien)
Hilfebedarfskategorien pro Item:	4 (A – D)	5 (1 – 5)
Hilfebedarfsgruppen mit Personalschlüsseln (für Niedersachsen) zur Abrechnung der Maßnahmepauschale:	HBG 1 – 1:6,6 HBG 2 – 1:5,0 HBG 3 – 1:3,3 HBG 4 – 1:2,1 HBG 5 – 1:1,4	LBG 1 – 1:11 LBG 2 – 1: 6 LBG 3 – 1: 3,33
Wichtige Information für den Einstufer:	Wenn ein Problem in einem Item genannt wurde, darf es in keinem weiteren Item erwähnt werden.	Ein Problem kann/darf sich wie ein „roter Faden“ durch mehrere Items ziehen, da allgemein anerkannt wurde, dass eine psychiatrische Grundstörung Einfluss und Auswirkung auf viele Lebensbereiche haben kann.

Das H.M.B.-W. Verfahren

Das H.M.B.-W. Verfahren wurde im Rahmen einer wissenschaftlichen Studie 267
von Frau Dr. Heidrun Metzler, Leiterin der Forschungsstelle „Lebenswelten be-

98 GK FFV LRV: Niedersächsische Anwendungshinweise zum HMB-W Verfahren. Verfahren der Zuordnung von Leistungsberechtigten zu Gruppen für Leistungsberechtigte mit vergleichbarem Hilfebedarf. 2011, S. 3. Online: www.akademie-fuer-rehaberufe.de [abgerufen am 13.9.2013].

99 Kauder: Personenzentrierte Hilfen in der psychiatrischen Versorgung. In: Aktion Psychisch Kranke (Hrsg.): Psychosoziale Arbeitshilfen Heft 11. 1997, S. 5.

hinderter Menschen“ an der Universität Tübingen, entwickelt. Als Grundlage für die Studie reichten verschiedene Verbände, u. a. der Verband für anthroposophische Heilpädagogik, Sozialtherapie und soziale Arbeit, der Verband katholischer Einrichtungen für Lern- und Geistig-Behinderte, der Verband evangelischer Einrichtungen für Menschen mit geistiger und seelischer Behinderung und die Bundesvereinigung Lebenshilfe für Menschen mit geistiger Behinderung ihre bisher genutzten Einrichtungsspezifischen Bewertungsbögen ein und beauftragten Frau Dr. Metzler, aus diesen ein einheitliches Messinstrument zur Erhebung des Hilfebedarfs für die individuelle Lebensgestaltung im Bereich „Wohnen“ zu entwickeln. Zwischen den Jahren 1997 und 1998 entstand dann das H.M.B.-W. Verfahren, eine Abkürzung für „Hilfebedarf für Menschen mit Behinderung im Wohnen“. Das Messinstrument zur Hilfebedarfsermittlung besteht aus zwei Teilen:

- Erhebungsbogen mit Aktivitätsprofil
- Auswertungsraster

268 Der Hilfebedarf wird erhoben in 34 Items, die in 7 Bedarfsbereiche aufgeteilt sind (vgl. Tab. 30):

- Alltägliche Lebensführung (7 Items)
- Individuelle Basisversorgung (6 Items)
- Gestaltung sozialer Beziehungen (3 Items)
- Teilnahme am kulturellen und gesellschaftlichen Leben (5 Items)
- Kommunikation und Orientierung (4 Items)
- Emotionale und psychische Entwicklung (4 Items)
- Gesundheitsförderung und Erhaltung (5 Items)

269 Um eine Einstufung des Hilfebedarfs in einem Item vorzunehmen, muss zunächst eine Bewertung im Aktivitätsprofil (linke Spalte im Erhebungsbogen) erfolgen. Hier wird die Selbstständigkeit eines Menschen mit Behinderung abgefragt und mit den Möglichkeiten „kann“, „kann mit Schwierigkeiten“ oder „kann nicht“ beurteilt. Dies wird dann als Grundlage zur Feststellung des tatsächlichen Hilfebedarfs genommen und, idealerweise zusammen mit dem jeweiligen Bewohner, in eine der folgenden Bewertungsgruppen eingestuft:

- A: Es ist keine (personelle) Hilfe erforderlich bzw. gewünscht
- B: Information, Assistenz, Hilfestellung
- C: Stellvertretende Ausführung/Begleitung
- D: Intensive Förderung/Anleitung/Umfassende Hilfestellung

270 Die Inhalte der einzelnen Items und welcher Hilfebedarf unter welche Bewertungsgruppe fällt, lässt sich in den „Niedersächsischen Anwendungshinweisen zum H.M.B.-W. Verfahren“, beschlossen durch die Gemeinsame Kommission gem. § 19 der FFV LRV mit Beschluss vom 8. März 2011, nachlesen.

Tab. 30: Erhebungsbogen mit Aktivitätsprofil

Quelle: GK FFV LRV: Niedersächsische Anwendungshinweise zum HMB-W Verfahren. Verfahren der Zuordnung von Leistungsberechtigten zu Gruppen für Leistungsberechtigte mit vergleichbarem Hilfebedarf. 2011, S. 64 ff. Online: www.akademie-fuer-rehaberufe.de [abgerufen am 13.9.2013].

„Aktivitätsprofil" Die Person…			Bereich/Aktivität	Hilfebedarf			
a	b	b		A	B	C	D
			Alltägliche Lebensführung				
			1. Einkaufen Lebensmittel, Gegenstände des täglichen Bedarfs einkaufen (Einkauf planen, Geschäfte aufsuchen, auswählen)				
			2. Zubereitung von Zwischenmahlzeiten Übliche Wege der Zubereitung von Zwischenmahlzeiten und Getränken, einschließlich Frühstück und Abendessen				
			3. Zubereitung von Hauptmahlzeiten Übliche Wege der Zubereitung von warmen Hauptmahlzeiten, einschließlich Benutzung von Geräten				
			4. Wäschepflege Persönliche Wäsche waschen, flicken, aus- und einsortieren, einschließlich der Bedienung von Geräten				
			5. Ordnung im eigenen Bereich Aufräumen, Zimmer/Sanitärbereich reinigen				
			6. Geld verwalten Kenntnis des Geldwertes, Einteilung des Geldes				
			7. Regeln von finanziellen und (sozial-)rechtlichen Angelegenheiten Ausfüllen von Formularen, Stellen von Anträgen, Bankgeschäfte etc., ggf. Kooperation mit gesetzlichem Betreuer				

Tab. 30: *(Fortsetzung)*

„Aktivitätsprofil" Die Person…			Bereich/Aktivität	Hilfebedarf			
a	b	b		A	B	C	D
			Alltägliche Lebensführung				
			Individuelle Basisversorgung				
			8. Ernährung Auswahl von Art und Menge der Nahrung, Essen und Trinken, Zerkleinern (z. B. Fleisch schneiden) usw.				
			9. Körperpflege Ganz- oder Teilwaschung, Morgen- und Abendtoilette (außer Baden/Duschen), Umgang mit Menstruation				
			10. persönliche Hygiene/Toilettenbenutzung Aufsuchen der Toilette, sachgerechte Benutzung, Umgang mit Inkontinenz				
			11. Aufstehen/zu Bett gehen Grundfertigkeiten der Mobilität (körperliche Fähigkeiten), motivationale Aspekte				
			12. Baden/Duschen Eigenständige Benutzung der Dusche oder Badewanne (körperliche Fähigkeiten, ggf. Aufsichtsbedarf, motivationale Aspekte)				
			13. Anziehen/Ausziehen Auswahl von Kleidung/der Witterung oder dem Anlass entsprechend, körperliche Fähigkeit, sich an- oder auszuziehen (Grob- und Feinmotorik)				

„Aktivitätsprofil“ Die Person…			Bereich/Aktivität	Hilfebedarf			
a	b	b		A	B	C	D
			Alltägliche Lebensführung				
			Gestaltung sozialer Beziehungen				
			14. im unmittelbaren Nahbereich Beziehungen zu Mitbewohnern/Nachbarn/Mitarbeitern, Regelung von Konflikten, Vermeidung von Isolation, Einhalten von Absprachen				
			15. zu Angehörigen Aufrechterhaltung der sozialen Beziehungen, Kontaktaufnahme, Klärung von Konflikten				
			16. in Freundschaften/Partnerschaften Aufbau und Aufrechterhaltung stabiler sozialer Beziehungen, Kontaktaufnahme, Klärung von Konflikten				
			Teilnahme am kulturellen und gesellschaftlichen Leben				
			17. Gestaltung freier Zeit/Eigenbeschäftigung planvolle und persönlich sinnvolle Nutzung freier Zeit, Einteilung der Zeit, Ausführen von Hobbies, Entwicklung persönlicher Vorlieben				
			18. Teilnahme an Freizeitangeboten/kulturellen Veranstaltungen Information über Angebote, Auswahl von Angeboten, aktives Aufsuchen von Angeboten (einschließlich der dazu erforderlichen körperlichen Mobilität)				
			19. Begegnung mit sozialen Gruppen /fremden Personen Sich zurechtfinden in fremden Gruppen, Sozialverhalten, Bewältigung von Konflikten (im Freizeit- und Arbeitsbereich)				

Tab. 30: *(Fortsetzung)*

„Aktivitätsprofil“ Die Person…			Bereich/Aktivität	Hilfebedarf			
a	b	b		A	B	C	D
			Alltägliche Lebensführung				
			20. Erschließen außerhäuslicher Lebensbereiche Motivation zum Besuch von Schule, Arbeitsplatz, Beschäftigungsbereich u. ä.; Bewältigung des Weges zum außerhäuslichen Lebensbereich etc.				
			21. Entwickeln von Zukunftsperspektiven, Lebensplanung Auseinandersetzung mit der eigenen Behinderung, Auseinandersetzung mit der eigenen Rolle in der Gesellschaft, Entwickeln persönlicher Ziele				
			Kommunikation und Orientierung				
			22. Kompensation von Sinnesbeeinträchtigungen und Kommunikationsstörungen/Unterstützung der Kulturtechniken Nutzung von Hilfsmitteln wie Langstock, Hörgerät, PC etc., Aneignung und Gebrauch von Gebärdensprache, Erschließen alternativer Kommunikationswege bei fehlender oder stark eingeschränkter Sprache etc.				
			23. Zeitliche Orientierung Kenntnis der Uhrzeit, Tag-Nacht-Rhythmus, Zeitstruktur				
			24. Räumliche Orientierung in vertrauter Umgebung alle Orte, die regelmäßig aufgesucht werden: Wohnung, Wohnumfeld, Weg zur Arbeit etc.				
			25. Räumliche Orientierung in fremder Umgebung (einschließlich Verkehrssicherheit)				

„Aktivitätsprofil" Die Person…			Bereich/Aktivität	Hilfebedarf			
a	b	b		A	B	C	D
			Alltägliche Lebensführung				
			Emotionale und psychische Entwicklung				
			26. Bewältigung von Angst, Unruhe, Spannungen				
			27. Bewältigung von Antriebsstörungen, Interesselosigkeit, Apathie etc.				
			28. Bewältigung paranoider oder affektiver Symptomatik				
			29. Umgang mit und Abbau von erheblich selbst- und fremdgefährdenden Verhaltensweisen				
			Gesundheitsförderung und -erhaltung				
			30. Ausführen ärztlicher oder therapeutischer Verordnungen Bereitstellung, Dosierung und Einnahme von Medikamenten,(Körper-) Übungen				
			31. Absprache und Durchführung von Arztterminen Arztwahl, Terminvereinbarung, Aufsuchen der Praxis etc.				
			32. Spezielle pflegerische Erfordernisse Dekubitusprophylaxe, Bedienung von Beatmungsgeräten, pflegerische Erfordernisse bei Sondenernährung etc.				
			33. Beobachtung und Überwachung des Gesundheitszustandes Regelmäßige Kontrollen (z. B. bei Diabetes, Vitalzeichen-Kontrolle, Beobachtung bei Erkrankungen, Erkennen von Krankheitssymptomen etc.)				

Tab. 30: *(Fortsetzung)*

„Aktivitätsprofil" Die Person…			Bereich/Aktivität	Hilfebedarf			
a	b	b		A	B	C	D
			Alltägliche Lebensführung				
			34. Gesundheitsfördernder Lebensstil Kenntnisse über gesunde Ernährung, körperliches Training/Bewegung, Vermeiden gesundheitsschädigender Verhaltensweisen				

a = kann
b = kann mit Schwierigkeiten
c = kann nicht

A = keine Hilfe erforderlich/gewünscht
B = Information/Assistenz/Hilfestellung
C = stellvertretende Ausführung/Begleitung
D = Intensive Förderung/Anleitung Umfassende Hilfestellung

Auswertung des Einstufungsbogens als Grundlage für die Maßnahmepauschale: Im H.M.B.-W. Verfahren hat Frau Dr. Metzler unterschiedliche Schwerpunkte für einzelne Items festgesetzt, so dass die Punktzahl für A = 0, B = 2 oder 4, C = 3 oder 6 und D = 4 oder 8 sein kann. Die Gewichtung in den Items wird im Auswertungsraster (vgl. folgende Tab. 31) angezeigt. 271

Sobald die Punkte aller Items summiert sind, ergeben sich zur Bestimmung der Maßnahmepauschale folgende Hilfebedarfsgruppen (HBG): 272

- HBG 1: 0-38 Punkte
- HBG 2: 39-76 Punkte
- HBG 3: 77-114 Punkte
- HBG 4: 115-152 Punkte
- HBG 5: 153-188 Punkte

Tab. 31: Auswertungsraster

Quelle: GK FFV LRV: Niedersächsische Anwendungshinweise zum HMB-W Verfahren. Verfahren der Zuordnung von Leistungsberechtigten zu Gruppen für Leistungsberechtigte mit vergleichbarem Hilfebedarf. 2011, S. 79. Online: www.akademie-fuer-rehaberufe.de [abgerufen am 13.9.2013].

Bereich/Aktivität	***Hilfebedarf /Bewertung (Punkte)***			
Alltägliche Lebensführung	***A***	***B***	***C***	***D***
1. Einkaufen	*0*	*2*	*3*	*4*
2. Zubereitung von Zwischenmahlzeiten	*0*	*2*	*3*	*4*
3. Zubereitung von Hauptmahlzeiten	*0*	*2*	*3*	*4*
4. Wäschepflege	*0*	*2*	*3*	*4*
5. Ordnung im eigenen Bereich	*0*	*2*	*3*	*4*
6. Geld verwalten	*0*	*2*	*3*	*4*
7. Regeln von finanziellen und (sozial-)rechtlichen Angelegenheiten	*0*	*2*	*3*	*4*
Individuelle Basisversorgung				
8. Ernährung	*0*	*4*	*6*	*8*
9. Körperpflege	*0*	*4*	*6*	*8*
10. Toilettenbenutzung/persönliche Hygiene	*0*	*4*	*6*	*8*
11. Aufstehen/zu Bett gehen	*0*	*2*	*3*	*4*
12. Baden/Duschen	*0*	*2*	*3*	*4*
13. Anziehen/Ausziehen	*0*	*2*	*3*	*4*
Gestaltung sozialer Beziehungen				
14. Im unmittelbaren Nahbereich	*0*	*4*	*6*	*8*
15. Zu Angehörigen	*0*	*4*	*6*	*8*
16. In Freundschaften/Partnerschaften	*0*	*4*	*6*	*8*

Tab. 31: *(Fortsetzung)*

Bereich/Aktivität	*Hilfebedarf /Bewertung (Punkte)*			
Teilnahme am kulturellen und gesellschaftlichen Leben				
17. Gestaltung freier Zeit/Eigenbeschäftigung	*0*	*2*	*3*	*4*
18. Teilnahme an Angeboten/Veranstaltungen	*0*	*2*	*3*	*4*
19. Begegnung mit sozialen Gruppen/fremden Personen	*0*	*2*	*3*	*4*
20. Erschließung außerhäuslicher Lebensbereiche	*0*	*2*	*3*	*4*
21. Entwicklung von Zukunftsperspektiven, Lebensplanung	*0*	*2*	*3*	*4*
Kommunikation				
22. Kompensation von Sinnesbeeinträchtigungen und Kommunikationsstörungen/Unterstützung der Kulturtechniken	*0*	*4*	*6*	*8*
23. Zeitliche Orientierung	*0*	*4*	*6*	*8*
24. Räumliche Orientierung in vertrauter Umgebung	*0*	*4*	*6*	*8*
25. Räumliche Orientierung in fremder Umgebung	*0*	*4*	*6*	*8*
Emotionale und psychische Entwicklung				
26. Bewältigung von Angst, Unruhe, Spannungen	*0*	*2*	*3*	*4*
27. Bewältigung von Antriebsstörung etc.	*0*	*4*	*6*	*8*
28. Bewältigung paranoider oder affektiver Symptomatik	*0*	*4*	*6*	*8*
29. Umgang mit und Abbau von erheblich selbst- und fremdgefährdenden Verhaltensweisen	*0*	*4*	*6*	*8*
Gesundheitsförderung und -erhaltung				
30. Ausführen ärztlicher oder therapeutischer Verordnungen	*0*	*2*	*3*	*4*
31. Absprache und Durchführung von Arztterminen	*0*	*2*	*3*	*4*
32. Spezielle pflegerische Erfordernisse	*0*	*2*	*3*	*4*
33. Beobachtung und Überwachung des Gesundheitszustandes	*0*	*2*	*3*	*4*
34. Gesundheitsfördernder Lebensstil	*0*	*2*	*3*	*4*

Wissenswertes für den Einstufer/die Einstuferin

273 Das H.M.B.-W. Verfahren richtet sich nach folgendem Grundsatz: „Die Einstufung eines behinderten Menschen nach seinem „Aktivitätsprofil“ einerseits und seinem Hilfebedarf andererseits basiert ausschließlich auf der Einschätzung, inwieweit personelle Hilfen erforderlich sind. Werden Hilfsmittel eingesetzt und kann ein behinderter Mensch diese eigenständig nutzen, besteht in der Regel kein Hilfebedarf im definierten Sinn.“[100]

100 GK FFV LRV: Niedersächsische Anwendungshinweise zum HMB-W Verfahren. Verfahren der Zuordnung von Leistungsberechtigten zu Gruppen für Leistungsberechtigte mit vergleichbarem Hilfebedarf. 2011, S. 3. Online: www.akademie-fuer-rehaberufe.de [abgerufen am 13.9.2013].

Das H.M.B.-W. Verfahren ist sehr praxisorientiert in seiner Anwendung. Bewertet wird die aktuelle Situation, die sich im Wohnbereich in Bezug auf die benötigte Hilfe in der Bewältigung des Alltags ergibt. 274

Im H.M.B.-W. Verfahren gilt: Wenn ein Problem in einem Item genannt wurde, darf es in keinem weiteren Item erwähnt werden. Dies gestaltet sich, gerade bei Menschen mit Mehrfachbehinderungen, teilweise sehr schwierig. Besonderes Augenmerk kann auf die Items 22-25 gelenkt werden (Bedarfsbereich: Kommunikation und Orientierung). Diese Items fallen unter „Verbundene Bedarfe", d. h. hier darf nur ein Hilfebedarf geltend gemacht werden, wenn Betreuungsleistungen außerhalb oder zusätzlich zu alltäglichen Aufgaben anfallen. 275

Aktive Förderziele werden, je nach Grad der Unterstützung, mit B (wenn eine ständige Anwesenheit nicht notwendig ist) oder D (die Aufgabe kann nur unter ständiger Anwesenheit und durch die kontinuierliche Erklärung von Teilschritten erledigt werden) eingestuft. Ein aktives Förderziel muss nicht zwangsläufig einen Erwerb neuer Fähigkeiten oder eine Verbesserung als Ziel haben, es kann sich auch um die Aufrechterhaltung von Ressourcen und Kompetenzen handeln. Aufgepasst werden sollte jedoch, dass es nicht zu viele aktive Förderziele gibt und sich die Schwerpunkte in der Betreuung ergänzen, damit es nicht zur Überforderung des Bewohners/der Bewohnerin kommt. 276

Die Items 26-29 bilden psychische Erkrankungen und Beeinträchtigungen ab. In Item 28 kann aber nur ein Hilfebedarf geltend gemacht werden, wenn zusätzlich zur geistigen und/oder körperlichen Behinderung eine psychiatrische Diagnose vorliegt. Eine eventuelle Suchtproblematik und der damit anfallende Hilfebedarf kann unter Item 34 „Gesundheitsfördernder Lebensstil" abgebildet werden. 277

Das Schlichthorster Modell

Das Schlichthorster Modell wurde im Jahr 2001 von Herrn Günter Storck, zum damaligen Zeitpunkt Einrichtungsleiter (mittlerweile im Ruhestand) der Wohnanlage „Schlichthorst" (155 Betten) der AWO Trialog Weser-Ems gGmbH, entwickelt. Es basiert auf dem Integrierten Behandlungs- und Rehabilitationsplan (IBRP), welcher in den „Personenzentrierten Hilfen in der psychiatrischen Versorgung" der Aktion Psychisch Kranke (Psychosoziale Arbeitshilfen Heft 11, 1998, 2. Aufl.) beschrieben wird. Herr Storck hat sich als Vorlage den Fragebogen zur Ermittlung des Hilfebedarfs im Wohnen genommen und diesen an die Bedürfnisse seiner Einrichtung angepasst. So entstand 2001 das Schlichthorster Modell, benannt nach der Wohnanlage Schlichthorst (vgl. Tab. 32). 278

Der Hilfebedarf wird erhoben in 29 Items, die in 3 Bedarfsbereiche aufgeteilt sind: 279

- Beeinträchtigung/Gefährdung durch die psychische Erkrankung (12 Items)
- Fähigkeiten, Fähigkeitsstörungen und Beeinträchtigungen bei der Aufnahme und Gestaltung persönlicher/sozialer Beziehungen (4 Items)

- Fähigkeiten, Fähigkeitsstörungen und Beeinträchtigungen in den Lebensfeldern Wohnen, Tagesgestaltung/Freizeit/Teilhabe am gesellschaftlichen Leben (13 Items)

280 In den einzelnen Items werden dann die Beeinträchtigungen in den sogenannten Kategorien mit den individuellen „Stufen der Hilfe" abgebildet:

- Kategorie 1:
  - 0: Kein Hilfebedarf
  - 1: Information und Beratung
  - 2: Erschließung/Erhaltung von Hilfen im Umfeld
- Kategorie 2:
  - 3: Individuelle Planung, Beobachtung, Rückmeldung
  - 4: Begleitende/übende Unterstützung
- Kategorie 3:
  - 5: Regelmäßiges intensives individuelles Angebot

281 Die Inhalte der einzelnen Items und welche Fähigkeitsbeeinträchtigung unter welche Stufe/Hilfeart fällt, lässt sich in den „Niedersächsischen Anwendungshinweisen zum Schlichthorster Modell", beschlossen durch die Gemeinsame Kommission gem. § 19 der FFV LRV mit Beschluss vom 8. März 2011, nachlesen.

282 Auswertung des Einstufungsbogens als Grundlage für die Maßnahmenpauschale: Um die individuelle Leistungsberechtigtengruppe (LBG) zu ermitteln, werden die Kreuze in den einzelnen Kategorien addiert, dann mit dem jeweils hinterlegten Wert multipliziert:

- Kategorie 1: x 312 Punkte
- Kategorie 2: x 633 Punkte
- Kategorie 3: x 1249 Punkte

283 Danach wird die Summe aus den Kategorien 1-3 durch 29 (Anzahl der Items) geteilt. Die daraus entstandene Punktzahl wird dann zur Berechnung der Maßnahmenpauschale in die folgenden Leistungsberechtigtengruppen eingeteilt:

- LBG 1: 312-471
- LBG 2: 472-940
- LBG 3: 941-1249

Tab. 32: Ermittlung des Hilfebedarfs nach dem Schlichthorster Modell

Quelle: Gemeinsame Kommission (Hrsg.):
Niedersächsische Anwendungshinweise zum Schlichthorster Modell. Beschluss v. 8. März 2011, S. 73.

Bedarfsbereich	**Kategorie**			**Bemer-kung**
I. Beeinträchtigung/Gefährdung durch die psychische Erkrankung	1	2	3	
a) Antrieb (Depressivität, Selbstwertgefühl)	0 1 2	3 4	5	
b) Körpererleben	0 1 2	3 4	5	
c) Angstsyndrome	0 1 2	3 4	5	
d) Realitätsbezug (halluzinatorisches Erleben)	0 1 2	3 4	5	
e) Abhängigkeit (Suchtverhalten)	0 1 2	3 4	5	
f) emotionale Instabilität	0 1 2	3 4	5	
g) Gedächtnis/Orientierung	0 1 2	3 4	5	
h) Auffassung/Intelligenz	0 1 2	3 4	5	
i) Sinnorientierung des Lebens	0 1 2	3 4	5	
k) bei körperlicher Erkrankung/Behinderung	0 1 2	3 4	5	
l) selbstgefährdendes Verhalten	0 1 2	3 4	5	
m) störendes/fremdgefährdendes Verhalten	0 1 2	3 4	5	
II. Fähigkeiten, Fähigkeitsstörungen und Beeinträchtigungen bei der Aufnahme und Gestaltung persönlicher/sozialer Beziehungen				
a) im engeren Wohn-/Lebensbereich	0 1 2	3 4	5	
b) in Partnerschaft/Ehe	0 1 2	3 4	5	
c) in sonstigen (familiären) Beziehungen	0 1 2	3 4	5	
d) im Außenbereich	0 1 2	3 4	5	
III. Fähigkeiten, Fähigkeitsstörungen und Beeinträchtigungen in den Lebensfeldern Wohnen, Tagesgestaltung/Freizeit/Teilhabe am gesellschaftlichen Leben				
a) Ernährung	0 1 2	3 4	5	
b) Körperpflege/Kleidung	0 1 2	3 4	5	
c) Umgang mit Geld	0 1 2	3 4	5	
d) Wohnraumreinigung und Gestaltung	0 1 2	3 4	5	
e) Mobilität	0 1 2	3 4	5	
f) körperliche Aktivität	0 1 2	3 4	5	
g) sprachliche Ausdrucksfähigkeit	0 1 2	3 4	5	
h) Tag-/Nachtrhythmus	0 1 2	3 4	5	
i) Inanspruchnahme psychiatrischer Hilfen	0 1 2	3 4	5	

Tab. 32: *(Fortsetzung)*

Bedarfsbereich	Kategorie			Bemer-kung
k) Inanspruchnahme medizinischer und sozialer Hilfen	0 1 2	3 4	5	
l) Aufnahme einer Beschäftigung	0 1 2	3 4	5	
n) Gestaltung frei verfügbarer Zeit	0 1 2	3 4	5	
o) Teilnahme am gesellschaftlichen Leben	0 1 2	3 4	5	

284 Wissenswertes für den Einstufer/die Einstuferin

Das Schlichthorster Modell basiert auf folgender Fragestellung: „Verfügt die Klientin/der Klient über die erforderlichen Fähigkeiten zu einer eigenständigen Bewältigung der in den drei Bereichen genannten Anforderungen (Items) oder ist er – wäre er auf sich allein gestellt – hinsichtlich der Bewältigung dieser Anforderungen beeinträchtigt und welchen Hilfebedarf benötigt er?[101] Maßstab für die Beurteilung des Ausprägungsgrades von Fähigkeiten bzw. Fähigkeitsstörungen und Beeinträchtigungen kann dabei jeweils der Vergleich zur altersgleichen durchschnittlichen Person gleichen Geschlechts bilden, wobei auch die Zugehörigkeit zur sozialen Schicht und ggfls. zu einer ethnischen Gruppe als Vergleichsmaßstab zu berücksichtigen sind.[102]"

285 Dadurch, dass im Schlichthorster Modell immer die Frage im Vordergrund steht, wie der Hilfebedarf wäre, wenn er losgelöst von institutionellen Strukturen sei, ist eine genaue Auseinandersetzung mit der Gesamtsituation einschließlich der Vorgeschichte notwendig. Zieht ein Mensch mit einer seelischen Behinderung in eine stationäre Einrichtung, weil die ambulanten Hilfen nicht mehr ausreichen, bzw. das eigenständige Wohnen nicht mehr funktioniert, kann man in der Einstufung an diesen Vorerfahrungen ansetzen und auf Grundlage derer ermitteln, wo die Fähigkeitsbeeinträchtigungen lagen und welchen Unterstützungsbedarf diese erfordern. Schwieriger wird es, wenn ein Bewohner eingestuft werden soll, der schon seit längerer Zeit in einer Einrichtung lebt – hier ist das Denken „außerhalb des bekannten Rahmens" erforderlich, um den Hilfebedarf gemäß des Personenzentrierten Ansatzes zu ermitteln.

286 Leider gibt es im Schlichthorster Modell keine Schwerpunkte unter den 29 Items, stattdessen hat jedes Item die gleiche Gewichtung in Bezug auf die Gesamtpunktzahl. Problematisch kann dies werden, wenn z. B. ein Mensch in den Lebensfeldern Wohnen, Tagesgestaltung, Freizeit sehr eigenständig in der Erfüllung der täglichen Aufgaben ist, aber massive Beeinträchtigungen/Gefährdungen durch

101 Kauder: Personenzentrierte Hilfen in der psychiatrischen Versorgung. In: Aktion Psychisch Kranke (Hrsg.): Psychosoziale Arbeitshilfen Heft 11. 1997, S. 5.

102 Kauder: Personenzentrierte Hilfen in der psychiatrischen Versorgung. In: Aktion Psychisch Kranke (Hrsg.): Psychosoziale Arbeitshilfen Heft 11. 1997, S. 6.

die psychische Erkrankung und in der Beziehungsgestaltung aufweist. Hier ist es in der Gesamtpunktzahl oft nicht möglich, für den sehr hohen Betreuungsaufwand und die dadurch benötigte personelle Betreuung die LBG 3 zu erreichen.

Im Schlichthorster Modell kann/darf sich ein Problem wie ein „roter Faden“ durch mehrere Items ziehen, da allgemein anerkannt wurde, dass eine psychiatrische Grundstörung Einfluss und Auswirkung auf viele Lebensbereiche haben kann. **287**

Nicht geeignet ist das Schlichthorster Modell unserer Meinung nach für seelisch behinderte Menschen mit massiven kognitiven Einschränkungen, wie z. B. Intelligenzminderungen, Demenzerkrankungen, amnestischen Syndromen. Die Grundlagen und Anforderungen des personenzentrierten Systems verlangen ein gewisses Maß an Kooperation und der Fähigkeit, die angebotenen Hilfen kognitiv erfassen und zumindest verstehen zu können, selbst wenn die Compliance (deutsche Übersetzung: Regeltreue) fehlt und eine Unterstützung/Umsetzung der angebotenen Hilfen nicht gewollt wird. Auch wird die besondere Problematik derjenigen Menschen mit seelischen Behinderungen, die vorübergehend gemäß § 1906 BGB beschützt untergebracht sind, nicht berücksichtigt. **288**

Für die Items, in denen der Hilfebedarf in der Stufe 5 festgelegt wurde, wird eine detaillierte Zielsetzung verlangt. Die Anwendungshinweise sprechen an den Stellen von „Erarbeitung und Einübung alternativer Verhaltensweisen“ oder „Eigene Angebote zur Entlastung und Umstrukturierung des Beziehungsfeldes“. Diese können beispielsweise erlangt werden, indem immer wieder auftretende Problematiken/Situationen in Form von Rollenspielen oder Aufstellen/Üben von Verhaltensregeln bearbeitet werden. Eine andere Variante ist z. B. die Einführung von „Skills“, „Notfallkoffern“ oder auch das Anbieten von Entspannungsmaßnahmen. **289**

Auf ausgewählte Items soll nachfolgend besonders hingewiesen werden (sie werden in den Anwendungshinweisen näher erläutert): **290**

- Unter Item I.g) fallen auch Beeinträchtigungen in der Belastbarkeit, Merkfähigkeit, Konzentration.
- Item I.h) fragt nicht nur nach der Intelligenz, welche wir keinem seelisch behinderten Menschen absprechen wollen, sondern auch nach der Auffassungsgabe, d. h., schafft er/sie es, sich auf Gesprächsinhalte zu konzentrieren, diese zu verstehen und adäquat darauf zu antworten oder ist er/sie z. B. so mit sich selber beschäftigt, dass dieses nur eingeschränkt möglich ist.
- Zu Item III.e) gehört auch, wenn jemand zwar motorisch in der Lage ist, sich fließend zu bewegen, aber Zwänge und Ängste die Motorik so blockieren, dass man sich selbst im näheren Umfeld nicht eigenständig bewegen kann. Auch fällt hierunter das Gegenteil in Form von Mobilitätsdrang und Unruhe im Sinne zwanghafter, nicht zielgerichteter Handlungen.
- Unter Item III.i) fallen sowohl psychiatrische als auch somatische/sonstige medizinische Hilfen. In den Anwendungshinweisen ist dies inhaltlich zwar

schon angepasst, aber Überschrift und Einstufungsbogen sind noch nicht korrigiert worden.
- Somit gehören unter das Item III.k) nur noch die sozialen Hilfen.

3.2.4 Pflegedokumentation

291 Dokumentation ist Mittel zum Zweck und sollte dem Grundsatz folgen „So viel wie nötig, so wenig wie möglich." Nur das Wichtigste, mit dem später auch weiter gearbeitet wird, sollte schriftlich festgehalten werden. Der die drei vorgestellten Teilprozesse begleitende vierte Teilprozess „Dokumentation" kann auf verschiedene Arten vorgenommen werden:

- handschriftlich
- mit Hilfe eines speziellen Softwareprogramms (und in einer bestimmten Mischung zwischen Freitexteinträgen und dem Ankreuzen von Checklisten)
- visuell

292 Die Kernaussagen zum Pflegeassessment fasst die folgende Abbildung 48 zusammen.

Kernaussagen zum Pflegeassessment (Auswahl)

- Das Pflegeassessment ist der erste und wichtigste Schritt im Pflegeprozess. Es liefert alle Daten für den Pflegeprozess und für die bestmögliche Pflege des Patienten.
- Die Erhebung der pflegerelevanten Gesundheitsdaten (Pflegeanamnese) zeichnet sich durch eine ganzheitliche Betrachtung der menschlichen Reaktionen auf Krankheit und Kranksein aus, die medizinische Krankengeschichte dient, im Gegensatz dazu, eine medizinische Diagnose zu finden und die Erkrankung zu behandeln.
- Beim Pflegeassessment müssen objektive und subjektive Informationen berücksichtigt werden. Subjektive Informationen zeigen wie der Patient sein gesundheitliches Problem wahrnimmt. Objektive Informationen sind Daten, die beobachtet oder gemessen und überprüft werden können.
- Die zwei Methoden der körperlichen Untersuchung sind: die Kopf-bis-Fuß-Methode und die Organsystem-Methode. Ungeachtet der gewählten Methode sollte der Patient nicht als Ansammlung einzelner Körperteile und Organsysteme sondern als Ganzheit betrachtet werden.
- Die Befunde des einleitenden, initialen Assessments werden auf eine der drei Arten dokumentiert: erzählende Aufzeichnung (handgeschriebener Bericht), standardisierter Vordruck mit offenen Antworten (Fomular ausfüllen) und standardisierter Vordruck mit vorgegebenen Antworten (Checkliste).

Abb. 48: Kernaussagen zum Pflegeassessment (Auswahl)

Quelle: Eigene Darstellung, vgl. Brobst/Georg/Brock: Der Pflegeprozess in der Praxis. 2007, S. 83 f.

3.3 Integrierte Pflegeversorgung

293 In der zweiten Hauptphase des Pflegeprozesses nach Aufnahme und Kostenzusage geht es um die eigentliche Kernleistungserbringung des Pflegedienstleisters: Auf Basis einer individuellen Pflegeplanung werden die konkreten Pflegemaßnahmen und verschiedene begleitende Leistungen praktisch durchgeführt, es wird die Wirkung der durchgeführten Maßnahmen gemessen und ggf. wird das

Behandlungskonzept angepasst. Die folgende Abbildung 49 zeigt die Teilprozesse dieser Phase im Überblick.

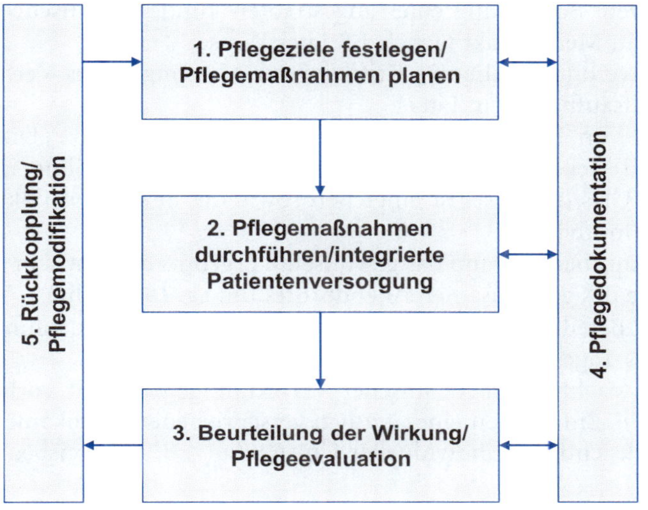

Abb. 49: Teilprozesse der Behandlung und Pflegeversorgung
Quelle: Eigene Darstellung.

Der Pflege-Versorgungsprozess knüpft unmittelbar an die Ergebnisse der ersten Phase an. Die hier gesammelten Eindrücke und dokumentierten Informationen werden aufgegriffen, um eine Pflegeleistung zu erbringen, die aus folgenden **Leistungsarten** besteht: 294

- direkte Pflegeleistungen am Pflegebedürftigen (z. B. Wundversorgung, Grundpflege)
- Erbringung hauswirtschaftlicher Dienstleistungen (z. B. Essensversorgung)
- soziale Betreuung (z. B. gemeinsame Spaziergänge und Gespräche)
- weitere Services, ggf. durch Drittanbieter (z. B. Ausflüge oder der Besuch kultureller Veranstaltungen)

Die Herausforderung liegt dabei in der Koordination und Steuerung dieser unterschiedlichen Leistungsarten und der Sicherung eines insbesondere aus Bewohnersicht zufriedenstellenden reibungslos empfundenen Prozessablaufs. 295

3.3.1 Pflegeziele festlegen und Pflegemaßnahmen planen

Sind für Bewohner im Ergebnis der ersten Phase mehrere Pflegediagnosen gestellt, müssen zunächst Prioritäten gesetzt werden, wenn nicht alle Probleme gleichzeitig angegangen werden können. Zu jedem priorisierten Pflegeproblem ist ein passendes **Pflegeziel** zu definieren, aus dem im nächsten Schritt wiederum 296 passende Pflegemaßnahmen abzuleiten sind. Zur Beschreibung eines Pflegziels gehört:

- die konkrete Benennung eines angestrebten kundenspezifischen Verhaltens (z. B. „Frau Meier trinkt täglich 1,5 Liter Wasser")
- quantitative oder qualitative Kriterien zur Messung dieses Verhaltens (z. B. Flüssigkeitsaufnahme in Liter)
- Nennung von Bedingungen für die Zielerreichung (z. B. „Die Pflegekraft muss Frau Meier morgens 2 Flaschen mit Wasser in ihr Zimmer stellen und das erste Glas direkt selbst eingießen sowie die Bewohnerin aktiv dazu ansprechen/motivieren")
- eine Zeitangabe, bis wann das gewünschte Ergebnis erreicht sein soll (z. B. bis zum Ende des gemeinsamen Abendbrotes um ca. 19:30 Uhr)
- die aktive Beteiligung des Bewohners (z. B. verbal durch zustimmende Bestätigung des Tagesziels)
- das Berücksichtigen medizinischer Verordnungen (soweit vorhanden; z. B. das tägliche Einnehmen eines ärztlich verschriebenen Medikaments)
- die Berücksichtigung individueller Umstände (z. B. religionsbedingte Anforderungen)

297 Als potentielle **Pflegezielbereiche** werden vom MDK benannt[103] :

- der Zustand des Bewohners (z. B. Bewohner hat ein intaktes Hautbild)
- das Können des Bewohners (z. B. Bewohner hält Gleichgewicht beim Stehen)
- das Wissen des Bewohners (z. B. Bewohner kennt die Wirkung seines Arzneimittels)
- das Verhalten des Bewohners (Bewohner kann seine Ängste verständlich mitteilen)
- das Wollen des Bewohners (Bewohner ist bereit, 1,5 l Wasser pro Tag zu trinken)

298 Nahziele sind innerhalb von Stunden oder wenigen Tagen zu erreichen, Fernziele werden in Wochen, Monaten oder Jahren zu erreichen sein. Die Pflegezielpriorisierung kann z. B. durch die Deklaration von Hauptzielen und Unterzielen zum Ausdruck gebracht werden. Die Zielsetzungen müssen realistisch und daher auch an die individuellen Umstände des Bewohners angepasst sein, z. B. an das familiäre Umfeld, an religiöse oder kulturelle Essgewohnheiten, an sein Alter und Bildungsniveau etc. Die Basisziele jeder Pflegebehandlung sind eine möglichst hohe Lebensqualität für den Bewohner zu erreichen sowie eine möglichst hohe Unabhängigkeit. Für die Pflegeplanung wären derartige Zielformulierungen aber zu allgemein, sie müssen für die individuelle Situation des Bewohners konkretisiert werden. Die ANA Standards zur Ergebnisplanung zeigt die Abbildung 50.

103 MDS: Grundsatzstellungnahme Pflegeprozess und Dokumentation. Handlungsempfehlungen zur Professionalisierung und Qualitätssicherung in der Pflege. 2005, S. 26 f.

Standard III: Ergebnisidentifikation

- Die Pflegeperson identifiziert die Ergebnisse, die für den einzelnen Klienten zu erwarten sind.

Messkriterien

1. Die Ergebnisse werden aus den Pflegediagnosen abgeleitet.
2. Die Ergebnisse werden, falls möglich und angemessen, gemeinsam mit dem Klienten und anderen Teammitgliedern formuliert.
3. Die Ergebnisse sind, gemessen an den derzeitigen und zukünftigen Fähigkeiten des Klienten, kulturell angemessen und realistisch.
4. Die Ergebnisse sind, gemessen an den für den Klienten verfügbaren Ressourcen, erreichbar.
5. Für die Realisierung der Ergebnisse wird ein zeitlicher Rahmen festgelegt.
6. Die Ergebnisse helfen, die Pflegekontinuität zu gewährleisten.
7. Die Ergebnisse werden als messbare Ziele dokumentiert.

Abb. 50: Professionelle ANA Pflegestandards zur Ergebnisplanung
Quelle: Eigene Darstellung, vgl. Wilkinson: Das Pflegeprozess-Lehrbuch. 2012, S. 284.

Die zu einem Pflegeziel passende **Pflegemaßnahmenplanung** muss folgende Basisfragen beantworten: **299**

- Wer ist verantwortlich (z. B. der Bewohner selbst)?
- Was genau soll der Verantwortliche tun (z. B. selbstständig einen Spaziergang machen)?
- Wann und/oder wie oft soll er es tun (z. B. 2x täglich, nach dem Frühstück und nach dem Kaffee)?
- Wo soll es geschehen (z. B. im Garten des Pflegeheims)?
- Wie und ggf. mit welchen Hilfsmitteln (z. B. mit einem Rollator)?

Bei der Pflegeplanung werden Pflegemaßnahmen ausgewählt, die das vorhandene Problem beseitigen (z. B. Körpersteifheit und Bewegungsunlust), um das festgelegte Ziel zu erreichen (z. B. Freude an Bewegung erlangen). Die definierten Maßnahmen gelten als pflegerische Anordnung und haben für alle Pflegebeteiligten verbindlichen Charakter. Die ANA Standards für die Planung von Interventionen zeigt die Abbildung 51. **300**

Eine grundsätzliche Frage bei der Pflegeplanung ist, inwieweit die geforderte personenindividuelle Planung standardisiert werden kann? Welche Probleme können durch den Einsatz bewährter Pflegestandards qualitativ besser und ökonomisch wirtschaftlicher behandelt werden? Der „Königsweg" könnte sein, möglichst einschlägige, also in der Pflegepraxis bewährte und wissenschaftlich bestätigte Behandlungsstandards zugrunde zu legen (soweit es eine hohe Übereinstimmung zwischen Befund/Diagnose und Behandlungsstandard gibt), diese aber wo nötig zu individualisieren, also flexibel anzuwenden. Das wäre ein guter Kompromiss zwischen einer vollständig individuellen (und unwirtschaftlichen) Pfle- **301**

Standard IV: Planung

- Die Pflegeperson entwickelt einen Pflegeplan, in dem Interventionen verordnet werden, um die erwarteten Ergebnisse zu erreichen.

Kriterien

1. Der Plan ist individuell auf den Patienten (z. B. altersgerecht, kulturell kompetent) und auf dessen Zustand oder Bedürfnisse zugeschnitten.
2. Der Plan wird, je nachdem, mit dem Patienten, mit der Familie und anderen Gesundheitsfachpersonen entwickelt.
3. Der Plan spiegelt die aktuelle Pflegepraxis wider.
4. Der Plan sorgt für Kontinuität in der Pflege.
5. Es werden Pflegeprioritäten festgelegt.
6. Der Plan wird dokumentiert.
7. Der Plan dient anderen Mitgliedern des interdisziplinären Teams zur Information.
8. Der Plan eignet sich, aktuell geltende Statuten, Regeln und Standards zu reflektieren.
9. Der Plan beinhaltet aktuelle Trends und Forschungsergebnisse, welche die Pflege im Planungsprozess beeinflussen.
10. Die Pflegeperson berücksichtigt, wie sich der Plan wirtschaftlich auswirkt.
11. Die Pflegeperson verwendet zur Dokumentation des Planes eine standardisierte Sprache und eine anerkannte Terminologie.

Abb. 51: ANA Standards zur Pflegeinterventionsplanung

Quelle: Eigene Darstellung, vgl. Wilkinson: Das Pflegeprozess-Lehrbuch. 2012, S. 339.

geplanung einerseits und einer allzu standardisierten, auf die Belange des einzelnen Pflegebedürftigen nicht passenden Pflegebehandlung andererseits.

302 In diesem Zusammenhang werden auch die Begriffe „Managed Care“, „Clinical Pathways“ und „Case Management“ diskutiert bzw. praktiziert. Wilkinson[104] versteht unter „**Managed Care**“ eine standardisierte Versorgung der Bewohner nach gleichartigen Fällen, auf die sich eine Einrichtung spezialisiert hat. Der Schwerpunkt wird dabei auf Kostenkontrolle, Kundenzufriedenheit, Gesundheitsförderung und Vorsorge-Dienstleistungen gelegt. Es werden standardisierte interdisziplinäre Pflegepläne, sogenannte „**Clinical Pathways**“, für häufige Fallarten mit vorhersehbarem Ausgang angewandt. Charakteristisch ist zudem, dass die Zeit spezifiziert wird, innerhalb derer ein bestimmtes Klientenergebnis erbracht werden muss und es werden maßgebliche Aktivitäten aufgeführt, die in jedem Fall zur Anwendung kommen müssen. Als Vor- und Nachteile von Clinical Pathways sieht Wilkinson (Tab. 33).

Tab. 33: Vor- und Nachteile von Clinical Pathways

Quelle: Eigene Darstellung, vgl. Wilkinson: Das Pflegeprozess-Lehrbuch. 2012, S. 486.

Vorteile:	Nachteile:
• Kosteneinsparungen • Erhöhte Bewohnerzufriedenheit • Bessere Kommunikation • Bessere Kooperationsbereitschaft des Bewohners	• Hoher Zeitaufwand (zur Einführung) • Gefahr des Verlustes von individualisierter Pflege • Gefahr der Konzentration auf Effizienz, die auf Kosten der Qualität erreicht wird

104 Wilkinson: Das Pflegeprozess-Lehrbuch. 2012, S. 381.

Case Management koordiniert die Pflege für Bewohner, deren Erkrankungen 303
sich oft und/oder unvorhersehbar verändern und deren Bedürfnisse durch den Einsatz von standardisierten Clinical Pathways nicht abgedeckt werden können[105]. Dabei geht es um sehr gefährdete und verhältnismäßig große Bevölkerungsgruppen, wie z. B. Bewohner mit Aids. Ein Case Manager ist für eine Gruppe von Bewohnern von der Aufnahme bis zur Entlassung verantwortlich und übernimmt die Planung sowie die Bewertung möglichst kosteneffizienter Dienstleistungen. Auch beim Case Management können Pflegestandards verwendet werden. Nach Wilkinson gehören dazu auch standardisierte Anweisungen, die Richtlinien bzw. den idealen Verlauf für bestimmte Pflegesituationen und bestimmte Bewohnergruppen beschreiben. Beispiele wären[106]:

- eine bestimmte Pflegediagnose, eine bestimmte medizinische Diagnose
- die Durchführung einer bestimmten Behandlung bzw. eines diagnostischen Tests
- das Auftreten einer bestimmten und wiederkehrenden Situation (z. B. unfallbedingte Krankenhauseinweisung)

Daneben existieren Modellpflegepläne, Verfahrensprotokolle und Stationsstan- 304
dards, die bei der Behandlung von Pflegeproblemen ebenso eingesetzt werden können[107]. Ein Beispiel für einen standardisierten Pflegeplan zeigt die Tabelle 34.

Tab. 34: Beispiel eines standardisierten Pflegeplans

Quelle: Eigene Darstellung, vgl. Brobst/Georg/Brock: Der Pflegeprozess in der Praxis. 2007, S. 143 f.

Name des Patienten: Herr Martin Mustermann		
Pflegediagnose Datum: 10.2.2013	Gefahr einer peripheren neurovaskulären Störung, b/d	• Trauma
		• Zerrung (skelettal oder muskuloskelettal)
		• Gips, Schiene, Stützband
	Aufnahmebefunde, Laborbefunde und andere klinische Daten eintragen	• Pulse (radial, brachial, femoral, in der Kniekehle, Schienbein, Fußrücken) alle 4h messen
		• Kapillare Füllungszeit: alle 4h messen
		• Hautfarbe und -temperatur: alle 4h messen
Pflegeziele	Datum: 12.2.2013	• Die Extremitäten des Patienten sind besser durchblutet. Die Pulse sind normal und leicht zu finden, die kapillare Füllungszeit beträgt 2 Sek. oder weniger, die Extremitäten sehen besser aus, keine Parästhesie, korrekte Lage der Extremitäten und Schmerzfreiheit.
	Datum: 5.2.2013	• Die sensorischen oder motorischen Funktionen der Extremität sind nicht eingeschränkt

105 Wilkinson: Das Pflegeprozess-Lehrbuch. 2012, S. 381.
106 Wilkinson: Das Pflegeprozess-Lehrbuch. 2012, S. 486.
107 Wilkinson: Das Pflegeprozess-Lehrbuch. 2012, S. 486 f.

Tab. 34: *(Fortsetzung)*

Name des Patienten: Herr Martin Mustermann		
	Pflegemaßnahmen	• Pulse, kapillare Füllungszeit, Gefühl und Bewegungsradius der rechten Hand (Bezeichnung der Extremität) alle 24h überprüfen
		• Schmerz, Schmerzfreiheit oder Parästhesie überprüfen
		• Korrekte Lage der betroffenen Extremitäten einhalten.

305 Ein weiteres Beispiel eines Tagespflegeplans zeigt die nachstehende Tabelle 35.

Tab. 35: Praxisbeispiel Tagespflegeplan

Quelle: Eigene Darstellung, vgl. Bollmann: Der Pflegeprozess in der Altenpflege. Individuell und flexibel pflegen mit dem 4-Phasen-Modell. 2008, S. 32.

Name: Frau Marion Musterfrau.	**Tagespflegeplan Jahr: 13**	**☐ Früh ☐ Spät ☐ Nacht Tag/Monat: 30.3.**
Hinweise: Frau M. fühlt sich teilweise noch unsicher und bevorzugt beim Stehen und Gehen die Unterstützung von 2 Pflegekräften. Seit dem 30.3.2013 ist dies nicht mehr erforderlich. Frau M. kann mit Begleitung aufstehen, stehen und gehen.		
Risikopotentiale:	Dekubitus, Kontraktur, Sturz	
Förderungspotentiale:	unabhängige Geh- und Stehfähigkeit wiedererlangen	
Ergänzende Leistungen:	KG 2 x Woche zum Aufbau von Kraft und Verbesserung der Balance	
Assessments und Protokolle	Braden-Skala 1 x Mon., Sturzrisiko alle 2 Mon., Bewegungsanalyse	
Zeit	**Maßnahmen**	**Veränderung mit Handzeichen und Datum**
08.00 bis 08.30 Uhr	Frau M. kann sich selbstständig im Bett aufrichten. Eine Pflegekraft stützt sie dabei zur Sicherheit an einer Seite. Zur Durchführung der Körperpflege unterstützen 2 Pflegekräfte Frau M. rechts- und linksseitig beim Aufstehen vom Bett. Beide Pflegekräfte begleiten Frau M. zum Waschbecken, wo sie sich selbstständig auf einen Hocker mit Armlehnen setzt.	30.3.2008 Frau M. kann selbstständig stehen und gehen, sie benötigt nur noch eine Pflegekraft, die sie beobachtet und Sicherheit durch Begleitung vermittelt. MB
Handzeichen und Datum		
MB, 11.3.2013		

3.3.2 Pflegemaßnahmen durchführen/integrierte Bewohnerversorgung

Im zweiten Schritt werden die zuvor geplanten Maßnahmen und Interventionen 306
umgesetzt. **Pflegeinterventionen** können nach Brobst u. a.[108] wie folgt gegliedert werden:

- Direkte Tätigkeiten, d. h. pflegerische Handlungen mit unmittelbarem Bewohnerkontakt (z. B. Hilfestellung beim Waschen).
- Indirekte Tätigkeiten, d. h. Bewohnerentfernte Handlungen, die die Bewohnerumgebung positiv beeinflussen (z. B. Reinigung und Dekoration des Zimmers).
- Arztinitiierte Tätigkeiten, wie z. B. therapeutische und diagnostische Handlungen, die von einem Arzt angeordnet werden.

Praxisbeispiel: Pflegestandard Ganzkörperwaschung
Bewohner die Hilfe bei der Körperpflege benötigen oder komplett gepflegt werden müssen, wird neben der Ganzkörperpflege im Bett oder am Waschbecken/Bad/Dusche, täglich zusätzlich eine Teilkörperpflege angeboten. Diese dient vor allem der körperlichen Erfrischung nach längerer Liegezeit oder vor der Nachtruhe und am Morgen.

Ziel:

Reinigung der Haut, Wohlbefinden des Bewohners/der Bewohnerin

Vorbereitung:

- Utensilien griffbereit anordnen (Pflegewagen, Nachttisch oder im Bad/Waschecke)
- evtl. Waschschüssel, Waschhandschuhe, Handtücher, Seife
- evtl. Nierenschale, Becher, Zahnbürste, Zahnpasta, ggf. Gebissreiniger, evtl. Mundwasser, Kamm, Bürste, evtl. Rasierapparat
- evtl. Kleidung zum Umziehen, frische Wäsche und ggf. Inkontinenzversorgung nach Bedarf
- Einmalhandschuhe, Schutzkittel, Wäsche- und Abfallabwurf
- Am Waschbecken: passende Sitzgelegenheit bereitstellen, ggf. verschmutztes Waschbecken vorher säubern

Raum:

- Raumtemperatur (entsprechend der Jahreszeit) anpassen
- Fenster schließen
- auf den Stuhl am Waschbecken ein Handtuch legen
- Ablagefläche für die Hände, Handtücher und Toilettenartikel schaffen
- Pflegepersonal:
  - Schutzkittel
  - Hände waschen und desinfizieren

Durchführung:

- ist individuell zu entscheiden und richtet sich nach den Ressourcen des Bewohners
- gleiche Vorgehensweise bei Waschung im Bett und am Waschbecken, sowie Duschen/Baden auf Vitalwerte/Bewusstseinslage achten
- bei Bedarf Vitalwerte kontrollieren
- Anleitung geben (möglichst eigenständig, auch im Intimbereich)

108 Brobst/Georg/Brock: Der Pflegeprozess in der Praxis. 2007, S. 184.

- zur besseren Körperwahrnehmung zuerst den Körperstamm (Thorax), danach Extremitäten waschen und evtl. eincremen
- bei Bedarf Haare waschen
- nur die Körperteile aufdecken, die gerade gewaschen werden (Wahrung der Intimsphäre und Schutz gegen Erkältung)
- gefährdete Hautpartien sorgfältig abtrocknen (Axillen, unter der Brust, Bauchfalte, Leistengegend, Zehenzwischenräume, Kontrakturen)
- auf mögliche Hautveränderungen (Rötung, Pilzbefall, Ekzembildung) achten, bei Bildung von Feuchtkammern nur trockene Mullplatten (kein Puder) verwenden → Hautpflege
- während der Tätigkeit Wünsche (z. B. Wassertemperatur, Vorgehensweise) erfragen, beim Aus- und Anziehen Anleitung geben (Intimpflege möglichst selber machen lassen, danach Hände waschen lassen)
- Rufanlage, Hilfsmittel (Hörgerät, Brille) auf Sauberkeit und Funktionalität sowie Lagerung überprüfen, Zugluft vermeiden, bei mobilen Bewohnern auf Schuhwerk achten (Sturzgefahr)

Nachbereitung:

- den Bewohner (unter Anleitung) die Waschutensilien säubern und aufräumen lassen
- Waschwasser in die Toilette entsorgen, Waschschüssel nach der Feucht-Wisch-Methode reinigen

Zu beachten:

- der Bewohner kann den Zeitpunkt weitestgehend selbst bestimmen
- Koordination der Arbeitsabläufe mit anderen Berufsgruppen abstimmen
- Ablehnung der pflegerischen Maßnahmen respektieren (Beratung über mögliche Gefahren bei Stuhl- und/oder Harninkontinenz)
- Veränderung des Ablaufs bei auftretenden Beschwerden einkalkulieren

Hinweis:

- Schutzkittel anziehen, Händedesinfektion vor und nach dem Waschen, bei der Intimpflege Handschuhe anziehen.[109]

307 Daneben wurde weiter oben bereits nach dem Grad der Eigenständigkeit unterschieden in: Beaufsichtigung, Anleitung, Beratung, Unterstützung, teilweise oder vollständige Übernahme einer Tätigkeit (durch den Pfleger). Den ANA Standard zur Implementierung zeigt die folgende Abbildung 52.

308 Alle durchgeführten Maßnahmen sollen zeitnah dokumentiert werden – dokumentenecht mit konkreter Zeitangabe und persönlichem Handzeichen – und festgehalten in einem Durchführungsnachweis bzw. übergeordnet im Pflegebericht. Im Regelfall wird das als „positive Leistungserfassung“ organisiert, d. h. alle Maßnahmen und deren Wirkungen werden aktiv notiert. Bollmann[110] schlägt alternativ eine „negative Leistungserfassung“ vor, bei der lediglich Abweichungen von der geplanten Pflege festgehalten werden, um den Dokumentationsaufwand niedrig zu halten und damit die kostbare Zeit der Pflegekräfte vermehrt für direkt wertschöpfende Arbeiten am Bewohner einsetzen zu können.

---

109 Klinikum Wahrendorff: Pflegestandard Ganzkörperwaschung. Internes, nicht veröffentlichtes Dokument. o. J.

110 Bollmann: Der Pflegeprozess in der Altenpflege: Individuell und flexibel pflegen mit dem 4-Phasen-Modell. 2008, S. 34.

ANA-Standard V: Implementierung

• Die Pflegeperson implementiert die Interventionen, die im Pflegeplan festgelegt sind.

Kriterien

1. Die Interventionen stimmen mit dem erstellten Pflegeplan überein.
2. Die Interventionen werden in einer sicheren und angemessenen Art und Weise implementiert und ausgeführt.
3. Die Interventionen werden dokumentiert, einschließlich aller Veränderungen und Modifizierungen sowie Abweichungen vom Pflegeplan.
4. Die Interventionen sind evidenzbasiert und behandlungsspezifisch bezüglich der Diagnose oder des Problems.
5. Die Interventionen nutzen die Ressourcen des Gemeinwesens und des kommunalen Systems.
6. Die Implementierung des Pflegeplans erfolgt in Zusammenarbeit zwischen der Pflegeperson und der Kolleginnen.

ANA-Standard Va: Koordination der Pflege

• Die Pflegeperson koordiniert die Pflegehandlungen.

Kriterien

1. Die Pflegeperson koordiniert die Implementierung des Plans.
2. Die Pflegeperson dokumentiert die Koordination der Pflege.

ANA-Standard Vb: Gesundheitseduktion und Gesundheitsförderung

• Die Pflegeperson wendet Strategien an, um Gesundheitsverhalten und eine sichere Umgebung zu fördern.

Kriterien

1. Die Pflegeperson informiert Patienten über Themen wie gesunder Lebensstil, risikoreduzierendes Verhalten, Entwicklungsbedürfnisse, Aktivitäten des täglichen Lebens, präventive Selbstpflege.
2. Die Pflegeperson wendet Lehrmethoden zur Gesundheitsförderung an, abgestimmt auf die Situation und angepasst an den Entwicklungsstand, die Lernbedürfnisse, die Lernfähigkeit, die Sprachpräferenz und die Kultur des Patienten.
3. Die Pflegeperson bittet um Rückmeldung, um die Effektivität der benutzten Strategien zu evaluieren.

Abb. 52: ANA Standard Implementierung

Quelle: Eigene Darstellung, vgl. Wilkinson: Das Pflegeprozess-Lehrbuch. 2012, S. 379.

Wie oben erwähnt, umfasst der Pflege-Versorgungsprozess nicht nur die unmittelbare Pflegeleistung, sondern als integralen Bestandteil auch die **hauswirtschaftliche Leistungserbringung**. Die hohe Bedeutung dieses Teilbereichs liegt u. a. darin begründet, dass die Pflegeeinrichtungen „Zuschläge für besondere Komfortleistungen bei Unterkunft und Verpflegung sowie bei zusätzlichen pflegerischen und betreuerischen Leistungen“ aushandeln können[111]. Diese müssen vorher schriftlich zwischen Pflegeheim und Pflegebedürftigem vereinbart und den Landesverbänden, Pflegekassen und Sozialhilfeträgern mitgeteilt werden. Akzeptanz finden höherwertigere und teurere hauswirtschaftliche Leistungen nur, wenn sie eng mit der Pflege und den sozialen Diensten verzahnt und abgestimmt sind. **309**

Nach § 80a SGB XI sind alle Einrichtungen verpflichtet, neben einem Pflegeleitbild und einem Pflegekonzept auch ein Hauswirtschaftskonzept sowie ein Konzept zur sozialen Betreuung zu erstellen. Mit der Einführung neuer Verfahrensregelungen für die MDK-Qualitätsprüfungen im Jahre 2006 sind auch die hauswirtschaftlichen Elemente ein wichtiger Bestandteil der MDK-Richtlinien und -Kontrollen. Zu einem hauswirtschaftlichen Versorgungskonzept gehören demnach Angaben zu folgenden Leistungsbereichen bzw. Tätigkeiten: **310**

- Hausreinigung (Reinigung der Bewohnerzimmer, Reinigung der öffentlichen Bereiche)

111 Kämmer/Entzian: Lebenswelten gestalten. In: Kämmer (Hrsg.): Pflegemanagement in Altenpflegeeinrichtungen. 2008, S. 58.

- Verpflegung/Speisenversorgung
- Wäschereinigung
- Einkaufshilfen
- besondere Dienstleistungen/Eventorganisation
- Erbringung von Kommunikationsleistungen, wie Telefon-, TV- und Internetanschluss
- Fahrdienste
- personelle Abdeckung der genannten Bereiche (durch eigene Mitarbeiter oder Externe)
- Darstellung der Zusammenarbeit mit anderen externen Dienstleistern
- Qualitätssicherung in der Hauswirtschaft

311 Insbesondere im Teilbereich Verpflegung sind die Anforderungen gemäß den aktuellen Prüfrichtlinien gestiegen[112] :

- Der Speiseplan muss den Pflegebedürftigen aktiv zur Kenntnis gebracht werden (u. a. durch Aushänge in den Wohnbereichen).
- Das Speisenangebot muss abwechslungsreich und vielseitig sein, die Bewohner müssen Wahlmöglichkeiten haben und geeignete Diätkost ist anzubieten.
- Eine angemessene zuzahlungsfreie Getränkeversorgung ist zu gewährleisten, Kalt- und Warmgetränke sollen in unbegrenzter Menge zur Verfügung stehen.
- Spezielle Erfordernisse der Nahrungs- und Flüssigkeitszufuhr sind zu beachten (z. B. kleine Portionen, besondere Arten der Darreichung wie Fingerfood).
- Bei Einschränkungen der Nahrungs- und Flüssigkeitsaufnahme muss ein sachgerechtes Vorgehen geplant und durchgeführt werden (etwa Unterstützung durch Ernährungsfachkräfte oder ausgebildete Diätassistenten).

312 Im Rahmen der hauswirtschaftlichen Qualitätssicherung kontrolliert der MDK die vorgenannten und andere definierte Qualitätskriterien, führt stichprobenartige Begehungen und Prüfungen durch und lässt sich schriftlich fixierte Standards, Pläne und Konzepte vorlegen.

Praxisbeispiel: Hygieneplan des Klinikum Wahrendorff
Im Klinikum Wahrendorff gibt es eine Dienstanweisung, welche die wichtigsten Regelungen zur Hygiene beinhaltet. Beauftragte und verantwortlich für diese Anweisung sind die Hygienekommission, die Hygienefachkraft und Hygieneansprechpartner.
Inhalte des Hygieneplans sind:

- Personalhygiene – Anforderungen an Berufs-, Bereichs- und Schutzkleidung
- Desinfektionsmaßnahmen
- Sterilgutlagerung
- Infektionsprävention
- Hygienische Maßnahmen bei unterschiedlichen Tätigkeiten

112 Kämmer/Entzian: Lebenswelten gestalten. In: Kämmer (Hrsg.): Pflegemanagement in Altenpflegeeinrichtungen. 2008, S. 62 ff.

- Hygienische Maßnahmen in speziellen Fachbereichen
- Abfallbeseitigung

So sind beispielsweise im Abschnitt „Hygienische Maßnahmen bei unterschiedlichen Tätigkeiten" genaue Regelungen formuliert, welche hygienischen Maßnahmen beim Verbandswechsel, beim Umgang mit Infusionen, Punktionen und Injektionen eingehalten werden müssen.[113]

Zusammenfassung dieses Teilkapitels: Die Durchführung von Maßnahmen kann direkte, indirekte und arztinitiierte Tätigkeiten umfassen. Der Koordinations- und Kommunikationsbedarf zwischen den einzelnen Berufsgruppen ist dabei hoch. Im Mittelpunkt stehen der Bewohner und seine Reaktion auf pflegerische Handlungen, daher ist es wichtig, ihn in den Prozess aktiv mit einzubeziehen. Das Ziel jeder Intervention ist, die Unabhängigkeit des Bewohners soweit wie möglich zu erreichen und sein Wohlbefinden zu fördern. Als Richtlinie können ANA-Standards direkt oder in modifizierter Form angewandt werden. Die Dokumentation kann als Positivleistungserfassung oder als Negativleistungserfassung erfolgen. **313**

3.3.3 Beurteilung der Wirkung/Pflegeevaluation

Im Rahmen der Evaluation soll die durchgeführte Pflegeversorgung insgesamt bewertet werden. Das sollte im Hinblick auf folgende **Teilaspekte** geschehen[114] : **314**

- Fortschritte des Bewohners und Erreichungsgrad der für die jeweilige Person gesteckten persönlichen Ziele
- Effektivität des Pflegeplans, Angemessenheit der ausgewählten Maßnahmen
- Qualität der erbrachten Pflegeleistungen
- Einhaltung von Pflegestandards und Pflegeleitlinien

Bei der Ergebnisbewertung sind aus Sicht des MDK sowie von Brobst u. a.[115] folgende **Fragen** zu beantworten: **315**

- Wie ist der momentane Zustand des Bewohners?
- Sind Fortschritte auf dem Weg zur Zielerreichung zu beobachten?
- Welche Wirkungen haben die Pflegemaßnahmen gezeigt?
- Ist eine Verbesserung/Verschlechterung des Zustandes zu beobachten?
- Welche Äußerungen macht der Bewohner bezüglich seiner Befindlichkeit?
- Sind Problem-, Bedürfnis-, Fähigkeitsänderungen beim Bewohner zu beobachten?
- Warum konnten die Pflegemaßnahmen evtl. nicht nach Plan umgesetzt werden?
- Sind Komplikationen oder unerwartete Ereignisse aufgetreten?
- Ist mit neuen potentiellen Problemen zu rechnen?

113 Vgl. Klinikum Wahrendorff: Hygieneplan des Klinikum Wahrendorff. Internes, nicht veröffentlichtes Dokument. o. J.
114 Vgl. Wilkinson: Das Pflegeprozess-Lehrbuch. 2012, S. 436.
115 Brobst/Georg/Brock: Der Pflegeprozess in der Praxis. 2007, S 189 f.

- Weist die Pflege des Bewohners und seine Reaktionen darauf Muster auf bzw. sind hier Trends zu beobachten?
- War die Pflege effektiv?
- Wo ist Verbesserungsbedarf in der Pflege vorhanden?

316 Den ANA-Standard zur Pflegeevaluation zeigt die Abbildung 53.

ANA-Standard VI: Evaluation

- Die Pflegeperson evaluiert den Fortschritt des Patienten in Richtung auf das Erreichen von Ergebnissen.

Messkriterien

1. Evaluation ist systematisch, fortlaufend und kriterienbasiert.
2. Soweit angemessen, sind der Patient, die Familie und andere Gesundheitsfachpersonen am Evaluationsprozess beteiligt.
3. Fortlaufende Assessmentdaten dienen bei Bedarf zur Revision von Diagnosen, Ergebnissen und des Pflegeplans.
4. Revisionen der Diagnosen, Ergebnisse und des Pflegeplans werden dokumentiert.
5. Die Effektivität wird in Bezug auf die Ergebnisse evaluiert.
6. Die Reaktionen des Patienten auf Interventionen werden dokumentiert.
7. Die Ergebnisse werden dem Patienten und anderen, an der Pflege beteiligten Personen, mitgeteilt, soweit erforderlich und übereinstimmend mit staatlichen oder förderalen Gesetzen.

Abb. 53: ANA-Standard zur Pflegeevaluation

Quelle: Eigene Darstellung, vgl. Wilkinson: Das Pflegeprozess-Lehrbuch. 2012, S. 438.

317 Die Ergebnisse der Evaluation werden in einem Pflegebericht festgehalten. Der Gesetzgeber zwingt Pflegeeinrichtungen, die Qualität der direkten Pflege zu sichern und regelmäßig nachzuweisen. Die Prinzipien zur Qualitätssicherung sind vor allem im SGB XI §§ 112, 72, 80 sowie in anderen Rechtsgrundlagen enthalten, deren Einhaltung von MDK und Heimaufsicht überprüft werden. Ein wesentliches Instrument zur Durchführung der Evaluation ist die **Pflegevisite**. Sie kann in einem Team gleichberechtigter Pflegekräfte oder als Supervision z. B. mit einer leitenden Pflegekraft und zuständigen unterstellten Pflegefachkräften durchgeführt werden. Den Ablauf einer Pflegevisite am Fallbeispiel eines Seniorenzentrums im Ergebnis der Analyse von Pflegevisitenprotokollen beschreibt Mitzenheim[116].

1. Vorbereitung:

   a) Bestimmung der zu besuchenden Bewohner
   b) Bestimmung des genauen Termins und der Dauer
   c) Bereitstellung notwendiger Unterlagen
   d) Bestimmung der Teilnehmer
   e) Information der Bewohner über bevorstehende Visite

116 Mitzenheim: Die Pflegevisite-Grundlagenbetrachtung im institutionsübergreifenden Vergleich (Teil 1). In: Bettig u. a. (Hrsg.): Management Handbuch Pflege. 2007, S. 19 ff.

2. Durchführung:
    a) Beurteilung der Dokumentation
    b) Begutachtung des Bewohners (körperlicher, seelischer und geistiger Zustand)
    c) Erhebung des Hilfebedarfs
    d) Beobachtung des Umfelds
    e) Erfragung der Zufriedenheit des Bewohners
    f) Abgleich von Pflegeplan und seiner Umsetzung
    g) Pflegebeurteilung hinsichtlich der Ergebnisse
3. Auswertung:
    a) Vergleich von zuvor erhaltenen Informationen mit den durch die Pflegevisite erhobenen Informationen (im Idealfall Übereinstimmung)
    b) Bestimmung der weiteren Vorgehensweise
    c) Aufzeigen der Verbesserungspotentiale, Neuformulierung der Pflegeziele und -maßnahmen
    d) Feedback für die Mitarbeiter
    e) Bestimmung von Verantwortlichkeiten für die Umsetzung der neugeplanten Maßnahmen und Terminierung
    f) Bestimmung von Verantwortlichkeiten für die Kontrolle der Umsetzung der Maßnahmen und Terminierung
    g) Protokollierung, Dokumentation der Auswertung und Archivierung der Pflegevisitenprotokolle

Pflegeevaluationen sollten regelmäßig gemäß Plan erfolgen, aber auch ungeplant **318**
zu definierten Anlässen, etwa dem Auftreten einer maßgeblichen Veränderung (z. B. Verlust einer privaten Bezugsperson). Evaluationen erfolgen meistens in Form von Pflegevisiten, welche anhand eines strukturierten Pflegevisitenprotokolls in bestimmten Zeitabständen je nach Pflegestufe und Pflegesituation durchgeführt werden. Die Evaluation startet in der Regel mit einer Dokumentationsvisite (Planung, Durchführung) und der Prüfung auf eingehaltene Pflegestandards und Pflegeleitlinien. Danach wird der Bewohner unmittelbar aufgesucht, seine Situation beurteilt und auch seine Zufriedenheit mit der Pflege abgefragt. Anschließend werden die Ergebnisse bewertet, der Bewohnerzustand ggf. neu eingeschätzt und alles wird dokumentiert. Den Ablauf einer Pflegeevaluation zeigt die Abbildung 54.

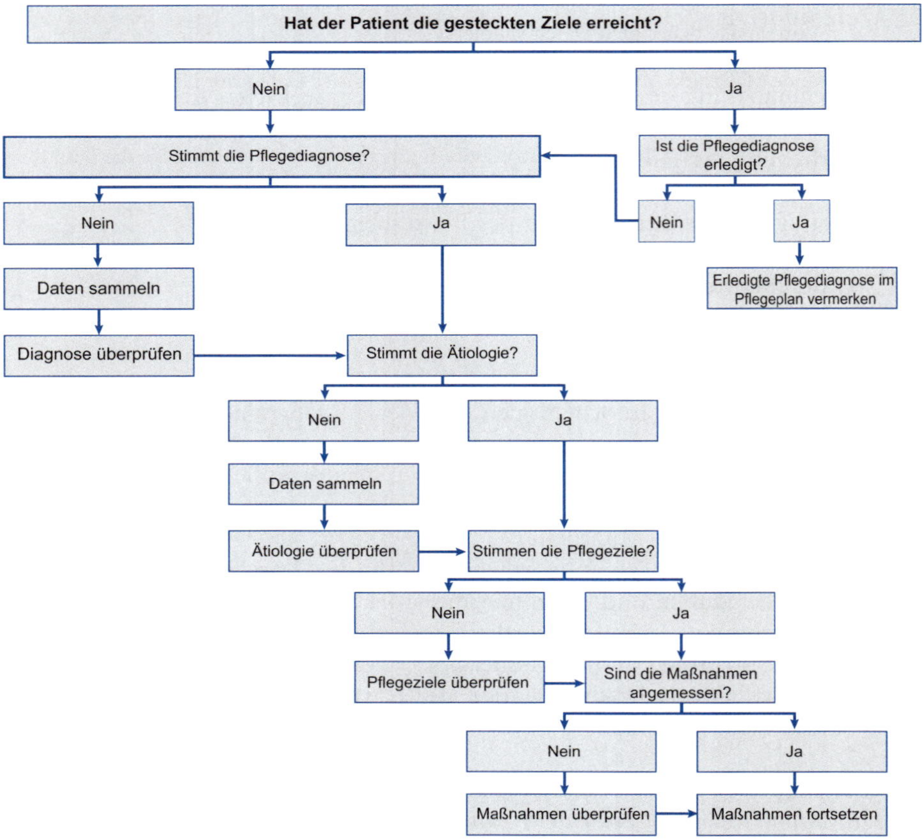

Abb. 54: Ablauf einer Pflegeevaluation

Quelle: Eigene Darstellung, vgl. Brobst/Georg/Brock: Der Pflegeprozess in der Praxis. 2007, S. 191.

319 Eine umfassende Evaluations-Checkliste gibt Wilkinson (vgl. Tab. 36).

Tab. 36: Evaluations-Checkliste

Quelle: Eigene Darstellung, vgl. Wilkinson: Das Pflegeprozess-Lehrbuch. 2012, S. 449 ff.

Assessmentphase			
	1. Waren die Assessmentdaten vollständig oder fehlerhaft?		
☐	*Ja.* Keine Maßnahmen	☐	*Nein.* Führen Sie ein erneutes Assessment des Klienten durch. Dokumentieren Sie die neuen Daten. Ändern Sie den Pflegeplan entsprechend.

2. Wurden alle benötigten Daten validiert?			
☐	*Ja.* Keine Maßnahmen	☐	*Nein.* Validieren Sie diese Daten mit Hilfe des Klienten (durch Interview oder körperliche Untersuchung), seiner Bezugsperson oder anderer Mitglieder des Gesundheitsversorgungsteams. Dokumentieren Sie die Bestätigung (oder Widerlegung) der Daten. Ändern Sie den Pflegeplan entsprechend.
Diagnosephase			
1. Ist die Diagnose relevant, oder steht sie in Zusammenhang mit der Datenbasis?			
☐	*Ja.* Keine Maßnahmen	☐	*Nein.*Überarbeiten Sie die Diagnose.
2. Reichen die verfügbaren Daten aus, um die Diagnose zu stützen?			
☐	*Ja.* Keine Maßnahmen	☐	*Nein.* Erheben Sie weitere Daten, um die Diagnose zu bestätigen oder zu widerlegen. Überarbeiten Sie die Diagnose ggf.
Bewohnerergebnisse			
1. Wurden Pflegediagnosen hinzugefügt oder geändert?			
☐	*Nein.* Keine Maßnahmen	☐	*Ja.* Formulieren Sie neue Ergebnisse.
2. Ist das angestrebte Ergebnis gemessen an den Fähigkeiten des Bewohners und den Möglichkeiten der behandelnden Einrichtung realistisch?			
☐	*Ja.* Keine Maßnahmen	☐	*Nein.* Modifizieren Sie das Ergebnis.
Pflegeverordnungen			
1. Wurden im Rahmen der vorangegangenen Evaluationsschritte Pflegediagnosen oder Ergebnisse ergänzt oder überarbeitet?			
☐	*Ja.* Keine Maßnahmen	☐	*Nein.* Formulieren Sie neue Pflegeverordnungen.
2. Besteht ein Zusammenhang zwischen den Pflegeverordnungen und den vorhergesagten Klientenergebnissen?			
☐	*Ja.* Keine Maßnahmen	☐	*Nein.*Überarbeiten Sie die bestehenden Pflegeverordnungen oder entwickeln Sie neue.
Implementierungsphase			
1. Hat die Pflegeperson den Klienten in die verschiedenen Schritte der Planung und Implementierung einbezogen.			
☐	*Ja.* Keine Maßnahmen	☐	*Nein.* Sprechen Sie mit dem Klienten und modifizieren Sie ggf. den Plan und die Implementierung.
2. Waren die Pflegeinterventionen für den Klienten akzeptabel?			
☐	*Ja.* Keine Maßnahmen	☐	*Nein.* Sprechen Sie mit dem Klienten, modifizieren Sie die Pflegeverordnung bzw. den Implementierungsansatz.

320 *Zusammenfassung dieses Teilkapitels:* Das Ziel der Pflegeevaluation ist, die Wirkung der Pflegehandlungen, des Erreichungsgrads der Pflegeziele sowie die Angemessenheit der Pflegeziele selbst zu bewerten. Eine regelmäßige Evaluation hilft die Mängel rechtzeitig zu erkennen und passende Korrekturmaßnahmen einzuleiten. Der Bewohner und seine Angehörigen sollen in die Evaluation einbezogen werden. Die Evaluation gibt eine Aussage über Fortschritte des Bewohners, die Effektivität des Pflegeplans und die Pflegequalität insgesamt. Der Gesetzgeber verpflichtet die Pflegeeinrichtungen, die Qualität der direkten Pflege zu sichern und diese regelmäßig nachzuweisen. Die Evaluation erfolgt meistens in Form von Pflegevisiten, wobei zuerst die Dokumentationsprüfung (Planung, Durchführung) und die Prüfung der Einhaltung von Pflegestandards und Pflegeleitlinien stattfindet. Nach Auswertung der erhobenen Daten wird der Bewohnerzustand neu eingeschätzt, ein Auswertungsbericht erstellt und bei Bedarf der Pflegeplan überarbeitet. Pflegestandards, Verfahrensanweisungen und ein Evaluationsleitfaden können diesen Teilprozess strukturieren helfen und deren effiziente Durchführung begünstigen.

3.3.4 Pflegedokumentation

321 Zur kurzfristigen Dokumentation erbrachter Pflegeleistungen und operativer Ereignisse dient i. d. R. ein Durchführungsnachweis. Der Pflegebericht muss dagegen nicht täglich aktualisiert werden. Seine Zielsetzung liegt in einer übergeordneten Verlaufsbeschreibung beginnend mit der Aufnahme bis hin zur Entlassung. Zu einem Pflegedokumentationssystem gehören darüber hinaus weitere Elemente, die bei Bedarf und mit unternehmensspezifischen Namen belegt eingesetzt werden[117]:

- Kontrollkennzahlen (z. B. Körpergewicht, Blutzuckerwerte)
- Ernährungs- oder Trinkprotokolle
- Bewegungspläne (z. B. Lagerung)
- ärztliche Verordnungen (z. B. Medikamente)
- Risikoerfassungen (z. B. Sturz, Dekubitus)
- Wunderhebung und -verlauf
- Überleitungsbogen (z. B. bei Verlagerung in eine andere Abteilung oder in ein Krankenhaus)
- Bogen zur Erfassung der Betreuungsangebote (z. B. Ergotherapie)

322 Die umfassenden Planungsregeln und Dokumentationserfordernisse in der Kranken- und Altenpflege werden vielfach kritisiert als überdimensioniert, bürokratisch, nicht evidenzbasiert und zu analytisch-theoretisch. Dahlgaard und Stratmeyer[118] bezweifeln, dass der Bewohner aus einer Ansammlung analytisch präzise voneinander zu trennenden Pflegeproblemen besteht, denen wiederum präzise Ziele und Interventionen zugeordnet werden könnten, die dann einzeln

117 MDS: Grundsatzstellungnahme Pflegeprozess und Dokumentation. Handlungsempfehlungen zur Professionalisierung und Qualitätssicherung in der Pflege. 2005, S. 37.

118 Dahlgaard/Stratmeyer: Kooperatives Prozessmanagement im Krankenhaus. Themenband 5: Kooperative Kernprozesse der Patientenbehandlung. 2007, S. 45 ff.

abgearbeitet und kontrolliert werden könnten. Der Bewohner sei kein Reservoir isolierter Probleme und Ressourcen, sondern ein integriertes, fühlendes und ganzheitlich handelndes Wesen mit vielfältigen physischen, sozialen und psychischen Interdependenzen, die durch kein „bürokratisch-analytisches Dokumentationsmonstrum" abgebildet werden können. Sie empfehlen, die Pflegeprozessdokumentation von unnützem Ballast zu befreien. Pflegedokumentation soll die Pflegearbeit nicht verkomplizieren, sondern die pflegerische Arbeit unterstützen, indem sie

- sich auf die wesentlichen Informationen konzentriert,
- handlungsleitend ist
- und den Pflegeverlauf angemessen darstellt.

Als Leitorientierung für eine bewohnerorientierte Pflegeplanung empfehlen sie eine pragmatische Hinwendung zu einer Pflegeprozessdokumentation, die u. a. ...[119] **323**

- ... nicht künstlich aufspaltet, was vernetzt ist,
- ... frei von selbstverständlichen Ansprüchen an gute Pflege ist,
- ... sich konzentriert auf bedeutsame Pflegeprobleme,
- ... Pflegeziele als Produkt der Verständigung von Bezugspflegeperson und Bewohner über wünschenswerte Entwicklungen oder angestrebte Zustände beschreibt.

3.4 Operatives Marketing

3.4.1 Einführung

Marketing ist für die Pflege vielfach noch ein Fremdwort. „Pflege ist Dienstleistung am Menschen und sozialer Auftrag, gelebte Nächstenliebe – Marketing ist Werbung für Produkte und Vermarktung von Produkten mit dem Ziel, möglichst viel Geld zu verdienen", so oder ähnlich denken und sprechen viele, die in der Pflege arbeiten. Dieses Bild ist geprägt von Erfahrungen aus Konsumwelten und ist auch Ausdruck des Nichtwissens, was Marketing eigentlich will und kann. Marketing in der Pflege unterscheidet sich sicherlich vom Marketing für ein Konsumprodukt oder für eine Freizeitbeschäftigung wie „ins Kino gehen" oder „Urlaub machen". Der Grundgedanke des Marketing, deren Hauptinstrumente und die Vorgehensweise sind aber identisch. Auch die Kirche kann z. B. Marketing machen (und hätte es wohl auch nötig – wenn man als Maßstab die „Kundenbesuche" in der Kirche als Qualitätsindikator für die Leistungserbringung nimmt). Marketing ist ein Kernprozess für jede Branche und jedes Unternehmen, egal ob privat oder öffentlich, ob gewinnorientiert oder Nonprofit-Unternehmen. Und viele Pflegeunternehmen betreiben bereits ein aktives und gutes Marketing, und zwar nicht nur die privaten Pflegeheimbetreiber. Im Grunde machen gerade Pflegerinnen und Pfleger täglich selbst (das beste) Marketing – sie nennen es nur nicht so. **324**

119 Dahlgaard/Stratmeyer: Kooperatives Prozessmanagement im Krankenhaus. Themenband 5: Kooperative Kernprozesse der Patientenbehandlung. 2007, S. 48 (Auszug).

325 In diesem Kapitel soll die operative Marketingarbeit vorgestellt werden. Im Idealfall ist sie aus marketingstrategischen Überlegungen abgeleitet, bei denen u. a. folgende Fragen zu beantworten sind:

- Welche Hauptzielgruppen aus dem sehr vielschichtigen Pflegemarkt wollen wir ansprechen? Sollten wir uns allen Pflegebedürftigen gleichermaßen öffnen oder sollten wir uns besser auf einige Zielgruppen konzentrieren, etwa geistig behinderte oder demenzielle Menschen?
- Wie wollen wir gegenüber den ausgewählten Zielgruppen auftreten? Wollen wir als teure Fachexperten oder als „normale" Pflegedienstleister wahrgenommen werden?
- In welchen Regionen wollen wir aktiv sein? Deutschlandweit, in einem bestimmten Bundesland oder fokussiert auf eine bestimmte Teilregion?

326 Die klassischen Lehrbücher des Marketings beginnen daher zunächst mit dem strategischen Marketing, das die Weichen stellt und Grundsatzentscheidungen trifft. Hier wird dieser Themenkomplex aus zwei Gründen etwas später behandelt:

- Leitgedanke dieses Buches ist das Prozessmanagement. Strategisches Marketing ist ein Managementprozess, der inhaltlich die strategische Unternehmensplanung behandelt und folgerichtig zusammen mit den anderen Managementprozessen im nächsten Abschnitt vorgestellt wird. Operatives Marketing ist ein Kernprozess und tägliche Aufgabe aller Mitarbeiter. Als Kernprozess muss es daher in diesem Kapitel behandelt werden.
- Pflegeunternehmen haben bereits eine Marketingstrategie (auch, wenn sie nicht so benannt wird und auch, wenn sie nicht besonders erfolgreich ist). Die Marketingstrategie muss nicht neu „erfunden" werden, bevor man über konkrete Marketingaktivitäten sprechen kann. Wenn wir hier über operative Marketingfragen sprechen, versteht jeder sofort, was gemeint ist, auch wenn der strategische Überbau zunächst fehlt.

327 Die vielfältigen Möglichkeiten operativer Marketing-Maßnahmen werden üblicher Weise nach Hauptinstrumenten strukturiert. In Literatur und Praxis gibt es dafür unterschiedliche Empfehlungen, am verbreitetsten ist die „klassische" Vierteilung in

- Produktpolitik,
- Preispolitik,
- Kommunikationspolitik und
- Distributionspolitik.

328 Daneben gibt es Autoren, die eine Dreiteilung präferieren. Sie ziehen Produktpolitik und Preispolitik zusammen, da – so die Argumentation – der Preis nie losgelöst von einem dazugehörigen Produkt zu sehen ist. Andere Autoren differenzieren dagegen noch tiefer, in dem sie zum Beispiel Verkaufsförderungspolitik, Standortpolitik oder Personalpolitik als jeweils eigenständige Instrumentalbereiche des Marketings verstehen. Die Diskussion um die richtige Einteilung der

Marketing-Instrumente muss hier nicht geführt werden. Es gibt auch Autoren, die Prozess-, Personal- und Ausstattungspolitik als separate Marketing-Mix-Bereiche deklarieren. Für die folgende praktische Darstellung der für Pflegeunternehmen relevanten Marketingbereiche bietet es sich an, pragmatisch in vier bis fünf Teilbereiche wie folgt zu untergliedern (vgl. Abb. 55).

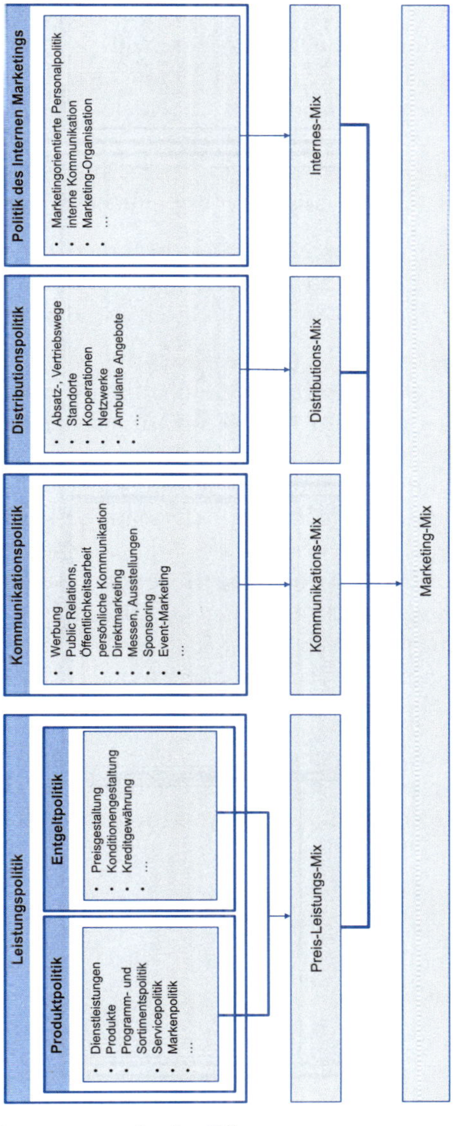

Abb. 55: Marketing-Instrumente in der Pflege

Quelle: Eigene Darstellung, vgl. Bienert: Betriebswirtschaftslehre für leitende Ärzte. 2009, S. 172.

329 Horak u. a. beschreiben für Einrichtungen der Altenhilfe einen klassisch viergliedrigen Marketing-Mix-Katalog (Abb. 56).

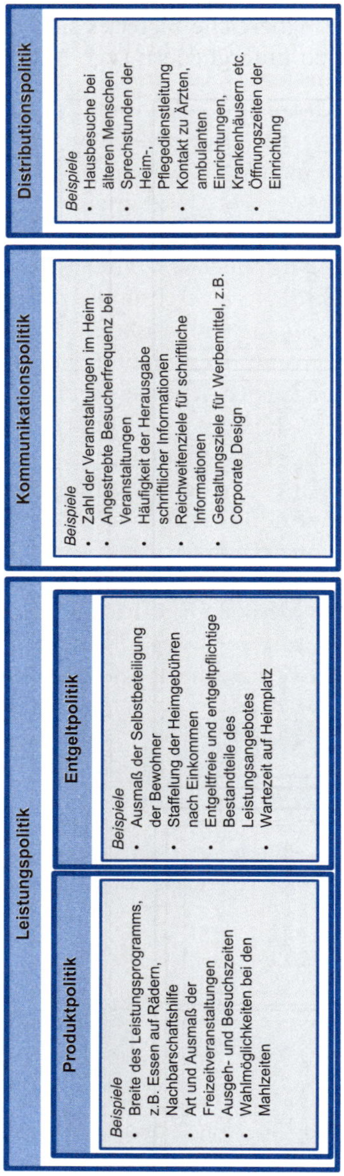

Abb. 56: Marketing-Mix für Einrichtungen der Altenhilfe

Quelle: Eigene Darstellung, vgl. Horak/Matul/Scheuch: Ziele und Strategien von NPOs. In: Badelt (Hrsg.): Handbuch der Nonprofit Organisation. 2002, S. 205.

3.4.2 Produkt-, Leistungs- und Preispolitik

In der Pflege steht sicherlich die Leistungspolitik im Vordergrund. Die Auswahl der richtigen Pflegedienstleistungen – in Breite und Tiefe – und das richtige Angebot passender Services gehören zu den Kernentscheidungen jeder Heimleitung. Wenn Preise (bzw. erstattungsfähige Kosten wie Pflegesätze) weitgehend standardisiert und vorgegeben sind, spielt die Auswahl der richtigen Produkte, Dienstleistungen und Services im Wettbewerb zu Konkurrenten eine noch entscheidendere Rolle als in anderen Branchen. Soweit auch Versorgungs- und Sachleistungen vorgegeben sind (z. B. Angebotssteuerung durch das SGB V), kommt der vom Bewohner empfundenen Dienstleistungsqualität eine besonders hohe Bedeutung zu. Das deutsche Gesundheitswesen mit seiner hohen Regulierungsdichte, eingeschränkter Preispolitik, eingeschränkten Werbemöglichkeiten, einem staatlich gesteuerten Marktzugang und insbesondere der dadurch stark eingeschränkten Konsumentensouveränität ist weit davon entfernt, ein freier Markt zu sein. Der Pflegemarkt unterscheidet sich aber in einem wesentlichen Punkt vom restlichen Gesundheitsmarkt. Entsprechend dem gültigen Sachleistungsprinzip in der GKV sind die Krankenkassen Vertragspartner der Gesundheitsanbieter, im Pflegebereich dagegen sind in erster Linie die Pflegebedürftigen selbst bzw. ihre Angehörigen Vertragspartner der Pflegedienstleister, unabhängig von den Rahmenverträgen zwischen Anbietern und Pflegeversicherungsträgern[120]. Insofern kann der Pflegesektor mit größerer Berechtigung als „Markt" bezeichnet werden als andere Sektoren im Gesundheitsmarkt. Im Vergleich zu „normalen" bilateralen Kunden-Anbieter-Verhältnissen etwa im Konsumgüterbereich ergibt sich für den Pflegemarkt aber ein Dreiecksverhältnis (Abb. 57). 330

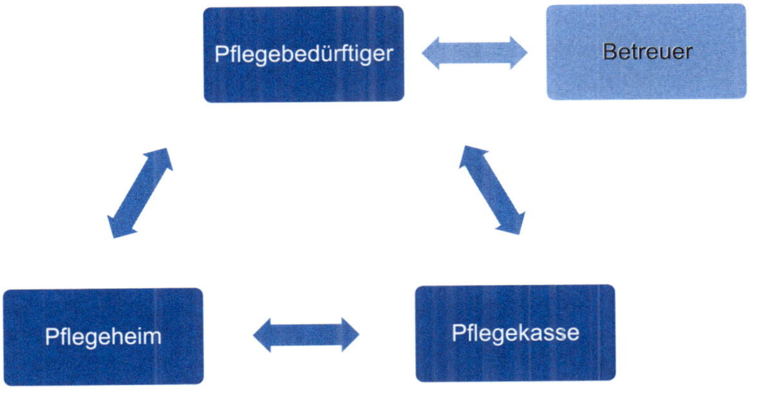

Abb. 57: Dreiecksverhältnis des Vertrags- und Leistungsgeschehens im Pflegemarkt
Quelle: Eigene Darstellung.

120 Vgl. Hillar: Moderne Marketingkonzeption in der stationären Altenpflege. In: Bettig u. a.(Hrsg.): Management Handbuch Pflege. 2006, S. 6.

331 Das deutsche System der Abrechnung von Leistungen nach dem Sachleistungsprinzip ist kompliziert. Seine grundsätzliche Berechtigung leitet sich aus der Auffassung ab, dass die für den Einzelnen unkalkulierbaren Krankheits- und Pflegerisiken/-kosten durch ein Solidarsystem aller Versicherten getragen werden und dass es für den Pflegebedürftigen gut ist, wenn er sich nicht selbst als Laie um grundsätzliche Vertrags- und Leistungsvereinbarungen kümmern muss, sondern ihm dies durch Kranken- und Sozialversicherungsträger abgenommen wird. Pflegedienstleistungen werden meist nicht freiwillig in Anspruch genommen, sondern die Nachfrage entsteht aus einer Not heraus. Die Hilfebedürftigkeit des Betroffenen und die Komplexität der Materie schränken die Konsumentensouveränität wesentlich ein, der Pflegebedürftige und seine Angehörigen sind auf Ratgeber und Sachwalter ihrer Interessen angewiesen. Daher hat der Gesetzgeber festgelegt, dass Leistungen und Entgelte zwischen Leistungserbringern (Pflegeheim) und Leistungsträgern (Pflege- und Sozialversicherungskassen) übergeordnet verhandelt und festgelegt werden. Diese Vereinbarungen sind dann auch für den Pflegebedürftigen im Einzelfall maßgeblich und bindend.

332 Auf der anderen Seite ist die Soziale Pflegeversicherung keine Vollkostenversicherung, sondern von vorneherein als Teilversicherung angelegt. Die tatsächlich entstehenden Kosten einer Heimunterbringung werden regelmäßig nur zu einem Teil von der Pflegeversicherung abgedeckt, so dass der Kunde und Pflegebedürftige im Rahmen eines privatrechtlichen Vertrages mit dem Pflegeheim eine Vereinbarung über Leistungen und Entgelte zusätzlich trifft.

333 Die weiter oben beschriebene grundsätzliche Marktentwicklung zwingt alle Anbieter, ihr Marketing zu professionalisieren. Wichtige Argumente waren und sind:

- Angebotsseite: Private Pflegeketten und internationale Pflegekonzerne drängen auf den Markt.
- Nachfrageseite: „Schwierigere“ Kunden mit hohem Dienstleistungsanspruch nehmen stark zu.
- Finanzierung: Rückgang staatlicher Finanzierung, zunehmender Privatzahlermarkt.
- Ergebnis: zunehmender Wettbewerb, Verdrängung und Marktanpassung, schwache Anbieter verschwinden vom Markt.
- Schlussfolgerung: Mit professionellem Marketing ein klares Leistungsprofil zeigen!

Praxisbeispiel: Basisleistungen des Klinikum Wahrendorff
Die Basisleistungen des Klinikum Wahrendorff zeigt im Überblick die nachstehende Abbildung 58.

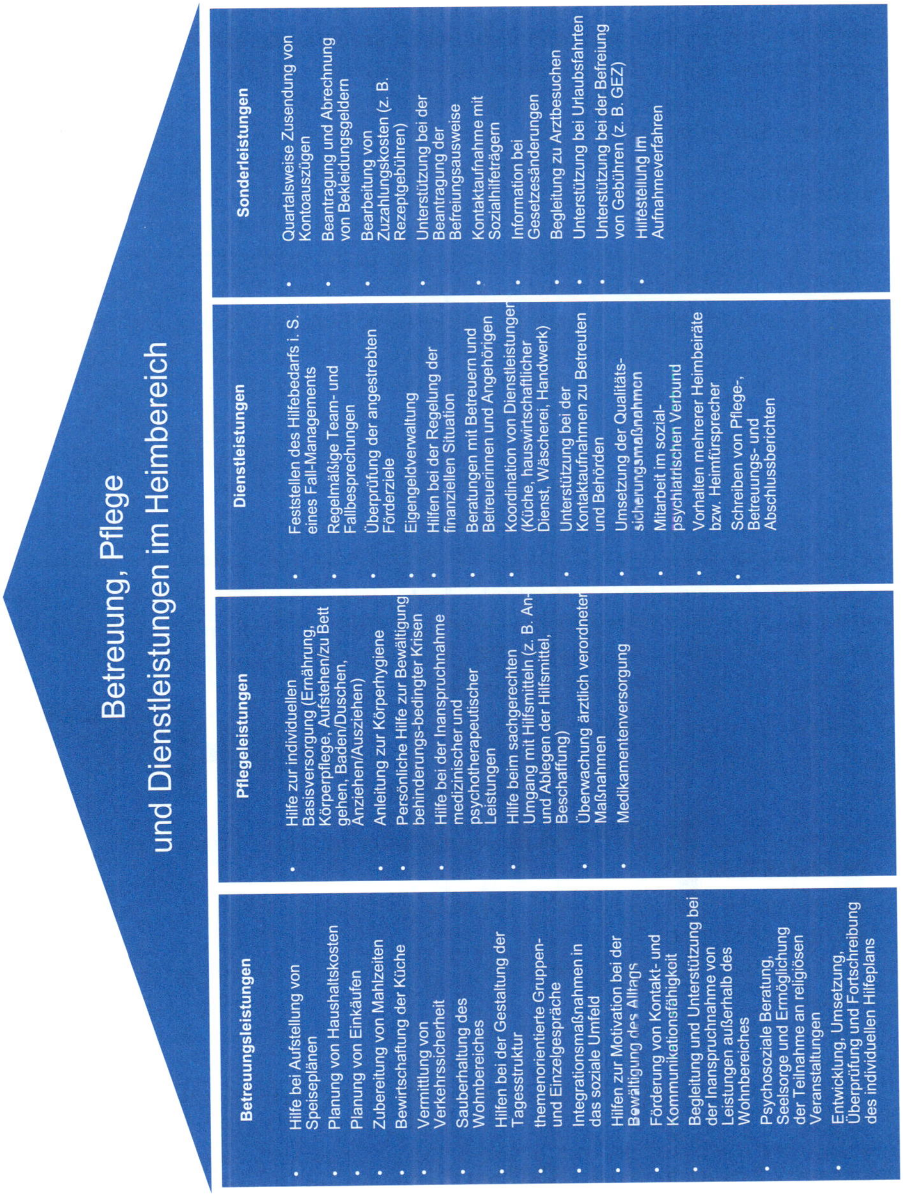

Abb. 58: Basisleistungen im Klinikum Wahrendorff

Quelle: Klinikum Wahrendorff: Pflege-, Betreuungs- und Dienstleistungen im Heimbereich. Internes, nicht veröffentlichtes Dokument. o. J.

334 Neben Marketing werden auch die Begriffe Öffentlichkeitsarbeit und Corporate Identity (CI) in der Pflege häufig verwendet. Eine erste einfache Definition hilft, sie inhaltlich voneinander abzugrenzen.

Definition: Marketing

Konsequente Ausrichtung des unternehmerischen Leistungsangebots an den Bedürfnissen der Kunden.

Definition: Öffentlichkeitsarbeit

Aktive und positive Beeinflussung der öffentlichen Meinung.

Definition: Corporate Identity

Selbstverständnis eines Unternehmens über seine Unternehmenspersönlichkeit: Wer sind wir? Wer wollen wir sein? Wie werden wir gesehen? Wie wollen wir gesehen werden? Corporate Identity Management ist dann der Managementprozess zur systematischen und langfristigen Gestaltung des Selbstverständnisses des Unternehmens über seine Unternehmenspersönlichkeit[121].

335 Die grundsätzlichen Zusammenhänge im klassischen Marketing zeigt die folgende Abbildung 59. Da die Anforderungen von Stufe zu Stufe ansteigen, wird mitunter auch von der Marketingleiter gesprochen, die es zu erklimmen gilt.

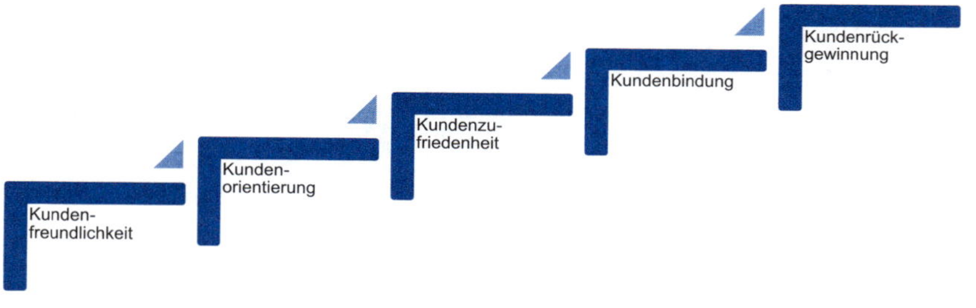

Abb. 59: Basiszusammenhänge des Marketings
Quelle: Eigene Darstellung.

336 **Kundenfreundlichkeit**, z. B. mit einem Lächeln einen positiven Gesprächsstart zu schaffen, ist eine wichtige erste Grundlage. Der potentielle Bewohner und seine Bezugspersonen sollten einen guten ersten Eindruck haben und die Menschen, die ihnen im Pflegeheim begegnen als freundlich und ihnen zugewandt empfinden. **Kundenorientierung** bedeutet, den (potentiellen) Kunden aktiv einzuladen, seine Fragen und Wünsche zu äußern. **Kundenzufriedenheit** setzt voraus, dass ein Kunde tatsächlich eine Leistung in Anspruch genommen hat und hinterher sagen kann, ob er damit zufrieden oder unzufrieden war. **Kundenbin-**

121 Herbst: Corporate Identity. 2003, S. 22.

dung meint das Ziel, den Kunden zu halten, ihn zu einem Stammkunden zu machen. **Kundenrückgewinnung** heißt, einen einmal verloren gegangenen Kunden wieder zurück zu holen – ein regelmäßig sehr schwieriges Unterfangen.

In der Produkt- und Leistungspolitik ist unter dem Gesichtspunkt der Beeinflus- 337
sungsmöglichkeit beim Leistungsangebot zu differenzieren zwischen:

- Kernleistungen und
- Wahlleistungen.

Anders als bei den weitgehend vordefinierten Kernleistungen bestehen bei den 338
Wahlleistungen erhebliche Freiheitsgrade, sowohl in der Produkt- wie in der Preisgestaltung. Wahlleistungen berühren u. a. die Hotelleistungen (z. B. Ein- oder Zweibettzimmer), die Verpflegungsleistungen (z. B. Sonderwünsche) und diverse ergänzende Dienstleistungen (z. B. Friseur, Fußpflege oder Ausflüge). Niemand hindert einen Anbieter, phantasievoll spezielle Leistungspakete für z. B. vermögendere oder zahlungsbereitere Kunden anzubieten, die für ein ungestörtes „Wohnzimmerambiente" oder eine besonders gute technische Infrastruktur im Zimmer gern bereit sind, einen Mehrpreis zu bezahlen.

Die Preisgestaltung für Wahlleistungen aus Anbietersicht ist oft das Ergebnis in- 339
tuitiver Managemententscheidungen oder die Preise werden kostenorientiert so festgelegt, dass zumindest Kostendeckung erreicht wird. Eine an der tatsächlichen Zahlungsbereitschaft orientierte Preisgestaltung, die mittels Marktforschung ohne großen Aufwand herausgearbeitet werden kann, findet selten statt. Die Möglichkeiten der Preisdifferenzierung (z. B. nach gestaffelten Leistungen oder nach unterschiedlichen Kundengruppen) und die damit verbundenen möglichen Zusatzeinnahmen werden dann nicht genutzt. Die positiven Erfahrungen z. B. einiger privater Anbieter in Deutschland und aus anderen Ländern zeigen, dass hier viel Potential für Zusatzeinnahmen, aber auch für höhere Bewohnerzufriedenheit und Bewohnerbindung existieren.

Eine Studie des wissenschaftlichen Instituts des AOK-Bundesverbandes (WIdO) 340
kam bereits in 2008 zu Ergebnissen, die sowohl für die Krankenhausbehandlung wie für die Pflege von Bedeutung sind[122] :

- Mehr als 1 Mrd. EUR haben deutsche Kassenbewohner aus eigener Tasche für individuelle Gesundheitsleistungen (IGeL) aufgebracht.
- Mehr als 16 Mio. Bewohner (= gut jeder 4. gesetzlich Krankenversicherte) wurden in 2007 IGeL-Leistungen angeboten.
- Die Initiative geht meist von einem Arzt aus (in 67 % der Fälle), aber immerhin ein Drittel der Bewohner haben von sich aus nach Zusatzleistungen gefragt.

Die Akzeptanz von Wahlleistungen ist offensichtlich nicht nur auf Besserverdie- 341
nende beschränkt, sondern auch bei gesetzlich Kranken- und Pflegeversicherten recht breit vorhanden. Hinzu kommt für die Pflege, dass gut verdienende Kinder

122 C.V.: Beilage „Gesund". In: Hannoversche Allgemeine Zeitung (HAZ). 2008, S. 2.

oder Angehörige eine Zahlungsbereitschaft über das von der Kranken- und Pflegeversicherung Erstattete hinaus haben oder haben müssen, wenn z. B. ein Pflegeheimplatz zu finanzieren ist. Allerdings ist das Thema „Preis“ traditionell schwierig bzw. sensibel, weil Anbietern häufig rein ökonomische Motive und das Ausblenden oder Vernachlässigen von medizinischen und pflegerischen Bewohnerinteressen unterstellt werden.

342 Als Zwischenfazit kann festgehalten werden, dass Gesundheitsunternehmen aktiv prüfen sollten, welche Zusatzleistungen sie anbieten können, weil es dem Bewohner nutzt und weil dadurch auch zusätzliche Einnahmen erzielt werden können, also beide Seiten einen Nutzen haben. Die Vermarktung muss aber „sauber“ durchgeführt und insbesondere durch eine aktive Bewohneraufklärung begleitet werden.

343 Für den sogenannten **„zweiten Gesundheitsmarkt“** sagt die Unternehmensberatung Roland Berger allein für Deutschland ein rasantes Wachstum von 260 Mrd. EUR (2003) auf 453 Mrd. EUR (2020) voraus, im Wesentlichen getrieben von Komplementärmedizin und Wellness, Letzteres vollumfänglich selbst finanziert durch die Konsumenten[123]. Gesundheitsunternehmen aus dem „ersten Gesundheitsmarkt“ – auch Pflegedienstleister – können hier sehr aktiv teilhaben und den „Megatrend“ Gesundheit als Wachstumsfeld für sich nutzen. Ein aktives Marketing ist hierfür obligatorisch, da viele professionelle Anbieter aus benachbarten Branchen mit jahrzehntelanger Marketingerfahrung als Wettbewerber auftreten. Die Pflege mit ihren Kernkompetenzen kann sich von diesem Kuchen ein Stück abschneiden.

344 Eine spannende Frage für ein Pflegeunternehmen ist, **was überhaupt deren Produkt ist?**

345 Die gesamte Behandlung in einem Pflegeheim mit all seinen Teilbestandteilen ist sein Produkt. Im prozessualen Sinn kann es als Abfolge von Diagnostik-, Therapie-, Basispflege- und begleitenden hauswirtschaftlichen sowie sonstigen Maßnahmen verstanden werden.

346 Ein häufig zu beobachtendes Defizit von Pflegeunternehmen ist, dass sie ihr „Produkt“ den Bewohnern nicht besonders gut verständlich machen (können). Insbesondere pflegewissenschaftliche oder gar lateinische Fachtermini sind weder geeignet verstanden noch behalten zu werden. Produkten einen kundenorientierten Namen zu geben, Produkte als mehr oder weniger komplexes Zusammenspiel verschiedener Leistungserbringer sauber zu definieren, Produkte zu kalkulieren (kosten- und erlösbezogen), Produkte zu differenzieren (gegenüber anderen Anbietern), all das sind auch für Pflegeeinrichtungen sehr wichtige, aber bislang weitgehend vernachlässigte (Marketing-)Aufgaben. Produktmanager, die in der Industrie und im Handel, aber auch in Dienstleistungsbranchen (z. B. Touristik, Telekommunikationsdienstleister, Banken, Versicherungen) seit Jahrzehnten etabliert sind, wären auch in Pflegeunternehmen dringend erforderlich.

123 Preusker: Das deutsche Gesundheitssystem verstehen. Strukturen und Funktionen im Wandel. 2008, S. 260 ff.

3.4.3 Kommunikations- und Distributionspolitik sowie internes Marketing

Gezielte kommunikationspolitische Maßnahmen sind Pflegeunternehmen überhaupt nicht neu, Berichterstattungen in regionalen Medien, Broschüren für (potentielle) Bewohner oder die Gestaltung eines guten Internetauftritts sind klassische Beispiele dafür. Gleichwohl ist die Palette der Möglichkeiten deutlich größer als das, was heute von einem durchschnittlichen Anbieter an Kommunikationsinstrumenten eingesetzt wird. Zentrale Ansatzpunkte für die Kommunikation von Pflegeeinrichtungen sind insbesondere: 347

- Klassische Print-Werbung (z. B. Anzeigen in Fachzeitschriften oder Flyer, siehe Abbildungen)
- Werbung in Online-Medien (z. B. auf vielbesuchten Webseiten von Such- und Informationsdiensten, bei einschlägigen Pflegefachverlagen)
- Klassische Öffentlichkeitsarbeit
- Teilnahme an und/oder Organisation von Veranstaltungen/Messen/Kongressen
- Verkaufsförderungsmaßnahmen (z. B. Merchandising-Artikel des täglichen Bedarfs für Bewohner und Angehörige im hauseigenen Shop)
- Sponsoringaktivitäten (z. B. örtlicher Sport- und Freizeitveranstaltungen)
- Beiträge in Funk und Fernsehen
- regionale Aktivitäten, die im redaktionellen Teil der örtlichen Presse erscheinen

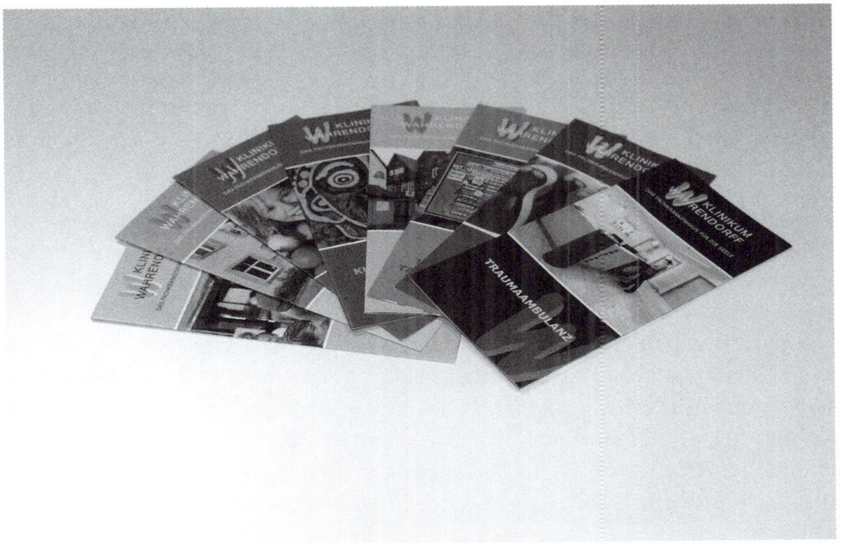

Abb. 60: Flyer als klassische Kommunikationsmaßnahme des Klinikum Wahrendorff

Quelle: Eigene Darstellung.

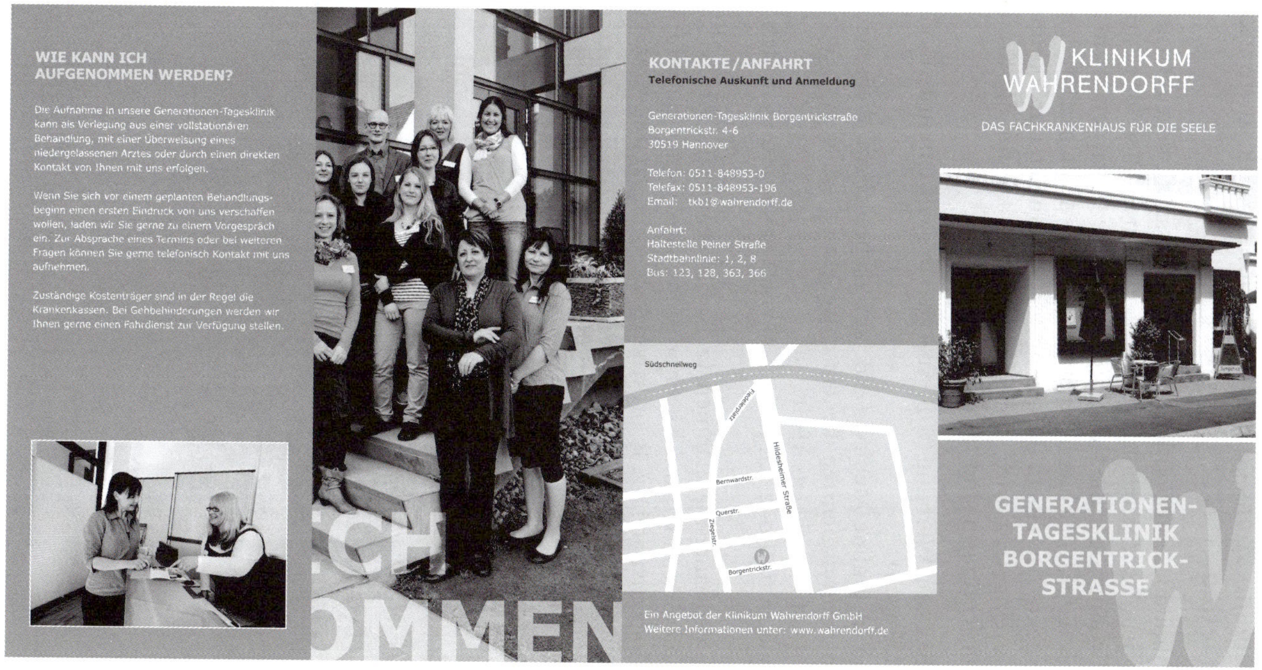

WIE KANN ICH AUFGENOMMEN WERDEN?

Die Aufnahme in unsere Generationen-Tagesklinik kann als Verlegung aus einer vollstationären Behandlung, mit einer Überweisung eines niedergelassenen Arztes oder durch einen direkten Kontakt von Ihnen mit uns erfolgen.

Wenn Sie sich vor einem geplanten Behandlungsbeginn einen ersten Eindruck von uns verschaffen wollen, laden wir Sie gerne zu einem Vorgespräch ein. Zur Absprache eines Termins oder bei weiteren Fragen können Sie gerne telefonisch Kontakt mit uns aufnehmen.

Zuständige Kostenträger sind in der Regel die Krankenkassen. Bei Gehbehinderungen werden wir Ihnen gerne einen Fahrdienst zur Verfügung stellen.

KONTAKTE/ANFAHRT

Telefonische Auskunft und Anmeldung

Generationen-Tagesklinik Borgentrickstraße
Borgentrickstr. 4-6
30519 Hannover

Telefon: 0511-848953-0
Telefax: 0511-848953-196
Email: tkb1@wahrendorff.de

Anfahrt:
Haltestelle Peiner Straße
Stadtbahnlinie: 1, 2, 8
Bus: 123, 128, 363, 366

Ein Angebot der Klinikum Wahrendorff GmbH
Weitere Informationen unter: www.wahrendorff.de

KLINIKUM WAHRENDORFF

DAS FACHKRANKENHAUS FÜR DIE SEELE

GENERATIONEN-TAGESKLINIK BORGENTRICK-STRASSE

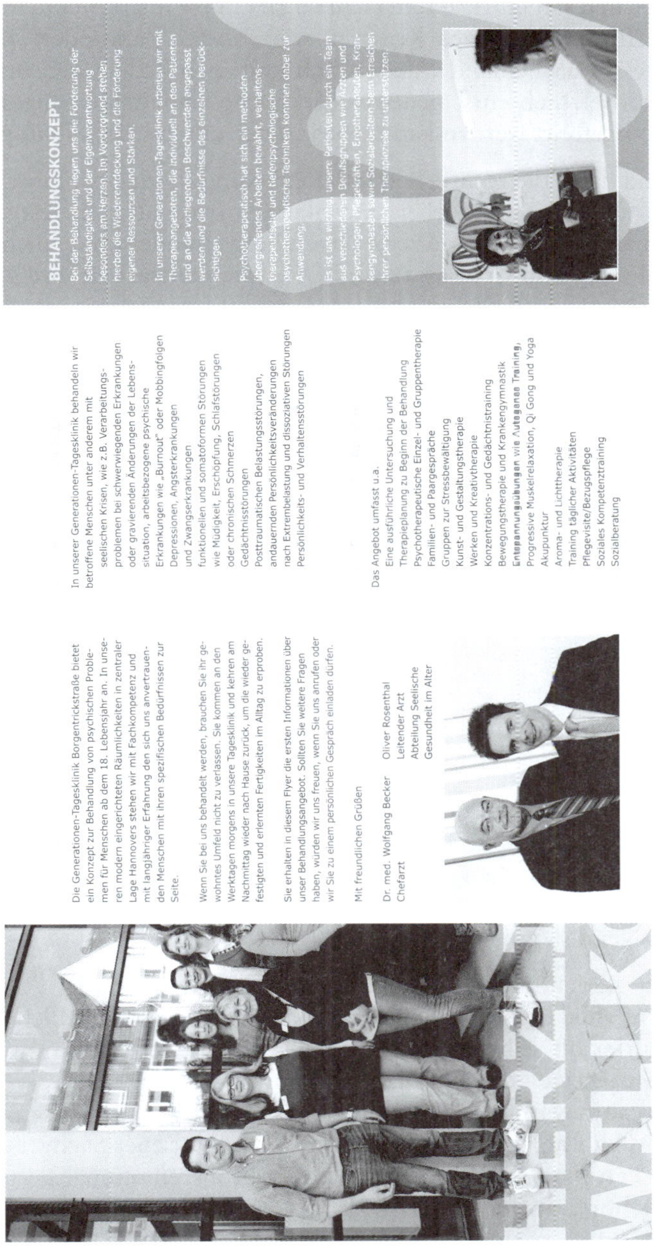

Die Generationen-Tagesklinik Borgentrickstraße bietet ein Konzept zur Behandlung von psychischen Problemen für Menschen ab dem 18. Lebensjahr an. In unseren modern eingerichteten Räumlichkeiten in zentraler Lage Hannovers stehen wir mit Fachkompetenz und mit langjähriger Erfahrung den sich uns anvertrauenden Menschen mit ihren spezifischen Bedürfnissen zur Seite.

Wenn Sie bei uns behandelt werden, brauchen Sie ihr gewohntes Umfeld nicht zu verlassen. Sie kommen an den Werktagen morgens in unsere Tagesklinik und kehren am Nachmittag wieder nach Hause zurück, um die wieder gefestigten und erlernten Fertigkeiten im Alltag zu erproben.

Sie erhalten in diesem Flyer die ersten Informationen über unser Behandlungsangebot. Sollten Sie weitere Fragen haben, würden wir uns freuen, wenn Sie uns anrufen oder wir Sie zu einem persönlichen Gespräch einladen dürfen.

Mit freundlichen Grüßen

Dr. med. Wolfgang Becker
Chefarzt

Oliver Rosenthal
Leitender Arzt
Abteilung Seelische
Gesundheit im Alter

In unserer Generationen-Tagesklinik behandeln wir betroffene Menschen unter anderem mit
- seelischen Krisen, wie z.B. Verarbeitungsproblemen bei schwerwiegenden Erkrankungen oder gravierenden Änderungen der Lebenssituation, arbeitsbezogene psychische Erkrankungen wie „Burnout" oder Mobbingfolgen
- Depressionen, Angsterkrankungen und Zwangserkrankungen
- funktionellen und somatoformen Störungen wie Müdigkeit, Erschöpfung, Schlafstörungen oder chronischen Schmerzen
- Gedächtnisstörungen
- Posttraumatischen Belastungsstörungen, andauernden Persönlichkeitsveränderungen nach Extrembelastung und dissoziativen Störungen
- Persönlichkeits- und Verhaltensstörungen

Das Angebot umfasst u.a.
- Eine ausführliche Untersuchung und Therapieplanung zu Beginn der Behandlung
- Psychotherapeutische Einzel- und Gruppentherapie
- Familien- und Paargespräche
- Gruppen zur Stressbewältigung
- Kunst- und Gestaltungstherapie
- Werken und Kreativtherapie
- Konzentrations- und Gedächtnistraining
- Bewegungstherapie und Krankengymnastik
- Entspannungsübungen wie Autogenes Training, Progressive Muskelrelaxation, Qi Gong und Yoga
- Akupunktur
- Aroma- und Lichttherapie
- Training täglicher Aktivitäten
- Pflegevisite/Bezugspflege
- Soziales Kompetenztraining
- Sozialberatung

BEHANDLUNGSKONZEPT

Bei der Behandlung liegen uns die Förderung der Selbständigkeit und der Eigenverantwortung besonders am Herzen. Im Vordergrund stehen hierbei die Wiederentdeckung und die Förderung eigener Ressourcen und Stärken.

In unserer Generationen-Tagesklinik arbeiten wir mit Therapieangeboten, die individuell an den Patienten und an die vorliegenden Beschwerden angepasst werden und die Bedürfnisse des einzelnen berücksichtigen.

Psychotherapeutisch hat sich ein methodenübergreifendes Arbeiten bewährt, verhaltenstherapeutische und tiefenpsychologische psychotherapeutische Techniken kommen dabei zur Anwendung.

Es ist uns wichtig, unsere Patienten durch ein Team aus verschiedenen Berufsgruppen wie Ärzten und Psychologen, Pflegekräften, Ergotherapeuten, Krankengymnasten sowie Sozialarbeitern beim Erreichen ihrer persönlichen Therapieziele zu unterstützen.

Abb. 61: Flyer des Klinikum Wahrendorff für eine Tagesklinik
Quelle: Eigene Darstellung.

348 In allen Bereichen stehen viele unterschiedliche Einzelinstrumente und Maßnahmen zur Verfügung, die nach Kriterien wie „Kosten“ und/oder „Kunden-/Bewohnerinteresse“ nacheinander ausgewählt und nach Bedeutung sortiert werden können, bevor letztlich entschieden wird, welche Aktivitäten umgesetzt werden (wie das durchgeführt werden kann, wird weiter unten beispielhaft gezeigt).

349 Natürlich sind dabei die rechtlichen Rahmenbedingungen bzw. Einschränkungen zu beachten, die der Gesetzgeber und Standesorganisationen festgelegt haben, um den medizinischen Laien vor einer irreführenden oder unsachlichen Einflussnahme zu schützen. **Im Grundsatz sind Öffentlichkeitsarbeit und Werbung** für staatliche, freigemeinnützige und private Anbieter **erlaubt** und rechtlich zulässig. Einschränkungen für Gesundheitsunternehmen enthalten insbesondere folgende Anspruchsgrundlagen:

- Heilmittelwerbegesetz (HWG; z. B. Verbot irreführender Werbung nach § 3, Einschränkungen der Publikumswerbung nach § 11 und 12, Verbot bildlicher Darstellung des Arztes in Berufskleidung und bei Ausübung seiner ärztlichen Tätigkeit)
- Gesetz gegen den unlauteren Wettbewerb (UWG; Generalklausel in § 1, Verbot irreführender Angaben in § 3)

350 Ein wichtiger Aspekt der Öffentlichkeitsarbeit betrifft den Umgang mit **Krisensituationen,** z. B.:

- der plötzliche Tod eines Bewohners unter „mysteriösen“ Umständen
- grobes Fehlverhalten von Mitarbeitern gegenüber Bewohnern
- Abrechnungsbetrügereien

351 Jede Heimleitung sollte auf derartige Situationen vorbereitet sein und einen Krisenplan parat haben. Grundsätzlich sollte mit „geplanter Offenheit“ reagiert werden, d. h. nichts vertuschen, aber auch nicht unkontrolliert jedem alles sagen, was an Vermutungen im Raum steht. Kämmer[124] empfiehlt aus langjährigen Erfahrungen folgende Verhaltensweisen:

- Reportern Berichts- und ggf. auch Dreherlaubnis geben, diese aber aktiv begleiten. Im Falle einer emotional vielleicht naheliegenden Ablehnung suchen sich Reporter oft selbstständig Bewohner oder andere Interviewpartner und im Ergebnis steigen die Spekulationen nur noch mehr an.
- Bei Presseanfragen auf die geplante Pressekonferenz verweisen, die zeitnah (am nächsten Tag) abgehalten werden sollte. Dort eher Sachverständige und neutrale Personen zu Wort kommen lassen als emotionalisierte Bewohner oder Angehörige.
- Keine Vorabunterrichtung einzelner Journalisten, weil das Konflikte mit anderen Journalisten bringt.

124 Kämmer: Öffentlichkeitsarbeit – Das Vertrauen der Kunden gewinnen und festigen. In: Kämmer (Hrsg.): Pflegemanagement in Altenpflegeeinrichtungen. 2008, S. 578.

- Kontaktaufnahme mit einem Fachverband und Beratung durch diesen sind empfehlenswert.

Die **Distributionspolitik** ist für die Pflegebranche wohl am schwierigsten zu „übersetzen". Die zentrale Frage lautet, wie und wo die Leistungen an den Bewohner herangetragen werden (können), wie der Vertrieb der eigenen Leistungen organisiert werden kann? Neben der Eröffnung neuer Standorte stehen auch Fragen von Standortschließungen oder Standort-Restrukturierungen als distributive Grundsatzentscheidungen an, und es geht insbesondere um die Frage, wie – ggf. in Kooperation mit Partnern – die Leistung ergänzend ambulant beim oder in unmittelbarer Nähe des Kunden erbracht werden kann. Diese distributionspolitischen Aspekte sind für Gesundheitsunternehmen aktuell und bedeutend, sie werden aber praktisch nicht als Marketing-Fragestellungen eingeordnet, sondern z. B. im Rahmen der Kooperationspolitik behandelt, etwa wenn ein Pflegeheimbetreiber mit einem ambulanten Pflegedienst gezielt zusammenarbeitet. 352

Für den Erfolg einer Pflegeeinrichtung ist der richtige Standort eine zentrale Voraussetzung. Die hohe **Bedeutung** der Standortentscheidung ist dabei wie folgt begründet: 353

- Es ist eine strategische Entscheidung mit dauerhafter Wirkung, die kurzfristig nicht oder nur sehr schwer korrigierbar ist. Bei Eigenerwerb sowieso, bei Miete oder Pacht sind 5 bis 10 Jahre übliche Bindungszeiträume. Die erhebliche finanzielle Investition in eine Pflegeheim-Immobilie stellt damit immer auch ein hohes Kosten-/Fehlinvestitionsrisiko dar.
- Die externen Marktbedingungen werden mit der Standortentscheidung langfristig festgelegt. Damit ist insbesondere das Kunden-/Bewohnerklientel im Einzugsgebiet des Standorts gemeint, aber auch die gegebene Wettbewerbssituation sowie das Potential vorhandener Einweiser. Das sind dann gegebene Rahmenbedingungen, die der Anbieter nicht ändern, sondern auf die er sich selbst nur möglichst gut mit seinem Pflegekonzept einstellen kann.
- Gute Standorte stellen eine geeignete „Markteintrittsbarriere" dar, da sie von Wettbewerbern – im Gegensatz zu vielen anderen Marketingparametern – nur schwer zu imitieren sind und Konkurrenten vom Markteintritt abhalten.
- Für die strategische Zielsetzung „Wachstum" sind Standortneugründungen bzw. Übernahmen die wirkungsvollste und eine notwendige Einzelmaßnahme.

Für einen Pflegeheimbetreiber gibt es folgende grundsätzliche **Handlungsalternativen** im Standortmanagement: 354

1. Standort-Neugründung (Neubau oder Übernahme einer bereits vorhandenen Immobilie)
2. Standort-Verlagerung (Schließen einer nicht mehr lukrativen Bestandsimmobilie und Wechsel in einen nah gelegenen Neustandort)

3. Standort-Veränderung (Erweiterung und Kapazitätsausbau einer Bestandsimmobilie oder auch Verringerung vorhandener Überkapazitäten durch Rückbau oder externe Untervermietung)
4. Standort-Elimination (vollständiges Schließen eines Bestandsstandorts)

355 Aufgrund kontinuierlicher Veränderungen im Umfeld von Pflegeheimen – z. B. das Hinzutreten neuer Wettbewerber, Veränderungen des Kundenpotentials aufgrund der lokalen demografischen Altersentwicklung, größere Neubauprojekte, Veränderungen in der lokalen Krankenhausstruktur, positiv oder negativ veränderte Verkehrsinfrastruktur und lokale Verkehrsanbindung, andere kommunalpolitische Entscheidungsträger nach Wahlen – ist es auch Aufgabe des Pflegemanagements, die Wertigkeit der eigenen Pflegeheime kontinuierlich im Auge zu behalten und bei Bedarf rechtzeitig mit standortspezifischen Maßnahmen zu reagieren. Insofern sind Standortanalysen und Bewertungen nicht nur eine Aufgabe im Falle von Neugründungen oder Übernahmen, sondern im Sinne eines **Standortcontrolling** gehört auch der kontinuierliche Check der Standortwertigkeit von Bestandsimmobilien zu den Aufgaben des Pflegemanagements.

356 Für die systematische Analyse von Pflegeheimen – bei Neugründung oder im Rahmen eines Bestandscontrolling – ist eine individuelle Bewertung der wichtigsten **Standortfaktoren** erforderlich. Einen Überblick zu den relevanten lokalen Standortfaktoren gibt nachstehende Abbildung 62. Neben dieser Mikrostandortbetrachtung kann es für größere Anbieter im Vorfeld auch wichtig sein, zunächst verschiedene Makrostandorte vergleichend zu bewerten – etwa unterschiedliche Bundesländer oder Regionen. Nach Vorauswahl des bestgeeigneten Makrogebiets gilt es dann im zweiten Schritt, innerhalb dieses Suchgebietes einen interessanten lokalen Pflegeheimstandort zu finden.

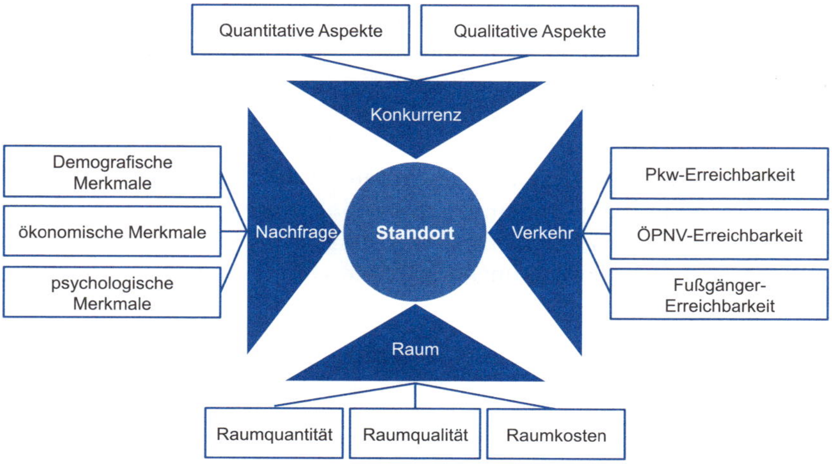

Abb. 62: Standortfaktoren
Quelle: Eigene Darstellung.

Welche einzelnen Standortfaktoren für Pflegeheime in besonderem Maße bedeutend sind, zeigt beispielhaft die folgende Tabelle 37. 357

Tab. 37: Standortfaktoren für Pflegeheime

Quelle: Eigene Darstellung.

Standortfaktor	Für Pflegeheime besonders relevant
Nachfrage	– demographische Entwicklung in der Zielgruppe (z. B. Zunahme der Wohnbevölkerung > 60 Jahre) – ökonomische Entwicklung (z. B. Zunahme von Menschen mit überdurchschnittlichem Haushaltseinkommen in der „Nachbarschaft“) – Abnahme suchtgefährdeter Jugendlicher aufgrund kommunaler Sozialmaßnahmen
Konkurrenz	– alternative Versorgungsangebote (ambulant und stationär) – Entwicklung der regionalen Kapazitäten von Hauptwettbewerbern – neuartige Serviceangebote innovativer Privatanbieter
Raum	– gewerbliche Infrastruktur in direkter Nachbarschaft und der regionalen Umgebung – Gartenanlagen, sonstige „Freizeitangebote“ – Soziales Umfeld (Wohngegend) – Behindertenfreundliche Umgebung oder „Steilhanglage“ – Lokales Mietpreisniveau
Verkehr	– Erreichbarkeit mit öffentlichen Verkehrsmittel – Anzahl verfügbarer Parkplätze – Zeitliche Entfernung von Ballungszentren – Anzahl und Qualität von Fußwegen rund um den Standort

Bei der konkreten Analyse eines Pflegeheimstandorts gilt es, die individuelle Ausprägung der oben beispielhaft skizzierten relevanten Standortfaktoren zunächst zu recherchieren und anschließend zu bewerten. Dafür benötigte Basisdaten und die Visualisierung des standortspezifischen Einzugsgebiets können heute mit Hilfe geografischer Informationssysteme effizient zur Verfügung gestellt werden. Das Einzugsgebiet kann dabei grob durch Kreise mit einem aus Erfahrungswerten abgeleiteten Durchmesser abgebildet werden (z. B. 15 km) oder spezifischer durch Fahrzeitzonen, die die konkrete PKW-Fahrzeit für Fahrten vom/zum Pflegeheimstandort berücksichtigen (z. B. unter der Annahme einer maximalen Fahrbereitschaft von Angehörigen von 30 Minuten). 358

Die **Vorgehensweise** bei der Analyse eines neuen Pflegeheimstandorts kann abschließend wie folgt zusammengefasst werden: 359

1. Vorauswahl eines geeigneten Makrogebiets (z. B. Festlegung des Bundeslandes, der Region, der Gemeinde)
2. Finden eines oder mehrerer geeigneter Mikrostandorte in diesem Makrogebiet (z. B. zur Vermietung stehende Bestandsimmobilien oder frei zu bebauende Gewerbegrundstücke)

3. Datenerhebung (die individuellen Ausprägungen der relevanten Standortfaktoren ermitteln, durch Sekundärdatenanalyse (z. B. Einwohnerzahl) und Primärdatenerhebung vor Ort (z. B. Gespräche mit dem Management eines lokalen Krankenhauses))
4. Datenanalyse (z. B. digitale Aufbereitung des Einzugsgebiets, Ermittlung des Kundenpotentials und des möglichen Umsatzes am Standort)
5. Schlussfolgerung (Ableitung einer Investitionsempfehlung, bei positiver Bewertung Ableitung eines standortspezifischen Nutzungskonzepts)

360 Grundsätzlich unterscheidet das Marketing zwischen direktem und indirektem Vertrieb, wobei Zweiteres ein- oder mehrstufig erfolgen kann (Abb. 63).

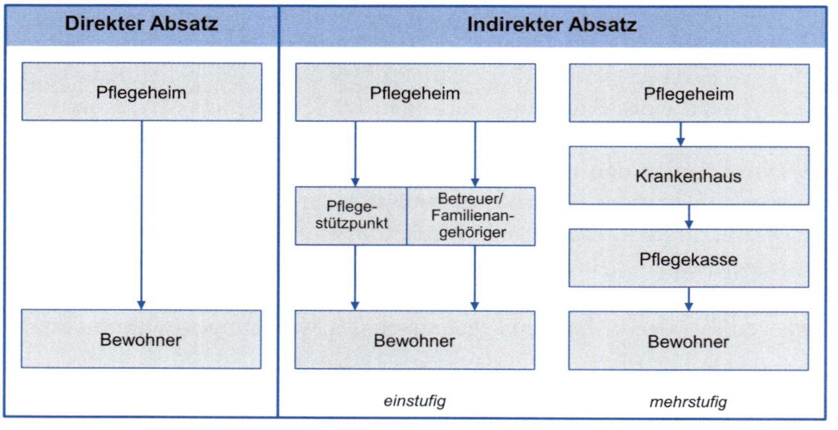

Abb. 63: Vertriebliche Absatzmethoden
Quelle: Eigene Darstellung.

361 Die eingeschalteten externen Distributionshelfer in der Abbildung sind beispielhaft genannt. Empfehlenswert wäre, sich zunächst alle gängigen oder möglichen Absatzwege (visuell) zu verdeutlichen. Über welche Kanäle kann unser Leistungsangebot dem potentiellen Kunden überhaupt nahe gebracht werden? Auf dieser Basis gelingt schnell eine fruchtbare Diskussion und Auswahl der präferierten Absatzwege und vielleicht auch die eine oder andere innovative Idee.

362 Mit der **Politik des internen Marketing** wird ein Platzhalter für Marketingaktivitäten geschaffen, die nach innen gerichtet sind und die dazu beitragen sollen, dass Führungskräfte und Mitarbeiter adäquat angesprochen, motiviert und mitgenommen werden. Das ist zwar kein klassisches Marketing-Instrument, denn es behandelt Themen, die in den üblichen Funktionsbereichen ihr betriebswirtschaftliches „Zuhause" haben (z. B. Personalwesen, Organisation etc.). Aber die Praxis zeigt, dass gerade die Schnittstelle zwischen der Außenwelt und der Innenwelt besonders schlecht gemanagt und vernachlässigt wird. Es ist daher mindestens aus taktischen Gründen klug darauf hinzuweisen, dass aufwendig geplante und mit mehr oder weniger hohem finanziellen Aufwand erbrachte externe Marketingmaßnahmen gerade in Dienstleistungsbranchen immer nur so gut und wirksam sind, wie sie durch eigene Mitarbeiter – die an der Schnittstelle zum Kunden stehen und von diesem als Unternehmensrepräsentant gesehen werden – auch gelebt werden.

Die eigenen Mitarbeiter sind wesentliche Werbeträger für die eigene Einrichtung. **363**
Von der Qualität der eigenen Leistung, der eigenen Arbeit überzeugte Mitarbeiter sind unschätzbare Fürsprecher für das eigene Unternehmen. Daher sollten geeignete Informationen auch immer die Mitarbeiter erreichen.

Für jedes Marketing-Instrument können wiederum einzelne Unterbereiche gebil- **364**
det und eine Vielzahl einzelner Marketing-Maßnahmen in den unterschiedlichsten Ausprägungen erdacht, geplant und realisiert werden. Eine wichtige Aufgabe im Marketing ist es daher, jeweils den richtigen Mix dieser Teilinstrumente und Aktivitäten innerhalb eines Bausteines zu finden (z. B. Leistungs-Mix, Kommunikations-Mix). Eine isolierte Betrachtung der Teilinstrumente kann dabei nur ein erster Schritt sein, denn in den meisten Fällen sind die Maßnahmenfestlegungen nicht unabhängig voneinander. Letztlich geht es also darum, ein optimales **Marketing-Mix** insgesamt, in Abstimmung aller Marketing-Instrumente, zu finden. Dies ist eine sehr schwierige Aufgabe, deren theoretisches Optimum nicht bekannt ist. In einem „Trial-and-Error"-Prozess geht es in der Praxis vielmehr darum, eine Verbesserung gegenüber den bisherigen Ergebnissen des Marketingeinsatzes zu erreichen.

Letztlich entscheidend ist die vom Kunden wahrgenommene Dienstleistungsqua- **365**
lität. Das ist ein sehr subjektiver Maßstab, der für den einen der gefühlte Gesamtmix aus verschiedenen Marketing-Elementen ist und der sich bei einem anderen vielleicht nur auf ein oder zwei Details konzentriert. Zufriedenheit ist immer das Ergebnis eines subjektiven und meist nur intuitiv vorgenommenen Vergleichs zwischen den eigenen Erwartungen an eine Dienstleistung oder ein Produkt und der tatsächlich in Anspruch genommenen Leistung. Ist Letztere höher als die Erwartung, ist man zufrieden und umgekehrt. In diesem Sinne ist auch das Qualitätsmanagement zu verstehen, so dass Marketing und Qualitätsmanagement große Schnittmengen aufweisen. Es ist dann eine formale Frage, in welcher Über-, Unter- oder Nebenordnung Marketing und Qualitätsmanagement in einem Buch oder in einem Unternehmen behandelt werden.

3.4.4 Zielgruppenorientierte Marketingmaßnahmen generieren

Eine kunden- und zielgruppenorientierte Marketingpolitik zu betreiben bedeutet **366**
grundsätzlich, die Marketing-Instrumente je nach Zielgruppe individuell auszugestalten. Das muss und sollte nicht heißen, für jeden Kunden ein ganz spezifisches und einmaliges Leistungspaket zu schnüren, denn die Kosten und letztlich die Bezahlbarkeit des Angebots dürfen nicht aus den Augen verloren werden. Andererseits sollte aber auch nicht mit einem gleichförmigen Standard-Leis-

tungspaket versucht werden, alle Kunden gleichermaßen und stereotyp anzusprechen. Es liegt auf der Hand, dass die Lösung zwischen diesen beiden Extrem-Polen liegen muss. Zu welcher Seite das Pendel der Marketingpolitik eher ausschlägt, hängt maßgeblich von der strategischen Basispositionierung ab: Spezialanbieter differenzieren ihr Marketing stärker als Grundversorger, hochpreisige Exklusivanbieter stärker als „Discounter". Für die Festlegung des Individualisierungs- bzw. Standardisierungsgrades im Marketing-Mix ist es folglich notwendig, zunächst die gewollte Marktsegmentierungsstrategie und die daraus resultierende Zielgruppendifferenzierung zu definieren. Erst im nächsten Schritt sind die spezifischen Wünsche und Anforderungen der jeweiligen Zielgruppen individuell in Erfahrung zu bringen, bevor dann zielgruppenspezifische Marketingmaßnahmen erarbeitet werden können. Die Marketing-Mix-Planung kann demnach in folgenden Teilschritten ablaufen (vgl. Abb. 64).

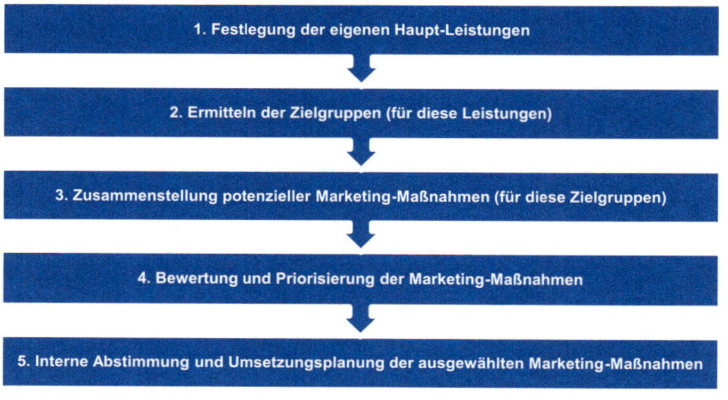

Abb. 64: Vorgehensweise bei der Marketing-Mix-Planung
Quelle: Eigene Darstellung, vgl. Bienert: Betriebswirtschaftslehre für leitende Ärzte. 2009, S. 185.

367 Die Festlegung der eigenen Haupt-Leistungen (1.) und die Ermittlung der Zielgruppen für diese Leistungen (2.) sind entweder bereits im Rahmen eines vorgelagerten strategischen Analyse- und Planungsprozesses neu erarbeitet worden oder sie bleiben relativ unverändert bestehen. Im Ergebnis des zweiten Schrittes könnten z. B. folgende Hauptzielgruppen festgelegt sein (dass die Möglichkeiten der Zielgruppensegmentierung weitaus größer sind, wird später noch ausführlicher diskutiert):

- Bewohner
- Angehörige/Bezugspersonen/Betreuer
- Beratungsstellen
- Krankenhäuser (Sozialdienste)

368 Für die Entwicklung neuer oder den Ausbau bestehender Marketingmaßnahmen ist ein guter Anhaltspunkt, wie gut oder schlecht das Pflegeheim heute von den

Kunden bewertet wird? Eine Kundenbefragung kann hierüber direkt Aufschluss geben, z. B. bezüglich folgender Teilaspekte:

- Äußeres Erscheinungsbild der Einrichtung (z. B.: Sind die Grünanlagen gepflegt? Vermitteln die Gebäude einen sauberen und freundlichen Ersteindruck? Sind Orientierung und Beschilderung eingängig?)
- Wohn- und Pflegebereiche (z. B.: Sind die Bewohnerzimmer modern eingerichtet? Sind die Räume gepflegt, sauber und ist eine individuelle Einrichtung erlaubt? Sind die Arbeitsräume des Personals einsehbar?)
- Menschen (z. B.: Machen die Mitarbeiter einen ausgeglichenen und fröhlichen Eindruck? Werden Fremde begrüßt? Wie läuft die Kommunikation zwischen Bewohnern und Mitarbeitern?)
- Treffpunkte (z. B.: Gibt es eine Cafeteria und ist sie ansprechend eingerichtet? Ist das Speisen- und Getränkeangebot gut und bezahlbar und sind die Öffnungszeiten kundenorientiert? Gibt es andere eingerichtete Treffpunkte mit Sitzmöglichkeiten?)

Im Folgenden sollen beispielhaft für die Kern-Zielgruppe von Pflegeunternehmen – Bewohner – gängige und mögliche operative Marketingmaßnahmen stichwortartig zusammengestellt werden (3. Schritt). Entsprechend kann für weitere Zielgruppen verfahren werden[125]. **369**

Ideen für künftige Marketingmaßnahmen können systematisch aus ganz unterschiedlichen Quellen generiert werden. Naheliegend ist es, zunächst an den bisherigen eigenen Aktivitäten anzuknüpfen. Darüber hinaus kann gezielt nach neuen Anregungen gesucht werden, wobei die Bewohner und Kunden selbst, Wettbewerber, externe Ratgeber oder die Kreativität der Mitarbeiter Ausgangspunkt für innovative Überlegungen sein können. Quellen für potentielle Marketing-Maßnahmen sind demnach: **370**

- Zusammenstellung aller in der Vergangenheit im eigenen Hause bereits **praktizierten** Maßnahmen
- Sammlung von Ideen für darüber hinausgehende, **neue** Maßnahmen. Dabei Orientierung an:
  - Wettbewerber-Aktivitäten
  - Kundenwünschen
  - externen Ratgebern (Fachliteratur, Berater, …)
  - Ideen der eigenen Mitarbeiter/Führungskräfte

Produkt- und Dienstleistungsinnovationen zu generieren und umzusetzen ist im Wettbewerb mit anderen Anbietern eine permanente Herausforderung und Aufgabe für das Pflegemanagement. Dabei ist es empfehlenswert, sich zumindest **371**

125 Vgl. hierzu die ausführlichen Darstellungen von Bienert: Marktorientierung und Strategiefindung. Ein Leitfaden für Gesundheitsunternehmen zur erfolgreichen Positionierung im Wettbewerb. 2004. S. 291 ff.

einmal professionell begleiten zu lassen und eine Vorgehenssystematik zu entwickeln, die man fortan vielleicht allein weiter betreiben kann. Innovationsmanagement ist seit vielen Jahren eine entwickelte Praxis- und Wissenschaftsdisziplin, zu der es einschlägige Erfahrungen und ein bewährtes Instrumentarium gibt. Eine klassische systematische Vorgehensweise zur Neuproduktentwicklung und -einführung zeigt die folgende Abbildung 65.

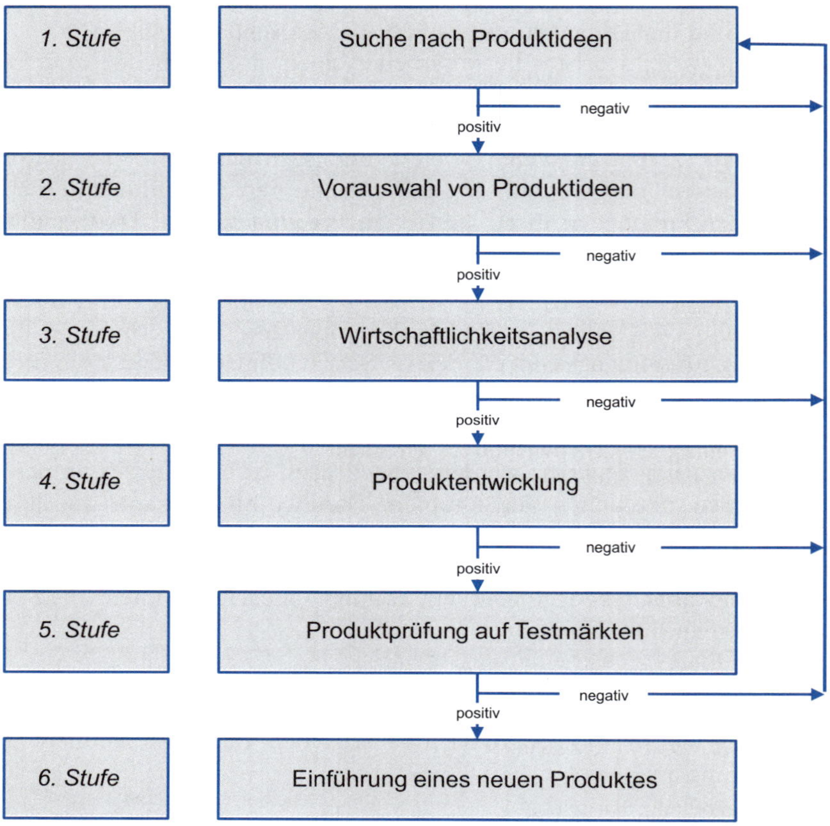

Abb. 65: Phasen der Neuproduktentwicklung- und -einführung
Quelle: Eigene Darstellung.

372 Zunächst wird kreativ nach Neuproduktideen gesucht, die in einem zweiten Schritt nach definierten Bewertungskriterien gefiltert werden. Die verbleibenden Ideen werden auf ihre wirtschaftliche Umsetzbarkeit geprüft und im positiven Falle grünes Licht für die tatsächliche Entwicklung des Neuprodukts oder der neuen Dienstleistung gegeben. Ggf. wird noch ein Produkt- oder Markttest durchgeführt, der z. B. an einem Pilotstandort erste Erfahrungen bringen soll, die in eine Überarbeitung einfließen können, bevor letztlich das Neuprodukt voll-

ständig eingeführt und in den Basiskatalog der angebotenen Leistungen aufgenommen wird. Nach jeder Teilphase kann der Produktentwicklungsprozess abgebrochen werden, wenn kein überzeugendes Zwischenergebnis vorliegt.

Nachfolgend werden für die Hauptzielgruppe „Bewohner“ potentielle Marke- 373
ting-Maßnahmen des Marketing-Mix-Faktors Leistungspolitik stichwortartig zusammengestellt (Tab. 38).

Tab. 38: Leistungspolitische Maßnahmen für die Zielgruppe „Bewohner“
Quelle: Eigene Darstellung.

Zielgruppe „Bewohner“						
Leistungs-Politik		***Heute vorhanden?***		***Künftiger Handlungsbedarf***		
		Ja	***Nein***	***Gering-Mittel-Hoch***		
1.	Cafeteria (mit Bedienung und Selbstverzehr-Möglichkeit)	□	□	□	□	□
2.	Fitnessprogramme und Schulungsprogramme (z. B. zur Gewichtsreduktion)	□	□	□	□	□
3.	Einen Tag der offenen Tür für die Bevölkerung im Einzugsgebiet, mit Informationen, Vorträgen, Filmen, Rahmenprogramm etc. allgemein zum Pflegeheim und zu jeweils spezifischen Themen	□	□	□	□	□
4.	Getränkeautomaten an zentralen Stellen und auch im Cafeteria-Bereich	□	□	□	□	□
5.	Wahlleistungsangebote für Bewohner schaffen und kommunizieren	□	□	□	□	□
6.	Heim-Kino/-Fernsehen (mit attraktivem Spielfilmangebot; an zentralen Stellen oder über vernetztes Videosystem in jedem Zimmer)	□	□	□	□	□
7.	Shops/Einkaufsmöglichkeiten	□	□	□	□	□
8.	Angebot von Dienstleistungen (Friseur, Kosmetikbehandlung, Sport etc.)	□	□	□	□	□
9.	Beistellbettangebot für die zeitlich begrenzte Mitunterbringung von Bezugspersonen	□	□	□	□	□
10.	Komfortable Zimmerausstattung	□	□	□	□	□
11.	Kooperierendes Hotelangebot in unmittelbarer Pflegeheimnähe (mit höherem Komfort) für Angehörige, die weiter entfernt leben	□	□	□	□	□
12.	Bücherei/Bibliothek	□	□	□	□	□
13.	Musik-/Hörangebot (z. B. Verleih von tragbaren CD-Playern und CDs); Bewohnerradio	□	□	□	□	□
14.	Alternative Behandlungsmethoden/Naturheilverfahren	□	□	□	□	□

Tab. 38: *(Fortsetzung)*

Zielgruppe „Bewohner“						
Leistungs-Politik		*Heute vorhanden?*		*Künftiger Handlungsbedarf*		
		Ja	*Nein*	*Gering-Mittel-Hoch*		
15.	Beratungs- und Kursangebote, z. B. Schwimmkurse, Gymnastikkurse, Ernährungskurse	☐	☐	☐	☐	☐
16.	Pressemitteilungen (schriftlich als Flyer, im Internet, in Zeitungen, im Radio), Pressekonferenzen, Pressemappen	☐	☐	☐	☐	☐
17.	Einrichtung und Betreuung von Selbsthilfegruppen	☐	☐	☐	☐	☐
18.	Bankdienstleistungen (durch ambulante Schalterstunden zu bestimmten Zeiten oder fix durch z. B. Geldausgabeautomaten)	☐	☐	☐	☐	☐
19.	Informationsangebote für Reha und Versorgungsoptionen durch allgemeine Informationen und auch persönliche Beratung zu definierten Sprechzeiten	☐	☐	☐	☐	☐
20.	Besonders breites, abwechslungsreiches, gesundes, diätetisches Essen, Menüauswahl	☐	☐	☐	☐	☐
21.	Spielangebot (Schach, Tischtennis, Billard, Skat, Bingoabende etc.)	☐	☐	☐	☐	☐
22.	Fahr- und Abholservice für Bewohner und Angehörige (in Kooperation mit Taxiunternehmen)	☐	☐	☐	☐	☐
23.	Organisation von Ausflügen, externen Events	☐	☐	☐	☐	☐
24.	Beschwerdemanagementsystem einrichten	☐	☐	☐	☐	☐
25.	Ausreichende Zahl und gute Gestaltung von Parkplätzen	☐	☐	☐	☐	☐
26.	Gepflegte Grünanlagen	☐	☐	☐	☐	☐
27.	Parkkostenerstattung für Bezugspersonen	☐	☐	☐	☐	☐
28.	Gutscheine für Essen, Trinken, Cafeteria	☐	☐	☐	☐	☐
29.	Aktuelles Lesepaket für Wartezone und Aufenthaltsräume/Zimmer (Lesezirkel)	☐	☐	☐	☐	☐
30.	Spielecke für Enkelkinder, professionelle Kinderbetreuung	☐	☐	☐	☐	☐
31.	Wasserspender, Snackautomaten	☐	☐	☐	☐	☐
32.	Telefon- und Handy-Vermietung	☐	☐	☐	☐	☐
33.	Abonnement einer Tageszeitung ermöglichen	☐	☐	☐	☐	☐

Zielgruppe „Bewohner“						
Leistungs-Politik		*Heute vorhanden?*		*Künftiger Handlungsbedarf*		
		Ja	*Nein*	*Gering-Mittel-Hoch*		
34.	Touristische Freizeitangebote für Bewohner und Angehörige für die nähere Umgebung oder zu empfehlenswerten Kur-Urlauben für die Zeit nach der Behandlung	☐	☐	☐	☐	☐
35.	Verkauf von Merchandising-Artikeln (T-Shirts, Uhren, Stifte, Regenschirme etc., jeweils mit Logo des Pflegeheims)	☐	☐	☐	☐	☐
36.	Kundenkarte für den Heimaufenthalt (für Cafeteria, Essenausgabe, Parkplatzgebühr etc.)	☐	☐	☐	☐	☐
37.	Zimmerservice bei Begrüßung (Obstteller, Getränk etc.) und zu bestimmten Anlässen (wie im Hotel)	☐	☐	☐	☐	☐
38.	Wäsche- und Kleiderservice (Bademantel, Handtücher, Regenschirm etc.)	☐	☐	☐	☐	☐
39.	Künstlerische Kursangebote als Therapieform (Aquarellmalerei, Zeichenkurs, Töpfern etc.)	☐	☐	☐	☐	☐
40.	Krankentransporte (z. B. nach ambulanter OP)	☐	☐	☐	☐	☐
41.	Stationäre oder ambulante physiktherapeutische Leistungen (Magnetfeldtherapie, Wärmebehandlung, gymnastische Einzelbehandlung etc.)	☐	☐	☐	☐	☐
42.	Service zur klaren und schnellen Regelung von Kostenübernahmen durch die/mit den Kostenträgern	☐	☐	☐	☐	☐
43.	Qualifizierte Klärung versicherungstechnischer Fragen/Angelegenheiten (ggf. durch spezialisierten internen oder externen Berater)	☐	☐	☐	☐	☐
44.	Einrichtung einer zentralen Anlaufstelle „Bewohnerservice“ (Erstkontakt für Fragen aller Art)	☐	☐	☐	☐	☐
45.	Ernährungsberatung (für bestimmte Teilzielgruppen)	☐	☐	☐	☐	☐
46.	Suchtinformationstage und Entwöhnungskurse	☐	☐	☐	☐	☐
47.	…	☐	☐	☐	☐	☐

Die gesammelten Maßnahmen-Ideen müssen im Rahmen eines mehrstufigen 374
Filterprozesses auf eine überschaubare Anzahl besonders wichtiger bzw. wirkungsvoller (und bezahlbarer) Einzelmaßnahmen reduziert werden. Eine direkte Abfrage des Handlungsbedarfs ist bereits ein möglicher Filter, wenn etwa im Folgenden nur die Maßnahmen betrachtet werden, denen ein hoher oder mittlerer Handlungsbedarf aus Sicht der Bewohner zugesprochen wird. Alternativ kann diese Abfrage auch vollständig weggelassen werden, um zunächst ungefiltert ein

kreatives Brainstorming zu ermöglichen. Zur anschließenden Bewertung und Gewichtung der gesammelten Ideen können dann verschiedene, in der Praxis bewährte Methoden eingesetzt werden.

375 In dem nach seinem „Erfinder" benannten **Kano-Modell** werden z. B. alle Maßnahmenvorschläge/Kundenanforderungen in drei Klassen eingeteilt:

- **Grundanforderungen** (alle Anforderungen, die unbedingt erfüllt werden müssen, da diese vom Kunden als Selbstverständlichkeit vorausgesetzt werden).
- **Leistungsanforderungen** (explizit vom Kunden genannte Eigenschaften/Angebote, die er gern in Anspruch nehmen würde).
- **Begeisterungsanforderungen** (Leistungen, die der Kunde normaler Weise nicht erwartet und die bei ihm einen positiven Überraschungseffekt hervorrufen).

376 Das Erfüllen bzw. Nichterfüllen dieser unterschiedlichen Kundenanforderungen durch entsprechende Marketing-Maßnahmen führt jeweils zu unterschiedlichen Konsequenzen (vgl. Tab. 39).

Tab. 39: Reaktionen auf die Erfüllung/Nicht-Erfüllung von Kundenanforderungen (Kano-Modell)

Quelle: Eigene Darstellung, vgl. Winkelmann: Marketing und Vertrieb. Fundamente für die marktorientierte Unternehmensführung. 2008, S. 351.

	Erfüllung	**Nicht-Erfüllung**
Grundanforderungen	neutral	hohe Unzufriedenheit
Leistungsanforderungen	Zufriedenheit	Unzufriedenheit
Begeisterungsanforderungen	hohe Zufriedenheit	neutral

377 Für Marketing-Maßnahmen – auch in der Pflege – bedeutet das Folgendes:

- Alle Grundanforderungen der Kunden müssen durch entsprechende Maßnahmen abgedeckt sein. Passiert das nicht, führt es sofort zu starker Unzufriedenheit der Kunden. Ein Ausgleich durch bessere Leistungen an anderer Stelle ist nicht möglich.
- Auch die wichtigsten Leistungsanforderungen sollten möglichst befriedigt werden. Wird das gar nicht getan, führt das ebenfalls zu (einer gewissen) Unzufriedenheit. Im positiven Fall wird aber Kundenzufriedenheit durch ein entsprechendes Leistungsangebot erzeugt.
- Auf Begeisterungsanforderungen kann dann eingegangen werden, wenn die Wirkung bei der Zielgruppe vermutlich hoch ist, wenn es einen erkennbaren Wettbewerbsvorteil bringt und/oder wenn das Angebot finanzierbar bzw. kostendeckend zu erstellen ist. Die Konsequenz ist eine überdurchschnittlich hohe Kundenzufriedenheit („Wow"-Effekt) und etwas Einmaliges, was die Konkurrenz nicht bietet.

Es wird bereits deutlich, dass eine Einordnung in diese drei Anforderungskategorien auch immer mit Blick auf die entsprechenden Leistungsangebote der Hauptwettbewerber erfolgen sollte (relative Betrachtung). Denn werden zum Beispiel Leistungsanforderungen von Hauptwettbewerbern heute bereits vollständig abgedeckt, setzt das für die eigene Marketingarbeit Maßstäbe. Und es wird auch klar, dass diese Bewertung für eine Entscheidungsfindung letztlich noch nicht ausreicht, da z. B. der Erstellungsaufwand noch gar nicht berücksichtigt ist. Als Zwischenschritt bleibt festzuhalten, dass die obige Ideensammlung wie folgt zu verfeinern ist (vgl. Tab. 40). 378

Tab. 40: Umwandlung der Marketing-Ideen nach Anforderungskategorien
Quelle: Eigene Darstellung.

Marketing-Maßnahme	Anforderungstyp			Abdeckung durch Wettbewerber	
	Grundanforderung	Leistungsanforderung	Begeisterungsanforderung	Ja	Nein
Einbettzimmer	X			☐	☐
Digitalfernseher		X		☐	☐
...				☐	☐

Als weitergehende Bewertungskriterien für eine Priorisierung der gesammelten Maßnahmen kommen insbesondere in Betracht: 379

- **Umsetzungsaufwand:** Kann die vorgeschlagene Maßnahme kostengünstig und ohne große organisatorische Veränderungen realisiert werden? Wie viel Zeit von Mitarbeitern wäre gebunden und/oder wie hoch wären die Umsetzungskosten?
- **Erwartetes Verbesserungspotential:** Wie stark ist der Effekt bzw. Nutzen für den Kunden oder uns selbst, wenn die Maßnahme umgesetzt würde?
- **Zeithorizont der Ergebniswirkung**: Wie schnell wirkt die Maßnahme?

Alle vorgeschlagenen Marketing-Maßnahmen sollten nach diesen Kriterien bewertet werden, wobei zur Einstufung eine einfache, verständliche Skala zu definieren ist (3-stufige oder 5-stufige Skalen haben sich hier bewährt; vgl. Tab. 41). 380

Eine grafische Gegenüberstellung/Aufbereitung der durchgeführten Bewertungen hilft, den Selektionsprozess voranzutreiben. Ein Vergleich von Umsetzungsaufwand einerseits und Verbesserungspotential andererseits im Rahmen eines einfachen 4-Felder-Portfolios führt zu einer Basisbeurteilung der Einzelmaßnahmen von „sofort umsetzen“ bis hin zu „Maßnahme ersatzlos streichen“ (vgl. Abb. 66). 381

Tab. 41: Bewertung der Marketing-Ideen
Quelle: Eigene Darstellung.

Marketing-Maßnahme	Bewertungskriterium		
	Umsetzungs-aufwand	Verbesse-rungs-potential	Zeithorizont der Wirkung
Einbettzimmer	3	3	2
Digitalfernseher	2	2	1
...			
Umsetzungsaufwand: 1 = gering, 2 = mittel, 3 = hoch			
Verbesserungspotential: 1 = gering, 2 = mittel, 3 = hoch			
Zeithorizont der Wirkung: 1 = kurzfristig, 2 = mittelfristig, 3 = langfristig			

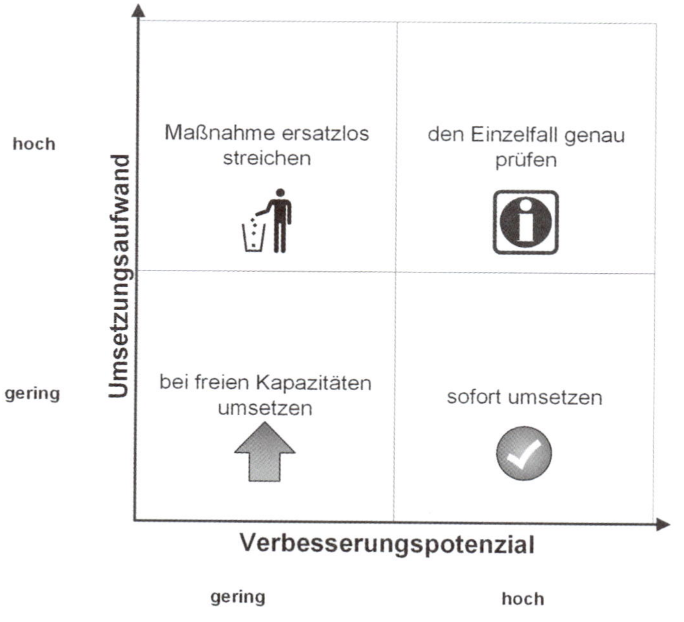

Abb. 66: Portfoliobewertung Aufwand – Verbesserungspotential
Quelle: Eigene Darstellung, vgl. Bienert: Marktorientierung und Strategiefindung. Ein Leitfaden für Gesundheitsunternehmen zur erfolgreichen Positionierung im Wettbewerb. 2004, S. 309.

382 Entsprechend können aus einer Gegenüberstellung von Umsetzungsaufwand einerseits und dem Zeithorizont der Ergebniswirkung andererseits ebenfalls klare Priorisierungen abgeleitet werden (vgl. Abb. 67). Maßnahmen im ersten Quadranten versprechen schnelle Erfolge bei geringem Aufwand. Für die spätere

Umsetzungsphase sind gerade solche schnellen Erfolgserlebnisse von großer Bedeutung. Maßnahmen aus dem zweiten Quadranten können immer dann zügig umgesetzt werden, wenn freie Kapazitäten vorhanden sind, für die aktuell keine bessere Verwendung zu finden ist. Maßnahmen aus dem dritten Quadranten sind potentiell attraktiv, da sie ebenfalls eine schnelle Wirkung entfalten. Da der damit verbundene Erstellungsaufwand aber relativ hoch ist, kann nur im Einzelfall das Kosten-Nutzen-Verhältnis abgewogen und eine Entscheidung getroffen werden. Maßnahmen aus dem vierten Quadranten sind besonders sorgfältig weiter zu prüfen, da der Erfolg dieser aufwändigen Aktivitäten nur langfristig eintritt.

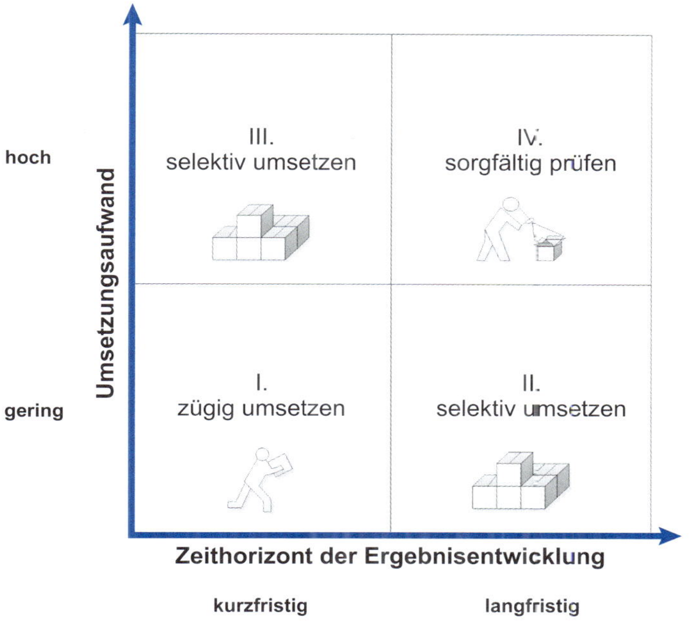

Abb. 67: Portfoliobewertung Aufwand – Zeithorizont

Quelle: Eigene Darstellung, vgl. Bienert: Marktorientierung und Strategiefindung. Ein Leitfaden für Gesundheitsunternehmen zur erfolgreichen Positionierung im Wettbewerb. 2004, S. 310.

Es kann auch versucht werden, durch ein dreidimensionales Portfolio alle drei Bewertungskriterien – Umsetzungsaufwand, Verbesserungspotential und Zeithorizont der Ergebniswirkung – simultan miteinander zu vergleichen. Komplexität und Schwierigkeiten in der Kommunizierbarkeit steigen damit aber deutlich an, so dass vermutlich ein sukzessives zweistufiges Verfahren praktikabler ist: zuerst wird ein Portfolio angewandt und die positiv herausgefilterten Maßnahmen werden dann in das zweite Portfolio überführt und dort weiter bewertet. **383**

Ein anderes Verfahren, das zur Bewertung alternativer Umsetzungsvorschläge eingesetzt werden kann, ist die Nutzwertanalyse. Auch dieses Verfahren ist weit **384** verbreitet und in der Praxis beliebt. Angewendet wird es insbesondere dann, wenn nicht nur quantitative Indikatoren zur Bewertung einer Alternative/Maßnahme herangezogen werden sollen, sondern wenn es auch relevante qualitative Aspekte zu berücksichtigen gilt. In Kapitel „Finanzierung und Investition" ist die Vorgehensweise der Nutzwertanalyse anhand eines Beispiels erläutert.

385 Kunden- bzw. Bewohneranforderungen können auch prozessorientiert identifiziert und optimiert werden. Für alle wichtigen Teilprozesse sind dann zunächst die wichtigsten Kundenanforderungen zu bestimmen (vgl. Abb. 68).

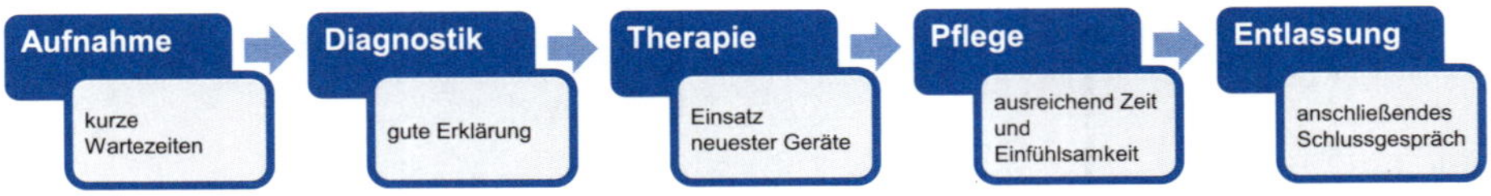

Abb. 68: Prozessorientierte Kundenanforderungen am Beispiel eines Krankenhauses
Quelle: Eigene Darstellung, vgl. Bienert: Betriebswirtschaftslehre für leitende Ärzte. 2009, S. 196.

3.4.5 Umsetzung und Controlling der Maßnahmen

386 Am Ende des beschriebenen mehrstufigen Filterprozesses steht ein vorgeschlagenes attraktives Marketing-Maßnahmenpaket, das – entsprechend den individuellen Unternehmensgepflogenheiten – intern abzustimmen und in die konkrete Planung/Budgetierung zu integrieren ist. Sobald das Management die Maßnahmenvorschläge „abgesegnet" hat, ist eine controllingfähige Umsetzung zu gewährleisten, d. h.

- zu allen bestätigten Einzelmaßnahmen sind konkrete Verantwortlichkeiten (Wer?) und Termine (Bis wann?) festzulegen,
- nach Umsetzung der Aktivitäten ist die Leistungserbringung zu messen und zu bewerten,
- und es sind bei negativen Abweichungen Gegenmaßnahmen in die Wege zu leiten (vgl. Abb. 69).

387 Für den Schritt 2 „Maßnahmen festlegen" sind folgende Fragen zu beantworten:

- Was soll getan werden?
- Wer ist für die Umsetzung verantwortlich?
- Bis wann soll die Umsetzung erfolgt sein?
- Wie ist das Umsetzungsergebnis zu messen?
- Welcher Aufwand (finanziell, kapazitativ) ist mit der Umsetzung verbunden?
- Von wem werden die Informationen zusammengetragen?
- An wen werden die Informationen – und in welcher Form – kommuniziert?

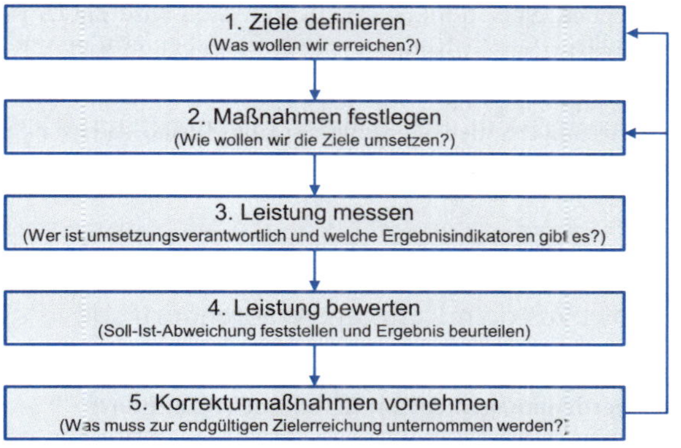

Abb. 69: Basis-Vorgehensweise beim Marketingcontrolling

Quelle: Eigene Darstellung, vgl. Bienert: Marktorientierung und Strategiefindung. Ein Leitfaden für Gesundheitsunternehmen zur erfolgreichen Positionierung im Wettbewerb. 2004, S. 316.

Die nachfolgende Tabelle 42 zeigt eine praktische Maßnahmendefinition eines Pflegeheims im Ergebnis einer Balanced Scorecard (BSC)-Entwicklung. 388

Tab. 42: Maßnahmendefinition im Rahmen einer BSC-Entwicklung

Quelle: Eigene Darstellung.

Strategische Ebene		Operative Ebene	
Ziele	**Messgrößen**	**Ziele**	**Aktivitäten**
Bewohnerzufriedenheit	Ergebnisse aus Bewohnerbefragung	Note besser 2,0	Menüauswahl erhöhen und mehr Ausflugsangebote
Mitarbeiterzufriedenheit	Ergebnisse aus Mitarbeiterbefragung	Note besser 2,0	Bessere Pausen- und Urlaubsregelungen
Externe Kommunikation verbessern	Herausbringen einer „Heim"-Zeitschrift	2.000 nachgefragte Exemplare p.a.	Fachautoren für Gastbeiträge gewinnen
Objektqualität verbessern	Relativer Anteil der Einzelzimmer	90 %	Umbau von 10 Doppelzimmern zu Einzelzimmern

Praxisbeispiel: operatives Maßnahmencontrolling beim Klinikum Wahrendorff
Maßnahmen werden im Klinikum Wahrendorff in Projekte und Linienaufgaben unterteilt. Für Projekte gibt es ein Projektcontrolling für Unternehmensprojekte mit definierter Ziel- und Berichtsstruktur.
Kleinere, in der Regel auf Abteilungsebene begrenzte Projekte werden mit reduziertem Überwachungs- und Berichtsaufwand bearbeitet.
Linienaufträge sind alle Maßnahmen, die ausschließlich durch die Linienorganisation des Klinikums abgearbeitet werden. Ziele werden nach „SMART" – Kriterien (**s**pecific, **m**easurable, **a**chievable, **r**elevant, **time**d – deutsche Übersetzung: spezifisch, messbar, erreichbar, relevant

und terminiert) beschrieben und protokolliert. Zum Termin wird die Umsetzung über „WV“ (Wiedervorlage) kontrolliert. Gegebenenfalls werden Zwischentermine und Berichte als Kontrollfunktion eingebaut. Die Klarheit und Konsequenz beim Nachhalten von Projekten und Maßnahmen ist ein wesentlicher Faktor für den Erfolg einer Organisation. Überorganisation und bürokratische Erstarrung erhöhen allerdings auch das Risiko – je nach Situation des Unternehmens muss dieses auch ein Maß an Kreativität und kreativem Chaos zulassen.[126]

3.5 Beschwerdemanagement

389 Ein kurzes Fallbeispiel aus dem Klinikum Wahrendorff soll in die Thematik des Beschwerdemanagements einführen.

Praxisbeispiel: Beschwerdemanagement im Klinikum Wahrendorff
Jedes Kundenanliegen wird ernst genommen und erhält eine klare und eindeutige Rückmeldung.

Grundsätzliches zur Bearbeitung einer Beschwerde

Jede/r Mitarbeiter/in ist befähigt, eine Beschwerde aufzunehmen.
Beschwerdegründe können zum Beispiel sein:

- Kritik zum Essen/Anregungen zum Essen
- Kritik an der Wäscheversorgung/Anregungen zur Wäscheversorgung
- Fehlverhalten des Personals
- Mitarbeiter/innen sind nicht am Arbeitsplatz erreichbar
- Verhinderter Informationsfluss zwischen unterschiedlichen Arbeitsbereichen intern und extern

Die Beschwerde/Anregung wird in schriftlicher Form aufgenommen!

In jedem Bereich liegen Beschwerdebögen bereit (in jedem Wohnbereich im Ordner „Kopiervorlagen“). Diese müssen bei einer Beschwerde sofort ausgefüllt und möglichst zeitnah an den Beschwerdebeauftragten weitergeleitet werden.

Einzelhinweise zur Bearbeitung einer Beschwerde

Beschwerde im Foyer

Der Vordruck für eine Beschwerde ist an der Info-Tafel aus der Box zu entnehmen. Der ausgefüllte Vordruck ist an der Info- Tafel in die Lob- und Tadelbox im Foyer der Einrichtung einzuwerfen.

Beschwerde im Arbeitsbereich

Bei Beschwerden in den Arbeitsbereichen, wird der Beschwerdebogen direkt durch den Mitarbeiter ausgefüllt und in die Lob- und Tadelbox im Foyer der Einrichtung eingeworfen.

Beschwerden innerhalb der Pflegevisite

Die Pflegevisite beinhaltet eine Bewohnerbefragung. Die Kopie dieser Befragung wird lt. Pflegevisitenkonzept an die Pflegedienstleitung der Einrichtung weitergereicht. Sollte diese erkennen, dass anhand der dort angegebenen Antworten Kritik/Änderungswünsche/Anregungen geäußert wurden, reicht sie eine Kopie der Bewohnerbefragung an die zuständigen Ansprechpartner für das Beschwerdemanagement. Diese bearbeiten die anliegen dann entsprechend weiter.

126 Klinikum Wahrendorff: operatives Maßnahmencontrolling beim Klinikum Wahrendorff. Internes, nicht veröffentlichtes Dokument. o. J.

Befragung zum Essen

Da ein Großteil der Bewohnerzufriedenheit die Qualität des Essens ausmacht, wird durch die Wohnassistenten der Bereiche (bzw. in deren Abwesenheit durch Mitarbeiter/innen der Pflege) eine tägliche Abfrage über die Zufriedenheit mit dem Essen durchgeführt. Hierbei wird beurteilt: Aussehen, Geruch und der Geschmack des gelieferten Essens.

Leerung der Lob- und Tadelbox

Die Lob- und Tadelbox wird durch die Ansprechpartner des Beschwerdemanagements von Montag bis Freitag jeweils 1 x täglich geleert.

Beschwerdebeauftragte/r

Der/die Beschwerdebeauftragte gibt nach Erhalt einer Beschwerde Rückmeldung an den Beschwerdeführer:

- Von Montag bis Freitag = sofort!
- Wenn die Beschwerde am Wochenende eingeworfen wird = am Montag

Falls ein/e Bewohner/in eine Beschwerde eingereicht hat, wird das direkte Gespräch gesucht. Bei Beschwerden durch Mitarbeiter/innen oder Externe wird zunächst ein Schreiben versendet. In diesem Schreiben wird der Eingang der Beschwerde bestätigt und der voraussichtliche Bearbeitungsverlauf beschrieben (Voraussetzung: Adresse wurde hinterlegt, sonst: telefonischer Kontakt). Der/die Beschwerdebeauftragte/r fertigt eine Kopie des Beschwerdebogens an und leitet diesen an die verantwortliche Abteilung weiter. Der/die Beschwerdebeauftragte/r setzt Prioritäten und entscheidet über den weiteren Verlauf und darüber, ob eventuell die Heimleitung hinzugezogen wird. Grundsätzlich erhält die Heimleitung die Erfassung und Bearbeitung einer Beschwerde in Kopie.[127]

Kundendienst und Beschwerdemanagement sind klassische, den Bewohner und/ **390**
oder seine Bezugspersonen direkt betreffende Aufgaben, denen sich jedes Unternehmen stellen muss. Es sollte gerade für personennahe Dienstleister wie Pflegeheime als Kernprozess verstanden werden, der nicht die einzelnen Fehler und das damit verbundene Fehlverhalten einzelner Mitarbeiter in den Vordergrund stellt, sondern das „aus Fehlern lernen“ und die Chance, sich Stück für Stück weiter zu verbessern, um die Bewohnerzufriedenheit zu steigern und im Vergleich zu anderen Anbietern besser zu sein.

Der mittlerweile etablierte Fachbegriff „Customer Relationship Management **391**
(CRM)“ hat diese traditionellen Tätigkeiten aufgenommen und zu einem weitergehenden Führungs- und Organisationskonzept ausgebaut. Wesentliches Merkmal dabei ist auch, dass CRM durch eine einschlägige CRM-Software abgebildet und unterstützt wird.

Beschwerden können auf unterschiedlichen Wegen „ins Haus kommen“. Die ers- **392**
te Herausforderung und Aufgabe ist es daher, Beschwerden als solche zu identifizieren, als Basis für eine nachfolgende systematische Beschwerdebehandlung:

- Beschwerden werden **schriftlich** auf Papier, **mündlich** im Gespräch, per **E-Mail** oder neuerdings über „**Social Media**“ wie Facebook und Twitter vom Bewohner selbst oder dessen Angehörigen bzw. Bezugspersonen eingebracht.

127 Klinikum Wahrendorff: Arbeitshilfe und Leitfaden zum Beschwerdemanagement. Internes, nicht veröffentlichtes Dokument. o. J.

- Beschwerden werden **direkt** gegenüber einem Pflegemitarbeiter, vorgesetzten Personen wie PDL oder Heimleitung, gegenüber anderen (auch externen) Mitarbeitern wie Reinigungskräften, Essenslieferanten, Pförtnern geäußert oder auch **indirekt**, z. B. in öffentlichen Medien durch Leserbriefe oder Zeitungsberichte, im Freundes- und Bekanntenkreis oder auf privaten oder öffentlichen Veranstaltungen.

393 Diese unterschiedlichen Beschwerdekanäle zeigen, dass bereits die richtige Erfassung einer Beschwerde nichts Lapidares ist und gut geplant werden muss. Im Rahmen einer systematischen Beschwerdeaufnahme sind deswegen folgende Fragen zu beantworten:

- **Wer** ist Absender der Beschwerde (z. B. der Betroffene selbst oder ein Angehöriger oder auch ein Mitarbeiter (interne Beschwerde))?
- **Was** ist Hauptinhalt der Beschwerde (Sachverhalt erkennen)?
- **Wie** ist die Beschwerde zu uns gekommen (schriftlich, mündlich etc.)?
- Gegenüber **wem** ist die Beschwerde artikuliert worden (Pflegeperson, Heimleitung etc.)?
- **Wann** oder wie schnell muss auf die Beschwerde reagiert werden (z. B. Notfall oder eher Grundsatzproblem)?

394 Das bisher Gesagte setzt voraus, dass ein Kunde aktiv einen Wunsch oder eine Beschwerde formuliert. Das ist aber eher die Ausnahme als die Regel. Die empirischen Erkenntnisse aus der Beschwerdeforschung sagen, dass die meisten Menschen, die Anlass zu einer Beschwerde hätten, diese zumindest nicht direkt gegenüber dem Anlassgeber artikulieren. Ein Pflegeheim bekommt also in den allermeisten Fällen gar nicht mit, welche Probleme aus Kundensicht existieren bzw. fällt es der „Organisation" nicht auf, weil Mitarbeiter Probleme zwar wahrnehmen, diese im Arbeitsalltag aber

- irgendwie selbst klären und anderen nichts davon erzählen,
- sie gänzlich ignorieren,
- sie aktiv von sich weisen (das Problem existiert gar nicht),
- andere Kollegen dafür verantwortlich machen
- oder dem Beschwerdeführer die Botschaft vermitteln, er sei selbst Schuld oder solle sich nicht so haben.

395 Zentrale **Ziele** des Beschwerdemanagements sind daher:

- drohende Schäden und Risiken beseitigen, insbesondere akute Gefahren,
- Kunden zur Artikulation von Wünschen und Beschwerden animieren, Kundenzufriedenheit und -bindung steigern,
- durch kontinuierliche Verbesserungen die Qualität der Leistungserstellung sukzessive erhöhen,
- eine positive interne „Kultur" im Umgang mit Fehlern und Kundenwünschen fördern.

Gerade der letzte Punkt ist zwar schnell ausgesprochen, setzt aber hohe Anforderungen insbesondere an die Organisation des Beschwerdemanagements, die Personalentwicklung und die Mitarbeiterführung. Mitarbeiter und Führungskräfte müssen motiviert und befähigt werden, mit Kundenwünschen und Beschwerden im gewünschten Sinne umzugehen und die Entscheidungskompetenzen sind klar zu regeln mit der Tendenz, möglichst viel Verantwortung dezentral auf die operativen Ebenen zu verlagern. Besonders wichtig ist, wie die direkte persönliche Kommunikation im „moment of truth" erfolgt, wenn ein Kunde – oft in einem emotionalisierten oder erregten Zustand – seine Beschwerde gegenüber einem Mitarbeiter vorbringt. Kämmer empfiehlt, grundsätzlich offen und ruhig zu reagieren und dabei folgende Tipps zu berücksichtigen: 396

Praxistipp: Kämmer empfiehlt grundsätzlich offen und ruhig zu reagieren und dabei folgende Tipps beim Umgang mit Beschwerden zu berücksichtigen[128] :

- dem Kunden Interesse und Aufgeschlossenheit signalisieren
- ggf. bestätigend nicken
- etwas anbieten
- in einem ruhigen Raum Platz nehmen
- gut zuhören, nicht unterbrechen
- bei Gelegenheit eigene Fragen einschieben
- bestätigende Formulierungen benutzen wie „das kann ich verstehen", „aha, das ist interessant" usw.
- Fakten abfragen, um den Sachverhalt eindeutig zu klären
- erste Lösungen anbieten oder zumindest das weitere Vorgehen erläutern
- das Gespräch positiv und verbindlich beenden
- das Problem möglichst zügig lösen

Es ist vorteilhaft, sich eine definierte Vorgehensweise zu überlegen, wie man mit Beschwerden umgehen will. Literatur und Praxis haben dafür unterschiedlich detaillierte, mehr oder weniger standardisierte Prozesse beschrieben, die als Checkliste zur Überprüfung des eigenen Umgangs mit Beschwerden verwendet werden können bzw. als Anregung für die systematische Ersteinführung eines Beschwerdemanagements. Die Abbildung 70 zeigt beispielhaft einen Leitfaden für den Umgang mit Bewohnerreklamationen. 397

128 Kämmer: Beschwerdemanagement – Das Salz in der Suppe. In: Kämmer (Hrsg.): Pflegemanagement in Altenpflegeeinrichtungen. 2008, S. 471.

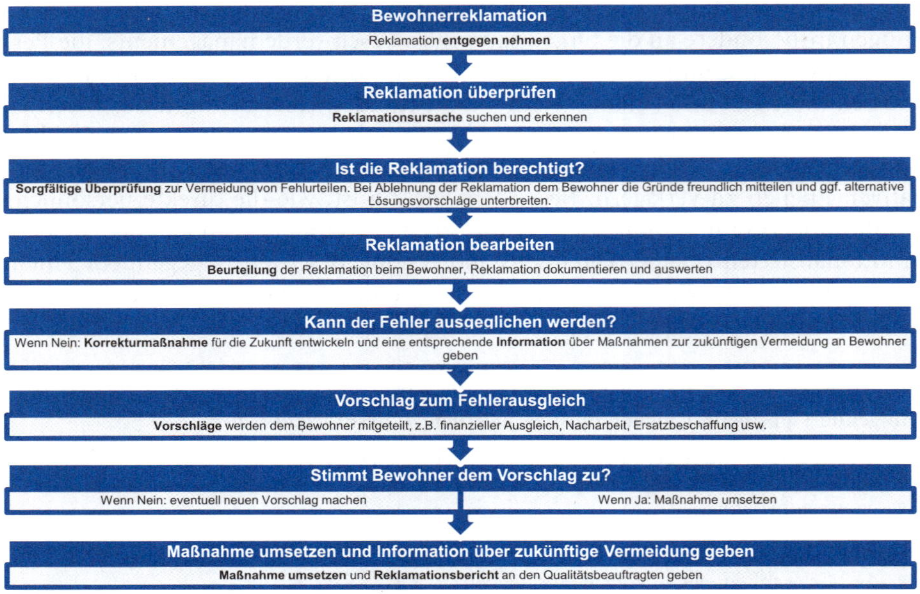
Bewohnerreklamation
Reklamation **entgegen nehmen**
Reklamation überprüfen
Reklamationsursache suchen und erkennen
Ist die Reklamation berechtigt?
Sorgfältige Überprüfung zur Vermeidung von Fehlurteilen. Bei Ablehnung der Reklamation dem Bewohner die Gründe freundlich mitteilen und ggf. alternative Lösungsvorschläge unterbreiten.
Reklamation bearbeiten
Beurteilung der Reklamation beim Bewohner, Reklamation dokumentieren und auswerten
Kann der Fehler ausgeglichen werden?
Wenn Nein: **Korrekturmaßnahme** für die Zukunft entwickeln und eine entsprechende **Information** über Maßnahmen zur zukünftigen Vermeidung an Bewohner geben
Vorschlag zum Fehlerausgleich
Vorschläge werden dem Bewohner mitgeteilt, z.B. finanzieller Ausgleich, Nacharbeit, Ersatzbeschaffung usw.
Stimmt Bewohner dem Vorschlag zu?
Wenn Nein: eventuell neuen Vorschlag machen
Wenn Ja: Maßnahme umsetzen
Maßnahme umsetzen und Information über zukünftige Vermeidung geben
Maßnahme umsetzen und **Reklamationsbericht** an den Qualitätsbeauftragten geben

Abb. 70: Leitfaden für den Umgang mit Bewohnerreklamationen

Quelle: Eigene Darstellung, vgl. Müller: Arbeitsorganisation in der Pflege. Ein Beitrag zur Qualitätssicherung. 2008, S. 403.

398 Abbildung 71 zeigt ein visualisiertes Ablaufdiagramm zur Reklamationsbearbeitung.

399 Nach Abschluss der Beschwerdebearbeitung ist es im Innenverhältnis wichtig, eine Beschwerdeauswertung vorzunehmen, um ganz im Sinne des Qualitätsmanagements und eines Kontinuierlichen Verbesserungsprozesses (KVP) aus den gemachten Fehlern zu lernen und ggf. organisatorisch dafür zu sorgen, dass ähnliche Probleme nicht wieder auftauchen. Ein einfaches Beispiel einer Beschwerdeauswertung eines Altenpflegeheims zeigt die Tabelle 43.

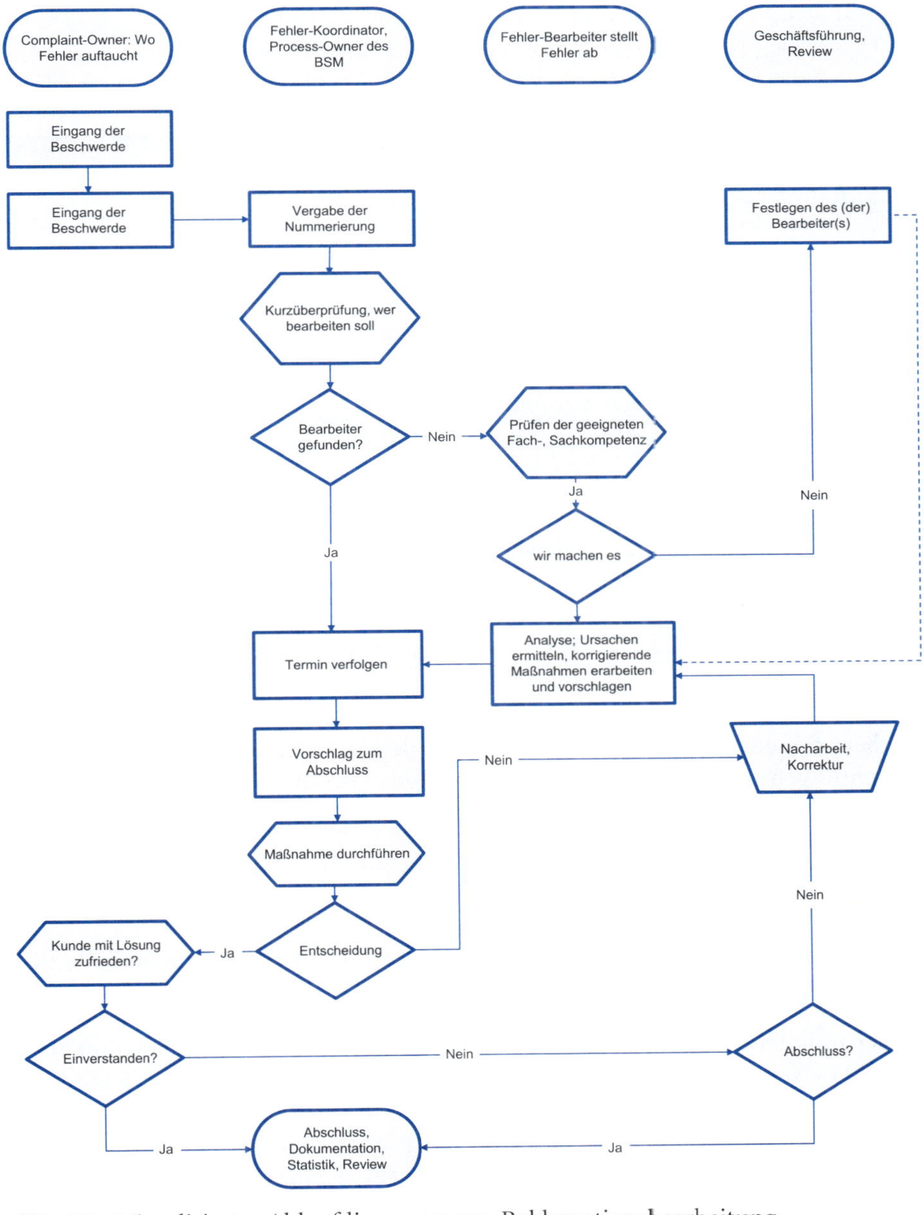

Abb. 71: Visualisiertes Ablaufdiagramm zur Reklamationsbearbeitung

Quelle: Eigene Darstellung, vgl. Ament-Rambow: Prozessmanagement als Weg zur Kostensenkung im Gesundheitswesen. Ein Fünf-Stufen-Konzept zur Einführung. In: Blonski/Stausberg (Hrsg.): Prozessmanagement in Pflegeorganisationen: Grundlagen, Erfahrungen, Perspektiven. Hannover 2003, S. 117.

Tab. 43: Beispiel einer Beschwerdeauswertung eines Altenpflegeheims

Quelle: Eigene Darstellung, vgl. Kämmer: Beschwerdemanagement – Das Salz in der Suppe. In: Kämmer (Hrsg.): Pflegemanagement in Altenpflegeeinrichtungen. 2008, S. 476.

<table>
<tr><th colspan="4">Bereich</th></tr>
<tr><td>☐</td><td>Pflege</td><td>☐</td><td>Verwaltung, Empfang</td></tr>
<tr><td>☐</td><td>Sozialer Dienst</td><td>☐</td><td>Leitung</td></tr>
<tr><td>☐</td><td>Küche, Cafeteria, Service</td><td>☐</td><td>Ärztliche Versorgung</td></tr>
<tr><td>☐</td><td>Hausreinigung</td><td>☐</td><td>Therapie</td></tr>
<tr><td>☐</td><td>Wäscherei</td><td>☐</td><td>andere:</td></tr>
<tr><td>☐</td><td>Haustechnik</td><td>☐</td><td>Adressat unklar</td></tr>
<tr><td colspan="3">• Zur Zufriedenheit der Kunden gelöste Beschwerden</td><td>38</td></tr>
<tr><td colspan="3">• Beschwerden ohne Abschlüsse</td><td>5</td></tr>
<tr><td colspan="4">• Qualitätsverbesserende Maßnahmen aufgrund von Beschwerden
– Garnituren beim Abendessen
– verschiedene Teesorten
– verbesserte Bewohnerbeschilderung
– Checkliste Hausreinigung
– Ein MA des Friseurbetriebs wurde entlassen, da große Qualitätsmängel</td></tr>
<tr><td colspan="3">Datum</td><td>Hausleitung</td></tr>
</table>

400 In den § 112 und § 113 SGB XI ist die Forderung nach einem QM-System unterstrichen, dessen wesentlicher Bestandteil ein Beschwerdemanagement ist. Pflegeeinrichtungen können von einem eingerichteten Beschwerdemanagement sprechen, wenn folgende Voraussetzungen erfüllt sind:

- Es gibt schriftlich dokumentierte Regeln zum systematischen Umgang mit Beschwerden, von der Beschwerdeerfassung bis hin zur Beschwerdeauswertung.
- Diese Regeln werden auch angewendet und die Umsetzung kann anhand von Stichproben überprüft werden.

401 Müller und Thiermann-Trede[129] beschreiben, wie für eine Seniorenwohnanlage mit 180 Bewohnern und ca. 130 MA ein kundenorientiertes Beschwerdemanagement als Bestandteil des Qualitätsmanagements entwickelt und eingeführt wurde. Dieses **Fallbeispiel** gibt einen guten und praktischen Einblick in die Vorgehensweise und die Hauptaufgaben des Beschwerdemanagements und soll im Folgenden kurz skizziert werden.

129 Müller/Thiermann-Trede: Einführung eines kundenorientierten Beschwerdemanagements. Feedback-Management als CRM (customer relations management) in der stationären Altenpflege. In: Bettig u. a. (Hrsg.): Management Handbuch Pflege. 2010, S. 1 ff.

Phase 1: Projektvorbereitung 402

- Eine geeignete Projektleitung wurde ausgewählt.
- Eine Literaturrecherche wurde durchgeführt, um Hauptinhalte, relevante Methoden und gemachte Erfahrungen und Empfehlungen zu erkennen.
- Die **Projektziele** wurden festgelegt (Hauptziel: Steigerung der Kundenzufriedenheit und Kundenbindung durch ein hohes Maß an „Beschwerde-Zufriedenheit").
- Die zentralen **Aufgaben** wurden im Rahmen eines systematischen Prozesses wie folgt benannt:
  - Beschwerdestimulierung
  - Beschwerdeannahme
  - Beschwerdebearbeitung und -reaktion
  - Beschwerdeauswertung
  - Beschwerdecontrolling
- Der **Projektumfang** wurde wie folgt abgesteckt:
  - Der zeitliche Umfang wurde auf 3 Monate mit einem 3-tägigen Arbeitsaufwand pro Woche festgelegt.
  - Inhaltlich sollen nicht nur Beschwerden, sondern auch Kundenanregungen einfließen.
  - Als Kunden werden externe (z. B. Ärzte) und interne Kunden aufgefasst (z. B. Bewohner, Mitarbeiter), die zu entwickelnde Verfahrensanweisung soll sich aber nur auf Bewohner (und derer gesetzliche Vertreter) konzentrieren.
  - Der Projekttitel wurde festgelegt auf: **„Umgang mit Beschwerden, Anregungen und Kritik (UmBAK)".**
- **Projektkosten wurden geplant** (personen- und sachbezogene Kosten für interne und externe Mitarbeiter und Verbräuche).
- **Ressourcen** wurden frei- bzw. bereitgestellt.

Phase 2: Projektstart 403

- Alle Mitarbeiter wurden durch ein Rundschreiben über das Projektvorhaben informiert.
- Vertreter aus allen Fachbereichen wurden ausgewählt.
- Vorgehensweise (Planung), Erwartungen (Ergebnisse), Widerstände (Mehrarbeit für die MA), Chancen und Risiken wurden thematisiert.
- Termine wurden festgelegt.

Phase 3: Prozessanalyse 404

- Eine Ist-Analyse wurde erarbeitet (Erfassen von Abläufen und Tätigkeiten sowie eine Bewertung des Status Quo).

- Beschreibung von Veränderungspotentialen und Maßnahmen entsprechend der Projektziele (Soll).
- Bewertung von Aufwand und Nutzen der einzelnen Vorschläge, um über ein „Portfolio"- Schema Maßnahmenpriorisierungen abzuleiten.

405 **Phase 4: Prozessdesign**

- Entwicklung und Gestaltung neuer Abläufe und Prozesse.
- Bestimmung notwendiger Instrumente und Hilfsmittel.
- Erarbeitung einer ganzheitlichen „Soll-Konzeption".
- Zusammenfassung der Teilaufgaben in Form einer konkreten „Verfahrensanweisung".
- Detaillierte Erläuterungen zu den einzelnen Hauptphasen.
  - Beschwerdestimulierung
  - Beschwerdeannahme
  - Beschwerdebearbeitung und -reaktion
  - Beschwerdeauswertung
  - Beschwerdecontrolling

406 **Phase 5: Realisierung**

- Auswahl eines Modellprojekts (ein ausgesuchter Wohnbereich).
- Vorbereitung des Modellprojekts (z. B. durch Mitarbeiterschulungen).
- Durchführung des Modellprojekts über 4 Wochen.
- Überarbeitung des Konzepts gemäß Erfahrungen aus dem Modellprojekt.

407 **Phase 6: Abschluss und Transfersicherung**

- Überprüfung, ob die Projektziele erreicht werden konnten und formaler Projektabschluss.
- Benennung von Verantwortlichkeiten und Aufgaben zum weiteren Ausrollen des Projekts.

4 Strategische Unternehmensplanung

4.1 Werkzeuge der strategischen Unternehmensplanung

4.1.1 Marktanalyse

408 Die Gesundheitsmärkte sind komplex und dynamisch, Veränderungs- und Verdrängungsprozesse zwingen auch Pflegeunternehmen dazu, ihre Position im Markt zu überdenken. Dabei wird Strategie von Taktik unterschieden. Beide Begriffe kommen aus der Kriegsführung. Strategie ist langfristig angelegtes und geplantes Handeln, das sich oft über mehrere Etappen erstreckt. Taktik ist kurzfristiges, aus der Situation heraus geprägtes Handeln – also reagieren und auch offensiv plötzliche Chancen nutzen.

Ausschließliches (taktisches) Reagieren mit Hilfe der – freilich vielfältig zur Verfügung stehenden – operativen Maßnahmen(pakete) allein reicht heute nicht mehr aus. Strategisches Denken und Handeln und eine klare strategische Positionierung sind überlebensnotwendig. Der Ablauf einer strategischen Unternehmensplanung für ein Pflegeunternehmen unterscheidet sich in seinen Grundphasen nicht von dem in anderen Branchen (vgl. Abb. 72). 409

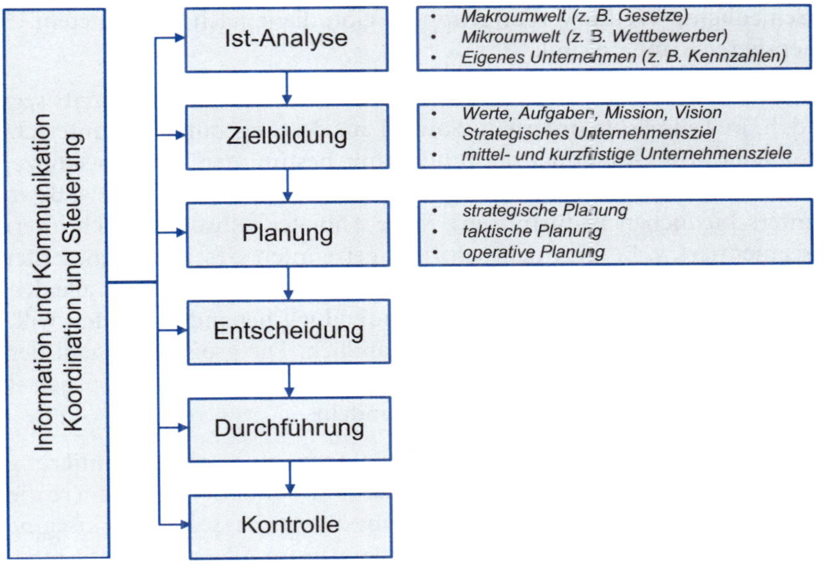

Abb. 72: Ablauf des strategischen Planungsprozesses
Quelle: Eigene Darstellung.

Nach erfolgter Ist-Analyse inklusive Bewertung der Ausgangssituation des Unternehmens beginnt der eigentliche Planungsprozess. Erster Schritt in der Planung ist die Formulierung oder Überprüfung der grundsätzlichen Wertevorstellungen und unternehmensspezifischen Leitlinien (Aufgabe/Mission & Vision). Danach werden die zu erreichenden (und erreichbaren!) Unternehmensziele festgelegt, etwa Umsatz- oder Marktanteilsziele, Rentabilitäts- und Kostenziele oder auch soziale und pflegerische Ziele. Nach Festlegung der Ziele ist der Weg und sind die Schritte bis dahin noch völlig offen. Als nächstes werden geeignete Strategien zur Zielerreichung gesucht, z. B. eine Expansionsstrategie durch Differenzierung, um den eigenen Marktanteil zu erhöhen. Im Anschluss daran muss – wiederum passend zur definierten Strategie – ein geeigneter Marketing-Mix aufgelegt werden, also etwa überlegt werden, mit welchen neuen Dienstleistungen und mit welcher kommunikativen Unterstützung zusätzliches Wachstum tatsächlich erreicht werden kann. Zuletzt folgen die Umsetzung dieser Maßnahmen und die Überwachung der Zielerreichung auf allen Ebenen als Ausgangspunkt für Rückkopplungen und ggf. veränderte Planungen für die Folgeperiode. 410

4.1.2 Marktsegmentierung und Zielgruppenbildung

411 Im Rahmen einer Ist-Analyse stellt sich regelmäßig die Frage, für welche Teile des Unternehmens diese überhaupt durchgeführt werden sollte. Ist das Gesamtunternehmen zu betrachten oder nur ausgewählte Unternehmensbereiche und ggf. welche Teilbereiche? Spätestens bei der konkreten Durchführung einzelner Teilanalysen, etwa der Wettbewerbsanalyse, wird deutlich, dass es eine Reihe ganz unterschiedlicher Wettbewerber(gruppen) gibt, die je nach betrachtetem Unternehmensbereich andere sind.

412 Der Markt, in dem sich das Unternehmen heute bewegt, ist also bereits segmentiert, d. h. in Teilmärkte unterteilt. Sowohl auf der Angebotsseite (unterschiedliche Anbieter von Gesundheitsleistungen mit bestimmten Angebotskonzepten) wie auch auf der Nachfrageseite (verschiedene Arten von Kunden bzw. Bewohner mit unterschiedlichen Bedürfnissen). Viele Anbieter selbst sind auch intern bereits segmentiert, z. B. mit organisatorisch getrennten Gesellschaften, Unternehmenszweigen und/oder Abteilungen. Die Erkenntnis, dass nicht alle Kunden gleich sind und jeder Kunde möglichst individuell behandelt werden will, ist – gerade im Gesundheitsmarkt – selbstverständlich. Die große Mehrzahl der Unternehmen propagiert das auch aktiv und nimmt für sich in Anspruch, heute schon die Kunden sehr individuell zu behandeln.

413 Es stellt sich demnach nicht mehr allein die Frage, ob Marktsegmentierung und Geschäftsfeldbildung überhaupt erforderlich sind, sondern insbesondere die Frage, wie dies sinnvoll und zukunftssicher gemacht werden sollte. Marktsegmentierung wird in der betriebswirtschaftlichen Literatur im Allgemeinen wie folgt definiert.

Definition: Marktsegmentierung

Im engeren Sinne ist Marktsegmentierung die Aufteilung eines durchmischten Gesamtmarktes in möglichst einheitlich beschreibbare Teilmärkte, d. h. spezifische Kunden- oder Käufergruppen, die sich bezüglich bestimmter Merkmale deutlich voneinander unterscheiden (*Markterfassung*).

In einem weiteren Sinne ist Marktsegmentierung auch die gezielte Bearbeitung eines oder mehrerer Segmente (Teilmärkte) mit Hilfe von segmentspezifischen Marketinginstrumenten (*Marktbearbeitung*).

Zusammenfassend kann Marktsegmentierung als integriertes Konzept der *Markterfassung und Marktbearbeitung* bezeichnet werden.[130]

414 Die Bildung von Marktsegmenten (Teilmärkten) ermöglicht es, Unterschiede in den Käuferwünschen aufzudecken, um daraus klare Hinweise auf den genau zugeschnittenen Einsatz der eigenen Marketingaktivitäten (Marketing-Mix) abzuleiten. Eine Grundvoraussetzung für die Erfassung von Teilmärkten (Segmenten) ist, dass die Konsumenten Unterschiede im Nachfrageverhalten aufweisen. Dies

130 Meffert: Marketing. 2000, S. 181.

ist im Gesundheits- und Pflegemarkt eindeutig und vielfältig gegeben. Die **Vorgehensweise bei der Marktsegmentierung** kann damit in die beiden Hauptstufen

1. Identifizierung von Marktsegmenten sowie
2. Entwicklung und Implementierung von segmentspezifischen Strategien und Marketingmaßnahmen

aufgeteilt werden. Kotler u. a. differenzieren einen dreistufigen Prozess mit den in der Abbildung 73 skizzierten Hauptaktivitäten.

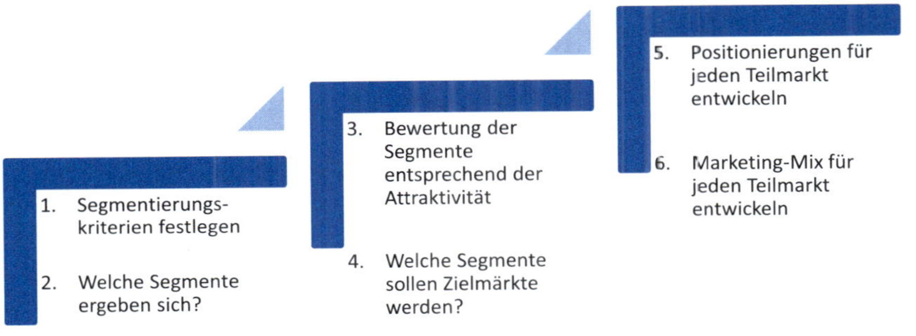

Abb. 73: Vorgehensweise bei der Marktsegmentierung

Quelle: Eigene Darstellung, vgl. Kotler/Armstrong/Saunders/Wong: Grundlagen des Marketing. 2003, S. 442.

Als Hauptargumente für und als **Vorteile der Marktsegmentierung bzw. der Bildung von Teilmärkten** können genannt werden: 415

- Eine bessere Befriedigung der Kundenbedürfnisse setzt das Erkennen der spezifischen Kundenanforderungen und damit die Unterscheidung von Marktsegmenten voraus.
- Es können besonders lukrative, aber auch besonders unrentable Kundengruppen im Zuge der betriebswirtschaftlichen Bewertung der Segmente identifiziert werden.
- Für enge Märkte, die durch Verdrängungswettbewerb gekennzeichnet sind, erlaubt Marktsegmentierung eine Verlagerung vom reinen Preiswettbewerb auf Qualitätswettbewerb.
- Letztlich kann der Profit gesteigert werden, indem Kosten reduziert werden (etwa durch den Rückzug aus unrentablen Segmenten), durch Mehrumsatz in neuen Segmenten (z. B. private Zusatzleistungen) oder durch die „intelligentere" Bearbeitung der vorhandenen Kern-Kundengruppen.

Marktsegmentierung wird heute von vielen Gesundheits- und Pflegebetrieben 416
bereits praktiziert – mehr oder weniger aktiv. Häufig sind die Segmente aber historisch gewachsen. Eine fundierte betriebswirtschaftliche Bewertung der Segmente liegt zumeist nicht vor. Die Voraussetzungen für eine gezielte Marktseg-

mentbearbeitung, etwa in den Bereichen Organisation, Personal, Datenverarbeitung oder Controlling sind nur (sehr) eingeschränkt gegeben, da die Anforderungen und Informationsstrukturen und -inhalte nicht systematisch und segmentspezifisch abgeleitet sind. Beispiele sehr professioneller Marketingarbeit in anderen Branchen (z. B. der Konsumgüterindustrie) legen Gesundheits- und Pflegebetriebe nahe, die vorhandene Marktsegmentierung und Marktbearbeitung zu überprüfen und sie bei Bedarf anzupassen bzw. sie zu professionalisieren. **Basis-Anforderungen an die Marktsegmentierung** im engen Sinn sind[131] :

- Segmente sollen intern möglichst gleichartig/homogen und im Vergleich zu anderen Segmenten möglichst unterschiedlich/heterogen sein (Homogenität und Diskriminanz),
- es müssen sich jeweils messbare Kriterien finden und definieren lassen, mit denen Anzahl, Struktur und Profile der Segmentmitglieder ermittelbar sind (Messbarkeit),
- die Segmente sollen zeitlich „stabil“ sein (Stabilität),
- die Segmente sollten ausreichend groß sein (Tragfähigkeit),
- die Segmente müssen mit Marketingmaßnahmen gut ansprechbar sein (Erreichbarkeit),
- die Investition in eine spezifische Bearbeitung eines Segments muss sich lohnen (Profitabilität),
- die Abgrenzung muss klar, nachvollziehbar und verständlich sein (Kommunizierbarkeit),
- es müssen quantitativ und qualitativ genügend – insb. personelle – Ressourcen vorhanden sein, um spezifische Marketingprogramme für das Segment zu konzipieren und umzusetzen (Durchführbarkeit).

417 Die üblichen Kriterien für eine Marktsegmentierung sind in der Abbildung 74 zusammen gestellt. Damit wird schon deutlich, dass es überhaupt nicht trivial ist, die für das Unternehmen „richtige“ Anzahl, Art und Größe von Marktsegmenten zu definieren.

418 Wenn der Gesamtmarkt systematisch in Marktsegmente eingeteilt ist und die Segmente bewertet sind, hat das Unternehmen zu entscheiden, welche Marktsegmente mit eigenen Leistungen bedient werden sollen und welche nicht bedient werden sollen. Kotler und Bliemel sehen in einer systematisierenden Übersicht durch Gegenüberstellung der Kriterien Markt (Gesamtmarkt bedienen oder nur einzelne Teilmärkte) und Produkt (sehr breites Produkt-/Dienstleistungsspektrum oder nur ein ausgewähltes/spezielles Leistungsangebot) folgende Muster und damit Entscheidungsalternativen der Zielmarktbestimmung (vgl. Abb. 75).

131 Vgl. Kotler u. a.: Grundlagen des Marketing. 2003, S. 475 f.

Soziodemografische Kriterien	
Demografische Merkmale	• Geschlecht • Familienstand • Anzahl der Kinder • Haushaltsgröße
Sozioökonomische Merkmale	• Beruf • Ausbildung • Einkommen

Geografische Kriterien	
Makrogeografische Merkmale	• Bundesländer • Stadt, Land • Gemeinde
Mikrogeografische Merkmale	• Ortsteile • Wohngebiete • Straßenabschnitte

Psychografische Kriterien	
Allgemeine Persönlichkeits-merkmale	• Aktivitäten • Interessen • allgemeine Einstellungen • soziale Orientierung • Risikoneigung
Produktspezifische Merkmale	• Wahrnehmung • Motive • spezifische Einstellungen • Nutzenvorstellungen (Benefit) • Kaufabsichten

Verhaltensorientierte Kriterien	
Preisverhalten	• Preisklasse • Kauf von Sonderangeboten
Mediennutzung	• Art und Zahl der genutzten Medien • Nutzungsintensität
Einkaufsstättenwahl	• Betriebsformen • Geschäftstreue • Geschäftswechsel
Produktwahl	• Käufer und Nichtkäufer • Markentreue • Markenwechsler • Vielkäufer • Wenigkäufer

Abb. 74: Kriterien der Marktsegmentierung

Quelle: Eigene Darstellung, vgl. Scharf/Schubert/Hehn: Marketing. Einführung in Theorie und Praxis. 2009, S. 213.

	M_1	M_2	M_3
P_1			
P_2	X		
P_3	X		
Konzentration auf ein Segment			

	M_1	M_2	M_3
P_1			X
P_2	X		
P_3			X
Selektive Spezialisierung			

	M_1	M_2	M_3
P_1	X		
P_2	X		
P_3	X		
Marktspezialisierung			

	M_1	M_2	M_3
P_1			
P_2	X	X	X
P_3			
Produktspezialisierung			

	M_1	M_2	M_3
P_1	X	X	X
P_2	X	X	X
P_3	X	X	X
Vollständige Marktabdeckung			

Abb. 75: Muster der Zielmarktbestimmung

Quelle: Eigene Darstellung, vgl. Kotler und Bliemel: Marketing-Management. 2001, S. 454.

Eine Konzentration auf ein einzelnes Segment wäre beispielsweise das speziali- 419
sierte Pflegeangebot für dementielle Menschen (z. B. mittlere und schwere Fälle, keine Frühformen). Bei der selektiven Spezialisierung wählt das Unternehmen

mehrere Segmente (z. B. Demenz, Körperbehinderungen, Alten„wohnen“) aus, auch wenn nur geringe synergetische Wechselwirkungen existieren (Vorteil dabei ist insbesondere Risikostreuung). Ein Beispiel für die Marktspezialisierung wäre ein psychiatrisches Pflegeheim, das die gesamte Palette der psychiatrischen Erkrankungen und auch aller Formen geistiger Einschränkungen mit den dafür erforderlichen Pflegekonzepten anbietet. Ein Beispiel für Produktspezialisierung wäre ein differenziertes sporttherapeutisches Angebot für Pflegebedürftige aller Art.

420 Die Marktsegmentierung beschäftigt sich zunächst mit den unmittelbaren Kunden bzw. den direkten Abnehmern der eigenen Leistungsangebote, im Gesundheitswesen also mit dem Bewohner bzw. Patienten. Es gibt aber weitere wichtige Zielgruppen, die ebenfalls entsprechend der Vorgehensweise der Marktsegmentierung näher betrachtet werden sollten, z. B.:

- Angehörige/Bezugspersonen
- Einweiser/Zuweiser
- Betreuer
- Mitarbeiter
- Besucher/Interessenten
- Medien
- Pflegekassen
- Sozialhilfeträger
- Lieferanten
- Landesministerium für Gesundheit und Soziales
- Banken und Finanzmittelgeber bzw. einschlägige öffentliche/kommunale Einrichtungen
- …

421 Neben der **Hauptkundengruppe „Bewohner“** ist wohl insbesondere den Gruppen **„Angehörige/Bezugsperson“**, **„Betreuer“** und **„Mitarbeiter“** besondere Aufmerksamkeit zu schenken.

4.1.3 Unternehmensanalyse

4.1.3.1 Quantitative Analyse

422 Zur erfolgreichen Führung eines Unternehmens ist die engmaschige Kenntnis der aktuellen wirtschaftlichen Situation unerlässlich. Eine grundsätzliche Beschreibung des Ist-Zustands des Unternehmens bildet die Basis für nachfolgende strategische und operative Überlegungen und Unternehmensentscheidungen. Die **Kennzahlenanalyse** stellt in diesem Zusammenhang ein wichtiges und unerlässliches Analyseinstrument dar. Kennzahlen sind geeignet, komplexe (betriebs-)wirtschaftliche Sachverhalte komprimiert wiederzugeben.

423 Kennzahlen kommen ganz überwiegend aus dem externen Rechnungswesen (Buchführung, Gewinn- und Verlustrechnung, Bilanz), dem internen Rech-

nungswesen (Kostenrechnung, Controlling) oder ergänzend aus Dritt-Quellen (z. B. aus Betriebsvergleichen oder Branchenstatistiken). Sie lassen sich nach verschiedenen Gesichtspunkten kategorisieren, wobei eine Differenzierung zwischen absoluten Kennzahlen und Verhältniszahlen üblich ist. Zu den absoluten Kennzahlen gehören:

- Einzelzahlen (z. B. der Jahresumsatz eines Unternehmens),
- Summen (z. B. die Bilanzsumme),
- Differenzen (z. B. der Gewinn als Differenz von Umsatz minus Kosten),
- Mittelwerte (z. B. die durchschnittlichen Personalkosten) und Messzahlen (Kosen pro Beköstigungstag (Speisenversorgung)).

Dagegen stellen Verhältnis- bzw. Relativzahlen den Zusammenhang zwischen je- 424
weils zwei betriebswirtschaftlichen Größen dar. Hier wird weiter differenziert in:

- **Gliederungszahlen** (die beiden zu vergleichenden Größen sind von ihrer Art her gleich, d. h. der Zähler ist Teil des Nenners, so dass (Prozent-)Anteile berechnet werden können, etwa der Anteil der Personalkosten an den Gesamtkosten),
- **Beziehungszahlen** (hier wird das Verhältnis zwischen zwei ungleichen Größen ausgedrückt, die jedoch in einer logischen oder sachlichen Beziehung zueinander stehen, etwa die Personalkosten pro Mitarbeiter),
- **Indexzahlen** (stellen Veränderungen im Zeitablauf dar, beispielsweise die Umsatzentwicklung in den letzten drei Geschäftsjahren).

Neben der isolierten Kennzahlendarstellung können auch mehrere Kennzahlen 425
zu einem System integriert werden. Eine separat betrachtete Kennzahl (absolute Kennzahl) hat oft nur eine sehr geringe Aussagekraft. Mithilfe von Verhältniszahlen und insbesondere durch Kennzahlensysteme werden einzelne Kennzahlen sinnvoll miteinander in Beziehung gesetzt, um betriebswirtschaftliche Zusammenhänge besser zu verdeutlichen. Die Auswirkungen von Änderungen einzelner Kennzahlen auf andere Kennzahlen werden in einem Kennzahlensystem sofort ersichtlich.

Kennzahlensysteme lassen sich in Rechensysteme und Ordnungssysteme glie- 426
dern. Bei einem Rechensystem wird die Top-Kennzahl rechnerisch und mathematisch eindeutig in mehrere Unterkennzahlen zerlegt. Es entsteht eine pyramidenförmig gestaffelte Kennzahlenordnung. Das Rechensystem geht dabei von einer Hauptkennzahl aus, die immer eines der obersten Unternehmensziele darstellt, z. B. den Return-on-Investment (ROI). Von dieser Ausgangskennzahl werden in Form eines Kennzahlenbaumes einzelne Unterkennzahlen abgeleitet, die wiederum in andere Kennzahlen untergliedert werden. So kann die durch Veränderung einer Kennzahl ausgelöste Wirkung auf die TOP-Kennzahl unmittelbar nachvollzogen werden. Das wohl bekannteste Rechensystem ist das Du-Pont-Kennzahlensystem (vgl. Abb. 76).

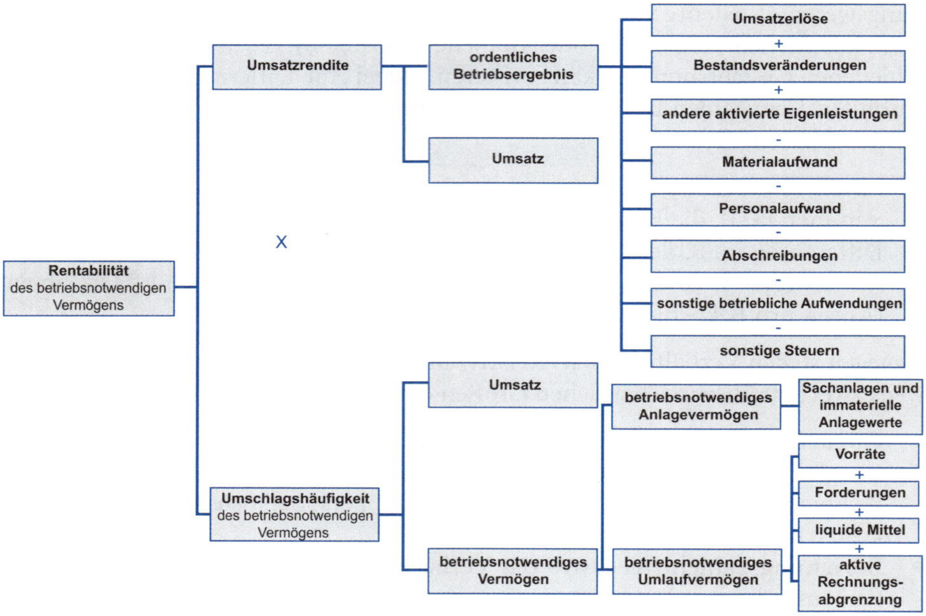

Abb. 76: Du-Pont-Kennzahlensystem

Quelle: Eigene Darstellung, vgl. Thommen und Achleitner: Allgemeine Betriebswirtschaftslehre. 2006, S. 511.

427 In einem **Ordnungssystem** werden einzelne Kennzahlen lediglich in einen sachlogischen Zusammenhang zueinander gebracht, ohne dass sie rechnerisch miteinander verknüpft sind.

428 Die **Balanced Scorecard** ist ein – mittlerweile sehr etabliertes und in allen Branchen eingesetztes – **Beispiel für ein Ordnungssystem**. Ein wesentlicher Vorteil derartiger Ordnungssysteme liegt in der Flexibilität von Auswahl und Operationalisierung der für den jeweiligen Einsatzzweck richtigen Kennzahlen. In der klassischen Balanced Scorecard geht es darum, die vier Dimensionen „Finanzen", „Kunden", „Prozesse" und „Personal/Lernen bzw. Entwicklungsperspektive" parallel zu betrachten (vgl. Abb. 77).

429 Mit der Balanced Scorecard werden jeweils klare Teilziele definiert und operationalisiert und auch die gegenseitigen Abhängigkeiten zwischen den Teilbereichen und Teilzielen werden berücksichtigt. Die Tabelle 44 zeigt beispielhaft ausgewählte strategische Ziele und Messgrößen einer Balanced Scorecard für ein Pflegeheim.

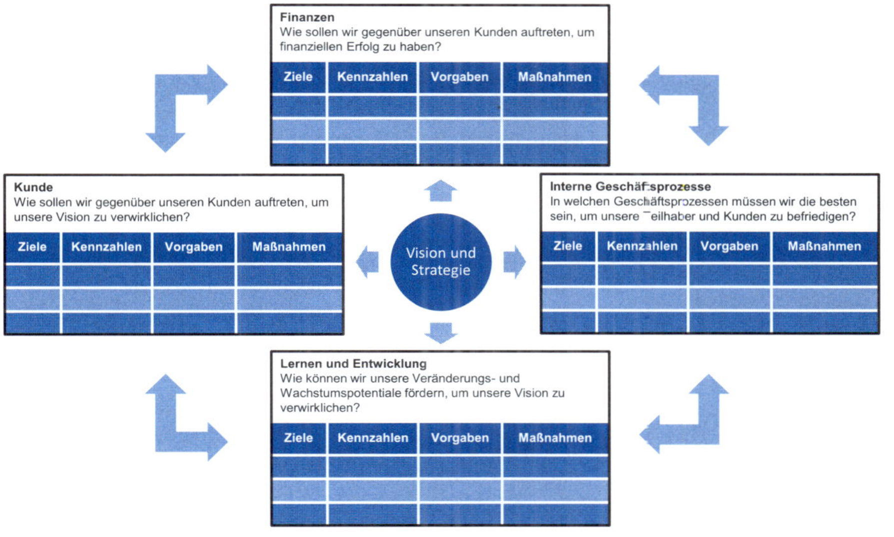

Abb. 77: Grundaufbau einer Balanced Scorecard

Quelle: eigene Darstellung, vgl. Thommen und Achleitner: Allgemeine Betriebswirtschaftslehre. 2006, S. 965.

Tab. 44: Messgrößen einer Balanced Scorecard für ein Pflegeheim

Quelle: Eigene Darstellung.

Strategisches Ziel	Messgröße
1. Finanzwirtschaftliche Perspektive	EBIT 5 %, EBITDA 8 %
2. Kunden-Perspektive	Kundenzufriedenheit: Note durchschnittlich 1,3 (eigene Befragung)
3. Prozess-Perspektive	Renovierung Zimmer nach Auszug binnen 72 Stunden
4. Personal- und Entwicklungs-Perspektive	> 30 Fortbildungsstunden/Mitarbeiter im Jahr

Für jede Zielgröße der Balanced Scorecard werden absolute Zielwerte definiert **430**
und konkrete Maßnahmen festgelegt, mit denen wesentlich zur Zielerreichung beigetragen werden soll.

Eine Kennzahlenanalyse kann auch unmittelbar auf Basis der im Jahresabschluss **431**
veröffentlichten Daten vorgenommen werden. Klassische einzelne Kennzahlen wären z. B. (vgl. Tab. 45):

Tab. 45: Einzelne Kennzahlen auf Basis des Jahresabschlusses
Quelle: Eigene Darstellung.

Analyseart	Kennzahl	Messung
1. Investitionsanalyse	Anlageintensität	Anlagevermögen/Gesamtvermögen x 100
2. Finanzierungsanalyse	Verschuldungsgrad	Verbindlichkeiten/Gesamtkapital x 100
3. Liquiditätsanalyse	Liquidität 1. Grades	Zahlungsmittel/kurzfristige Verbindlichkeiten x 100
4. Ergebnisanalyse	Personalaufwandsquote	Personalaufwand/Gesamtleistung x 100
5. Rentabilitätsanalyse	Eigenkapital-rentabilität	Gewinn/Eigenkapital x 100
6. Break-Even-Analyse	Break-Even-Punkt	Fixkosten/Umsatz – variable Kosten

432 Der Aufwand für diese quantitative Erst-Analyse ist gering, da alle Kennzahlen i. d. R. bereits vorhanden sind und „sowieso" zyklisch vom Management eingesehen und ausgewertet werden (sollten). Üblich ist dabei eine monatliche Berichterstattung, meist aus dem operativen Controlling heraus. Ein anonymisiertes Praxisbeispiel mit zentralen Kennzahlen eines Pflegeheimes zeigt folgende Tabelle 46.

Tab. 46: Kennzahlenanalyse eines Pflegeheimes
Quelle: Eigene Darstellung.

Kennzahl	IST 2011	IST 2012	IST 2013
Umsatz p.a. in Mio €	7,0	7,5	8,0
Jahresergebnis in Mio €	0,5	0,7	0,7
Umsatzentwicklung		+7,14 %	6,6 %
Ergebnisentwicklung		+40%	±0
Auslastung	93 %	95 %	97 %
Umsatzquote je Vollkraft	50.000	52.000	51.000

433 Ein übliches Instrument zur Bewertung einer einzelnen Kennzahl im Zeitablauf ist die Lücken-Analyse oder **Gap-Analyse**. Grundgedanke ist das Erkennen „strategischer" Lücken durch

- Gegenüberstellung des Ist-Verlaufs mit dem geplanten Soll-Verlauf (bisherige Entwicklung) bzw.

- Gegenüberstellung des Wird-Verlaufs (realistische Fortschreibung/Prognose des Ist-Verlaufs) mit dem geplanten Soll-Verlauf (zukünftig angestrebte Entwicklung).

Inhaltlich bezieht sich die Gap-Analyse zumeist auf zentrale Kennzahlen wie **434** Umsatz, Gewinn, ROI oder Kapazitätsauslastung, sie kann aber auch mit detaillierteren Kennzahlen durchgeführt werden. Die Gegenüberstellung der beiden Kurven ergibt eine Differenz – die „strategische Lücke" –, aus der nun Überlegungen zur Lückenschließung abzuleiten sind (vgl. Abb. 78).

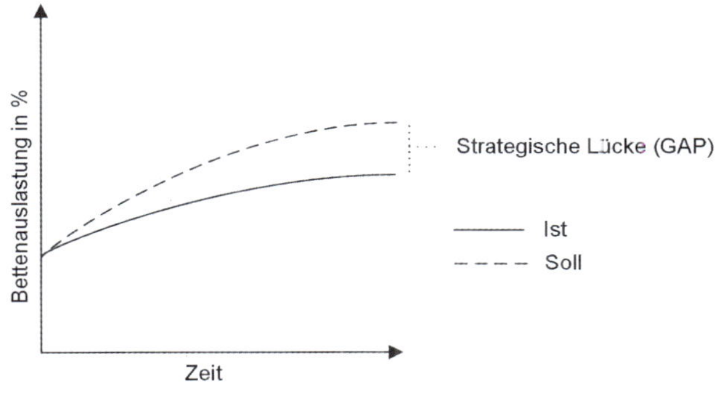

Abb. 78: Gap-Analyse
Quelle: Eigene Darstellung.

Praxisbeispiel: Auslastungskennzahlen
In einem Pflegeheim sollen 98 % der Pflegeleistungen (Soll) für Migranten durch Personal mit Migrationshintergrund erbracht werden. Momentan sind dies nur 91 % (Ist). Um die strategische Lücke (GAP) zu schließen soll ein neues, für Mitarbeiter (!) mit Migrationshintergrund attraktives Beschäftigungs-/Leistungsangebot entwickelt werden.

4.1.3.2 Qualitative Analyse

Die quantitative Kennzahlen-Analyse vermittelt bereits einen wichtigen Ersteindruck zur Gesamtsituation einer Pflegeeinrichtung. Dies allein reicht jedoch nicht aus, **435**

- da Kennzahlenanalysen üblicher Weise sehr finanzorientiert sind und nichtfinanzielle Sachverhalte und Bereiche mehr oder weniger stark ignoriert werden und
- weil Gründe oder Ursachen für die beschriebene Ist-Situation damit noch nicht analysiert/entdeckt sind, was Voraussetzung für die Formulierung gezielter Gegenmaßnahmen wäre.

Es ist daher notwendig, auch andere wesentliche Teilbereiche des Unternehmens **436** im Rahmen einer ergänzenden qualitativen Potentialanalyse zumindest grob zu bewerten, damit ein differenzierteres Stärken-Schwächen-Bild des Unternehmens oder einzelner Geschäftsfelder erstellt werden kann.

437 Im ersten Schritt einer qualitativen Analyse muss eine **Strukturierung der zentralen Leistungsbereiche des Unternehmens** vorgenommen werden. In der Literatur werden dazu unterschiedlich komprimierte Gliederungen vorgeschlagen, die von einer einfachen Zwei- oder Dreiteilung (Pflegebereich, „Hotelbereich“, administrativer Bereich) bis hin zu sehr differenzierten Darstellungen mit vierzig oder mehr Einzelfaktoren reichen.

438 In eigenen Praxisprojekten hat es sich bewährt, zehn grundlegende Teilbereiche wie in der Tabelle 47 beschrieben anzulegen. Da es bei derart komprimierten Beschreibungen eines Gesamtunternehmens regelmäßig zu Interpretationsfragen und Auffassungsunterschieden kommt, ist es notwendig, die Teilbereiche näher zu charakterisieren bzw. zu definieren. Bereits der mit dieser Aufgabe verbundene Diskussionsprozess kann sehr fruchtbar sein, da viele Führungskräfte und Mitarbeiter naturgemäß dazu neigen, einige (eigene) Bereiche in den Vordergrund zu stellen und andere (fremde) Bereiche – zumindest implizit – zu vernachlässigen. Neben der damit verbundenen verbesserten gegenseitigen Anerkennung der Arbeitsbereiche wird häufig auch zu diesem Zeitpunkt schon über Zusammenhänge oder Abhängigkeiten zwischen den einzelnen Bereichen diskutiert. Dies fördert das gegenseitige Verständnis und ist wichtig für die spätere Ableitung von praxisrelevanten Verbesserungsstrategien und Einzelmaßnahmen. Die theoretisch isolierte Behandlung von Teilbereichen wird den in der Praxis gegebenen Abhängigkeiten zwischen den Bereichen nicht gerecht.

439 Diese Übersicht wirkt zunächst etwas „erschlagend“, weil doch sehr viele unterschiedliche Themenfelder noch immer komprimiert zusammengefasst und gemeinsam zu bewerten sind. Bei Bedarf können die Bereiche natürlich weiter differenziert werden. Aber es muss auch daran erinnert werden, dass es an dieser Stelle um eine noch relativ grobe Erst-Analyse geht, deren Ziel die Trennung von Wichtigem und Unwichtigem bzw. das Auffinden von Stärken und Schwächen ist. Die Fähigkeit, sich auf das Wesentliche zu konzentrieren und sich nicht zu früh in Detaildiskussionen zu ergeben, ist gerade in einer derartigen Projektarbeit ein Erfolgsfaktor.

440 Zur Verfeinerung der Potentialanalyse können die Teilbereiche untereinander gewichtet werden, denn es ist regelmäßig anzunehmen, dass die Wertigkeiten nicht identisch sind. So ist etwa der „pflegerisch-therapeutische Bereich“ eines Pflegeheims mit regionalem Einzugsgebiet sicher als bedeutender einzuschätzen als der „administrative Bereich“. Auch an dieser Stelle kann es fruchtbar sein, über die „richtige“ Gewichtung der Potentialbereiche im Team mit Vertretern aller Abteilungen zu diskutieren. Unter Aufwandsgesichtspunkten werden derartige Bewertungen in der Projektarbeit meist intern vorgenommen. Zumindest teilweise wäre auch eine externe Bewertung (z. B. durch Bewohner oder Einweiser) möglich und sinnvoll. Methodisch können die Kriteriengewichte z. B. ermittelt werden, indem 100 Prozentpunkte auf die zugrunde liegenden Kriterien gemäß Experteneinschätzung verteilt werden.

Tab. 47: Teilbereiche einer qualitativen Potentialanalyse

Quelle: Eigene Darstellung, vgl. Bienert: Betriebswirtschaftslehre für leitende Ärzte. 2009, S. 90 f.

Nr.	Teilbereich	Indikatoren
1	**Erscheinungsbild der Einrichtungen**	Außendarstellung, Image, Presseberichterstattung, Erreichbarkeit, Wegleitsystem/Orientierung im Haus, Baustruktur und -substanz, Alter und Modernität des Gebäudes und der Räumlichkeiten, Instandhaltungsmaßnahmen
2	**Pflegerisch-therapeutischer Bereich**	Qualität der Betreuung durch Pflegekräfte, besondere Therapieverfahren, Zugehörigkeit zu Fachverbänden, Ruf des Pflegepersonals, Freundlichkeit des Pflegepersonals
3	**Apparative technische Ausstattung**	Geräteausstattung, Hilfsmittel
4	**Ergänzende Gesundheitsleistungen**	Ambulante Leistungsangebote, Zusammenarbeit mit niedergelassenen Ärzten
5	**Hotelbereich**	Zimmerstruktur/-größe, Ausstattung der Zimmer, Verpflegung, Sauberkeit, Empfang, Aufenthalts- und Seminarräume, Abwicklung, Fahrdienste, Ambiente
6	**Lehre und Ausbildung**	Angebots-Umfang und Qualität in den einschlägigen Ausbildungsberufen, Umfang und Qualität der eigenen Lehrleistung, Angebot von Fort- und Weiterbildungen, Finanz- und Zeitregelungen für die Inanspruchnahme von Qualifizierungsmaßnahmen
7	**Kundenorientierung und Service**	Bewohnerbetreuung, Beschwerdemanagement, Wartezeiten, Soziale Fürsorge, Psychologische Unterstützung, Seelsorge, Besuchszeiten, Speiseplanung, Freizeitprogramm, Cafeteria
8	**Mitarbeiterorientierung und Führungsqualität**	Fluktuation, Mitarbeiterauslastung, interne Kommunikation, Qualität der Arbeitsleistungen, Arbeitsproduktivität, Ausfallquoten (Erholungs-, Bildungs-, Erziehungsurlaub, Unfälle, Krankheiten, Kuren, motivational bedingte Abwesenheiten), Einstellung der Mitarbeiter zum Vorgesetzten und zum Unternehmen, Betriebsklima, Führungsstil, Informationspolitik, Kontakthäufigkeit (Vorgesetzter/Mitarbeiter), Formalisierungsgrad der Kommunikation, Art der Willensbildung und -durchsetzung, Art der Delegation von Aufgaben und Entscheidungen, Zielvereinbarungen
9	**Administrativer Bereich**	Aufbau- und Ablauforganisation, Prozessmanagement, EDV, Controlling, Materialwirtschaft, Wirtschaftspläne, Budgets, Statistiken und Berichtswesen
10	**Marketing und Qualitätsmanagement**	Umfang und Qualität der eigenen Marketingarbeit, eigene Marketingkapazitäten (personell und finanziell), Stellenwert der strategischen Marketingplanung, Involvement und Know-how der (leitenden) Pflegekräfte in Marketingfragen, Qualität und Umfang der Öffentlichkeitsarbeit/der Werbung, Qualitäts-Handbuch, Zertifizierung, interne und externe Audits, Qualitäts-Schulungen, Mitarbeiter-Umfang und Know-how im Qualitätsmanagement

4.1.4 Analyse der Mikroumwelt

4.1.4.1 Wettbewerbsanalyse

441 **Operative Wettbewerbsanalyse**

Eine systematische Wettbewerbsanalyse kann in folgenden **Phasen** durchgeführt werden:

1. Identifikation der (Haupt-)Wettbewerber
2. Zusammenstellen aller verfügbaren und relevanten Informationen zu den Hauptwettbewerbern
3. Identifikation der Leistungskriterien, die aus Kundensicht bzw. für Bewohner besonders bedeutend sind
4. Bewertung der Wettbewerber anhand dieser Kriterien
5. Vergleichende Bewertung zum eigenen Unternehmen im Rahmen einer Stärken-Schwächen-Analyse
6. Gezielte operative Wettbewerbsaktivitäten definieren und umsetzen
7. Laufendes Controlling der Wettbewerbsaktivitäten

442 Die relevanten Wettbewerber sind jedem Pflegeheim i. d. R. gut bekannt. Sie können über ein einfaches Erhebungsformular systematisch von den Führungskräften abgefragt werden (vgl. Tab. 48). Neben der Identifikation der Wettbewerber kann zugleich grob deren Wettbewerbsstärke (im betreffenden Fachgebiet) mit abgeschätzt werden.

Tab. 48: Erfassungsformular zur Identifikation von Wettbewerbern eines Pflegeheimes

Quelle: Eigene Darstellung.

<table>
<tr><th colspan="5">Muster Pflegeheim</th><th colspan="5">Stärke des Wettbewerbers</th></tr>
<tr><th rowspan="2">Nr.</th><th rowspan="2">relevante Wettbewerber</th><th colspan="3">Wettbewerber ist relevant für</th><th colspan="5">hoch niedrig</th></tr>
<tr><th>Alten-pflege</th><th>Psychiatri-sche Pflege</th><th>Demenz-Bewohner</th><th>++</th><th>+</th><th>o</th><th>-</th><th>--</th></tr>
<tr><td>1</td><td>A</td><td></td><td></td><td></td><td></td><td></td><td></td><td></td><td></td></tr>
<tr><td>2</td><td>B</td><td></td><td></td><td></td><td></td><td></td><td></td><td></td><td></td></tr>
<tr><td>3</td><td>C</td><td></td><td></td><td></td><td></td><td></td><td></td><td></td><td></td></tr>
<tr><td colspan="10">Vorgehensweise:
1. Benennung aller relevanten Wettbewerber in der 1. Spalte.
2. Ankreuzen (X), für welche Fachgebiete der jeweils genannte Wettbewerber Bedeutung hat.
3. Bewertung der Stärke des Wettbewerbers insgesamt von hoch (++) bis niedrig (--), je Zeile ein Kreuz (X).</td></tr>
</table>

443 Je nach Zielsetzung und zur Verfügung stehender Zeit können Wettbewerbsinformationen zu den genannten Unternehmen in unterschiedlichem Detailgrad

zusammengestellt werden. Dabei kommen als übliche Informationsquellen Geschäftsberichte, Internetdarstellungen, öffentliche Statistiken, Verbandszahlen und ggf. Berichte aus Fachzeitschriften, Tages- und Regionalzeitungen oder die Abfrage in spezifischen Wirtschaftsdatenbanken in Frage. Daneben existiert viel persönliches Wissen bei einzelnen Führungskräften oder Mitarbeitern, das systematisch erhoben und dokumentiert werden sollte. Die Möglichkeiten einer gezielten Informationsbeschaffung zu Wettbewerbern sind heute sehr groß.

Für alle wichtigen bestehenden und potentiell neuen Wettbewerber sollte ein **444** Wettbewerberprofil angelegt und gepflegt werden, soweit derartiges noch nicht (systematisch und aktuell) existiert. **Basisdaten** dazu könnten sein:

- Stammdaten (Name, Adresse, Kontaktdaten, Rechtsform)
- Personen (Entscheider und Mitarbeiter)
- Leistungsschwerpunkte (pflegerisch, servicebezogen etc.)
- Stärken und Schwächen

Mit der Identifikation und Dokumentation aller relevanten Informationen der **445** (Haupt-)Wettbewerber sind die ersten beiden Stufen der Wettbewerbsanalyse bearbeitet. Die Leistungskriterien, nach denen die Hauptwettbewerber im dritten Schritt zu beurteilen sind, können an die der Potentialanalyse des eigenen Unternehmens eng angelehnt werden. So kann der nachfolgende Wettbewerbsvergleich unkompliziert vorgenommen werden. Natürlich kann auch begründet von dem Potential-Kriterienkatalog abgewichen werden, wenn z. B. nicht zu allen hier genannten Teilbereichen Wettbewerbsinformationen vorliegen oder wenn die Wettbewerbsanalyse detaillierter erfolgen soll und z. B. auch einzelne Dienstleistungen und Marketingmaßnahmen mit denen der Konkurrenten verglichen werden sollen. Wichtig ist, jeweils die aus Sicht der Kunden relevanten Kriterien zu definieren, was naturgemäß am besten über direkte Kunden- oder Bewohnerbefragungen zu ermitteln ist. Denn oft nennen Führungskräfte und Mitarbeiter andere Kriterien oder zumindest andere Kriteriengewichte als Kunden/Bewohner. Ein Formular zur Wettbewerbsbewertung der z. B. drei Hauptwettbewerber auf Basis einer einfachen Ratingskala mit fünf Stufen zeigt die folgende Tabelle 49. Besonders gute oder schlechte Bewertungen könnten dabei farblich noch hervorgehoben werden.

In der Tabelle 49 sind die Hauptwettbewerber nicht isoliert, sondern unmittelbar **446** im Vergleich zum eigenen Unternehmen bewertet worden (Stärken-Schwächen-Analyse). Damit sind die oben aufgeführten Schritte 4 und 5 bereits simultan durchgeführt worden. Auch eine schrittweise Vorgehensweise, zunächst isolierte Beurteilung der jeweiligen Konkurrenten, danach erst vergleichende Beurteilung zum eigenen Unternehmen, ist denkbar.

Tab. 49: Formular zur Wettbewerbsbeurteilung
Quelle: Eigene Darstellung.

Muster Pflegeheim				
Nr.	**Kategorie**	**Hauptwettbewerber A**	**Hauptwettbewerber B**	**Hauptwettbewerber C**
1	Erscheinungsbild der Einrichtung	+	-	o
2	Pflegerisch-therapeutischer Bereich	+	++	-
3	Hotelbereich	-	--	+
4	(...)			
Vorgehensweise: 1. Bitte bewerten Sie anhand der aufgeführten Teilkriterien die eigene Einrichtung im direkten Vergleich zu den aufgeführten Hauptwettbewerbern. 2. Nutzen Sie dabei die 5-er Skala (++/+/o/-/--) wie folgt: Wettbewerber ist besser als die eigene Einrichtung (++/+), Wettbewerber ist gleich gut (o), Wettbewerber ist schlechter (-/--).				

447 Die **Stärken-Schwächen-Analyse** (S-S-A) ist eine klassische betriebswirtschaftliche Methode, die branchen-, funktions- und bereichsübergreifend zur Analyse der jeweils spezifischen Ausgangssituation einsetzbar ist und auch in der Praxis häufig und mit breitem Anwendungsspektrum durchgeführt wird. Gegenstand der S-S-A ist der kritische Vergleich der Ressourcen und Fähigkeiten des eigenen Unternehmens (oder eines Teilbereichs/Fachgebiets des eigenen Unternehmens) mit denen der Hauptwettbewerber. Nicht maßgebend ist, wie sich die eigenen Leistungen im Zeitablauf entwickelt haben. Denn selbst bei klaren Aufwärtstendenzen und positiven Steigerungen kann die eigene Leistung noch immer schlechter als die von Wettbewerbern sein.

448 Die Begriffe „Stärken" und „Schwächen" sind also Ergebnis einer relativen Betrachtung. Das eigene Unternehmen kann z. B. absolut gesehen einen guten Ausbildungsstand der Mitarbeiter aufweisen, wenn aber der Hauptwettbewerber durch intensive Personalentwicklungsarbeit seine Mitarbeiter zu einer noch besseren Qualifikation und Motivation geführt hat, dann ist das eigene gute Ergebnis dennoch – in relativer Betrachtung und aus Sicht von Bewohner oder Dritten, die beide Unternehmen kennen – eine Schwäche. Schwächen sind daher immer dann vorhanden, wenn wichtige Leistungskriterien bei Wettbewerbern (deutlich) besser ausgeprägt sind und Stärken bedeutet, dass das eigene Unternehmen (deutlich) besser als die Hauptwettbewerber ist.

449 Zur Veranschaulichung der Ergebnisse ist auch eine grafische Darstellung in Form eines Stärken-Schwächen-Profils sehr sinnvoll (vgl. Abb. 79). Auf dieser Basis kann i. d. R. wesentlich besser über die Schwachstellen diskutiert werden. Dieses kommunikative Element ist nicht zu unterschätzen. Durch Schraffierung

der Stärken- und Schwächen-Flächen können überdies die wesentlichen Aspekte noch markanter herausgestellt werden.

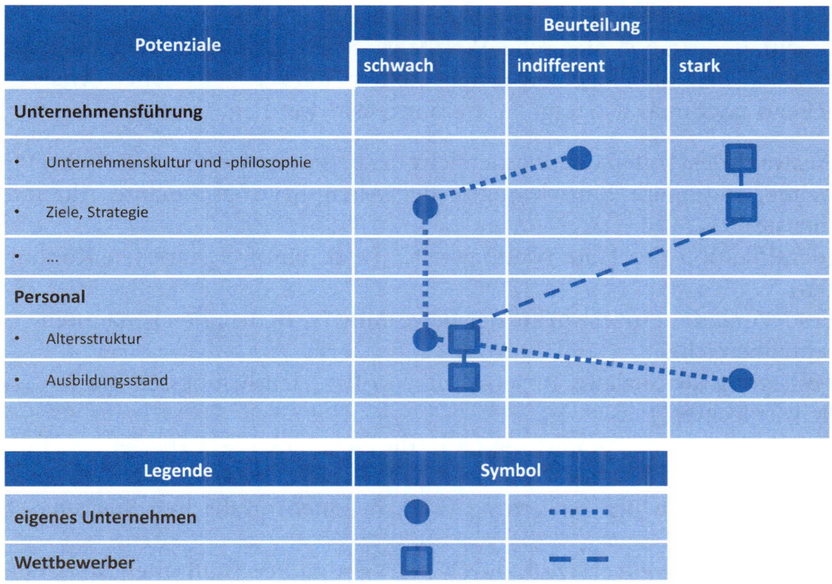

Abb. 79: Stärken-Schwächen-Profil
Quelle: Eigene Darstellung.

Über die Ableitung konkreter Maßnahmen als sechster Schritt einer Wettbe- 450
werbsanalyse wird – wenn man die Methode nicht isoliert für sich betrachtet – verbindlich erst in der Konzeptionsphase eines strategischen (Marketing-)Projektes entschieden. Sicher sollte die Kreativität nicht unterbunden und sollten Ideen zu Verbesserungsmaßnahmen unmittelbar im Zuge der Wettbewerbsanalyse mit aufgenommen und diskutiert werden, wenn das gewünscht wird oder es sich aus der Analysesituation heraus ergibt. Aber die endgültige Entscheidung, was zur Stärkung der eigenen Wettbewerbsposition zusätzlich zu unternehmen ist, kann sinnvoll nur zusammen mit den Ergebnissen der anderen Teilanalysen „ganzheitlich“ zu einem späteren Zeitpunkt getroffen werden. Wenn dann bereits Aufzeichnungen von Ideen und Anregungen für operative Konkurrenzaktivitäten existieren, ist das sehr nützlich.

Für eine operative Wettbewerbsanalyse ist es im ersten Schritt ausreichend, sich 451
mit den derzeit vorhandenen (Haupt-)Wettbewerbern im Kern-Einzugsgebiet auseinander zu setzen. Der Untersuchungsradius von Wettbewerbsanalysen hat sich aber im Zeitablauf tendenziell aufgrund folgender Einflüsse erweitert:

- Zunehmende Spezialisierung von Pflegeheimen (und anderer Gesundheitsunternehmen)

- Verbesserte Informationssituation bei Pflegebedürftigen bzw. ihren Angehörigen
- Höhere Mobilität der Pflegebedürftigen

452 Bevor auf derartige strategische Wettbewerbsbetrachtungen kurz eingegangen wird, sollen hier die einzelnen **Schritte einer Stärken-Schwächen-Analyse** abschließend nochmals wie folgt zusammengefasst werden:

1. Auswahl des Untersuchungsbereichs (z. B. stationäre psychiatrische Pflegeheime, stationäre Einrichtungen der Altenpflege, ambulante Altenpflegedienste)
2. Identifikation der Hauptwettbewerber (z. B. die drei stärksten Konkurrenten)
3. Festlegung der Einzelaspekte der Bewertung (z. B. die oben genannten 10 Potentialbereiche)
4. Festlegung der Skala (z. B. 5er-Skala von 1 = „deutlich besser" bis 5 = „deutlich schlechter")
5. Durchführung der Bewertung (z. B. durch subjektives Expertenurteil der eigenen Fachärzte)
6. Dokumentation der Bewertung (z. B. in einem grafischen Stärken-Schwächen-Profil)
7. Wettbewerbsvergleich (z. B. durch Markierung der Teilflächen, in denen das eigene Unternehmen schlechter ist als die Hauptwettbewerber)
8. Sollprofil (z. B. durch grafische Darstellung des gewünschten künftigen Profils)

Strategische Wettbewerbsanalyse

453 Niedereichholz schlägt als Kurzanalyse zur strategischen Wettbewerbssituation die Bearbeitung von sieben Fragen vor (vgl. Tab. 50). Mögliche Antworten aus Sicht eines Pflegeheims sind ergänzt.

Tab. 50: Strategische Wettbewerbssituations-Analyse

Quelle: Eigene Darstellung, vgl. Niedereichholz: Unternehmensberatung. Band 2 – Auftragsdurchführung und Qualitätssicherung. 2003, S. 135.

Frage:	**Antwort (Beispiel):**
Welches sind unsere (zwei) *einzigartigen*, eigenen *Wettbewerbsvorteile* gegenüber den (zwei) wichtigsten Wettbewerbern?	Abbildung des gesamten psychiatrischen Behandlungsspektrums
Welches sind die (zwei) wichtigsten *positiven Einflüsse* auf unsere Leistungen in den nächsten drei Jahren?	Demografische Entwicklung und damit Zunahme des Bewohnerpotentials
Welches sind die (zwei) wichtigsten *negativen Einflüsse* auf unsere Leistungen in den nächsten drei Jahren?	Kürzungen der Budgets durch die Pflegekassen

Frage:	Antwort (Beispiel):
Welches sind die (zwei) wichtigsten wettbewerbsstrategischen *Bedrohungen* in den nächsten (fünf) Jahren?	Zunahme ambulanter Pflegeanbieter
Welches sind die (zwei) wichtigsten wettbewerbsstrategischen *Stärken/ Aktionen* in den nächsten (fünf) Jahren?	Modernisierung aller Gebäude und sehr hohe 1-Bettzimmer-Quote
Welches sind die (zwei) wichtigsten strategischen *Besonderheiten/ Aktionen*, die wir von unseren (zwei) wichtigsten Wettbewerbern zu erwarten haben?	Enge Kooperation und Leistungsverzahnung der stationären Anbieter mit ambulanten Pflegediensten
Wie ist unsere *Kostenstrukturentwicklung* im Vergleich zum wichtigsten Wettbewerber in den nächsten (fünf) Jahren?	negativ; Haustarif engt Handlungsspielraum ein
Fazit, Konsequenzen, Sofortmaßnahmen:	

Über die Diskussion und Beantwortung derartiger Basisfragen gelingt ein erster Einstieg in die strategische Wettbewerbsanalyse. 454

4.1.4.2 Bewohneranalyse

Der Bewohner steht im Mittelpunkt unserer Bemühungen. So oder ähnlich heißt es bei wohl allen Pflegeunternehmen. Generell Kundenorientierung bzw. der Wunsch, die Bewohner/Kunden zufrieden zu stellen, gehört heute zu den obligatorischen Zielsetzungen von Unternehmen. Entsprechend fest verankert sind Bewohner-/Kundenanalysen im Rahmen regelmäßiger Marktuntersuchungen oder spezieller Marketingprojekte. Kundenzufriedenheit ist aber kein isoliert zu maximierendes Ziel. Für jede Zielgruppe müssen die angebotenen Leistungen in einer vernünftigen Relation zu den Rückflüssen stehen. Viele Unternehmen „übertreiben" hier und bieten Leistungen an, die letztlich nicht kostendeckend erbracht werden (können). 455

Auch in der Pflege gibt es „gute" und „schlechte" Bewohner im Sinne von Bewohnern, mit denen das Unternehmen Geld verdient und Bewohner, bei denen das Unternehmen draufzahlt. Natürlich ist es nicht das Hauptziel eines Pflegeunternehmens, möglichst viel Geld durch Bewohnerbehandlungen zu verdienen und dabei andere Ziele, insbesondere den Erhalt der Gesundheit und die Verbesserung des Zustandes und der Fähigkeiten der Bewohner und die – besonders bei freigemeinnützigen und staatlichen Trägern formulierten – sozialen und gesundheitspolitischen Satzungsziele außer Acht zu lassen. Aber es muss umgekehrt sichergestellt werden, dass die eigenen Leistungen zumindest kostendeckend erbracht werden können. 456

- Im Gesundheits- und Pflegemarkt wird sich das Kundenbild der Anbieter von Gesundheits- und Pflegeleistungen weiter verändern. Der **Bewohner** ist nicht mehr bloß der Leistungsempfänger einer pflegerischen oder versorgenden oder medizinischen Kernleistung. Er ist zentraler Strategiefaktor für den Pflegeheimbetreiber und besitzt, **zwei grundlegende Funktionen**[132] :

- Kundenfunktion (er beurteilt die Qualität der Dienstleistung sowie die relevanten Umfeldfaktoren).
- Multiplikatorfunktion (er gibt seine Einschätzung als Multiplikator an Betreuer, Freunde, Besucher, Bekannte, Angehörige etc. weiter und beeinflusst deren künftigen Entscheidungsprozess direkt oder indirekt mit).

457 Auch das Selbstbild der Kunden verändert sich. Häufig wird dies als „Wertewandel" bezeichnet. Dieser **Wertewandel auf Seiten der Bewohner** äußert sich wie folgt[133]:

- (teilweise) wachsendes Gesundheitsbewusstsein der Bevölkerung (z. B. Wellness-Trend; bewusste Ernährung),
- intensiveres Informationsverhalten (z. B. eigene Internetrecherchen über Anbieter, deren Leistungsspektrum und MDK-Bewertungen),
- gestiegene Anspruchshaltungen (z. B. höherer Aufklärungsbedarf zu alternativen Pflegekonzepten, höhere Unterbringungsstandards),
- gestiegene Mobilität (z. B. höhere Bereitschaft, ein weiter entferntes Pflegeheim aufzusuchen).

458 Der Bewohner wird eine immer aktivere und selbstbestimmtere Rolle einnehmen. Es wird für das Pflegeheim daher immer wichtiger, sich umfassend über den Bewohner, seine Wünsche und Erwartungen zu informieren sowie die Bewertung des eigenen Hauses aus Sicht des Bewohners aufzunehmen und in der Angebotsgestaltung zu berücksichtigen.

459 Bewohnerzufriedenheitsanalysen ergänzen die internen Unternehmensanalysen durch eine detaillierte Ermittlung des Fremdbildes der Bewohner zu den angebotenen eigenen Leistungskomponenten.

Praxisbeispiel: Bewohneranalysen im Klinikum Wahrendorff
Beispiele für differenzierte Bewohneranalysen:

- Bewohner nach Wohnort vor Aufnahme
- Bewohner nach Betreuer
- Bewohner nach vorbehandelnder Einrichtung/Krankenhaus
- Bewohner nach Sozialhilfeträger
- Bewohner nach behandelndem Hausarzt

Beispielhafte Ergebnisse aus Bewohneranalysen:

- Bewohner wünscht Einzelzimmer obwohl er/sie im Doppelzimmer untergebracht ist
- Bewohner möchte gern in Doppelzimmer bleiben
- Bewohner ist mit den Angeboten der Tagesstruktur zufrieden

460 Die Betriebswirtschaftslehre hat eine Reihe von Methoden zur Analyse von Kundenbeziehungen entwickelt. Im Folgenden werden wesentliche Instrumente, die auch für Pflegebetriebe Bedeutung haben, jeweils kurz skizziert.

132 Thill: Ideenhandbuch für erfolgreiches Krankenhaus-Marketing. 1996, S. 160.
133 Vgl. auch Thill: Ideenhandbuch für erfolgreiches Krankenhaus-Marketing. 1996, S. 162.

ABC-Analyse

In „Consumer-Märkten“, also immer wenn Unternehmen den privaten Endverbraucher als Kunden ansprechen, wird die Struktur der Kunden aufgrund der hohen und oft anonymen Kundenanzahl schnell unübersichtlich. Ein klassisches Verfahren für eine erste wert- und mengenmäßige Ordnung der Kunden ist die ABC-Analyse. Sie ist ein Instrument, mit dem eine zunächst unübersichtlich große Informationsmenge anschaulich strukturiert werden kann, so dass im Anschluss Prioritäten und Schwerpunkte festgelegt werden können. In vielen Fällen haben sich bei derartigen Kundenstruktur-Untersuchungen Verteilungen nach dem Pareto-Prinzip gezeigt, d. h. 20 % oder 30 % der Kunden bringen 70 % oder 80 % des Umsatzes oder Ertrags (vgl. Abb. 80). 461

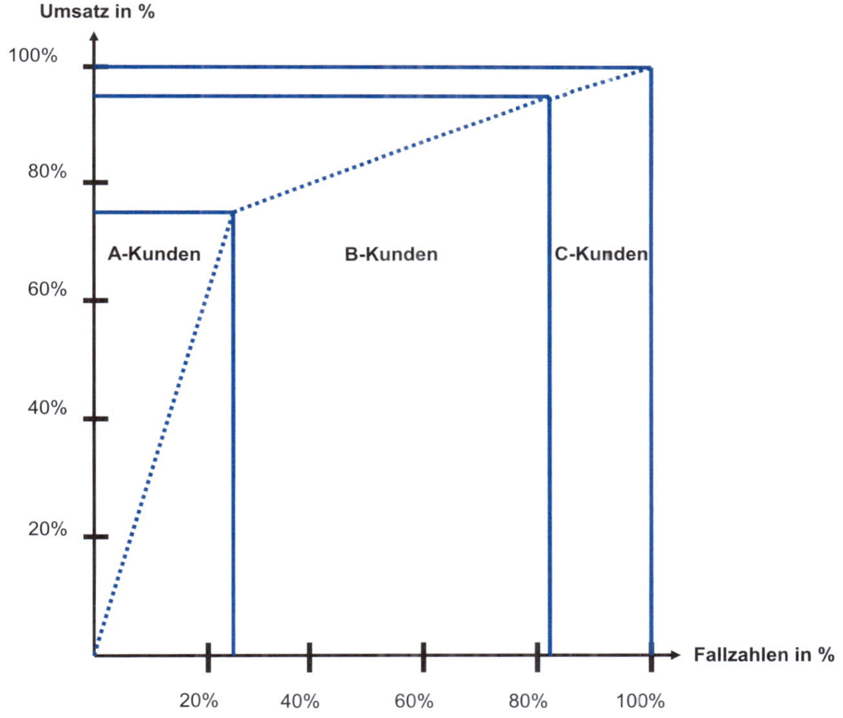

Abb. 80: ABC-Analyse
Quelle: Eigene Darstellung.

Mit der ABC-Analyse wird eine Dreiteilung der zugrunde liegenden Datenmenge vorgenommen, bezogen auf Betreuer (als „Zuweiser“) hieße das idealtypisch: 462

- Auf eine kleinere Anzahl von Betreuer (die wertvollen A-Kunden) entfällt ein überproportional großer Anteil am Unternehmenserfolg (gemessen z. B. als Erlöse oder Deckungsbeitrag).

- Eine größere Anzahl von Betreuer (die B-Kunden) haben einen mittleren Einfluss auf den Unternehmenserfolg.
- Die Mehrzahl der Betreuer (die C-Kunden) hat nur einen sehr geringen Erfolgseinfluss.
- Ähnliches gilt für Beratungsstellen und zuweisende Krankenhäuser.

463 Zielsetzung einer praktischen ABC-Analyse ist es herauszufinden, ob eine derartige Struktur auch im eigenen Pflegeunternehmen existiert? Die Haupt- und Nebenleistungen sollten dann nicht nach dem Gießkannenprinzip, sondern nach Kundengruppen differenziert angeboten werden.

Potentialanalyse

464 Mit der ABC-Analyse werden die bestehenden Kundenverbindungen untersucht. Das ist sicher der richtige erste Ansatz, der im zweiten Schritt um eine Betrachtung des Marktpotentials zu ergänzen ist.

- Als Markt kann die Gesamtheit der tatsächlichen und potentiellen Käufer eines Produkts oder einer Dienstleistung in einem definierten Marktgebiet bezeichnet werden.

465 Die Betriebswirtschaftslehre differenziert dabei **fünf Kennzahlen** (vgl. Tab. 51):

Tab. 51: Marktpotential und Marktvolumen

Quelle: Eigene Darstellung, vgl. Kotler/Armstrong/Saunders/Wong: Grundlagen des Marketing. 2003, S. 422.

Kennzahl	Bedeutung für Pflegedienstleister
Gesamtmarkt: alle tatsächlichen und potentiellen Käufer eines Produkts oder einer Dienstleistung	alle potentiell pflegebedürftigen Menschen
Marktpotential: alle Personen, die Interesse, Geld und Zugang zum Angebot haben (theoretische Marktkapazität)	Pflegebedürftige, für die die Unterbringung in einem stationären Pflegeheim grundsätzlich in Frage kommt und die diese Unterbringung auch finanzieren könnten
Marktvolumen: alle von einem einzelnen Anbieter tatsächlich erreichbaren Personen mit Kaufinteresse, Geld und Marktzugang (realisierbares Marktpotential)	… und die im Einzugsgebiet leben
Angesprochener Markt: alle von einem einzelnen Anbieter tatsächlich angesprochenen Personen mit Kaufinteresse, Geld und Marktzugang	… und die wissen, dass es uns als Pflegeheimanbieter „X"überhaupt gibt
Absatzvolumen: alle von einem einzelnen Anbieter tatsächlich erreichten Personen mit Kaufinteresse, Geld und Marktzugang (prozentual gesehen der Marktanteil des betreffenden Unternehmens)	… und die tatsächlich Kunde sind

Für einen Pflegebetrieb ist es wichtig, diese unterschiedlichen Kennzahlen für den eigenen Markt zumindest näherungsweise zu ermitteln. Soweit unterschiedliche Geschäftsfelder und damit Kundentypen angesprochen werden, ist diese Analyse entsprechend zu differenzieren. **466**

Bewohner-Zufriedenheitsanalyse

Die ABC-Analyse ist ein erstes und noch recht grobes Instrument zur Identifikation wichtiger und unwichtiger Kundengruppen aus Sicht eines Anbieters. Damit erfüllt sie eine Filterfunktion, die es ggf. erlaubt, weitergehende Analysen (zunächst) auf die wichtigeren Kundensegmente zu beschränken. **467**

Im Zentrum einer Kundenanalyse steht die Frage, wie zufrieden die Bewohner mit den Angeboten und Leistungen des Pflegeheims aktuell sind. Diese Frage kann nur sinnvoll vom Bewohner selbst beantwortet werden, d. h. es müssen Bewohnerbefragungen durchgeführt werden. Am gebräuchlichsten ist die schriftliche Befragung anhand eines Fragebogens. Jeder Pflegeheimbetreiber kann eine derartige Bewohnerbefragung gut mit „Bordmitteln" selbst durchführen oder sich mit überschaubarem finanziellem Aufwand externe Unterstützung dafür besorgen (z. B. ein Marktforschungsinstitut engagieren oder eine Kooperation mit einer örtlichen Hochschule eingehen). Der **Ablauf einer schriftlichen Bewohnerbefragung** kann in fünf Stufen gegliedert werden: **468**

1. Festlegung der Zielgruppe(n), der Befragungsziele und Basis-Organisation der Untersuchung
2. Ausarbeitung des Fragebogens
3. Durchführung der Befragung
4. Auswertung der Befragung
5. Maßnahmenplanung

Zunächst (Stufe 1) ist zu entscheiden, ob alle Bewohner oder nur ausgewählte Bewohner- bzw. Kundengruppen, z. B. die der A-Fachgebiete oder nur Bewohner aus dem Kerneinzugsgebiet, befragt werden sollen. Zudem sind die Ziele der Befragung eindeutig festzulegen: Geht es um eine allgemeine Zufriedenheitsanalyse hinsichtlich aller pflegerischen Leistungen oder sollen nur ausgewählte Teilbereiche, etwa die Informationspolitik des Hauses, untersucht werden? Soll nur eine Analyse der eigenen Schwächen oder zusätzlich eine Abfrage der eigenen Stärken und Schwächen im direkten Vergleich zu den regionalen Hauptwettbewerbern vorgenommen werden? Oder sollen zusätzlich Bewohneranregungen für neue Dienstleistungen abgefragt werden etc.? Drittens ist die Projektorganisation, möglichst schriftlich, zu klären. Wann und von wem (eigene Mitarbeiter oder Externe) ist die Befragung durchzuführen, welche Kosten werden entstehen und wer bezahlt die Untersuchung. Welche Abteilungen und Mitarbeiter müssen informiert oder einbezogen werden, wer wird die Ergebnisse wie auswerten und bis wann wird an welchen Kreis über die Ergebnisse berichtet? **469**

470 Der Fragebogen (Stufe 2) sollte neben allgemeinen Angaben zur Person zum eigenen Leistungsangebot jeweils zwei Teilfragen enthalten:

- Wie zufrieden sind Sie mit der Teilleistung XY (z. B. Zimmerausstattung)?
- Wie wichtig ist Ihnen diese Teilleistung?

471 Nach der Durchführung der Befragung (Stufe 3) sind die Befragungsergebnisse sorgfältig und ansprechend aufzubereiten (Stufe 4). Im Rahmen einer Basisdokumentation sollten alle einzelnen Fragen durch ein Balken- oder Tortendiagramm mit kurzer textlicher Interpretation sowie grundlegenden statistischen Angaben (z. B. Anzahl der gültigen Antworten und Angabe des Mittelwerts) abgebildet werden. Dabei steht die absolute Bewertung der jeweils abgefragten Teilleistung im Mittelpunkt, die z. B. farblich zu den drei Gruppen „gut“, „mittel“ und „schlecht“ komprimiert werden kann.

Bewohner-Bedürfnisanalyse

472 Die Bewohnerzufriedenheitsanalyse gibt bereits (deutliche) Hinweise auch auf die Bedürfnisse der Bewohner. Gerade die unmittelbare Befragung der Bewohner nach den aus ihrer Sicht wichtigsten Kriterien und die dazugehörigen absoluten Beurteilungen dokumentieren die Erwartungen, die der Bewohner an das Pflegeheim hat. Wie oben bei der ABC-Analyse könnte eine Bewohner-Bedürfnisanalyse daher auch als eine erweiterte Bewohner-Zufriedenheitsanalyse angesehen werden. Letztere orientiert sich aber maßgeblich oder ausschließlich an den derzeit angebotenen Gesundheitsleistungen einer existierenden Einrichtung. Der Bewohner entwickelt seine Erwartungen und Bedürfnisse aber aus einem sehr viel weitergehenden, meist impliziten Vergleich mit Leistungen anderer Einrichtungen, mit Schilderungen von Bekannten und Freunden oder auch seinen persönlichen Erfahrungen in anderen (Dienstleistungs-)Unternehmen, etwa bei früheren Krankenhausaufenthalten.

473 Es ist daher sinnvoll, über die einrichtungsspezifische Betrachtung der Ist-Situation hinauszugehen und die **Anforderungen der Bewohner** inhaltlich breiter und zukunftsgerichtet **zu erkunden**. Folgende Hauptaufgaben sind zu behandeln:

1. Identifizieren von Bewohnerwünschen und -erwartungen
2. Bewerten und Priorisieren dieser Bewohnerwünsche
3. Vergleich von Bewohnerwünschen mit eigenen Marketingaktivitäten und denen von (Haupt-) Wettbewerbern
4. Festlegen künftiger Verbesserungsmaßnahmen
5. Umsetzung dieser Maßnahmen und laufendes Ergebniscontrolling

474 Zur Ermittlung von Bewohnerwünschen (Stufe 1) gibt es mehrere methodische Ansatzpunkte. Naheliegend ist es zunächst, die selbst gemachten Erfahrungen aus der eigenen Pflegepraxis zu rekapitulieren und Leistungen, die besonders gut beim Bewohner ankommen, aber auch Basisleistungen, die vom Bewohner als selbstverständlich eingestuft werden, schriftlich festzuhalten. Daneben sollten be-

reits erkannte Schwachpunkte oder Hinweise aus schriftlichen und mündlichen Bewohnerbeschwerden zusammengetragen werden. Ein zweiter Ansatzpunkt sind Leistungen und Angebote von Wettbewerbern. Dieser Punkt kann systematisch bearbeitet werden, etwa durch Analysen von schriftlichen Unternehmensunterlagen (Flyer, Imagebroschüren, Geschäftsberichten etc.) oder durch die Analyse des Internetauftritts. Hierbei dürfen die engen Branchengrenzen durchaus überwunden werden und auch Unternehmen aus angrenzenden oder ganz anderen Branchen als Ideenlieferant „angezapft" werden. Der passendste und einfachste Ansatzpunkt bleibt natürlich, den Bewohner selbst unmittelbar nach seinen Wünschen zu befragen.

Nach der Sammlung möglicher Bewohnerwünsche sind diese im nächsten Schritt 475
zu ordnen und zu bewerten (Stufe 2). Die Ordnung sollte nach Zielgruppen bzw. Fachgebieten getrennt erfolgen und kann inhaltlich z. B. in Anlehnung an die Differenzierung der Hauptleistungsbereiche wie folgt gegliedert werden:

- therapeutische oder pflegerische Kerndienstleistungen
- Hotelleistungen
- Äußeres und inneres Erscheinungsbild
- Kommunikation, PR und Öffentlichkeitsarbeit
- etc.

Die Ergebnisse sollten schriftlich, ggf. auch grafisch festgehalten werden. Eine 476
Ordnung der im ersten Schritt gesammelten Ideen kann z. B. durch die Einfügung von drei Gliederungsebenen (Hauptleistungsbereich, Teilleistungsbereich, Leistungselement) vorgenommen werden (vgl. Tab. 52).

Tab. 52: Strukturierung von Kundenwünschen

Quelle: Eigene Darstellung.

Gliederung Kundenwünsche		
Unternehmen: Pflegeheim Glückshof		
Bereich: Altenpflege		
Was sind Wünsche und Anforderungen der Bewohner an unsere künftige Leistung?		
1. Ebene (Hauptleistungsbereich)	**2. Ebene (Teilleistungsbereich)**	**3. Ebene (Leistungselement)**
Hotelleistung	Einzelzimmer	mit Balkon
	Gute Zimmerausstattung	Fernseher
		Telefon
	Unterbringung Angehöriger	Gästebett einstellbar
		Kooperation mit Pensionen im Einzugsgebiet
Die unmittelbaren operativen Kundenwünsche sind in der 3. Ebene dargestellt (einzelne Leistungselemente). In den Ebenen 2 und 1 sind diese zum besseren Verständnis nach inhaltlicher Zugehörigkeit zu Haupt- und Teilleistungsbereichen gruppiert.		

477 Wie in der Bewohnerzufriedenheitsanalyse vorgestellt, ist auch für die Bewohnerbedürfnisanalyse eine Priorisierung der vielen Ideen notwendig. In der Praxis hat sich dabei eine Dreiteilung in Grundanforderungen, Leistungsanforderungen und Begeisterungsanforderungen bewährt. Die strukturierten Vorschläge aus der Vorstufe können diesen Anforderungstypen direkt (gemeinsame Diskussion) oder nach vorgeschalteter Einzelbewertung durch jeden Teilnehmer zugeordnet werden (vgl. Tab. 53).

Tab. 53: Priorisierung von Kundenwünschen

Quelle: Eigene Darstellung.

Ebene	Merkmal	Grundanforderungen	Leistungsanforderungen	Begeisterungsanforderungen
Hotelleistung	Fernseher	X		
	Telefon	X		
	Einzelzimmer mit Balkon		X	

478 Als Ergebnis der bisherigen Arbeitsschritte sind die bedeutendsten Kundenwünsche zusammen getragen. In der operativen Marketing- und Projektarbeit können dann zu allen priorisierten Anforderungen jeweils die Umsetzungschancen sowie die Umsetzungskosten ermittelt, also eine konkrete Durchführbarkeitsprüfung vorgenommen werden.

479 Der Vergleich mit Marketingaktivitäten von (Haupt-)Wettbewerbern ist ein weiterer möglicher Schritt in der Entscheidungsfindung (Stufe 3). Methodisch kann das wiederum durch Profildarstellungen bzw. einen Stärken-Schwächen-Vergleich unterstützt werden. Zu allen Kundenwünschen, die sich durch die bisherigen Bewertungsschritte als wichtig, sinnvoll und durchführbar herausgestellt haben, wird der jeweils aktuelle Erfüllungsgrad bei den bedeutendsten Wettbewerbern erhoben (vgl. Abb. 81).

480 Im Ergebnis dieses Wettbewerbsvergleichs (Benchmarking) können die künftigen eigenen Verbesserungsmaßnahmen gezielt festgelegt werden (Stufe 4). Sobald dann Verantwortlichkeiten definiert, Zeiträume abgegrenzt und Budgets freigegeben sind beginnen die Umsetzung dieser Maßnahmen und das laufende Ergebniscontrolling (Stufe 5).

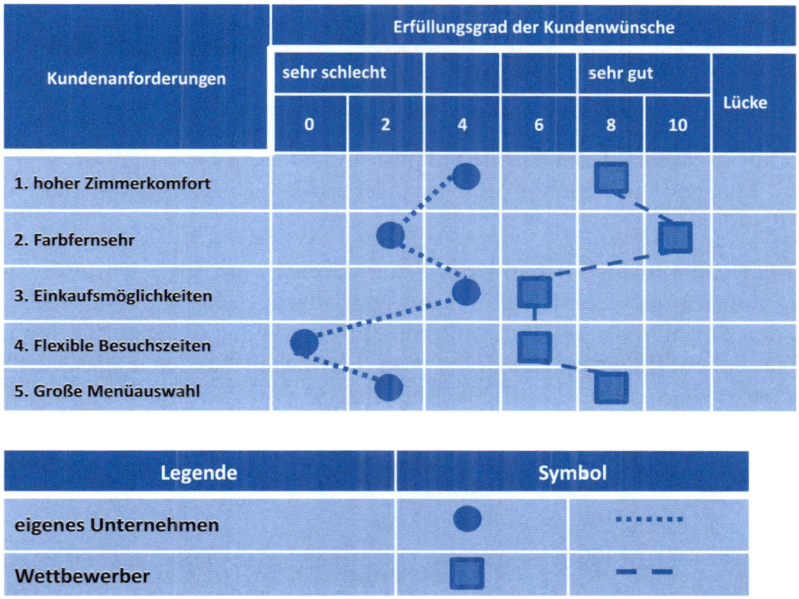

Abb. 81: Erfüllungsgrad von Kundenwünschen im Wettbewerbsvergleich (Profilvergleich)

Quelle: Eigene Darstellung.

4.1.4.3 Einweiseranalyse

Für Pflegeheime haben unterschiedliche Einweiser/Zuweiser/Empfehler eine hohe Bedeutung: **481**

- Beratungsstellen, Betreuer, Angehörige
- Akutkrankenhäuser
- z. T. Rehabilitationseinrichtungen
- Pflegestützpunkte ambulanter Dienste
- Tages- und Nachtkliniken
- u. a. (niedergelassene Ärzte)

Erster Punkt einer Einweiseranalyse kann die Beantwortung der Frage sein, welche **Haupterwartungen** Einweiser gegenüber dem Pflegeheim haben, z. B.: **482**

- unkomplizierte Erreichbarkeit, 24-Stunden-Erreichbarkeit
- hohe fachliche Qualität der Pflege, belegt durch hohe Pflegefachkräftequote
- hohes Serviceniveau
- unaufwändige administrative Zusammenarbeit

Für – empfehlenswerte – eigene Analysen von Hauptzuweisern sind zunächst folgende Basisdaten zusammen zu tragen: **483**

- Zuweiserstandorte (PLZ, genaue Adresse)
- Informationen zur jeweiligen Gesamtzahl an Zuweisungen (pro Monat, Quartal, Jahr)
- Zuweiser im Einzugsgebiet, die gar nicht einweisen

484 Diese Zuweiser-Basisdaten können dann einfach grafisch ausgewertet werden, z. B. mit Excel und in Anlehnung an die Methodik der ABC-Analyse oder als Zuweiser-Landkarte.

485 Neben der Auswertung vorhandener Sekundärdaten aus internen und externen Quellen können auch Primäruntersuchungen durchgeführt werden. Eine Umfrage bei den Sozialdiensten der Krankenhäuser aus dem Einzugsgebiet kann z. B. zum Ziel haben, die eigenen Stärken und Schwächen aus Sicht dieser Kundengruppe zu erkennen. Eine Zufriedenheitsanalyse von Zuweisern könnte einfach wie folgt angelegt werden (Tab. 54).

Tab. 54: Einweiser-Zufriedenheitsanalyse
Quelle: Eigene Darstellung.

Bewertung					
Qualität der Bewohnerversorgung: Wie beurteilen Sie	1	2	3	4	5
… die Qualität der pflegerischen Versorgung ihrer Bewohner in unserem Pflegeheim?					
… die Qualität der psychosozialen Betreuung ihrer Bewohner in unserem Pflegeheim?					
… die speziellen therapeutischen Möglichkeiten?					
Qualität der Kommunikation: Wie beurteilen Sie	1	2	3	4	5
… die Zusammenarbeit mit der Pflegedienstleitung?					
… die Zusammenarbeit mit den Pflegekräften?					
… die Zusammenarbeit mit der Heimleitung?					
Qualität der Serviceleistungen: Wie beurteilen Sie	1	2	3	4	5
… die Ausstattung der Zimmer?					
… die Ernährung in unserem Hause?					
… die zusätzlich angebotenen Serviceleistungen?					
Haben Sie Interesse an folgenden Aktivitäten unseres Hauses?	1	2	3	4	5
Aktuelle schriftliche Informationen zum Leistungsspektrum unserer Pflegeeinrichtung					
Hinweise auf Informationsveranstaltungen zum speziellen therapeutischen Leistungsspektrum					
Gemeinsame Fortbildungen					
Kooperationsangebote					

486 Bereits heute gibt es innovative Pflegeeinrichtungen, die Zuweisern auch elektronische Informations- und Handlungsmöglichkeiten eröffnen, z. B.:

- Datenzugriff über Extranet/Intranet
- Zimmerreservierung per Mausklick
- Gesprächstermin-Reservierung per Internet/Extranet

Praxisbeispiel: Haupteinweisergruppen Pflegeheim Eingliederungshilfe (seelisch Behinderte)

- 44 % Psychiatrische Klinik/Krankenhaus
- 29 % Betreuer
- 11 % andere Einrichtungen
- 7 % Sozialhilfeträger
- 4 % Wiederkehrer (ehemalige Bewohner direkt)
- 3 % Sonstige

Hierbei wird immer nur die erste Nennung bei der Dokumentation der Bewohneraufnahme berücksichtigt. In 54 % aller Fälle werden jedoch mehrere Einweiser genannt. Meistens sind dies Betreuer und Krankenhäuser.

4.1.5 Analyse der Makroumwelt

4.1.5.1 Umfeldanalyse

Zielsetzung der Umfeldanalyse ist es, die aktuelle Situation im relevanten Umfeld **487** genauer zu untersuchen und zu bewerten, um daraus Konsequenzen für das eigene Haus abzuleiten. Das sollte zum einen für das Unternehmen insgesamt, einzelne Pflegeheimstandorte oder auch für einzelne Geschäftsfelder oder Fachgebiete und ihre jeweils spezifische Ist-Situation erfolgen. Die Umfeldanalyse ist Basis für die nachfolgende Chancen-Risiken-Analyse. Beide sind wichtige Elemente einer fundierten strategischen Planung und (Neu-)Ausrichtung.

Die für den Gesundheitsmarkt insgesamt bedeutendsten Umfeldbereiche sind in **488** der folgenden Abbildung 82 aufgeführt. In der Literatur finden sich auch Darstellungen mit einer feineren oder noch komprimierteren Untergliederung von Teilbereichen. Letztlich ist es eine Geschmacksfrage, wie die Umfeldanalyse auf dieser ersten Ebene strukturiert werden soll, ausschlaggebend ist, dass alle für den Einzelfall relevanten Umfeld-Teilbereiche enthalten sind.

Für die **Vorgehensweise bei einer Umfeldanalyse** kann eine Bearbeitung in **489** sechs Schritten empfohlen werden:

1. Festlegen der grundsätzlich relevanten Umfeldbereiche für die betrachtete Einrichtung (Basiskatalog)
2. Definition der beschreibenden Attribute für diese einzelnen Umfeldbereiche (Basisattribute)
3. Festlegen der für den betrachteten Einzelfall wichtigsten Attribute (durch Anpassungen und Ergänzungen der Basiskataloge)
4. Bewertung und Prognose der Umfeldentwicklung des eigenen Hauses anhand der im Schritt 3 festgelegten Attribute

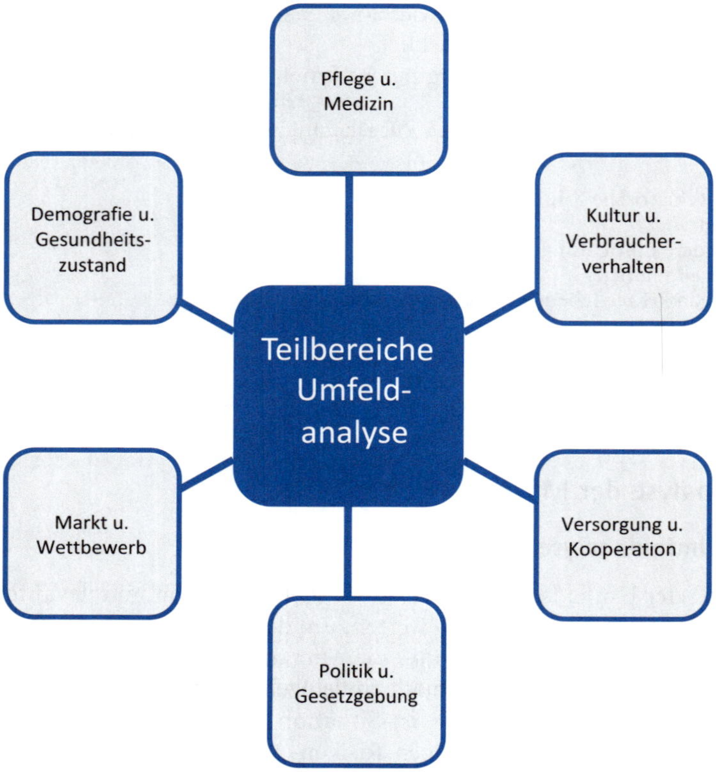

Abb. 82: Teilbereiche der Umfeldanalyse
Quelle: Eigene Darstellung.

5. Ableitung von Konsequenzen für das eigene Haus (Chancen-Risiken-Analyse)
6. Regelmäßige (z. B. jährliche) Überprüfung der wichtigsten Deskriptoren auf Relevanz und ggf. Veränderungen (strategisches Controlling)

490 Die nachfolgende Zusammenstellung beschreibt die Gesamtsituation des gesundheitlichen Umfeldes in Deutschland anhand der skizzierten sechs Teilbereiche und dazugehörigen relevanten Attribute (Schritte 1 und 2) beispielhaft (Tab. 55).

491 Jedes Unternehmen sollte sich seine eigene Checkliste mit relevanten Teilaspekten zusammenstellen (Schritt 3) und diesen spezifischen Umfeldkatalog dann bewerten (Schritt 4), was oft bedeutet, die regionale Ist-Ausprägung zu recherchieren (z. B. Altersstruktur im Einzugsgebiet des eigenen Pflegeheims).

Tab. 55: Teilbereiche und Attribute der Umfeldanalyse

Quelle: Eigene Darstellung.

Nr.	Umfeld	Attribute/Deskriptoren
1	Demographie & Gesundheitszustand	• steigende Lebenserwartung in Deutschland • veränderte Bevölkerungsstruktur: Anteil älterer Menschen nimmt stetig zu • chronisch degenerative Erkrankungen nehmen zu • Entwicklung der (regionalen) Geburten- und Sterberate • …
2	Pflege und Medizin	• Diagnosen werden einfacher und schneller durch Technikunterstützung • neue Medikamente beschleunigen und verbessern die Therapie • steigender Anteil stationärer Pflegebedürftigkeit • …
3	Kultur & Verbraucherverhalten	• bessere Aufklärung der und Informationsmöglichkeiten für die Bevölkerung • verbesserte Informationstechnik ermöglicht z. B. schnellere Recherche durch das Internet für Fachleute und Bewohner • Qualitätsbewertungen von Pflegeheimen erzeugen bessere Transparenz der Leistungserstellung • zunehmendes „Kundengefühl" der Bewohner, gestiegene Erwartungen an Aufklärung und Behandlung, zunehmende Selbstbestimmung • Bewohner ist kritischer und qualitätsorientierter • …
4	Politik & Gesetzgebung	• durch Finanzierungsprobleme zunehmende Ausgabenbegrenzungen und Kostendruck auf die Pflegeheime • Gesundheits- und Sozialgesetzgebung auf Bundes- und Landesebene • Veränderungen im Arbeits- und Tarifvertragsrecht • Regierungswechsel auf Bundes- oder Landesebene bzw. im kommunalen Bereich (Gesundheitsprogramme der Parteien) • Tendenz zu Deregulierung und Privatisierung • …
5	Markt & Wettbewerb	• zunehmende Konkurrenz zwischen stationären und ambulanten Angeboten • zunehmende internationale Konkurrenz, z. B. durch EU-Liberalisierungen • gestiegene Notwendigkeit, aktives Marketing gegenüber den Bewohnern und anderen Zielgruppen zu betreiben • Versorgung im Pflege- und Rehabilitationsbereich in der Region • zunehmende Entwicklung des privaten Pflegemarktes • zunehmendes Medieninteresse am Thema Pflege • höhere Anforderungen von Kreditgebern (Banken, Sparkassen, Volksbanken) an das betriebswirtschaftliche und das Marketing-Know-how • …

Tab. 55: *(Fortsetzung)*

Nr.	Umfeld	Attribute/Deskriptoren
6	Versorgung & Kooperationen	• Kooperationen zwischen Pflegeheimen und Krankenhäusern, engere Verzahnung mit der vor- und nachstationären Behandlung • integrierte Versorgungskonzepte • …

4.1.5.2 Chancen-Risiken-Analyse

492 In den vorangegangenen Abschnitten ist die Vorgehensweise einer Umfeldanalyse mit ihren ersten 4 Teilschritten erläutert worden. Im 5. Schritt geht es darum, die Konsequenzen daraus für das im Einzelfall betrachtete Unternehmen im Rahmen einer Chancen-Risiken-Betrachtung abzuleiten. Zur Abgrenzung gegenüber den wichtigsten vorangegangenen Analysefeldern sollen die jeweiligen Hauptzielsetzungen zunächst nochmals wie folgt zusammengefasst werden (vgl. Abb. 83).

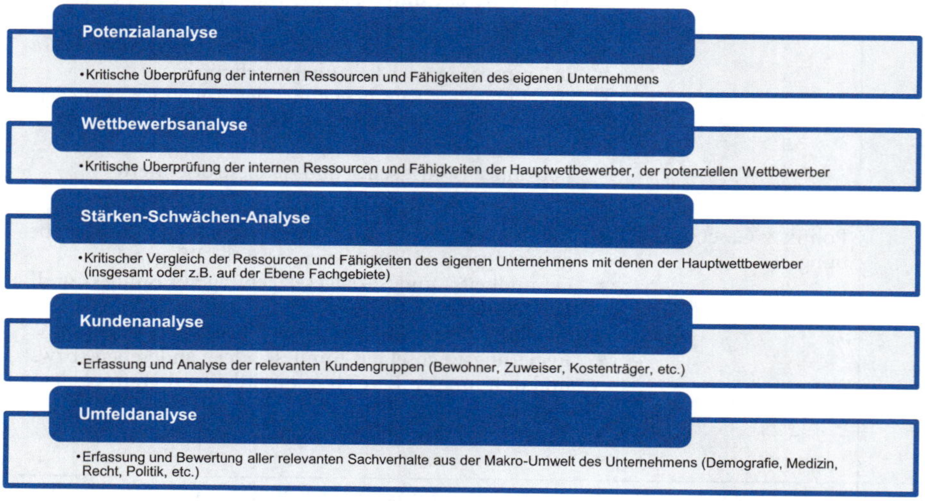

Abb. 83: Definition der Haupt-Analysefelder
Quelle: Eigene Darstellung.

493 Die Chancen-Risiken-Analyse baut auf den bisherigen Teilanalysen auf und kann folgendermaßen charakterisiert werden.

> **Definition: Chancen-Risiken-Analyse**
>
> Ableitung von Marktchancen und -risiken aus der derzeitigen/künftigen Markt- und Umfeldsituation und aus der Gegenüberstellung zu den eigenen Stärken und Schwächen im Wettbewerbsvergleich.

Mit Hilfe einer Chancen-Risiken-Analyse sind diejenigen Umweltkräfte zu erkennen, die im Rahmen der strategischen Planung besondere Bedeutung haben. Es sind einerseits existenzgefährdende Bedrohungen und andererseits mögliche Marktchancen aus den mehr oder weniger schwachen Umfeldsignalen abzuleiten, um frühzeitig strategische Gegenmaßnahmen einleiten zu können. Methodisch kann zunächst je Umfeldbereich eine separate qualitative Chancen-Risiken-Bewertung vorgenommen werden (vgl. Tab. 56). 494

Tab. 56: Einfache Chancen-Risiken-Analyse

Quelle: Eigene Darstellung.

			daraus für unser Pflegeheim abzuleitende	
Nr.	**Umfeld**	**Attribute, Deskriptoren**	**Chancen**	**Risiken**
1	Demographie & Gesundheitszustand	• steigende Lebenserwartung in Deutschland • veränderte Bevölkerungsstruktur: Anteil älterer Menschen nimmt stetig zu • chronisch degenerative Erkrankungen nehmen zu • Entwicklung der (regionalen) Geburten- und Sterberate • …		
2	(…)	(…)	(…)	(…)

In der praktischen Projektarbeit kann das wie folgt erarbeitet werden: 495

- Ein Kernteam bereitet die Chancen-Risiken-Analyse vor, indem zu allen relevanten Umfeldbereichen und Faktoren Informationen eingeholt werden. Dabei ist soweit wie möglich auf die spezifische Situation im betrachteten regionalen Umfeld abzustellen.
- Die Ergebnisse können vom Kernteam in nach Hauptbereichen differenzierten Reports dokumentiert und allen Teilnehmern eines speziellen Workshops übergeben werden (eine breite fachliche Zusammensetzung ist dabei anzustreben).
- Alle Workshopteilnehmer müssen nun zunächst für sich selbst Chancen und Risiken in den jeweiligen Themengebieten ableiten. Die Hauptergebnisse sollten auf Karten notiert werden.
- Die ausgefüllten Karten (Metaplantechnik) werden dann in einem gemeinsamen Workshop an die Wand geheftet, wobei jeder Teilnehmer seine Chancen und Risiken kurz beschreibt/begründet.
- Gemeinsam werden die Nennungen strukturiert und ggf. wird noch eine Gewichtung der vielen Nennungen nach bedeutend/weniger bedeutend vorgenommen (z. B. durch Vergabe einer fest definierten Punktezahl je Teilnehmer über alle Nennungen).

496 Nach einer ersten Ableitung möglicher Chancen und Risiken für das eigene Unternehmen kann eine weitergehende Bewertung und Sortierung der ersten Nennungen nach folgenden Kriterien vorgenommen werden[134] :

- Eintrittswahrscheinlichkeit (Wie wahrscheinlich ist es, dass die betreffende Chance oder das Risiko künftig tatsächlich eintritt?)
- Ergebnisauswirkung (Welche Konsequenzen für das Betriebsergebnis wäre mit dem Eintreten der Chance/des Risikos verbunden?)
- Potential (Wie hoch ist das Verbesserungs- bzw. Risikominderungspotential, welche Auswirkungsintensität ist für das eigene Haus zu erwarten?)

497 Für jede potentielle Chance und für jedes potentielle Risiko sind „Eintrittswahrscheinlichkeit“, „Ergebnisauswirkung“ und „Potential“ separat abzuschätzen (vgl. Tab. 57). Das kann entweder einstufig erfolgen (gemeinsamer Workshop) oder zweistufig durch vorgelagerte isolierte Bewertungen durch jeden Teilnehmer.

Tab. 57: Chancen-Risiken-Bewertung (1)

Quelle: Eigene Darstellung.

Nr.	Umfeld	Eintrittswahrscheinlichkeit	Ergebnisauswirkung	Potential
		Chancen		
1.	Steigender stationärer Pflegebedarf	Hoch	Hoch	Mittel
2.	Steigende private Zahlungsbereitschaft für Pflege	Mittel	Mittel	Mittel
3.	…			
		Risiken		
1.	Fachkräftemangel	Hoch	Mittel	Mittel
2.	Steigender Kostendruck	Mittel	Hoch	Mittel
3.	…			

498 Alle Chancen und Risiken, denen eine relativ hohe Eintrittswahrscheinlichkeit attestiert wird (Bewertung in der Spalte Eintrittswahrscheinlichkeit mit „hoch“ oder „mittel“), können abschließend in einer Portfoliodarstellung vergleichend betrachtet werden. Im Ergebnis liegt dann eine Visualisierung und Priorisierung (z. B. von 1 = „sehr wichtig“ bis 4 = „unwichtig“) der erarbeiteten Chancen und Risiken vor, die eine gute Grundlage für nachfolgende Maßnahmenentscheidungen bietet (vgl. Tab. 58).

499 Die Chancen und Risiken aus den Portfoliofeldern 1 und 2 sind mit Priorität weiter zu verfolgen. Die Chancen und Risiken aus den Portfoliofeldern 4 können zunächst vernachlässigt werden, insbesondere wenn wenig Zeit und/oder Res-

134 Niedereichholz: Unternehmensberatung. Band 2 – Auftragsdurchführung und Qualitätssicherung. 2003, S. 60.

Tab. 58: Chancen-Risiken-Bewertung (2)
Quelle: Eigene Darstellung.

		Potential		
		Hoch	**Mittel**	**Niedrig**
Ergebnisauswirkung	**Hoch**	1	2	3C
	Mittel	2	3B	4
	Niedrig	3A	4	4

sourcen für die weitere Bearbeitung zur Verfügung stehen. Die Portfoliofelder 3 sind selektiv zu behandeln, da ihre Ausgangssituationen sehr heterogen sind.

Die Verquickung bzw. simultane Betrachtung von Stärken (**S**trengths) und Schwächen (**W**eaknesses), Chancen (**O**pportunities) und Risiken (**T**hreats) wird üblicher Weise als **SWOT-Analyse** bezeichnet (vgl. Abb. 84). In der strategischen Anwendung ist es dabei das Hauptziel, nachhaltige (potentielle) Wettbewerbsvorteile zu finden und zu bestimmen, deren nachfolgende Umsetzung die Unternehmensposition positiv absichert oder weiter verbessert. 500

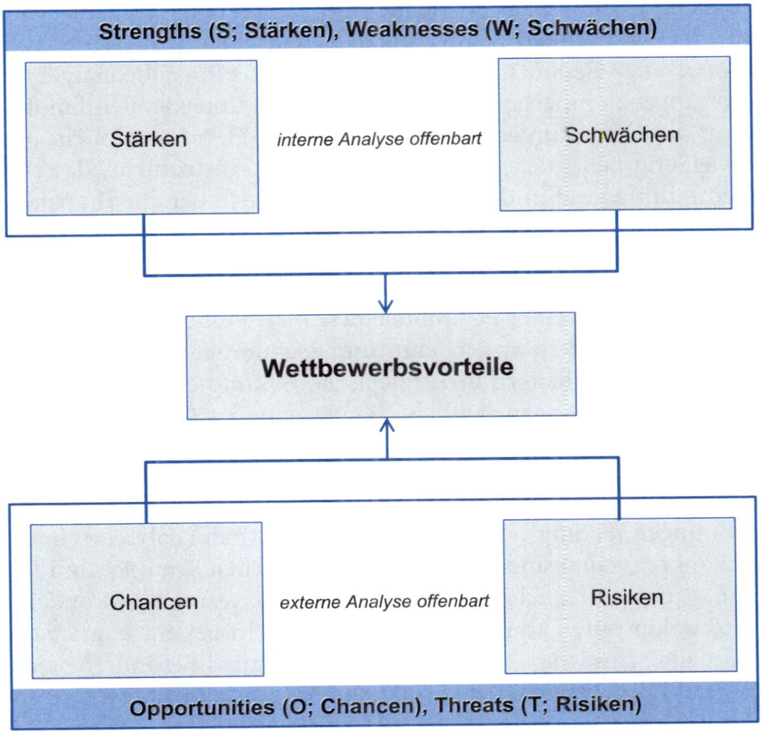

Abb. 84: SWOT-Analyse
Quelle: Eeigene Darstellung, vgl. Kotler/Armstrong/Saunders/Wong: Grundlagen des Marketing. 2003, S. 169 ff.

4.1.6 Synopse (Portfolioanalyse)

501 Unter dem ursprünglich finanzwirtschaftlichen Begriff Portfolio wird in der strategischen Unternehmensplanung die Gesamtheit der Produkte und/oder Dienstleistungen verstanden, mit denen sich ein Unternehmen auf dem Markt präsentiert. Die verschiedenen Produkt-/Markt-Bereiche des Unternehmens werden als Investitions- oder Desinvestitionsobjekte aufgefasst, die sich – wie Finanzanlagen – als Renditebringer mit spezifischen Risiken betrachten lassen. Das Ziel ist dann die Schaffung eines nach Chancen und Risiken der künftigen Ertragsentwicklung ausgeglichenen Angebotsprogramms. Dieses besteht aus einer optimalen Mischung finanzmittelfreisetzender und -verbrauchender Geschäftseinheiten, um einerseits die Liquidität und das Überleben des Unternehmens zu gewährleisten und andererseits eine erfolgreiche strategische Position im Markt zu erreichen oder zu halten.

502 Die Portfolioanalyse bietet eine wichtige Gesamtsicht über alle Geschäftsfelder. Diese stehen untereinander in Konkurrenz um die Zuteilung finanzieller, materieller und personeller Ressourcen. Es ist Aufgabe des Managements, die knappen Mittel möglichst effektiv auf bestehende oder zukünftige Geschäftsfelder aufzuteilen. Mit der wachsenden Selbstständigkeit einzelner Unternehmensbereiche geht die notwendige Gesamtsicht häufig verloren. Die Portfolioanalyse verknüpft die vorangegangenen Einzelanalysen und gibt einen umfassenden Einblick in die Ist-Situation des Gesamtunternehmens (vgl. Abb. 85). Sie wird nicht nur in der Literatur vielfältig behandelt, sondern ist auch ein Instrument, das einen sehr großen Verbreitungsgrad in der Unternehmenspraxis über alle Branchen gefunden hat.

503 Zu den großen Vorzügen der Portfolioanalyse gehört ihr hoher Kommunikationswert. Die Ergebnisse einer Portfolioanalyse bieten eine gute Basis für strategische Diskussionen und bewirken eine umfassende Sensibilisierung von Führungskräften und Mitarbeitern für strategische Zusammenhänge und Probleme. Das Verständnis für eine „ganzheitliche" Unternehmensführung wächst, einseitigen Argumentationen kann wirksamer entgegnet werden.

504 Die Portfolioanalyse ist aber ausdrücklich kein Instrument für operative Maßnahmenplanungen. Häufig wird kritisiert, dass Portfolioanalysen sehr qualitativ und nicht konkret genug sind. Von einem strategischen Analyse- und Planungsinstrument ist das aber auch gar nicht anders zu erwarten. Auf andere Kritikpunkte wird weiter unten konstruktiv eingegangen. Insgesamt können damit natürlich nicht alle Schwächen ausgeräumt werden, zumal Besonderheiten des Gesundheits- und Pflegebereichs die (pauschale) Anwendbarkeit erschweren. Insbesondere zu nennen ist hier ein etwaiger Versorgungsvertrag, der eine Verpflichtung zur Leistungserbringung enthält und nicht nach Belieben oder gemäß den normstrategischen Empfehlungen einer Portfolioanalyse aufgelöst werden kann. Zweitens wäre auf die besondere Vernetztheit der Leistungserbringung in einem

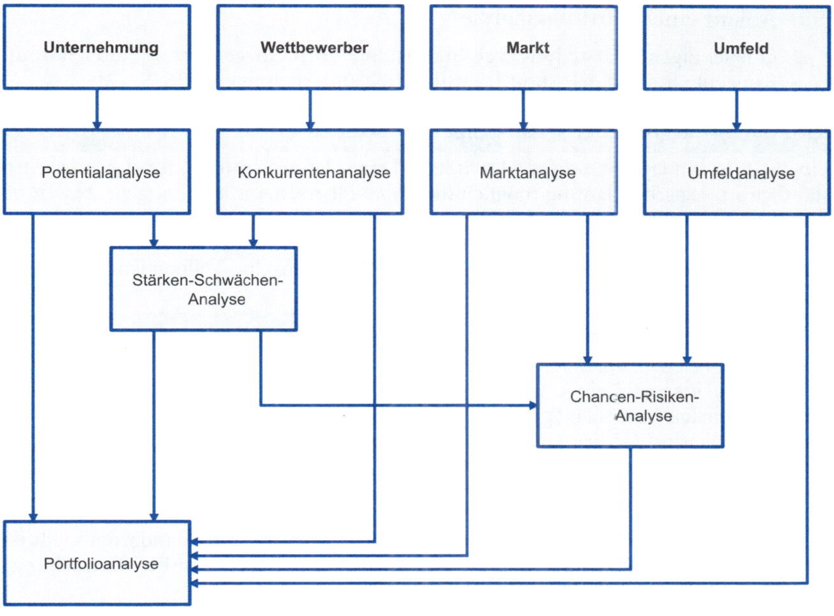

Abb. 85: System der strategischen Situationsanalyse

Quelle: Eigene Darstellung, vgl. Nieschlag/Dichtl/Hörschgen: Marketing. 2002, S. 103.

modernen Pflegeheim hinzuweisen. Die vielfältigen Interaktionen zwischen unterschiedlichen Pflege-Schwerpunktbereichen, Stationen, einzelnen pflegerischen und administrativen Leistungen stehen einer isolierten Planung und Maßnahmenumsetzung klar entgegen. Aber das spricht keineswegs grundsätzlich gegen die Durchführung und gegen die positiven Effekte von Portfolioanalysen, sondern erfordert „nur“ eine intelligente individuelle Bearbeitung.

Vor dem Hintergrund der großen praktischen Bedeutung und der vielfältigen Spielarten von Portfolioanalysen soll im Folgenden stichwortartig der typische Ablauf – zunächst unabhängig von einem spezifischen Portfoliomodell – dargestellt werden (vgl. Tab. 59). **Bei jeder Portfolioanalyse sind vier Basisschritte zu durchlaufen**: **505**

1. Definition der Strategischen Geschäftseinheiten/Geschäftsfelder
2. Aufbau des Portfoliomodells
3. Erstellen des Ist-Portfolios
4. Strategiedefinition

Tab. 59: Ablauf einer Portfolioanalyse

Quelle: Eigene Darstellung, vgl. Bienert: Standortmanagement. Methoden und Konzepte für Handels- und Dienstleistungsunternehmen. 1996, S. 221.

1. Definition Strategischer Geschäftseinheiten (SGEen)
• Eine SGE ist ein eigenständiges Aktivitätsfeld eines Unternehmens, für das eine selbstständige strategische Planung möglich und sinnvoll erscheint. Kriterien zur bzw. Anforderungen an die Definition von SGEen sind u. a. Homogenität, Eigenständigkeit, Mittelbindung, Erfassbarkeit und Kontrollierbarkeit. Im Gesundheitswesen sind SGEen einzelne Gesellschaften, einzelne Einrichtungen/Häuser, einzelne Teilbereiche/Fachgebiete oder einzelne Abteilungen.
2. Aufbau des Portfoliomodells
Wahl eines geeigneten Grundmodells • Zu unterscheiden sind einfaktorielle Modelle (je Achse ein Beurteilungskriterium) von multifaktoriellen Modellen (pro Achse jeweils mehrere Beurteilungskriterien). • Basis-Modelle sind (a) das Marktwachstum-Marktanteil-Portfolio der Boston-Consulting-Group (einfaktoriell) und (b) das Marktattraktivität-Wettbewerbsvorteil-Portfolio von McKinsey (multifaktoriell). *Definition eines adäquaten Individualmodells* • Eine (i. d. R. empfehlenswerte) Alternative zur Übernahme eines Standardmodells ist die Definition eines Individualmodells, das der zugrunde liegenden Problemstellung besser gerecht wird. • Es sollten die im Einzelfall relevanten Einflussgrößen bestimmt werden, wobei eine Aufteilung in Faktoren (nicht direkt messbare Konstrukte) und dazugehörige Indikatoren (direkt messbare Operationalisierungen) sinnvoll sein kann. • Eine Portfoliomatrix ist i. d. R. zweidimensional aufgebaut. Häufig wird nach dem Kriterium „unternehmerische Beeinflussbarkeit“ zwischen einer externen und einer internen Dimension unterschieden, oder es werden unabhängige Einflussfaktoren einer abhängigen Erfolgsgröße gegenübergestellt. Bei der Definition einer individuellen Portfoliomatrix sollten die Achsdimensionen problemadäquat konfiguriert und die situativ relevanten Faktoren/Indikatoren zugeordnet werden.
3. Erstellen des Ist-Portfolios
Bewertung der Faktoren/Indikatoren • Es kann entweder auf objektive (quantitative) Daten zurückgegriffen werden (z. B. Erfolgsgrößen wie Umsatz/Gewinn, interne Geschäftsstättenmerkmale wie Verkaufsfläche in m² oder externe Umweltmerkmale wie Anzahl der Wettbewerber), oder es müssen qualitative Faktoren subjektiv bewertet werden (durch einen Experten/ein Expertengremium). *Gewichtung und Aggregation* • Es kann (a) eine Gleichwertigkeit aller Faktoren/Indikatoren unterstellt werden, (b) eine subjektive Gewichtung durch Expertenurteil erfolgen oder (c) eine „objektive“ Gewichtung, z. B. auf Basis statistischer Zusammenhangsanalysen, vorgenommen werden. • Die einzelnen Variablenwerte werden – entsprechend dem zugrunde liegenden Gewichtungsschema – zu einem Gesamtwert pro Achse verdichtet. *Positionierung der Strategischen Geschäftseinheiten in der Matrix* • Nach Berechnung beider Achswerte kann die Ist-Position jeder SGE in der Portfoliomatrix eingetragen werden. • Unterschiedlichen Umsatz-/Ertragsbedeutungen der SGEen kann durch unterschiedlich große Positionierungssymbole Rechnung getragen werden.

4. Strategiedefinition
Ableitung von Normstrategien • Entsprechend der Lage im Ist-Portfolio (das häufig in vier oder neun Felder aufgeteilt wird) können Normstrategien oder „natürliche“ Strategien als noch relativ grobe Basisempfehlungen abgeleitet werden. • Diskussion und endgültige Strategiedefinition • Die Normstrategien werden auf ihre situative Relevanz überprüft, und pro SGE wird eine (modifizierte) individuelle Strategie definiert. • Erstellen eines Ziel-Portfolios und Ableitung operativer Maßnahmen • Für alle SGEen kann die angestrebte künftige (Ziel-)Position diskutiert und in der Portfoliomatrix eingezeichnet werden. • Auf Grundlage eines Vergleichs von Ist- und Zielposition wird für jede SGE abschließend ein individuelles operatives Maßnahmenbündel definiert.

Nach Definition der strategischen Geschäftseinheiten (den Analyseobjekten) ist im zweiten Schritt ein geeignetes Portfoliomodell auszuwählen. Das einfaktorielle Grundmodell der Portfolioanalyse ist das von der Boston-Consulting-Group (BCG) entwickelte Marktwachstum-Marktanteil-Portfolio (vgl. Abb. 86). Je Achse wird nur ein Faktor abgetragen: das Marktwachstum der betrachteten Teilbranche und der relative Marktanteil des betrachteten Geschäftsfeldes (= eigener Marktanteil im Vergleich zu dem des stärksten Konkurrenten). 506

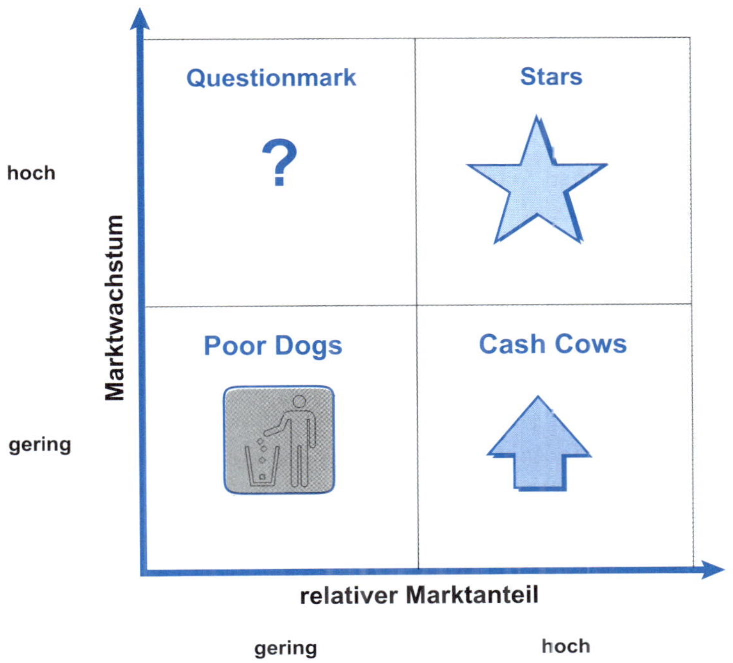

Abb. 86: BCG-Portfolio

Quelle: Eigene Darstellung, vgl. Thommen und Achleitner: Allgemeine Betriebswirtschaftslehre. 2006, S. 943.

507 Nachdem ein Ist-Portfolio durch Bewertung dieser beiden Indikatoren für alle Geschäftsfelder erstellt ist (3. Schritt), gilt es im 4. Schritt für jeden Quadranten Normstrategien zu formulieren, die zunächst nur eine erste Leitempfehlung für die Geschäftsfelder in dem betreffenden Quadranten darstellen:

- „Fragezeichen“ sind grundsätzlich attraktive Geschäftsfelder, die aber (noch) einen geringen Marktanteil aufweisen. Entscheidet sich das Unternehmen, in diesen attraktiven Markt weiter zu investieren, wird sich der Netto-Cashflow i. d. R. negativ entwickeln. Die Normstrategie lautet: Entscheidung entweder für einen Ausbau oder für die Liquidation des Geschäftsfeldes.
- „Poor Dogs“ sind Geschäftsfelder in auslaufenden unattraktiven Märkten. Investitionen sollten hier nicht mehr getätigt werden. Diese Geschäftsfelder werden abgestoßen, sobald der Cashflow negativ wird (und keine weiteren negativen Auswirkungen auf andere Geschäftsfelder durch die Aufgabe des „Poor Dog“ zu erwarten sind). Die Normstrategie lautet: Liquidation des Geschäftsfeldes oder Prüfung der Sicherstellung der Position (durch Quersubventionierung).
- „Stars“ sind Geschäftsfelder in attraktiven Teilmärkten und mit einer hohen eigenen Marktposition. Zwar werden erhebliche Finanzmittel freigesetzt, aber aufgrund des i. d. R. starken Marktwachstums und Wettbewerbs sind auch permanente Investitionen erforderlich, so dass der Netto-Cashflow meist schwach positiv oder sogar negativ ist. Die Normstrategie lautet: Investition in die Aufrechterhaltung der bestehenden dominierenden Marktstellung, Verteidigung der Position, Ernte der Überschüsse und Reinvestition.
- „Cash-Cows“ sind die bedeutendsten Finanzquellen des Unternehmens. Aufgrund des schwachen Marktwachstums muss nur in geringem Ausmaß in die Geschäftsfelder dieses Segments reinvestiert werden. Die Normstrategie lautet: Beibehaltung der aktuellen Leistungserstellung, Ernte der Gewinne, Neuinvestition in andere zukunftsträchtige Segmente.

508 Das multifaktorielle Grundmodell der Portfolioanalyse ist das von McKinsey entwickelte Marktattraktivitäts-Wettbewerbsvorteil-Portfolio (vgl. Abb. 87). Je Achse werden mehrere Faktoren definiert, anhand derer die Geschäftsfelder bewertet werden. Wesentliche Teilkriterien der Marktattraktivität sind dabei Marktwachstum, Marktqualität, die Rohstoffversorgung und die Umweltsituation, wesentliche Teilkriterien der relativen Wettbewerbsvorteile sind die relative Marktposition, das relative Produktionspotential, das relative F&E-Potential und die relative Qualifikation der Mitarbeiter (relativ bedeutet immer „im Vergleich zum Hauptwettbewerber“).

509 Das McKinsey-Portfolio ist differenzierter als das BCG-Portfolio, da je Achse mehrere Faktoren in die Bewertung einfließen und eine dreistufige Skala mit „niedrig“, „mittel“ und „hoch“ gewählt wird, so dass anstelle von vier Quadranten hier neun Portfoliofelder aufgespannt werden. Die zentrale Finanzkennzahl ist bei McKinsey nicht mehr der Cashflow, sondern die Kapitalrendite, der soge-

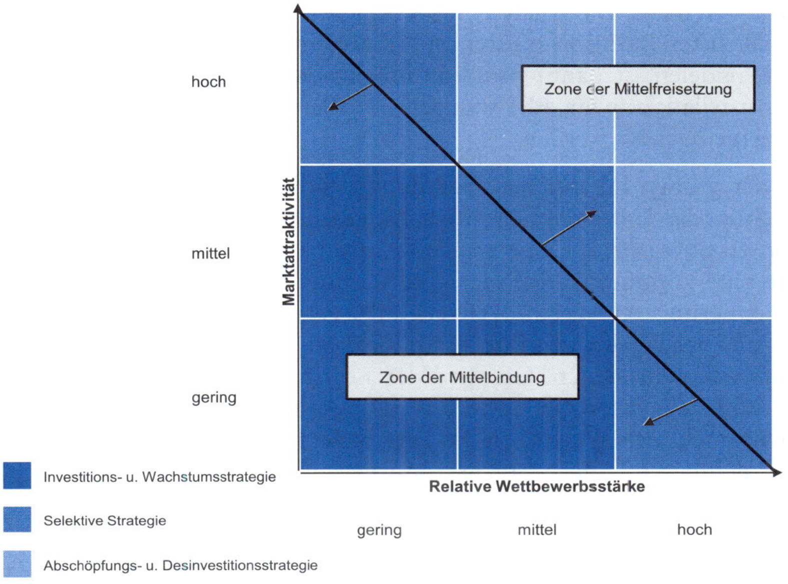

Abb. 87: McKinsey-Portfolio

Quelle: Eigene Darstellung, vgl. Fink: Das Marktattraktivität-Wettbewerbsstärke-Portfolio. In: Fink (Hrsg.): Management Consulting Fieldbook. Die Ansätze der großen Unternehmensberater. 2004, S. 55.

nannte „Return-on-Investment" (ROI), also das Verhältnis zwischen dem Gewinn des Geschäftsfelds und dem in das Geschäftsfeld investierte Kapital.

In Abhängigkeit von der Position im Portfolio werden den Geschäftsfeldern wie- 510
derum Normstrategien zugeordnet, die sich in die folgenden drei Kategorien einteilen lassen:

- Investitions- und Wachstumsstrategien,
- Abschöpfungs- oder Desinvestitionsstrategien und
- Selektive Strategien.

4.1.7 Marktkonzept

Nachdem beschrieben wurde, wie eine Ist-Analyse der Ausgangssituation inhalt- 511
lich und methodisch vorzunehmen ist, geht es nun darum, ein tragfähiges Zukunftskonzept für das Pflegeheim zu erarbeiten.

4.1.7.1 Vision, Leitbild, Aufgabe, Mission

Die Ableitung von Zielen der künftigen Marktbearbeitung ist wesentliche Aufga- 512
be des Managements und damit Ausdruck eines unternehmens- wie personenin-

dividuellen Willens. Die Analyse der Ausgangssituation lässt regelmäßig die unterschiedlichsten Reaktionsmuster und -maßnahmen zu. Die Festlegung von Unternehmenszielen ist damit kein Automatismus, der sich aus einer gegebenen Marktkonstellation mehr oder weniger von allein ergibt, wenn nur die richtigen Techniken eingesetzt werden.

513 Neben der großen inhaltlichen Handlungsbandbreite ist es im Innenverhältnis sehr wichtig, das Unternehmen möglichst geschlossen in die gewünschte Marktposition zu entwickeln. Diese Führungsaufgabe des Managements stellt insbesondere eine kommunikative Herausforderung dar. Es muss eine gemeinsame Basisorientierung geben, ein „Wir-Gefühl", gemeinsame Werte –„was ist unser Auftrag und wie erfüllen wir ihn" –, für die das Unternehmen und alle Mitglieder des Unternehmens stehen. Oft wird der Begriff Unternehmenskultur als Sammelbegriff für die vielen qualitativen Wirkungsaspekte genutzt, die für den Erfolg eines Unternehmens regelmäßig als sehr bedeutsam eingestuft werden. Heinen und Dill definieren Unternehmenskultur beispielhaft wie folgt.

Definition: Unternehmenskultur[135]

Unternehmenskultur ist eine Grundgesamtheit relativ zeitstabiler, gemeinsamer Wert- und Normvorstellungen sowie gemeinsamer Denk- und Verhaltensmuster, die die Entscheidungen und Handlungen der Unternehmensmitglieder prägen. So verstanden sind das Krankenhaus, dessen Verantwortliche und Mitarbeiter ein kulturschaffendes System, und das Unternehmen Träger einer spezifischen Kultur.

514 Die positiven und negativen Wirkungen starker Unternehmenskulturen sind u. a.[136]:

515 Positive Wirkungen:

- Der formale Regelungsbedarf ist geringer, da die vorhandenen Basisorientierungen weniger Interpretationsspielraum lassen.
- Entscheidungen können rascher getroffen und umgesetzt werden.
- Identifikation, Motivation und Teamgeist werden durch die gemeinsamen Werte und Normen gefördert.

516 Negative Wirkungen:

- Die Anpassungsfähigkeit und Flexibilität ist geringer, wenn zu starr an traditionellen (veralteten) Denk- und Handlungsmustern festgehalten wird.

517 Um etwas Struktur in dieses qualitative, aber gleichwohl bedeutsame Thema zu bringen, ist es hilfreich, die aufeinander aufbauenden Teilfacetten als Pyramide zu visualisieren (vgl. Abb. 88).

135 Heinen/Dill: Unternehmenskultur. In: Zeitschrift für Betriebswirtschaft 56/1986, S. 207.
136 Gudera: Unternehmenskultur. In: Eichhorn/Seelos/Graf Schulenburg (Hrsg.): Krankenhausmanagement. 2000, S. 187 f.

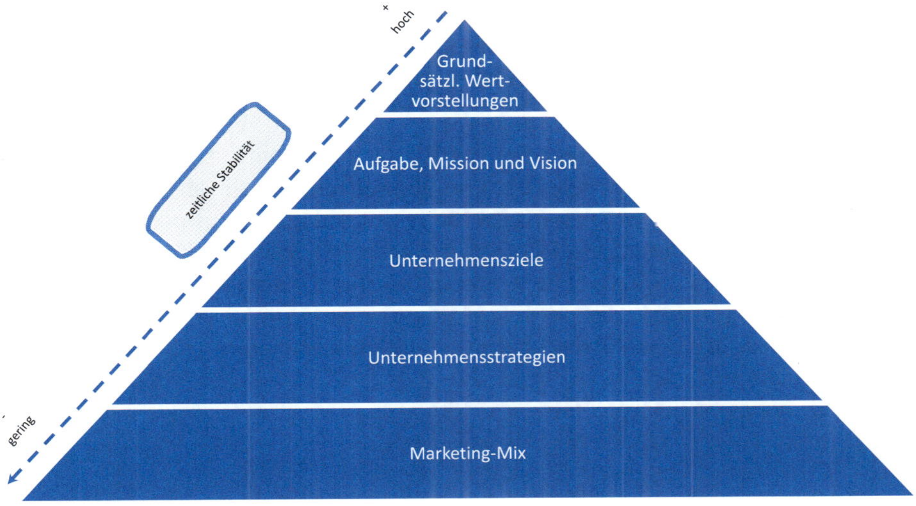

Abb. 88: Module zur Konkretisierung der Unternehmenskultur
Quelle: Eigene Darstellung.

An der Spitze stehen die grundsätzlichen Wertevorstellungen des Unternehmens. Es sind die Grundprinzipien des eigenen Handelns, die zum Ausdruck bringen, wie das Unternehmen im Gesellschafts- und Wirtschaftssystem positioniert ist und welche Basisregeln die Zusammenarbeit mit anderen gesellschaftlichen Gruppen – z. B. Bewohner/Kunden, Wettbewerbern, dem Staat – bestimmen. Die vielfältigen Anspruchsgruppen (Stakeholder) können dabei grob in interne (Mitarbeiter, Management, Kapitalgeber/Eigentümer) und externe (Bewohner, Kunden, Lieferanten, Wettbewerber, Staat, Fremdkapitalgeber) differenziert werden. **518**

Auftrag, Mission und Vision – als zweite Stufe in der Pyramide – konkretisieren den Unternehmenszweck und geben einen bestimmten Handlungsrahmen vor. **519**

- Aufgabe: Was ist unsere Aufgabe? (Unternehmenszweck)
- Mission: Wie wollen wir gesehen werden? (Unternehmensleitbild)
- Vision: Was wollen wir erreichen? (langfristiges Unternehmensziel)

Die **Aufgabe** ist die Kurzbeschreibung des Unternehmenszwecks – wofür ist das Unternehmen da, warum braucht unser Land konkret dies Unternehmen? Die **Mission** beschreibt die Wege, die zukünftig gegangen werden sollen, sie ist der Zukunftsauftrag für das Unternehmen. Konkretisiert werden kann die Mission über weitergehende Fragen und deren Beantwortung: **520**

- Wer wollen wir sein, wofür stehen wir? (Qualität, Kompetenz)
- Wo bieten wir unsere Leistungen an? (Marktgebiete)
- Wen wollen wir ansprechen? (Kundengruppen)

- Wie stellen wir uns dar? (äußeres Erscheinungsbild, Corporate Identity)
- …

521 Das Leitbild des Unternehmens wirkt einerseits nach außen, es kommuniziert und konkretisiert die eigenen Wertevorstellungen und Verhaltensgrundsätze. Andererseits wirkt es auch nach innen. Es formuliert eine Selbstverpflichtung und hat damit auch Aufforderungscharakter für alle Mitglieder des Unternehmens. Zentrale Bestandteile der angestrebten Unternehmenskultur werden durch das Leitbild schriftlich fixiert, es stellt damit das oberste Wertesystem für die Arbeit im Unternehmen dar. Die „richtige" Formulierung eines Leitbildes ist schwierig, häufig wirken Leitbilder zu austauschbar und zu abstrakt/unspezifisch. Anforderungen an die Definition eines Leitbildes sind daher:

- Das Leitbild muss kurz sein.
- Das Leitbild muss klar und verständlich sein.
- Das Leitbild muss Wiedererkennungswert haben, einprägsam sein.
- Das Leitbild muss den Hauptzweck des unternehmerischen Handelns versinnbildlichen.

522 Anforderungen an das „Leben" eines bestehenden Leitbildes sind u. a.:

- Sowohl Mitarbeiter wie auch Bewohner müssen mit dem Leitbild aktiv konfrontiert werden.
- Das Leitbild muss vom Management (alle Führungskräfte!) vorgelebt werden.
- Das Leitbild muss eine faktische „Rechtsgrundlage" sein, d. h. gemeldete Verstöße gegen das Leitbild müssen ernst genommen werden und Konsequenzen haben.

Praxisbeispiel: Leitbild des Klinikums Wahrendorff
Das Menschenbild im Klinikum Wahrendorff ist dadurch gekennzeichnet, dass man wertschätzend und respektvoll miteinander umgeht, dass man sich partnerschaftlich und mit Achtung begegnet, dass man den Menschen in seiner Einzigartigkeit und seiner Würde in den Mittelpunkt des Handelns stellt, dass man die Individualität des Einzelnen anerkennt und berücksichtigt.
Die Mitarbeiter erkennen einander mit ihren Talenten und Stärken an, auch mit ihren Schwächen. Eigeninitiative wird geschätzt und gefördert, es wird wirtschaftlich und ressourcenorientiert gearbeitet. In multiprofessionellen Teams ergänzt man sich in seinen Fähigkeiten und Kompetenzen. Durch Kreativität und Engagement lässt sich eine Arbeit erleben, die Freude macht. Es ist eine Leistung, einen kontinuierlichen Prozess der Verbesserung und Weiterentwicklung aufrecht zu erhalten und zu leben, ein einzigartiges Qualitätsangebot bieten zu können und eine funktionierende soziale Infrastruktur entwickelt zu haben.[137]

523 Die **Vision** eines Unternehmens verkörpert dessen (ehrgeizige) langfristige Zielsetzung. Mit der Vision sollen interne und externe Kommunikationspartner in Kürze darüber informiert werden, „wohin die Reise geht". Die Vision ist ein aufgezeigter Entwicklungspfad, der eine Aussage darüber macht, welche Position das Unternehmen einmal erreichen will. Die Vision sollte (muss) den Istzustand

137 Klinikum Wahrendorff: Leitbild und Verhaltensgrundregeln Klinikum Wahrendorff GmbH. Internes, nicht veröffentlichtes Dokument. 2009.

nachhaltig verändern, eine in Jahresfrist erreichbare Zielsetzung ist keine Vision. In der Geschichte galten Visionäre oft als „Spinner“ oder weltfremde Zeitgenossen. Das aus Sicht der Zeit Unmögliche zu beweisen haben dennoch Persönlichkeiten wie Heinz Nixdorf (PC für jeden) oder Thomas J. Watson (IBM) und viele andere, bis in die heutige Zeit hinein, erreicht. Die Formulierung einer Vision ist nach Becker die Beantwortung folgender Teilfragen[138] :

- Wo müssen wir hin?
- Wie müssen wir uns weiterentwickeln?
- Wie können wir Existenz/Wachstum sichern?
- Wovon träumen wir?

Im Gegensatz zum Leitbild, das detaillierter ausformuliert wird, besteht die Vision häufig nur aus einem Kern-Satz. Damit die Vision nicht visionär bleibt, sollte sie möglichst konkretisiert (und quantifiziert) werden: 524

- Wir wollen weltweit der erfolgreichste Zeitungsverlag sein (Indikator: ROI)
- Wir wollen im Handy-Markt in Osteuropa die Nr. 1 sein (Indikator: Marktanteil)
- Wir wollen die Spitzen-Uni Deutschlands werden (Indikator: Uni-Ranking)

Praxisbeispiel: Definierte Visionen von Pflegeheimen
Beispiel 1[139] (Barmherzige Schwestern Alten- und Pflegeheime GmbH, Gumpendorfer Straße 108, 1060 Wien):

- „Unsere Vision für die Pflege alter Menschen ist die integrative Vernetzung von Medizin und Pflege – ein Modell, das die traditionellen Grenzen beider Professionen überschreitet, zum Wohle der uns Anvertrauten. Kooperationen mit Krankenhäusern und den mobilen Diensten haben für uns daher einen besonders hohen Stellenwert.“

Beispiel 2[140] (Alten- und Pflegeheim Haus Weingarten, Lilienstraße 2, 65451 Kelsterbach):

- „Viele Bürger und verantwortliche Politiker hatten die Vision eines bürgernahen und offenen Alten- und Pflegeheims.“

4.1.7.2 Unternehmensziele

Ein Marketing-Konzept für ein Pflegeunternehmen zu entwickeln bedeutet, unterschiedliche Konzeptionsebenen wie „Werte“, „Ziele“, „Strategien“ oder „operative Maßnahmen“ schlüssig aufeinander aufzubauen und nicht isoliert voneinander zu erarbeiten. Dieses im Grundsatz sukzessive Vorgehen hat aber auch die vielfältigen Interdependenzen zwischen den einzelnen Bereichen zu berücksichtigen, so dass insgesamt mit Recht dann von einem „ganzheitlichen“ Fahrplan gesprochen werden kann, wenn Abhängigkeiten zunächst identifiziert werden und sodann Veränderungen an einer Stelle auch zu adäquaten Anpassungen 525

138 Becker: Marketing-Konzeption. 2009, S. 39 ff.
139 Barmherzige Schwestern Pflege. Online: www.bhs.or.at [abgerufen am 14.3.2013].
140 Alten- und Pflegeheim Haus Weingarten. Online: www.haus-weingarten-kelsterbach.de [abgerufen am 14.3.2013].

an einer anderen Stelle führen (können). Becker charakterisiert die drei zentralen Ebenen einer Marketing-Konzeption – Marketingziele, Marketingstrategien und Marketing-Mix – wie folgt[141] :

- Die Marketingziele legen angestrebte Positionen oder „Wunschorte“ fest (Wo wollen wir hin?).
- Die Marketingstrategien fixieren die grundsätzliche Vorgehensweise oder „Route“ (Wie kommen wir dahin?).
- Der Marketing-Mix bestimmt die einzusetzenden Instrumente oder „Beförderungsmittel“ (Was müssen wir dafür einsetzen?).

Definition: Ganzheitliche Marketing-Konzeption[142]

„Damit wird deutlich, dass Wahl und Einsatz der richtigen operativen Marketinginstrumente („Beförderungsmittel“) die Festlegung von Zielen („Wunschorten“) und Strategien („Route“) zwingend voraussetzt; denn nur dann kann der Instrumenteneinsatz zielführend und strategie-adäquat gestaltet werden (und damit ungeplantes ineffizientes Markthandeln („Aktionismus“) vermieden werden)“.

526 Nach Festlegung der grundsätzlichen Wertvorstellungen sowie der Aufgabe, Mission und Vision des Unternehmens sind die unternehmerischen Ziele als „Wunschorte“ bzw. als zukünftig angestrebte Istzustände des Unternehmens zu formulieren. Da Werte, Aufgabe, Mission und Vision für einen sehr langen (unbefristeten) Zeitraum formuliert werden, beginnt mit der Zieldefinition der strategische Planungsprozess im engeren Sinn, der vielen Unternehmen aus ihrer eigenen Praxis bekannt ist und der in höherem Maße als die grundsätzlicheren Unternehmenswerte und Unternehmensleitbilder flexibel an die jeweiligen Marktveränderungen angepasst werden kann.

527 Pflegeheime unterscheiden sich hinsichtlich ihrer dominanten Zielsetzung von vielen anderen Unternehmen, insbesondere öffentliche und freigemeinnützige Träger weisen oft ein sehr spezifisches Ziel-Umfeld auf. Durch Gesetze, Verordnungen, Statuten etc. sind extern bereits wesentliche Zielsetzungen für das einzelne Haus direkt oder indirekt vorgegeben. Die Freiheitsgrade im Zielbildungsprozess sind damit eingeschränkt, gerade im Bereich der langfristigen strategischen Ziele. Bei freigemeinnützigen Pflegeeinrichtungen stehen z. B. oft humanitäre Basisziele im Mittelpunkt des Wirkens. Darin zeigt sich eine ausgesprochen bedarfswirtschaftliche Grundorientierung, bei der die Erreichung von Sachzielen höchste Priorität hat, während das Erreichen von Formalzielen oft auf maximale Kostendeckungsziele oder einen bestimmten Zuschussbedarf bzw. recht allgemein gehaltene Ziele wie „möglichst effiziente Leistungserstellung“ beschränkt wird[143].

141 Becker: Marketing-Konzeption. 2009, S. 4 f.
142 Becker: Marketing-Konzeption. 2009, S. 5.
143 Greiling: Rahmenbedingungen krankenhausbezogenen Unternehmensmanagements. In: Eichhorn/Seelos/Graf Schulenburg (Hrsg.): Krankenhausmanagement. 2000, S. 91.

Charakterisierung „Sachziel“: 528

- Die grundsätzliche Unternehmensidee ist mit einer Vorstellung über das Basis-Leistungsprogramm des Unternehmens verbunden. Das Leistungsprogramm umfasst als Sachziel die Art, Menge und den Zeitpunkt der am Markt abzusetzenden Leistungen.
- In volkswirtschaftlicher Sicht wird damit der Beitrag des Unternehmens zur wirtschaftlichen Bedarfsdeckung festgelegt.
- Sachziele von Pflegeheimen sind die Versorgung der Bewohner mit voll- oder teilstationären bzw. ambulanten pflegerischen Leistungen sowie Sozialleistungen/seelsorgerischen Leistungen und ergänzend das Erbringen von Hotelleistungen.

Charakterisierung „Formalziel“: 529

- Das formale Oberziel ist üblicher Weise die Existenzsicherung bzw. die Gewinnerzielung.
- Formale Unterziele dazu sind Kostenwirtschaftlichkeit (= Erstellung einer bestimmten Leistung mit geringstmöglichem Faktorverbrauch) und Marktwirtschaftlichkeit (= Erzielung eines höchstmöglichen Entgelts bei der Veräußerung einer bestimmten Leistung).
- Legt man den Gewinn als Ergebnis des Eigenkapitaleinsatzes aus, so kann der Zielerreichungsgrad auch am Verhältnis von Gewinn und Eigenkapitaleinsatz (= Eigenkapitalrentabilität) gemessen werden.

Die Notwendigkeit stärkerer Markt- und Kundenorientierung im Gesundheitswesen führt dazu, dass Markt- und Marketingziele in der unternehmerischen Zielplanung angemessen neben den versorgungs- und bewohnerorientierten Sachzielen sowie den finanzwirtschaftlichen Zielen zu berücksichtigen sind (vgl. Abb. 89). 530

Mit dem Setzen von Zielen werden die Erkenntnisse aus der (permanenten) Ist-Analyse komprimiert übersetzt und eine marktorientierte Unternehmenssteuerung initiiert. Die Nahtstelle zwischen den beiden großen Bereichen „Unternehmensanalyse“ und „Unternehmenskonzeption“ richtig zu gestalten, ist primäre Managementaufgabe. Zunächst erfolgt ein Verdichtungsprozess, der aus der unendlichen Informationsflut die wichtigsten Daten und Kennzahlen herauszufiltern hat. Im zweiten Schritt erfolgt – auf Grundlage dieser zentralen Erkenntnisse – wiederum ein Verbreiterungsprozess, der Top-down-Vorgaben für marktorientiertes Handeln von der Unternehmensspitze bis hin zum einzelnen Arbeitsplatz ableitet. 531

Auch Marketingziele können und werden in vielfältiger Weise systematisiert und geordnet. Der folgende Kurzüberblick zeigt wesentliche Erscheinungsformen von Marketingzielen (vgl. Tab. 60). 532

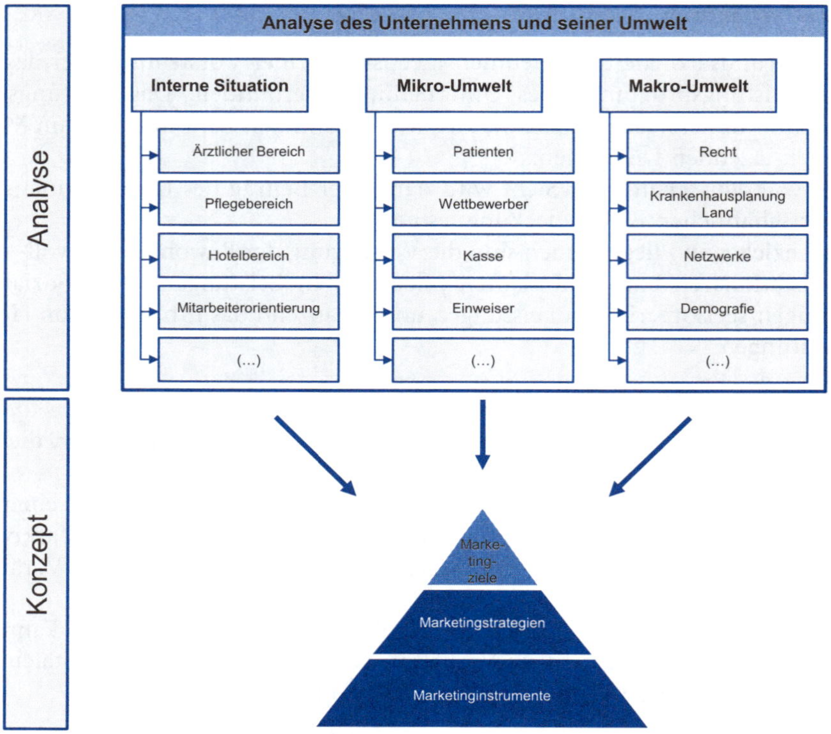

Abb. 89: Zielsetzungen als Nahtstelle zwischen Unternehmensanalyse und -konzeption

Quelle: Eigene Darstellung.

Tab. 60: Typische Marketingziele

Quelle: Eigene Darstellung.

Zielarten	Marktökonomische Ziele	Marktpsychologische Ziele
Ziele	• Absatzmengen • Absatzpreise • Umsatzerlöse • Kosten • Deckungsbeiträge • Marktanteile	• Markenbekanntheit • Markenimage • Bewohner- und Kundenzufriedenheit • Bewohner- und Kundenbindung • Werbewirkung • Qualitäts-/Preispositionierung

533 Zielsetzungen werden in der Praxis oft zu unverbindlich und mit zu hohem Allgemeinheitsgrad formuliert werden. Von einem systematischen und präzisen Zielsystem ist wenig zu spüren. Darüber hinaus scheinen Unternehmensziele – soweit sie überhaupt dokumentiert sind – in den meisten Fällen schlecht kommuniziert oder als Vorgabe verankert zu werden. Befragt man Pflegekräfte nach den Zielen ihres Unternehmens, so ist ein „Schulterzucken" die häufige Antwort.

Die strategischen Ziele des Gesamtunternehmens, die Bereichsziele sowie die persönlichen Ziele sind im Regelfall nicht hinreichend bekannt bzw. nicht festgelegt. Die klassische Top-down-Planung von Zielen beginnt im Top-Management für das Gesamtunternehmen und wird dann kaskadenförmig entsprechend den Hierarchieebenen bzw. Führungsebenen heruntergebrochen, z. B.:

- Gesamtunternehmensziele
- Bereichs- oder Abteilungsziele
- Gruppen- oder Teamziele
- personenindividuelle Ziele

Der Prozess der Zielentwicklung kann wie folgt gegliedert werden: 534

- Zielsammlung und Zieldefinition (Finden der „richtigen" Ziele)
- Zielmessung (insbesondere bezüglich Zielinhalt, -ausmaß und Zeitbezug)
- Zielanalyse und Abbildung der Zielbeziehungen (positive und negative Ausstrahlungen der Ziele untereinander erkennen)
- Festlegung auf die Hauptziele
- Umsetzung der Ziele durch Maßnahmeneinleitung
- Überprüfung der Zielerreichung und ggf. Zielanpassung

Praxisbeispiel: Zentrale Ziele des Klinikum Wahrendorff

- Auslastung > 95 %
- EBIT > 4 %
- Wachstum Umsatz > 4 %
- Kundenzufriedenheit > Durchschnitt
- Bewertung MDK besser als 1,2

4.1.7.3 Unternehmensstrategien

Planung wird von Pflegeheimen heute meist in Form einer operativen Planung 535
durchgeführt. Das Planungsinstrument „Budgetierung" ist teilweise bekannt und wird i. d. R. für einen ein- bis dreijährigen Zeitraum angewendet. Strategische Planung wird dagegen von der Mehrzahl der Akteure nicht oder nur fallweise eingesetzt (obgleich natürlich implizit immer Strategien vorhanden sind bzw. auf Nachfrage genannt werden können). Warum scheitern Strategien? Wichelhaus nennt u. a. folgende Erklärungsansätze[144] :

- Eine Strategie ist zwar vorhanden, sie ist aber falsch.
- Das Management verfolgt eine „abgehobene" zu visionäre Strategie, die nicht angemessen kommuniziert und gemanagt wird.
- Dem Unternehmen fehlt eine Strategie, es wird operativ gesteuert.
- Verschiedene Gruppen im Unternehmen verfolgen unterschiedliche Strategien.
- Die Tagesabläufe sind nicht mit der Strategie verzahnt.

144 Wichelhaus: Strategiefindung und Umsetzung. In: Hellmann/Baumann/Bienert/Wichelhaus (Hrsg.): Krankenhausmanagement für leitende Ärzte. 2008, S. 82 ff.

536 Strategien zeigen Wege auf, wie zuvor definierte (strategische) Ziele zu erreichen sind. Sie können dann als ziel-adäquate oder ziel-führende Grundsatzregelungen bezeichnet werden, die einen Handlungsrahmen für alle nachfolgenden operativen Ziele, Instrumente und einzelnen Maßnahmen darstellen. Die Funktion von Strategien ist also eine Steuerungs- und Lenkungswirkung (möglichst) aller nachfolgenden Aktivitäten in die gewünschte Richtung. Etwas allgemeiner ausgedrückt wird der Unterschied zwischen operativen und strategischen Überlegungen häufig wie folgt beschrieben:

- „Tun wir die richtigen Dinge?“ (Effektivität; strategische Ebene)
- „Machen wir die Dinge richtig?“ (Effizienz; operative Ebene)

537 Es hilft wenig, die falschen Dinge optimal zu tun. Zu langes Festhalten an alten, liebgewonnenen Aktivitäten oder ganzen Geschäftsfeldern ist ein verbreitetes Problem von Unternehmen bzw. Managern in allen Branchen. Was bringt es, den Abbau von Braunkohle in Deutschland betriebswirtschaftlich zu perfektionieren (= Effizienz), wenn in anderen Ländern die Förderpreise strukturell deutlich günstiger sind oder auch andere Energieformen grundsätzlich kostengünstiger zur Leistungserstellung eingesetzt werden können (≠ Effektivität)? Was bringt es, die perfekte analoge Spiegelreflexkamera zu produzieren, wenn die Menschen nur noch Digitalkameras kaufen? Der Mensch neigt dazu, sich an Bewährtem zu orientieren und Erfolgsmodelle der Vergangenheit möglichst lange weiterführen zu wollen. Die Energie und Einsicht, noch in guten Zeiten alternative Ausrichtungen selbstkritisch zu prüfen, bringen die Wenigsten auf. Ein erster Schritt dazu ist die Sensibilisierung für strategische Fragestellungen. In diesem Zusammenhang ist es hilfreich, sich die grundsätzlichen Strategiealternativen zu vergegenwärtigen. Becker definiert ein Strategiesystem, dem folgende, klar voneinander abgrenzbare Strategieebenen zugrunde liegen (vgl. Tab. 61).

Tab. 61: Marketingstrategisches Grundraster

Quelle: Eigene Darstellung, vgl. Becker: Marketing-Konzeption. 2009, S. 148 ff.

Vier Strategieebenen	Art der strategischen Festlegung	Strategische Basisoptionen
1. Marktfeldstrategien	• Festlegung der Produkt/Marktkombination (en)	• Gegenwärtige *oder* neue Produkte in gegenwärtigen *oder* neuen Märkten
2. Marktstimulierungsstrategien	• Bestimmung der Art und Weise der Marktbeeinflussung	• Qualitäts- *oder* Preiswettbewerb
3. Marktparzellierungsstrategien	• Festlegung von Art bzw. Grad der Differenzierung der Marktbearbeitung	• Massenmarkt- *oder* Segmentierungsmarketing
4. Marktarealstrategien	• Bestimmung des Markt- bzw. Absatzraumes	• Nationale *oder* internationale Absatzpolitik

Diese vier Strategieebenen werden nachfolgend kurz und in Anlehnung an die Darstellungen von Becker erläutert. Darüber hinaus werden weitere potentielle Strategieraster und -alternativen vorgestellt. 538

Marktfeldstrategien

Jedes Unternehmen muss eine Entscheidung hinsichtlich der grundlegenden Marktfelder treffen, die sich aus der Gegenüberstellung von Produkt-Marktkombinationen ergeben (vgl. Abb. 90). In der Ausgangssituation bewegt sich ein Unternehmen immer mit den bestehenden Produkten/Dienstleistungen auf dem gegenwärtig bedienten Markt. Für das zukünftige Handeln bieten sich dann vier Alternativen, die einzeln oder auch in Kombination gewählt werden können. 539

		Märkte	
		gegenwärtig	neu
Produkte	gegenwärtig	(1) Marktdurchdringung	(2) Marktentwicklung
	neu	(3) Produktentwicklung	(4) Diversifikation

Abb. 90: Marktfeldstrategien
Quelle: Eigene Darstellung, vgl. Becker: Marketing-Konzeption. 2009, S. 148 ff.

Marktdurchdringungsstrategie (1) 540

- Mit den gegenwärtigen Produkten/Dienstleistungen soll das Unternehmen auch in Zukunft auf dem gegenwärtig bedienten (regionalen) Markt bleiben.
- Das ist die natürliche Stoßrichtung eines jeden Unternehmens.
- Die im „Heimatmarkt" bestehenden Marktpotentiale sollen noch besser ausgeschöpft werden.
- Das kann über Absatzverbesserungen bei den schon bestehenden Kunden erreicht werden (z. B. durch spezielle Kundenbindungsmaßnahmen, die zu mehr Umsatz bei Stammkunden führen).
- Das kann zweitens durch die Gewinnung neuer Kunden erreicht werden (z. B. Abwerben von bisherigen Kunden der Konkurrenz).
- Das kann drittens durch die Gewinnung bisheriger Nicht-Verwender erreicht werden (z. B. systematische Vorsorgeuntersuchungen).

Marktentwicklungsstrategie (2) 541

- Das Unternehmen geht mit den gegenwärtigen Produkten/Dienstleistungen auf einen neuen Markt.
- Das ist die „nahe liegende" Strategie, gleich nach der Bearbeitung des „Heimatmarktes" (Marktdurchdringungsstrategie).

- Neue Gebiete können geografisch gesehen werden (z. B. Engagement in anderen Bundesländern oder anderen Ländern über neue Heimstandorte oder durch die Übernahme dortiger Anbieter).
- Neue Gebiete können zweitens auch funktionsbezogen gesehen werden (z. B. eine etablierte therapeutische Behandlungsmethode zusätzlich auch als Vorsorgeprodukt „in neuem Gewand" im bisherigen regionalen Markt anbieten).
- Drittens können auch durch leichte Erweiterungen bisheriger Produkte/Dienstleistungen ergänzende Teilmärkte angesprochen werden (z. B. kleinere Einheiten für Singles; etwa das Angebot einer bestehenden Gruppentherapie jetzt erstmals in abgewandelter Form auch für Einzelpersonen als Selbstzahlerleistung anbieten).

542 **Produktentwicklungsstrategie (3)**

- Hier geht es darum, mit neuen Produkten/Dienstleistungen den gegenwärtigen Markt anzusprechen.
- In stagnierenden Märkten mit typischem Verdrängungswettbewerb ist diese Art der (Produkt-)Innovationspolitik häufig zu beobachten (wettbewerbsinduzierte Strategie).
- Produktinnovationen können echte Neuprodukte/neue Dienstleistungen sein, oder auch Produkterweiterungen bereits bestehender Produkte oder Nachahmerprodukte erfolgreicher Wettbewerbsmodelle (die Grenzen zur Marktentwicklungsstrategie sind hier fließend).
- Orientierungsgrundlagen für – mehr oder weniger – innovative Entwicklungen sind das Preis-Leistungsverhältnis (ein Produkt erstmals zu einem Discountpreis anbieten oder umgekehrt es aufzuwerten und erstmals als Exklusivprodukt anzubieten), Grund- oder Zusatznutzen (überlegen, welchen zusätzlichen Nutzen bekannte Produkte/Verfahren an anderer Stelle stiften könnten), bestehende oder neue Technologien (alternative Einsatzgebiete neuer Technologien finden), standardisierte oder individuelle Lösungen (bisherige Standardangebote individualisieren oder umgekehrt Individualprodukte standardisieren).

543 **Diversifikationsstrategie (4)**

- Das Unternehmen geht mit neuen Produkten/Dienstleistungen auf neue Märkte.
- Ausgangspunkt für diese „schwierigste" Strategiealternative sind häufig gesättigte Märkte und parallel dazu (trotzdem) Wachstumsforderungen, mitunter auch Machtstreben der handelnden Unternehmenslenker oder starke Gewinne, die sinnvoll angelegt werden sollen (marktpotentialinduzierte Strategie).
- Horizontale Diversifikation bedeutet Erweiterung um grundsätzlich verwandte Produkte/Dienstleistungen für die gleiche Abnehmerschaft auf der gleichen Wirtschaftsstufe (z. B. Aufbau einer Kinder- und Jungendpflegeeinrichtung neben der schon bestehenden Altenpflegeeinrichtung).

- Vertikale Diversifikation bedeutet Erweiterung um vor- oder nachgelagerte Produkte/Dienstleistungen (z. B. Aufnahme ambulanten Pflegedienstes als zusätzliches Angebot eines Pflegeheims).
- Laterale Diversifikation bedeutet, mit ganz neuen Produkten/Dienstleistungen in bisher unbekannte Märkte zu gehen (z. B. Eröffnung einer IT-Beratungsgesellschaft für Pflegesoftware durch ein Pflegeheim).

Die strategische Entwicklung von Unternehmen im Zeitablauf folgt häufig einem 1-2-3-4-Muster (Marktdurchdringung > Marktentwicklung > Produktentwicklung > Diversifikation; Z-Strategie), aber natürlich sind auch alle anderen Muster denkbar und vorzufinden. Als Einstieg in eigene Strategieüberlegungen wäre es z. B. interessant zu analysieren, welches Muster in der eigenen Branche typisch ist oder welche Strategiealternativen eher selten bzw. gar nicht von anderen Marktakteuren gewählt werden. 544

Praxisbeispiel: Marktfeldstrategien des Klinikum Wahrendorff
Das Klinikum Wahrendorff bedient alle 4 strategischen Felder. Schwerpunkt liegt in der **Marktdurchdringung** (bessere Kontakte zu Zuweisern, schnellere Rückmeldung an Betreuer, überlegene Leistungsangebote) und in der **Produktentwicklungsstrategie** (neue Leistungsangebote: geschlossene Unterbringung, Angebote für Migranten).

Marktstimulierungsstrategien

In dieser zweiten Strategieebene stellt sich die Frage nach der Art und Weise der Marktbeeinflussung. Grundlage ist eine Einteilung des Gesamtmarktes in verschiedene (drei) Marktschichten, die sich jeweils hinsichtlich der Preis- und Qualitätslage von den anderen unterscheiden (vgl. Tab. 62). 545

Tab. 62: Marktstimulierungsstrategien

Quelle: eigene Darstellung, vgl. Becker: Marketing-Konzeption. 2009, S. 181 ff.

Marktschichten	Preisschichten	Abnehmerschichten	Strategietendenz
oberer Markt	hochpreisig	Markenkäufer	(1) Präferenzstrategie
mittlerer Markt	mittelpreisig	Markenkäufer	(2) Mittellagenstrategie
unterer Markt	niedrigpreisig	Preiskäufer	(3) Preis-Mengen-Strategie

Die Präferenzstrategie (1) verfolgt das klassische Markenartikelkonzept: Qualitativ hochwertige bis exklusive Produkte/Dienstleistungen werden zu hohen Preisen Markenkäufern über hochwertige Vertriebswege und eine i. d. R. aufwendige Kommunikationspolitik offeriert (Exklusive Pflegeeinrichtungen für wohlhabende Selbstzahler). 546

Die Mittellagenstrategie (2) zielt grundsätzlich in die gleiche Richtung, spricht aber nicht die TOP-Kunden an, sondern die gehobene Kundschaft aus dem mittleren Marktsegment und Vertriebswege und Marketing-Mix sind weniger exklusiv/aufwendig als in der Präferenzstrategie. 547

548 Die Preis-Mengen-Strategie (3) bietet Nicht-Marken oder Eigenmarken zu besonders günstigen Preisen an. Angesprochen wird der Preiskäufer, der nicht viel Geld ausgeben kann oder will und für den der günstige Preis das Hauptkaufmotiv darstellt (der „Pflege-Discounter").

Marktparzellierungsstrategien

549 Auf dieser dritten Strategieebene sind zwei zentrale Fragen zu beantworten:

1. Soll der gesamte Markt mit eigenen Produkten/Dienstleistungen abgedeckt werden oder nur Teile des Marktes?
2. Soll die Marketingpolitik eher standardisiert und einheitlich sein oder soll das Marketingprogramm nach Kundengruppen(-anforderungen) differenziert werden?

550 Aus der Gegenüberstellung dieser beiden Fragen ergibt sich wiederum eine 4-Felder-Matrix mit vier möglichen Basisstrategien (vgl. Abb. 91).

		Abdeckung des Marktes	
		vollständig (total)	teilweise (partial)
Differenzierung des Marketing-programms	undifferenziert	(1) undifferenziertes Marketing	(2) konzentriertes Marketing
	differenziert	(3) differenziertes Marketing	(4) selektiv-differenziertes Marketing

Abb. 91: Marktparzellierungsstrategien
Quelle: Eigene Darstellung, vgl. Becker: Marketing-Konzeption. 2009, S. 237 ff.

551 Die Basisfrage für ein Unternehmen ist zunächst, ob es Marktsegmentierung überhaupt betreiben will (s. o.)? Wird diese Frage – wie im Pflegemarkt in Ballungsgebieten zumeist – bejaht, ergibt sich automatisch eine an den spezifischen Kundengruppen ausgerichtete Mindestdifferenzierung im Marketing. Die Massenmarktstrategie (1) ist eine klassische Standardstrategie, häufig mit präferenzorientiertem Markenartikelansatz (z. B. Nivea im Konsumgüterbereich). Der gesamte Markt soll mit einem einheitlichen Produkt-/Dienstleistungsangebot angesprochen werden (von jünger bis sehr alt, von junger Erwachsener bis Senior). Bei partialer Marktabdeckung kann man von konzentriertem Marketing (2) sprechen (z. B. Angebote nur für junge Erwachsene oder speziell für Frauen). Differenziertes Marketing (3) setzt bereits eine intensivere willentliche Marktsegmentierung voraus (z. B. nach Geschlecht oder nach dem Alter) und spricht alle so gebildeten Marktschichten mit jeweils spezifischen Produkten/Dienstleistungen an (z. B. Männersauna, Frauensauna, jeweils getrennt, aber beides anbietend). Selektivdifferenziertes Marketing (4) sucht sich eine oder mehrere Marktgruppen heraus, die ausschließlich und individuell angesprochen werden (z. B. ein Pflegheim nur für Männer).

Marktarealstrategien

Gegenstand der vierten Strategieebene ist die eindeutige Bestimmung des Markt- bzw. Absatzraumes des Pflegeheims. Den meisten Unternehmen ist klar, dass die regionalen Bedingungen von Marktgebiet zu Marktgebiet, von Land zu Land sehr unterschiedlich ausgeprägt sein können und ein jeweils spezifisches Marketingkonzept und ein individuelles Marketinghandeln erforderlich sind. Die „marktarealstrategischen“ Basisentscheidungen sind: 552

- Nationales Marktengagement oder
- Internationales Marktengagement.

Die Strategiealternativen innerhalb dieser Basisentscheidungen wiederum sind (vgl. Tab. 63). 553

Tab. 63: Marktarealstrategien

Quelle: Eigene Darstellung, vgl. Becker: Marketing-Konzeption. 2009, S. 299 ff.

Strategie	Nationale Strategien mit…	Übernationale Strategien mit…
Merkmale	• Lokaler Markterschließung • Regionaler Markterschließung • Überregionaler Markterschließung • Nationaler Markterschließung	• Multinationaler Markterschließung (ein oder einige wenige ausländische Märkte) • Internationaler Markterschließung (mehrere bis viele ausländische Märkte) • Weltmarkterschließung

In der Praxis sind sehr unterschiedliche geopolitische Strategiemuster zu erkennen. Häufig anzutreffen ist die „Schornstein- oder Kirchturmstrategie“, bei der zusätzliche Gebiete vom Ausgangspunkt/Firmensitz des Unternehmens (= Schornstein/Kirchturm) schrittweise erschlossen werden. Ein zweites verbreitetes Muster ist die „Inselstrategie“, bei der gezielt nur in Nachfragezentren (z. B. nur in Großstädten) neue Standorte eröffnet werden. 554

Porters Wettbewerbsstrategien

Über die in Anlehnung an Becker beschriebenen Basisstrategien hinaus gibt es eine Reihe weiterer strategischer Ebenen, die in Literatur und Praxis diskutiert werden. Die wichtigsten werden nachfolgend kurz vorgestellt. 555

Auch im Pflegemarkt ist das Streben nach Größe deutlich zu erkennen, insbesondere bei den privaten Betreibern. Die meisten Anbieter dürften sich in der kritischen Mittelposition befinden. Sie müssen sich u. a. entscheiden, ob sie deutlich wachsen oder aber zum lukrativen Nischenanbieter werden wollen und können (vgl. Abb. 92). 556

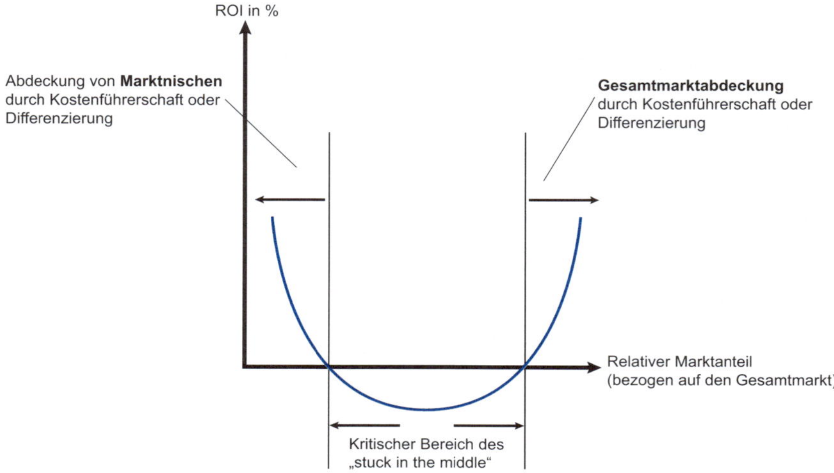

Abb. 92: Wettbewerbsstrategien nach Porter

Quelle: Eigene Darstellung, vgl. Thommen und Achleitner. Allgemeine Betriebswirtschaftslehre. 2006, S. 955 f.

557 Erfolgreich sind erstens die Positionen des Marktführers und der größten Unternehmen in der Branche, die jeweils einen vergleichbar hohen eigenen Marktanteil haben. Ihre Kostenposition ist aufgrund der höheren Ausbringungsmenge günstiger oder sie differenzieren den Gesamtmarkt geeignet in Zielgruppen, die mit spezifischen Leistungen individueller als durch Wettbewerber angesprochen werden.

558 Erfolgreich sind zweitens Marktnischenanbieter, die sich auf ein bestimmtes Segment konzentrieren, dass sehr individuell und serviceorientiert bedient wird.

559 Erfolglos sind dagegen die Unternehmen, die „zwischen-den-Stühlen-stehen“ und weder eine ausreichende Marktgröße erlangen, noch sich hinreichend konsequent auf einzelne Marktsegmente fokussieren.

Selbsterstellung oder Fremdbezug (Outsourcing)

560 „Outsourcing“ ist eine alte und zugleich noch immer aktuelle Strategiealternative für Unternehmen aller Branchen. Insbesondere für IT-Leistungen und -Services haben sich viele Unternehmen mittlerweile für eine Auslagerung auf externe Anbieter entschieden, im Laufe der Zeit sind aber auch viele weitere Unternehmensbereiche „entdeckt“ worden, die keinen strategischen Nutzen stiften und potentiell auslagerungsfähig sind (z. B. Facility-Management). Die strategischen Schlagworte in diesem Zusammenhang lauten

- Konzentration auf Kernkompetenzen
- Auslagerung nicht wertschöpfender (Rand-) Aktivitäten

Auch im Pflegemarkt ist die Kernfrage „Selbsterstellung oder Fremdbezug“ (Make-or-buy-Entscheidung) relevant und kann systematisch für alle Teilbereiche gestellt und geprüft werden. In der Praxis finden sich Umsetzungen schon seit langem, etwa 561

- Outsourcing sekundärmedizinischer Leistungen (z. B. Labor, Radiologie)
- Outsourcing nicht medizinischer Leistungen (z. B. Reinigung, Wäscherei, Kantine)

Hauptziele des Outsourcings sind: 562

- Senkung der „Produktionskosten“, Verringerung von Gemeinkosten
- Zahlungsmittelzufluss durch Verkauf von Anlagevermögen/Umlaufvermögen
- Konzentration auf die wichtigsten Kernbereiche/-Kompetenzen
- Erhöhung der Anpassungsfähigkeit
- Zugang zu externem Know-how
- Reduzierung des Risikos
- Verbesserung der Kundenorientierung

Den mit den Zielsetzungen verbundenen potentiellen Vorteilen stehen auch Risiken des Outsourcings entgegen: 563

- Hohe einmalige Umstellungskosten
- Unerwartete Transaktionskostensteigerungen
- Kompetenz- und Qualitätsverlust
- Führungs-/Steuerungsrisiken
- Ausbleiben der erhofften Ersparnisse

Praxisbeispiel: Fremdbezogene Leistungen des Klinikum Wahrendorff

- Wäscherei
- Reinigung
- Speisenversorgung

Kooperationsstrategien

Schon immer hat sich für Pflegeheime die Frage gestellt, mit welchen sonstigen Institutionen oder Personen in welcher Form und Intensität zusammen gearbeitet werden sollte. Es ist auch heute schon verbreitete Praxis, dass etwa Pflegeheime gezielt mit niedergelassenen Ärzten, ambulanten Pflegediensten oder Rehabilitationseinrichtungen kooperieren. Die jüngsten Veränderungen der Rahmenbedingungen im Gesundheitswesen haben sogar noch zu einer deutlichen Aufwertung dieser Fragestellung beigetragen. Unter dem Stichwort „Integrierte Versorgung“ wird die geplant-kooperativ-verzahnte Gestaltung der medizinisch-pflegerischen Wertschöpfungskette sehr intensiv diskutiert, und es gibt vielfältige praktische Umsetzungen[145]. 564

145 Sozialgesetzbuch (SGB): Online: www.sozialgesetzbuch-sgb.de, Suchwort „SGB V § 140a ff.“ [abgerufen am 12.3.2013].

565 Grundsätzlich können nach dem Grad der Kooperationsintensität verschiedene Erscheinungsformen der Zusammenarbeit differenziert werden. Stichwortartig beschrieben und mit zunehmender Dichte der Zusammenarbeit sind diese in der nachstehenden Tabelle 64.

Tab. 64: Nach Intensität differenzierte Kooperationsformen

Quelle: Eigene Darstellung, vgl. Bienert: Marktorientierung und Strategiefindung. Ein Leitfaden für Gesundheitsunternehmen zur erfolgreichen Positionierung im Wettbewerb. 1996, S. 274 f.

Selbsterstellung
Kooperationsformen • Fallweise Abstimmungen zu Einzelthemen (z. B. Austausch von Kennzahlen im Rahmen eines Benchmarking) • Lose Kooperation in definierten Themenfeldern (z. B. pflegerische Arbeitsgruppen) • Zeitlich befristete Projektzusammenarbeit (z. B. für gemeinsame Entwicklung einer Pflegetherapie gegen Demenz) • Interessengemeinschaften/strategische Allianzen • Arbeitsgemeinschaften • Gemeinsamer Einkauf • Bildung einer festen Kooperation/Allianz (Zusammenarbeit in mehreren Arbeitsfeldern, neben Einkauf z. B. Marketing, Personalqualifizierung) • Gesundheitsnetze • Konsortien/(erlaubte) Kartelle • Gemeinsame Tochtergesellschaften (z. B. Ausgliederung der IT-Aufgaben) • Konzernbildung • Fusion
Fremdbezug

566 Mit diesen Alternativen wird die Frage „Selbsterstellung oder Fremdbezug“ relativiert bzw. neben der vollständigen Selbsterstellung oder dem vollständigen Fremdbezug wird eine breite und an Alternativen reiche dritte Schicht eingezogen, die dem Pflegeheim viele weitere strategische Handlungsoptionen aufzeigt. Potentielle Partner einer sektorenübergreifenden Kooperation/Vernetzung sind u. a.:

- Krankenhäuser
- Rehabilitationseinrichtungen, AHB-Kliniken
- Niedergelassene Ärzte
- andere Pflegeeinrichtungen und -dienste
- Altenheime, -wohnanlagen
- Apotheken
- Physiotherapeuten, andere selbstständige Therapeuten
- Notfall- und Rettungsdienste
- Fitness-/Wellness-Anbieter
- Betreuer

Praxisbeispiel:
Das Klinikum Wahrendorff ist eine psychiatrische Pflegeeinrichtung. Zentrale Kooperationspartner der Klinik sind die Betreuer und Betreuungsvereine sowie psychiatrische Fachabteilungen (≙ Kooperation mit Zuweisern/Entscheidern).

4.2 Marktforschung

Marktforschung ist eine wichtige, in der Praxis aber oft vernachlässigte Unter- **567**
stützungsfunktion. Ein Hauptproblem ist, dass in einem durchschnittlichen Pflegeunternehmen das Thema Marktforschung gar nicht adressiert ist und es keinen Verantwortlichen und schon gar keine Marktforschungsabteilung gibt. Die einzelnen Fachverantwortlichen oder die Heimleitung müssen sich dann im Einzelfall um die Beschaffung relevanter Kunden-, Wettbewerbs- und sonstiger Marktinformationen selbst (mit) kümmern und haben zu wenig organisierte Unterstützung für diese zeitaufwändige Arbeit. Auch gibt es i. d. R. kein Marktforschungs-Budget, also keinen eingeplanten Betrag für die Bezahlung externer Marktforschungsdienstleister. Im Ergebnis werden dann Entscheidungen auf unzureichender Datenbasis gefällt und das Pflegeunternehmen kommt auch seinen gesetzlichen Verpflichtungen nicht nach, die etwa bei vorgeschriebenen Qualitätsmanagementsystemen eine ausdrückliche Ermittlung der Kunden- und Mitarbeiterzufriedenheit verlangen. Eine institutionalisierte Marketingabteilung mit integrierter Marktforschung wäre für Pflegedienstleister ab einer bestimmten Größenordnung deswegen eine empfehlenswerte Lösung. Für mittelständische Pflegeheime sollte aber zumindest der Aufgabenbereich Marktforschung einem namentlich benannten, hauptverantwortlichen Mitarbeiter zugewiesen werden inkl. eines Marktforschungsbudgets, denn jedes Pflegeunternehmen hat jährlich Marktforschungsaufgaben und -ausgaben zu bewältigen.

Alternativ wäre auch eine Anbindung an das Controlling denkbar bzw. bei klei- **568**
nen Häusern direkt an die Geschäftsführung oder Heimleitung, z. B. mit einer Stabsabteilung. Viele Gesundheitsunternehmen beauftragen externe Dienstleister (Marktforschungs- und Beratungsunternehmen) für fallweise Untersuchungen, z. B. Bewohnerbefragungen. Hier ist mit Blick auf die Untersuchungshäufigkeit, die Kosten und die Sensibilität der Daten derartiger Marktforschungsaktivitäten grundsätzlich zu überlegen, was selbst gemacht werden kann und was vergeben werden sollte.

„Erzwungene“ Marktforschung wird im Übrigen auch durch den MDK selbst ge- **569**
macht, wenn er z. B. gemäß der Qualitätsprüfungsrichtlinie (QPR) die Kundenzufriedenheit bei Bewohnern über persönliche Interviews direkt erhebt. Nach § 114 SGB XI kann sich der MDK bei 10 % der Bewohner nach deren Kundenzufriedenheit unmittelbar erkundigen. Die überarbeitete ISO 9001:2007 verlangt im Normabschnitt „Kundenzufriedenheit“ nicht mehr ausdrücklich eine umfassende Kundenbefragung mittels Fragebogen, im Normabschnitt „Überwachung und Messung“ sind auch „andere Methoden und Verfahren“ als zulässig deklariert,

etwa Interviews oder die Auswertung von Beschwerden. In jedem Fall handelt es sich um klassische Marktforschungsaufgaben und jedes Pflegeheim wäre gut beraten, dass nicht nur aufgrund externer gesetzlicher Anlässe von Dritten durchführen zu lassen, sondern aus freien Stücken selbst zu tun.

Definition: Marktforschung

Marktforschung kann als systematische Beschaffung, Analyse, Aufbereitung und Interpretation marktrelevanter, externer oder interner Daten bezeichnet werden, um eine bestimmte Fragestellung zu beantworten bzw. ein vorab definiertes Untersuchungsziel zu erreichen.

570 Im engen Sinn bezieht sich Marktforschung auf Marktdaten und damit insbesondere den Mikromarkt (mit den wesentlichen Elementen Marktpotential, Kunden/Bewohner, Wettbewerber, Kooperationspartner und weitere relevante Stakeholder) sowie den Makromarkt (z. B. rechtliche und politische Rahmenbedingungen). In einem weiteren Sinn bezieht sich Marktforschung auch auf das Unternehmen selbst (interne Marktforschung). Letzteres ist durchaus zweckmäßig, weil es die notwendige integrierte Betrachtung vieler Fragestellungen fördert und gerade für Pflegeunternehmen nochmals unterstreicht, dass Leistungen für den externen Markt nur bei Akzeptanz und Unterstützung durch die Belegschaft erfolgreich erbracht werden können (z. B. interne Mitarbeiterzufriedenheit als Grundlage für externe Bewohnerzufriedenheit).

571 Marktforschung ist eine Querschnittsfunktion, die sich auf alle Funktionsbereiche wie Personal, Organisation, Beschaffung, Unternehmensführung etc. bezieht bzw. von diesen benötigt und eingesetzt wird. Entsprechend sind in allen Kapiteln des vorliegenden Buches auch immer schon Marktforschungsaspekte mit behandelt worden, etwa wenn wichtige Kennzahlen benannt oder Erhebungs- und Bewertungsmethoden vorgestellt wurden.

572 Der typische Ablauf eines Marktforschungsprojekts ist in der Abbildung 93 skizziert.

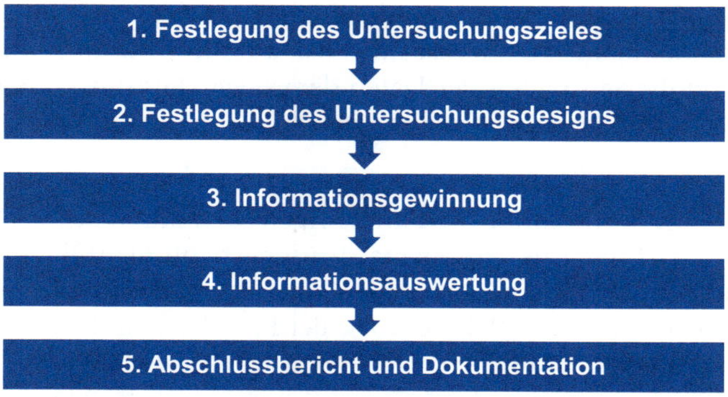

Abb. 93: Ablauf eines Marktforschungsprojektes
Quelle: Eigene Darstellung.

Jede Marktforschungsaufgabe sollte ein wohl definiertes Ziel verfolgen und nicht zielgerichtete Aktivitäten konsequent unterlassen. In Unternehmen gibt es leider noch zu häufig Daten- und Informationsmüll im Ergebnis von internen und/ oder externen Marktforschungstätigkeiten, die niemand mehr braucht. Bestimmte Datensammel- und Aufbereitungsprozesse werden oft traditionell fortgeführt, auch wenn es keinen Auftraggeber oder Interessenten mehr dafür gibt. Insofern sollte selbstkritisch gefragt werden, welche Marktforschungsergebnisse Nutzen stiften, weil mit ihnen konkret weiter gearbeitet wird und welche Aktivitäten praktisch überflüssig sind und deshalb eingestellt werden sollten. 573

Bei der Wahl des geeigneten Untersuchungsdesigns von Marktforschungsaufgaben ist insbesondere der grundsätzliche Untersuchungsaufbau festzulegen, Basisalternativen sind: 574

- **Explorative Vorgehensweise**: Es ist noch nichts oder wenig zum Thema bekannt und zunächst sind Basisdaten zu sammeln, um ein erstes Gefühl für die gewünschte Fragestellung zu entwickeln (z. B. die Frage, inwieweit ausländische Mitbürger in gleicher Weise in einem klassischen deutschen Pflegeheim untergebracht werden können oder inwieweit spezifische kulturelle Anforderungen zu berücksichtigen sind).
- **Deskriptive Vorgehensweise**: Basisdaten liegen bereits vor oder sind im ersten Schritt selbst explorativ erhoben worden, die ausgewertet und aus denen zentrale Ergebnisse aufbereitet werden sollen (z. B. die Zufriedenheitsabfrage mit unterschiedlichen Gerichten, um daraus einen passenden zukünftigen Speiseplan für unterschiedliche Kulturkreise abzuleiten).
- **Konfirmatorische Vorgehensweise**: Basisdaten liegen vor und Basiszusammenhänge sind auch bereits bekannt; auf Grundlage definierter Untersuchungshypothesen werden dann gezielt Ursache-Wirkungs-Zusammenhänge überprüft (z. B. Test, ob die festgestellten Essgewohnheiten (Fleischart) männlicher Bewohner in allen regionalen Standorten identisch sind oder ob es auffällige Unterschiede gibt).

Bei einer **Primärforschung (= field research)** werden neue Daten erstmals erhoben, z. B. eine Befragung von Bewohnern zur Zufriedenheit mit den aktuell angebotenen Leistungen. Bei einer **Sekundärforschung (= desk research)** geht es um die Auswertung bereits bestehender Daten, wenn zum Beispiel aus Controllingdaten die Auslastungsquoten differenziert nach Heimbereichen aufbereitet und mit denen anderer Anbieter verglichen werden sollen. Die Marktforschung kennt eine Vielzahl einzelner Marktforschungsmethoden, die je nach Zielsetzung und gewähltem Untersuchungsdesign eingesetzt werden können, Basismethoden sind: 575

- **Beobachtung** (z. B. des Bewohners beim Weg durch das Haus, um seine üblichen und wichtigsten Kontaktstationen im Haus zu identifizieren)
- **Befragung** (z. B. eines Angehörigen hinsichtlich seiner Zufriedenheit mit den im Heim angebotenen Services)

- **Paneluntersuchungen** (das sind regelmäßige Befragungen gleicher Personengruppen oder Unternehmen; ein Pflegeheim könnte sich z. B. ein Einweiserpanel aufbauen, um wichtige Einweiser kontinuierlich nach deren Zufriedenheit mit der Weiterbetreuung ihrer Bewohner zu befragen)
- **Experimente** (es werden gezielt bestimmte Ausgangsvariablen verändert, z. B. die Qualität der angebotenen Speisen, um dann die daraus resultierenden Wirkungen zu erkennen, etwa den korrespondierenden Zufriedenheitsgrad der Bewohner)

576 Eine zentrale und wie erwähnt verpflichtende Marktforschungsaufgabe für Pflegeheime ist die Ermittlung der Bewohner- bzw. Kundenzufriedenheit. Weigert empfiehlt, diese Aufgabe nicht selbst durchzuführen, sondern sie in professionelle externe Hände zu geben, weil so die Glaubwürdigkeit gesichert wird und die wertvollen eigenen (und in Bezug auf Marktforschung fachfremden) Mitarbeiterressourcen geschont werden. Zudem sollte das Instrument nicht isoliert eingesetzt, sondern eingebunden sein in das Beschwerde- und Zufriedenheitsmanagement bzw. das übergeordnete Qualitätsmanagement. Der Ablauf einer klassischen Kundenzufriedenheitsbefragung kann wie in der Abbildung 94 skizziert beschrieben werden.

1. Erstgespräch
- Erstgespräch zur Durchführung einer Kundenzufriedenheitsbefragung mit dem Leitungsteam einer Pflegeeinrichtung zur Beantwortung mindestens folgender Fragen: „Was wollen wir erfahren?", „Was für Ziele werden daran geknüpft, was soll am Ende herauskommen?"

2. Planung der Vorgehensweise
- Planung und Erläuterung der Vorgehensweise und der einzelnen Schritte.

3. Ermittlung der Anforderungen
- Ermittlung der Anforderungen und Wünsche hinsichtlich der Kundenbefragung in einer gemeinsamen Sitzung. Wer soll alles befragt werden: Bewohner, Patienten, Angehörige, Betreuer?

4. Festlegen der Ausschlusskriterien
- Gibt es Ausschlusskriterien bei der Durchführung der Befragung (z.B. akut kranke Bewohner, Patienten geschlossener Abteilungen, demente Bewohner)?

5. Festlegen der Auswertungsmethode
- Wie erfolgt die Auswertung, z.B. EDV-gestützt und mit welchem Software-Programm?

6. Entwicklung des Fragenbogens und Pre-Test
- Entwicklung und Bereitstellung der vorhandenen Befragungsmodule zur Kundenbefragung und Erstellung des Fragebogens sowie Testlauf (Pretest).

7. Schaffen der Rahmenbedingung für die Planung und Durchführung
- Rahmenbedingungen für die Planung und Durchführung schaffen (z.B. benötigte Mitarbeiterkapazitäten freistellen, Vorankündigung der Befragung gegenüber den Bewohnern).

8. Durchführen der Befragung

9. anonyme Auswertung der Fragebögen
- Anonyme Auswertung der ausgefüllten Fragebögen (es dürfen keinerlei Rückschlüsse auf Einzelpersonen möglich sein).

10. Interpretation und Präsentation der Ergebnisse
- Interpretation und Präsentation der Ergebnisse (z.B. gegenüber der Heimleitung, aber auch Rückmeldung gegenüber den Bewohnern).

11. Planen und Umsetzen von Verbesserungsmaßnahmen
- Planung und Umsetzung von Verbesserungsmaßnahmen, erstmalig sowie im Sinne einer kontinuierlichen Qualitätsverbesserung (PDCA-Zyklus).

Abb. 94: Ablauf einer Kundenzufriedenheitsbefragung

Quelle: Eigene Darstellung, vgl. Weigert: Der Weg zum leistungsstarken Qualitätsmanagement. Ein praktischer Leitfaden für die ambulante, teil- und vollstationäre Pflege. 2008, S. 20.

577 Ziel von Marktforschungsaktivitäten ist es, der Heimleitung und dem Träger möglichst objektive Informationen zur Verfügung zu stellen, als Basis für möglichst gute Entscheidungen. Das bedingt den Einsatz bewährter wissenschaftlicher Verfahren und erfordert häufig spezialisiertes Know-how, etwa im Bereich der Statistik. Literatur zur Marktforschung und zu statistischen Datenanalysen liegt zahlreich vor, so dass wir es hier bei diesem kurzen Überblick und die damit verbundene Empfehlung, aktiv eigene Marktforschung zu betreiben belassen können.

Praxisbeispiel:
Die folgenden Tabellen zeigen einen beispielhaften Ausschnitt der internen Marktforschungspraxis im Klinikum Wahrendorff – am Beispiel der „Gebäudepatenumfrage"

Tab. 65: Bewertung der Dienstleister nach Schulnoten – Aktuelle Umfrage 14.1.2013-10.2.2013

Quelle: Klinikum Wahrendorff: Gebäudepatenumfrage 1-2013. Internes, nicht veröffentlichtes Dokument. 2013.

	Schulnoten						
Dienstleister	**1**	**2**	**3**	**4**	**5**	**6**	**Mittelwert**
GBM (Gebäude- und Baumanagement)	3	21	6	0	0	0	2,10
Gärtnerei	6	19	1	0	0	0	1,81
MSM	1	21	8	0	0	0	2,23
MTN	2	19	7	0	0	0	2,18
Dorff Küche	2	14	7	1	0	0	2,33
EDV	1	17	10	1	0	0	2,38
QM	1	20	3	0	0	0	2,00
Kollegen	6	21	3	0	0	0	1,90
(MTN steht für den Fahrdienst, MSM steht für Macht Sauber & Mehr GmbH)							

Tab. 66: Bewertung der Dienstleister-Entwicklung der Mittelwerte im Vergleich

Quelle: Klinikum Wahrendorff: Gebäudepatenumfrage 1-2013. Internes, nicht veröffentlichtes Dokument. 2013.

Dienst-leister	**Nov. 09**	**Feb. 10**	**Mai. 10**	**Okt. 10**	**Jan. 11**	**Apr. 11**	**Mrz 12**	**Apr 12**	**Jul 12**	**Okt 12**	**Feb 13**	**Apr 13**
GBM	2,60	2,10	2,20	2,00	1,91	1,90	2,14	2,13	1,85	2,03	2,10	
Gärt-nerei	2,60	2,40	2,30	2,10	1,93	2,20	1,97	2,00	1,39	2,15	1,81	
MSM	2,80	2,50	2,60	2,30	2,18	2,10	2,43	2,41	2,19	2,14	2,23	
MTN							2,43	2,45	2,29	2,35	2,18	
Dorff Küche							2,68	2,80	2,33	2,42	2,33	
EDV											2,38	
QM			2,00	2,00	2,03	2,00	1,85	2,00	1,92	2,00	2,00	
Kolle-gen		2,30	2,20	2,00	2,15	2,00	1,87	2,21	1,95	1,19	1,90	

Tab. 67: Auswertung Dorffküche

Quelle: Klinikum Wahrendorff: Gebäudepatenumfrage 1-2013. Internes, nicht veröffentlichtes Dokument. 2013.

	Umfrage 14.1 – 10.2.13
Anzahl der Bewertungen XX von Summe abgegebene Umfragen	24 von 32
1. Wie oft kam es zu einer Fehl- oder Minderlieferung durch die Küche trotz korrekter Bestellung im EDV System?	15
Anzahl der Umfragen mit Reklamationen zu Anzahl Bewertungen in % (zu 1.)	7 von 24 (29,2 %)
2. Wie oft haben Sie unangemessenes Verhalten von Mitarbeitern der Küche gegenüber unseren Bew./Pat./MA registriert?	8
Anzahl der Umfragen mit Reklamationen zu Anzahl Bewertungen in % (zu 2.)	2 von 24 (8,3 %)
3. Wie oft gab es Beanstandungen von Pat. über Essen bezgl. Menge oder Geschmack?	85
Anzahl der Umfragen mit Reklamationen zu Anzahl Bewertungen in % (zu 3.)	15 von 24 (62,5 %)
4. Wie oft gab es Beanstandungen bezgl. der Bäckereilieferung?	15
Anzahl der Umfragen mit Reklamationen zu Anzahl Bewertungen in % (zu 4.)	5 von 24 (20,8 %)

Praxisbeispiel:
Die folgende Tabelle zeigt einen beispielhaften Ausschnitt der externen Marktforschungspraxis im Klinikum Wahrendorff – am Beispiel der „Pflegevisite Zufriedenheitsabfrage“

578 Falls Beschwerden in dieser Befragung benannt werden, werden diese durch die PDL an das Beschwerdemanagement weitergeleitet.

Tab. 68: Fragebogen zur Zufriedenheitsabfrage

Quelle: Klinikum Wahrendorff: Pflegevisite Zufriedenheitsabfrage. Internes, nicht veröffentlichtes Dokument. 2013.

Datum: Wohnbereich: ____________________

Bew.- Name: Pflegestufe: Geb:

Routine ☐ Evaluation ☐ Beschwerde ☐

Visiteur(e): Mitarbeiter:

Fragestellung	Immer	Häufig	gelegentlich	Nie	t.n.z.B	k.A.*	Bemerkung/ Maßnahme Verantwortlich/ Termin	Überwachung Dat./Hdz
Wird mit Ihnen der Zeitpunkt von Pflege- und Betreuungsmaßnahmen abgestimmt?								
Entscheiden Sie, ob Ihre Zimmertür offen oder geschlossen gehalten wird?	Ja			nein				
Sind die Mitarbeiter höflich und freundlich?	Ja			nein				
Nehmen sich die Pflegenden ausreichend Zeit für Sie?								
Werden Sie von den Mitarbeitern der Pflegeeinrichtung unterstützt/motiviert, sich teilweise oder ganz selbst zu waschen?								
Sorgen die Mitarbeiter dafür, dass Ihnen beim Waschen außer der Pflegekraft keiner sehen kann? (Intimsphäre)								
Fragen die Mitarbeiter der Pflegeeinrichtung Sie, welche Kleidung Sie anziehen möchten?								
Entspricht die Speiseversorgung in der Einrichtung Ihren individuellen Bedürfnissen?								
Schmeckt Ihnen das Essen i. d. R.?								
Können sie beim Mittagessen zwischen verschiedenen Gerichten wählen?	Ja			nein				

Fragestellung	Immer	Häufig	gelegentlich	Nie	t.n.z.B	k.A.*	Bemerkung/ Maßnahme Verantwortlich/ Termin	Überwachung Dat./Hdz
Zu welchen Zeiten werden Ihnen folgende Maßnahmen angeboten?							Frühstück von: bis: Mittagessen von: bis: Abendessen von: bis: Spätmahlzeit von: bis:	
Sind Sie mit den Essenszeiten zufrieden?								
Bekommen Sie Ihrer Meinung nach jederzeit ausreichend zuzahlungsfrei zu trinken angeboten?								
Entsprechen die sozialen und kulturellen Angebote der Einrichtung zur Unterhaltung und Beschäftigung Ihren individuellen Interessen?								
Wird Ihnen die Teilnahme an Beschäftigungsangeboten ermöglicht?								
Werden Ihnen Aufenthaltsmöglichkeiten im Freien angeboten?								
Wie lange dauert es, wenn Sie klingeln, bis eine Pflegekraft zu Ihnen kommt?							Am Tag: ca.: _____ min Nachts: ca. ______ min	
Ist der Zeitraum zwischen Klingeln und Erscheinen der Pflegekraft angemessen?								
Können Sie jederzeit Besuch empfangen?								
Entspricht die Hausreinigung Ihren Erwartungen?								
Erhalten Sie die zum Waschen abgegebene Wäsche zeitnah, vollständig und in einwandfreiem Zustand aus der Wäscherei zurück?								
Haben Sie sich schon mal beschwert?	Ja			nein				
Hat sich nach der Beschwerde etwas zum Positiven verändert?	Ja			nein				
Haben Sie noch Wünsche zur Betreuung durch die Pflegeeinrichtung?	Ja			nein				

4.3 Organisation und Prozessgestaltung

4.3.1 Begriffliche Grundlagen und Abgrenzung

Der Begriff Organisation wird im allgemeinen und betrieblichen Sprachgebrauch sehr unterschiedlich verwendet, z. B.: **579**

- Organisiere mal 10 Packungen Einweghandschuhe
- Dr. Meyer ist gewerkschaftlich organisiert
- Der Pflegebeirat ist eine nützliche Organisation
- Die Organisation des „Pflegeheims zur Sonne" ist zweckmäßig
- Die Organisation des Wareneinkaufs muss verbessert werden

Die Betriebswirtschaftslehre beschäftigt sich mit unterschiedlichen Perspektiven der Organisation, zwei wichtige Sichtweisen zeigt die folgende Tabelle 69. **580**

Tab. 69: Funktionaler und instrumentaler Organisationsbegriff

Quelle: Eigene Darstellung, vgl. z. B. Bouncken/Jones: Organisation. Theorie, Design und Wandel. 2008, S. 27.

Funktionaler Organisationsbegriff
Das Unternehmen *wird* organisiert. Die Tätigkeit des Organisierens steht im Vordergrund. Organisation ist eine Funktion der Unternehmensführung. Es geht um die Herstellung einer möglichst zweckmäßigen und zielorientierten Ordnung für das Unternehmen. Dazu muss einerseits die Gesamtaufgabe des Unternehmens, die von Menschen und Maschinen/Geräten arbeitsteilig erfüllt werden soll, sinnvoll in Teilaufgaben gegliedert werden und andererseits müssen diese Teilaufgaben wiederum sinnvoll zueinander in Beziehung gesetzt werden, um letztlich Aufgabenpakete zu definieren (z. B. Bewohnerempfang, Aufnahme, Entlassung) und die Kompetenzen der unterschiedlichen Bereiche dabei zu regeln.
Instrumentaler Organisationsbegriff
Das Unternehmen *hat* eine Organisation. Jedes Unternehmen hat eine mehr oder weniger bewusst geschaffene Ordnung, es sind bestimmte Strukturen vorhanden (Aufbauorganisation), z. B. mit Heimleitung und Wohnbereichsleitung sowie bestimmte Prozesse (Ablauforganisation) definiert. Im Vordergrund steht hier der Blickwinkel des Organisators, dem Gestalter dieser Strukturen und Prozesse.

Betriebliche Regelungen können fest definiert sein oder flexibel, je nach den Bedingungen im Einzelfall, getroffen werden, daher sind grundsätzlich zu unterscheiden: **581**

- **Organisation**: Generelle Regelungen mit strukturierender Wirkung, die auf längere Sicht angelegt sind (z. B. Anweisung, dass von jedem Bewohner bei Aufnahme eine Datei mit seinen Basisdaten in einem definierten Format angelegt und zentral gespeichert wird).
- **Disposition**: Planmäßige Regelungen ohne strukturierende Wirkung im Rahmen des definierten Entscheidungsspielraums, die aber nur für den Einzelfall getroffen werden (z. B. wenn die Bewohnerdaten zunächst in Papierform entgegen genommen und später elektronisch erfasst werden).

- **Improvisation**: Außerplanmäßige Regelung für Einzelfälle (z. B. Verzicht auf Erhebung der Bewohnerdaten, weil eine akute Notfallsituation bei einem anderen Bewohner dringend behoben werden muss).

582 In jedem Unternehmen kommen alle drei Arten in einem bestimmten Mix vor. Extremformen der Über- und Unterorganisation sind jeweils schädlich und zu vermeiden:

583 **Überorganisation**

- Es gibt zu viele formale Regelungen („Bürokratisierung").
- Der Gestaltungsspielraum der Mitarbeiter wird dadurch stark eingeengt.
- In der Konsequenz führt das zu Demotivation und schlechteren Arbeitsleistungen.

584 **Unterorganisation**

- Es gibt zu wenige formale Regelungen.
- Mitarbeiter haben zu große Freiräume („Chaos").
- Folge sind hohe Reibungsverluste, zu viel Improvisation und mangelnde Effizienz der Arbeitsorganisation.

585 Ein hoher Organisationsanteil bringt Stabilität und Verlässlichkeit, zu viel Organisation und zu wenig Dispositions- und Improvisationsanteile führen zu Starrheit. Die Kunst und Aufgabe des Pflegemanagements ist es, das richtige Mischungsverhältnis bzw. das organisatorische Gleichgewicht zu finden (vgl. Abb. 95).

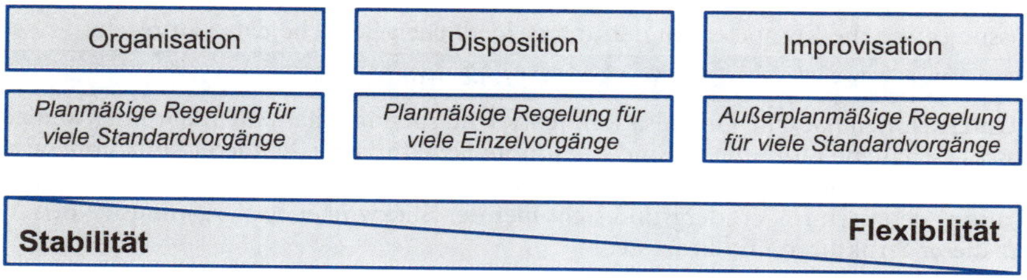

Abb. 95: Organisatorisches Gleichgewicht
Quelle: Eigene Darstellung.

586 Für die Praxis bedeutsam ist in diesem Zusammenhang auch, sich die Unterschiede zwischen formaler und informaler Organisation bewusst zu machen.

587 **Formale Organisation**

- Ist die bewusst geplante Ordnung eines Unternehmens.
- Alle legitimierten Regeln für das Zusammenwirken der Mitarbeiter untereinander sowie für den Umgang mit Geräten, Sachmitteln etc.
- Diese formalen Regeln und Strukturen sind i. d. R. ausreichend dokumentiert (z. B. Organigramme, Stellenbeschreibungen, Arbeitshandbücher).

Informale Organisation 588

- Damit sind die zwischenmenschlichen Beziehungen gemeint, die nicht bewusst und geplant geschaffen werden (z. B. Sympathie/Antipathie, Zugehörigkeit zu einer bestimmten sozialen Gruppe (z. B. junge Mütter) oder Berufsgruppe (z. B. Altenpfleger).
- Die zwischenmenschlichen Beziehungen beeinflussen das Verhalten der Mitarbeiter aber dennoch stark.
- Sie sind nicht dokumentiert.

Die tatsächliche Bedeutung der informalen Organisation ist in den einzelnen Un- 589
ternehmen unterschiedlich ausgeprägt, generell wird sie aber als sehr einflussreich eingeschätzt. Das Pflegemanagement, aber auch Führungskräfte auf den darunter liegenden Ebenen sind gut beraten, sich auch der informalen Beziehungen in ihrem Verantwortungsbereich bewusst zu werden und diese bei eigenen Entscheidungen bzw. im Vorfeld adäquat zu berücksichtigen. Das Verhältnis zwischen formaler und informaler Organisation kann auch mit dem Modell eines Eisbergs verdeutlicht werden: Dem sichtbaren, aus dem Wasser schauenden kleineren Teil liegt ein verborgener, unter dem Wasser liegender deutlich größerer Teil zugrunde, dessen Ausläufer und Ignorieren bildlich gesprochen zum Unglück führen kann (vgl. Abb. 96). Die hohe Bedeutung einer starken Berücksichtigung der informalen Aspekte in Unternehmen propagiert insbesondere der sogenannte „Human-Relations-Ansatz“.

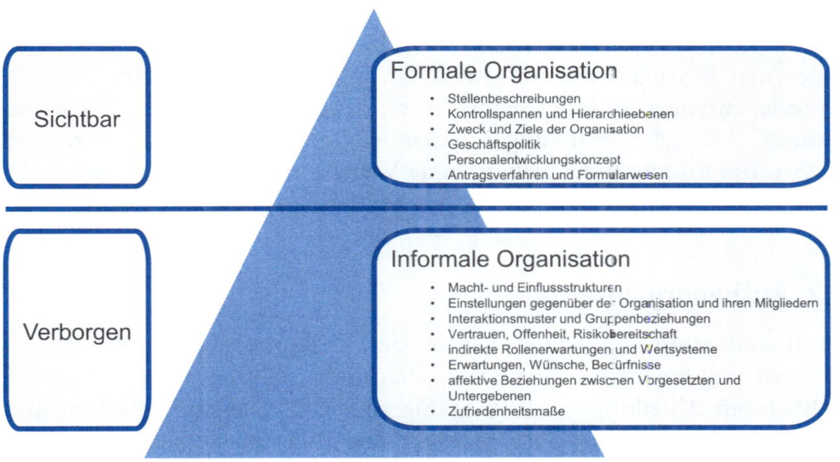

Abb. 96: Eisbergmodell der Organisation
Quelle: Eigene Darstellung.

In Unternehmen wird oft vom „Dienstweg“ gesprochen. Damit ist die Einhal- 590
tung der Formalorganisation gemeint, d. h. die Berücksichtigung der festgelegten persönlichen Aufgaben- und Verantwortungsbereiche (kein Umgehen eines offi-

ziell Zuständigen) und andererseits die Berücksichtigung der definierten Abläufe, z. B. die im Qualitätsmanagementsystem festgelegte Tätigkeitsabfolge bei der Entlassung eines Bewohners. Die Einhaltung des Dienstweges ist also wichtig, weil es die Umsetzung der selbst definierten Spielregeln im Alltag unter Beweis stellt.

591 Andererseits löst die Vokabel „Dienstweg“ bei den meisten Berufstätigen ein Negativempfinden aus. Dienstweg steht dann für bürokratisch, umständlich, langwierig, nicht kundenorientiert. Es gibt in der Tat viele Situationen, bei denen der Dienstweg nicht eingehalten werden kann und auch nicht sollte. Das sind besonders die Lösung akuter Probleme und von Notfällen, aber z. B. auch der ungeplante fachliche Austausch zwischen Wohnbereichsleitern aus verschiedenen Unternehmensbereichen, die hierarchieübergreifende Optimierung eines verbesserungswürdigen Arbeitsprozesses oder die freie Diskussion hausinterner Themen zwischen Pflegefachkräften (oft in der Kaffeeküche). Diese informelle Organisation neben dem „Dienstweg“ ist lebenswichtig, damit nicht die oben skizzierten Nachteile einer Überorganisation auftreten. Als schwierige Führungsaufgabe bleibt, die richtige Balance zwischen Dienstweg und informeller Organisation zu finden. Als Grundregel kann gelten: „So formal wie nötig, so informell wie möglich“.

592 Organisation ist eine permanente Aufgabe. Grundsätzlich kann aber zwischen Neuorganisation und Reorganisation unterschieden werden. **Neuorganisation** bedeutet die erstmalige Schaffung einer Organisationsstruktur für das gesamte Unternehmen, für Teilgesellschaften, einzelne Abteilungen, einzelne Arbeitsplätze oder neu hinzugekommene Aufgaben. **Reorganisation** meint dagegen die mehr oder weniger starke Überarbeitung bereits bestehender Organisationsstrukturen. Da sich regelmäßig Rahmenbedingungen verändern – z. B. durch neue Gesetze, interne Vorschriften, neue Vorgesetzte, neue Software etc. – muss die Organisation ständig an diese neuen Bedingungen angepasst werden.

4.3.2 Aufbauorganisation

593 Die Aufbauorganisation befasst sich mit der Strukturierung von Aufgaben- und Verantwortungsbereichen organisatorischer Einheiten eines Unternehmens (z. B. verschiedenen Abteilungen). Regelmäßig ist die Vielzahl und Komplexität der dabei zu berücksichtigenden Aufgaben derart groß, dass zunächst ein Überblick zu gewinnen ist. Diesen ersten Schritt nennt die Organisationslehre **Aufgabenanalyse.** Die komplexe Gesamtaufgabe eines Unternehmens oder einzelner Teilbereiche des Unternehmens wird dabei systematisch in seine Teilaufgaben zerlegt (vgl. Abb. 97). Das wird solange getan, bis keine weitere Aufteilung mehr möglich oder sinnvoll ist (z. B. „Entlassungsbrief schreiben“ oder „Bettbezug wechseln“ als tiefste Aufgabenbeschreibung). Anschließend werden die Teilaufgaben im Rahmen der **Aufgabensynthese** wieder zu zweckmäßigen Aufgabenkomple-

xen zusammengefasst und bestimmten Stellen übertragen (z. B. tägliche Reinigungsarbeiten im Bewohnerzimmer als Aufgabe für die Gebäudereinigung).

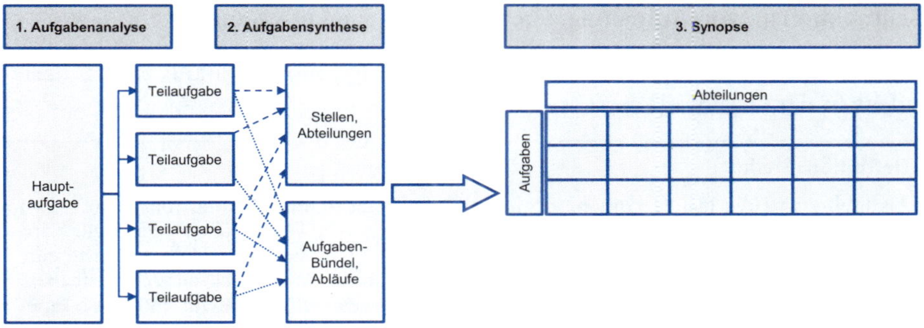

Abb. 97: Aufgabenanalyse und Aufgabensynthese

Quelle: Eigene Darstellung, vgl. Thommen/Achleitner: Allgemeine Betriebswirtschaftslehre. 2006, S. 784.

Die anfallenden **Aufgaben** systematisch zusammenzustellen, gehört zu den grundlegenden Organisationsarbeiten. Hilfreich ist dabei, sich an den zentralen Merkmalen einer Aufgabe zu orientieren: 594

- Phase (Handelt es sich um Planungs-, Durchführungs- oder Kontrollaufgaben? Z. B. Bewohneraufnahmen für die Kalenderwoche *planen* oder einzelne Bewohneraufnahmen *durchführen* oder *kontrollieren*, ob eine vollständige Bewohnerakte angelegt wurde.)
- Verrichtung (Welche Haupttätigkeit steht im Vordergrund? Z. B. Bewohnerdaten *dokumentieren*)
- Objekt (Werden bei der Verrichtung der Aufgabe bestimmte Objekte benötigt? Z. B. *Bewohnerbett*)
- Aufgabenträger (Wer führt die Aufgabe tatsächlich durch? Z. B. die *Nachtschwester*)
- Hilfsmittel (Werden Hilfsmittel benötigt? Z. B. ein *Laptop oder ein bestimmtes Formular*)
- Raum (Wo wird die Aufgabe durchgeführt? Z. B. im *Bewohnerzimmer*)
- Zeit (Wann, wie lange oder wie oft wird die Aufgabe durchgeführt? Z. B. *einmalig am Empfangstag bis 10.00 Uhr*)

Mit Hilfe dieser Merkmale können Aufgaben vollständig und systematisch beschrieben werden. In der Praxis können auch einzelne Merkmale herausgegriffen werden. Besonders bedeutend sind die Kriterien Verrichtung und Objekt. Eine auf Verrichtungen fokussierte Aufgabenanalyse führt später am ehesten zu einer funktionalen Aufbauorganisation und es werden z. B. die Abteilungen „Aufnahme", „Pflege" und „Krankengymnastik" verrichtungsorientiert gebildet. Eine auf 595

Objekt fokussierte Aufgabenanalyse führt später am ehesten zu einer divisionalen Aufbauorganisation, z. B. einer Abteilung „Altenpflege" oder „Juniorenpflege", die sich um alle für diese Zielgruppe wichtigen Aufgaben kümmert (über alle Teilfunktionen, von Aufnahme, über Pflege bis zur Entlassung).

596 Die Festlegung der Stellen- und Abteilungsbildung gehört ebenfalls zu den Basisaufgaben der Organisation.

Definition: Stelle

Als **Stelle** wird die kleinste organisatorische Einheit eines Unternehmens bezeichnet. Der Aufgabenbereich einer Stelle umfasst i. d. R. ein Bündel von Teilaufgaben. Jede Stelle wird von einem oder mehreren Mitarbeitern besetzt (z. B. wenn sich zwei Halbtagskräfte eine Stelle teilen). Eine **Stellenbeschreibung** dokumentiert die wahrzunehmenden Aufgaben, zeigt die hierarchische Einordnung (Vorgesetzte, Untergebene) und beschreibt die Kompetenzen und Verantwortungen des Stelleninhabers. Mit **Arbeitsplatz** ist der konkrete physische Ort der Aufgabenerfüllung gemeint.

597 Folgende grundlegende **Arten von Stellen** sind zu unterscheiden:

- **Ausführende Stellen** (ohne Weisungsbefugnis, z. B. angestellte Pflegekraft)
- **Leitungsstellen** (= Instanzen, mit Weisungsbefugnis, z. B. Pflegeleitung)
- **Stabstellen** (Leitungshilfsstellen ohne Weisungs- und Entscheidungsbefugnis, zuständig für einen spezifischen Aufgabenkomplex und hierin spezialisiert, z. B. PR-Abteilung)
- **Assistenzstellen** (i. d. R. ohne Weisungsbefugnis, einer Instanz zugeordnet und relativ breit zuständig für wechselnde Aufgabenstellungen, die fallweise und meist projektbezogen zu bearbeiten sind, z. B. Assistent der Heimleitung)

598 Eine **Stellenbeschreibung** enthält in schriftlicher Form i. d. R. folgende Merkmale:

- die Einordnung der Stelle in die Gesamtorganisation (Organigramm)
- Über- und Unterstellungen (Vorgesetzte und Mitarbeiter)
- Vertretungsregelung
- Zielsetzung der Stelle im Rahmen der Gesamtzielsetzung des Unternehmens
- die wichtigsten Aufgaben, Kompetenzen und Verantwortlichkeiten
- fachliche und außerfachliche Hauptanforderungen an den Stelleninhaber
- Informationsrechte und -pflichten

599 Stellenbeschreibungen sind nach Betriebsverfassungsgesetz nicht zwingend, oft werden sie aber „freiwillig" im Rahmen einer geplanten Personalpolitik erstellt und werden auch von Qualitätsmanagementsystemen bzw. im Rahmen von Zertifizierungsverfahren als Nachweis verlangt.

Praxisbeispiel: Stellenbeschreibung
Wir suchen voraussichtlich im **Heimbereich „X"** oder in vergleichbaren/anderen Bereichen eine/n

Gesundheits- und Krankenpfleger/in, Altenpfleger/in, Heilerziehungspfleger/in, Erzieher/in

Die Arbeitszeit beträgt 40 Stunden

Aufgaben:

Zu Ihren Aufgaben als Pflegefachkraft gehören unter anderem die Umsetzung und Einhaltung gemeinsamer Ziele und allgemein gültiger Arbeitsrichtlinien (Pflegestandards, Pflegedokumentation) sowie die Durchführung von therapeutischen Gruppen. Darüber hinaus fallen lebenspraktisches Training sowie die Unterstützung des Selbsthilfepotentials in Ihren Aufgabenbereich. Außerdem sind Sie zuständig für die Kontaktpflege mit komplementären Einrichtungen und Kriseninterventions- und Motivationsgespräche.

Fachliche Anforderungen:

Sie verfügen über eine 3-jährige, abgeschlossene Berufsausbildung als Gesundheits- und Krankenpfleger/in, Altenpfleger/in, Heilerziehungspfleger/in oder Erzieher/in sowie Erfahrungen in der Arbeit mit psychisch erkrankten Menschen. Außerdem können Sie gute EDV Kenntnisse (Word, Excel, Outlook) vorweisen. Erfahrung in der Gesprächsführung und Beratungskompetenz runden Ihr Profil ab.

Persönliche Fähigkeiten:

Ihre soziale Kompetenz zeigt sich außer in Ihrer Team- und Kommunikationsfähigkeit auch in Ihrem Engagement und Ihrer Integrationsbereitschaft sowie Ihrer Bereitschaft zur Fort- und Weiterbildung. Darüber hinaus zeigen Sie Bewohner- bzw. Kundenorientierung sowie Aufgeschlossenheit gegenüber Neuerungen. Außerdem verfügen Sie über die Fähigkeit selbstständig zu arbeiten.
Vergütungsgruppe: 1.6A
Die Stelle ist auch für (Schwer-)Behinderte geeignet.[146]

Neben der Festlegung der Stellenart sind für jede Stelle die zentralen Stellenelemente zu beschreiben. Hier ist der **Grundsatz der „Einheitlichkeit von Aufgabe, Kompetenz und Verantwortung"** zu berücksichtigen. Ziel dabei ist, 600

- dass der Stelleninhaber genau weiß, was er tun soll (Aufgabe),
- ihm für die tatsächliche Durchführung dieser Aufgaben auch die entsprechenden Zuständigkeiten eingeräumt werden (Kompetenz) und andere Kollegen ihm in der Folge z. B. bestimmte Daten zur Verfügung stellen müssen, wenn er das anfordert,
- und schließlich muss er die Ergebnisse seines Handelns gegenüber Vorgesetzten auch vertreten und darf dafür belohnt oder zur Rechenschaft gezogen werden (Verantwortung).

Ein schwerwiegender Fehler ist es z. B., einen Mitarbeiter für Dinge verantwortlich zu machen, die er selbst mangels Weisungsbefugnis gegenüber anderen Kol- 601

146 Klinikum Wahrendorff: Stellenbeschreibung. Gesundheits- und Krankenpfleger/in, Altenpfleger/in, Heilerziehungspfleger/in, Erzieher/in. Internes, nicht veröffentlichtes Dokument. o. J.

legen oder externen Dienstleistern gar nicht oder nur zu einem geringen Teil beeinflussen kann (z. B. sollte die Heimleitung nicht für Unzufriedenheiten der Bewohner mit der Essensqualität gerügt werden, wenn die Versorgung rein zentral, ohne Einwirkungsmöglichkeit der dezentralen Heimleitungen gesteuert wird).

602 In der Organisationslehre wird diese Thematik auch unter dem Stichwort „**Kongruenzprinzip**" (vgl. Abb. 98) behandelt. Das klingt abstrakt, ist aber für die Praxis sehr wichtig, weil gegen dieses Prinzip oft verstoßen wird. Für jede Stelle ist demnach zu fordern, dass

- .... die Aufgaben deutlich, vollständig (aber nicht zu detailliert) und schriftlich beschrieben sind,
- ... die erforderlichen Kompetenzen für die Wahrnehmung dieser Aufgaben zugewiesen sind, der Stelleninhaber also auch die offizielle Befugnis hat, im Rahmen der Aufgabenwahrnehmung die Zuarbeit anderer Bereiche und Mitarbeiter „einzuklagen",
- ... der Stelleninhaber letztlich auch die Verantwortung für die zielgemäße Aufgabenerfüllung trägt und sich daran messen lassen muss.

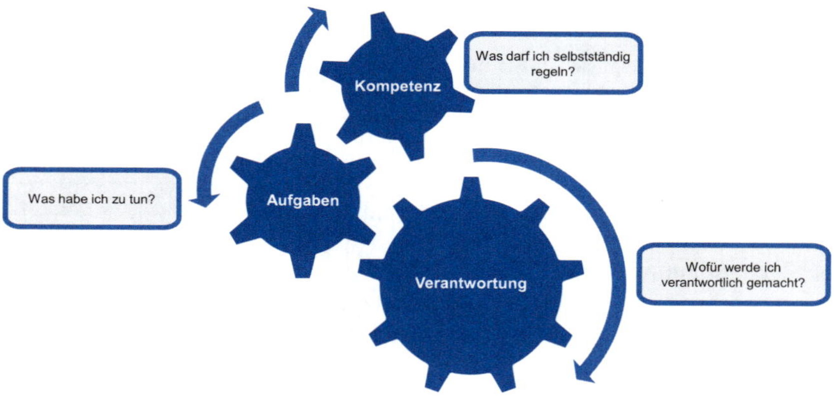
Kompetenz
Was darf ich selbstständig regeln?
Aufgaben
Was habe ich zu tun?
Verantwortung
Wofür werde ich verantwortlich gemacht?

Abb. 98: Organisatorisches Kongruenzprinzip
Quelle: Eigene Darstellung.

603 Die Forderung des Kongruenzprinzips ist logisch und richtig, aber nicht immer leicht umzusetzen, weil stationäre Pflege ein komplexer arbeitsteiliger Prozess ist, mit vielen internen und externen Schnittstellen und Überschneidungen von Aufgabengebieten. Eine ganz exakte Übereinstimmung von Aufgaben, Kompetenz und Verantwortung lässt sich daher weder formal-schriftlich noch praktisch zu 100 % erreichen. Die Organisation muss flexibel genug bleiben, im Sinne des Prozessziels eine schnelle und gute Lösung zu erreichen, so dass z. B. bewusst unterschiedliche Stellen ein und dieselbe Aufgabe übernehmen können sollten. Pragmatisch heißt das, jedem Stelleninhaber die Umsetzungsbefugnisse für seine Hauptaufgaben zu geben, dies für jeden Kollegen erkennbar und ihn für das Er-

gebnis verantwortlich zu machen, es sei denn, es liegen nachvollziehbare Gründe dafür vor, dass maßgebliche Teile des Ergebnisses von Dritten mitbeeinflusst werden.

Beispiel: Wenn die Bezugspflegekraft für die fachgerechte Pflege namentlich benannter Bewohner zuständig ist und für das Pflegeergebnis dieser Bewohner verantwortlich gemacht wird, muss sie mit Pflegehelfern, Reinigungskräften und Kollegen, die z. B. für die Essen- und Getränkeversorgung zuarbeiten, passende Rahmenvereinbarungen für ihre betreuten Bewohner mit abstimmen können und im Einzelfall auch individuelle Anweisungen geben dürfen, die von einem Standardprocedere abweichen. Man erkennt sofort das Spannungsverhältnis oder sogar den Konflikt zwischen dem Kongruenzprinzip und dem Einhalten festgelegter Abläufe, etwa wenn die Bezugspflegerin für ihren Bewohner an einem bestimmten Tag eine spätere Mahlzeit außerhalb der normalen „Küchenzeit" wünscht, weil die Tochter erst später zu Besuch kommen kann, der Mutter aber ein gemeinsames Essen sehr wichtig ist und auch die Bezugspflegerin darin eine gute Gelegenheit sieht, entspannt zu dritt bestimmte Probleme bereden zu können, wozu sich später keine gute Gelegenheit mehr bietet. 604

Kompetenzen können auch als „zugeteilte Rechte"übersetzt werden, wobei diese Rechte zu differenzieren sind: 605

- Das Recht, anderen Mitarbeitern Weisungen zu geben (das haben grundsätzlich alle Führungskräfte und zu bestimmten Fragestellungen auch Nicht-Führungskräfte mit besonderen Fachverantwortlichkeiten, etwa QM-Beauftragter oder Datenschutzbeauftragter). Weisungsbefugnis kann weiter differenziert werden in disziplinarische Weisungsbefugnis (z. B. Urlaubsgenehmigung, Zuweisung einer Arbeit) und fachliche Weisungsbefugnis (z. B. die Art und Weise, wie die Arbeit zu erledigen ist).
- Das Recht, bestimmte Entscheidungen zu treffen, z. B. welches Medikament zu verwenden ist oder in welchem Zimmer ein neuer Bewohner aufzunehmen ist.
- Das Verfügungsrecht über den Einsatz von Sachmitteln, z. B. welcher Verband oder welche Art von Bettbezug verwendet wird.

Die Beziehungen zwischen den Stellen einer Organisation unter dem Aspekt der Weisungsbefugnis werden durch ein **Leitungssystem** abgebildet. Die beiden Grundformen betrieblicher Leitungssysteme sind das Einliniensystem und das Mehrliniensystem. Das Einliniensystem stellt die straffste Form der organisatorischen Gestaltung in Unternehmen dar. Jede Stelle ist genau einer vorgesetzten Instanz unterstellt (vgl. Abb. 99). Bei konsequenter Anwendung dieses Systems hat jeder Mitarbeiter auch nur einen Vorgesetzten, von dem er Anweisungen und/oder Informationen erhält. Das **Einliniensystem** geht auf die frühen Untersuchungen von Henry Fayol zurück, der von der These ausging, dass eine optimale Organisation am besten durch eindeutige und übersichtliche Beziehungen zwischen den Organisationseinheiten zu erreichen sei. 606

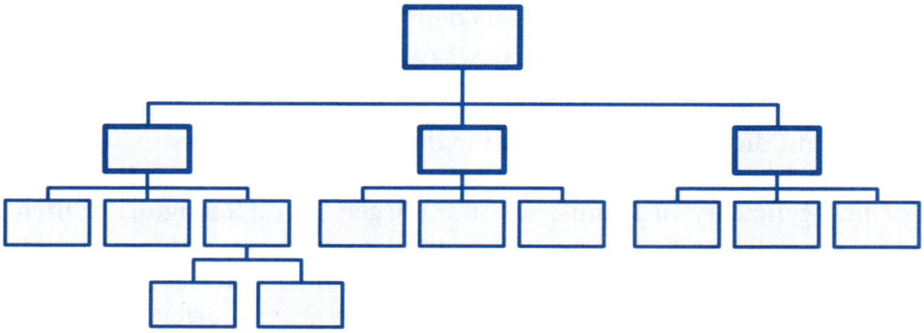

Abb. 99: Einliniensystem
Quelle: Eigene Darstellung.

607 Die Vorteile des Einliniensystems sind:

- eindeutige Weisungsbefugnisse
- klare Verantwortlichkeiten und gute Kontrollmöglichkeiten
- straffe Regelung der Kommunikationsbeziehungen
- einfacher Aufbau mit transparenter Struktur

608 Die Nachteile des Einliniensystems sind:

- mangelnde Flexibilität, aufgrund von langen (und oft umständlichen) Kommunikations- bzw. Dienstwegen
- hohe Belastung der Vorgesetzten durch Konfrontation mit den unterschiedlichsten Fragestellungen und viele notwendige Koordinationstätigkeiten
- verminderte Kreativität und Engagement der Mitarbeiter

609 Die Basisalternative zum Einliniensystem ist das von Frederick Taylor entwickelte **Mehrliniensystem**. Bei diesem System steht der Spezialisierungsgedanke im Vordergrund, so dass jeder Mitarbeiter mehrere, auf bestimmte Funktionen spezialisierte Vorgesetzte hat, von denen er jeweils fachbezogen Handlungsanweisungen erhält (vgl. Abb. 100).

610 Die Vorteile des Mehrliniensystems sind:

- hohe Flexibilität
- direkte und kurze Weisungs- und Informationswege
- Mitarbeiterkontrolle durch mehrere Vorgesetzte
- fachliche Spezialisierung ist gut möglich

611 Die Nachteile des Mehrliniensystems sind:

- keine eindeutige Abgrenzung von Zuständigkeiten, Weisungsbefugnissen und Verantwortlichkeiten (unklare Führungsverhältnisse)
- relativ hoher Organisationsaufwand
- schwerere Umsetzung einheitlicher Unternehmensziele

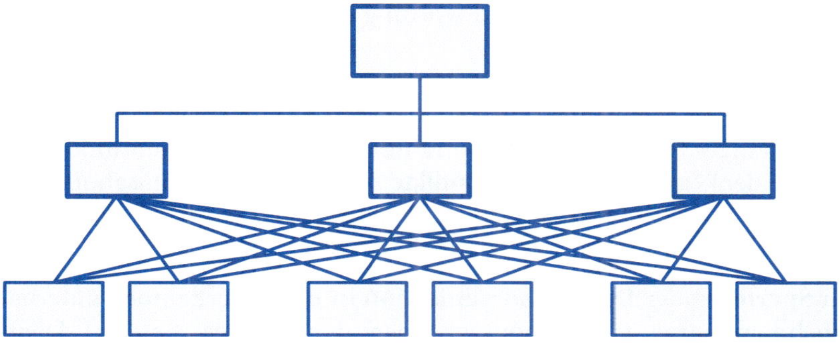

Abb. 100: Mehrliniensystem
Quelle: Eigene Darstellung.

Da beide Grundformen (Ein- und Mehrliniensystem) ernst zu nehmende Mängel aufweisen, wurden in der Praxis viele weitere Varianten von Organisationssystemen entwickelt. Die bedeutendsten werden nachfolgend kurz vorgestellt. 612

Eine **Funktionalorganisation** ist in der zweiten Hierarchieebene unterhalb der Unternehmensleitung nach Verrichtungen gegliedert. Für Industriebetriebe typisch sind die klassischen Basisfunktionen Einkauf/Beschaffung, Produktion und Absatz, ergänzt um weitere wichtige Funktionen wie z. B. Marketing oder Personal. In Unternehmen aus dem Gesundheitssektor sind Funktionalorganisationen ebenfalls häufig vorzufinden, wobei natürlich ein Produktionsbereich fehlt und stattdessen die ärztlichen, pflegerischen und unterstützenden Kern-Dienstleistungen abgebildet werden. In Pflegeunternehmen ist die Kernfunktion regelmäßig die Erbringung der Pflegeleistung, eng damit verbunden die hauswirtschaftlichen Verrichtungen, daneben soziale Dienste und diverse administrative Verrichtungen wie etwa das Rechnungswesen. 613

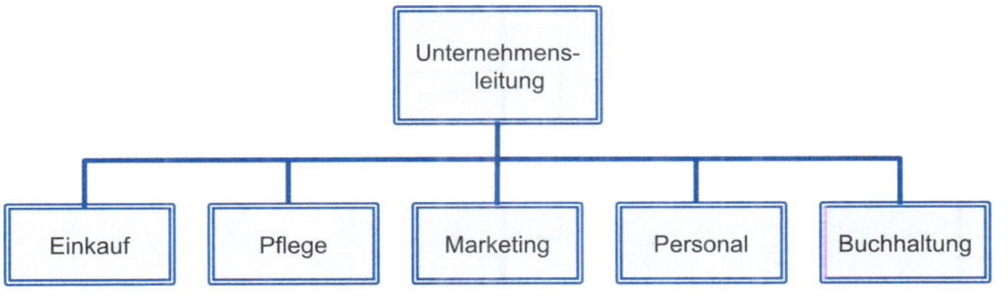

Abb. 101: Funktionalorganisation
Quelle: Eigene Darstellung.

Die Vor- und Nachteile der Funktionalorganisation sind: 614

Vorteile 615

- übersichtliche Strukturierung
- hohe fachliche Spezialisierung von Organisationseinheiten

- fachliche Kompetenz und Verantwortung liegen bei den jeweiligen Organisationseinheiten

616 **Nachteile**

- schwerfälliger Informationsfluss und unflexible Entscheidungsfindung
- Bereichsdenken und Interessenkonflikte zwischen den Organisationseinheiten
- mangelnde Verantwortung für das gemeinsame „Produkt" (die Dienstleistung, den Bewohner)

617 Bei der **Sparten- oder Divisionsorganisation** ist das Unternehmen unterhalb der Unternehmensleitung nach Produktgruppen, in der Pflege eher nach Dienstleistungsgruppen (wie z. B. Pflegebereich 1 „Altenpflege", Pflegebereich 2 „Gerontopsychiatrie"), nach Kundengruppen (wie Pflegeheim, Wohnheim, Betreutes Wohnen) oder nach Regionen gegliedert. Jede Sparte ist dann für die Erledigung aller Funktionen innerhalb der Sparte selbst verantwortlich. Hauptziel dieser Organisationsform ist es, ein heterogenes Leistungsprogramm (z. B. eines integrierten Gesundheitskonzerns) in kleinere homogene Einheiten aufzuteilen (z. B. in Heimbereich 1, Heimbereich 2, Physikalische Therapie), so dass diese besser zu führen und zu managen sind.

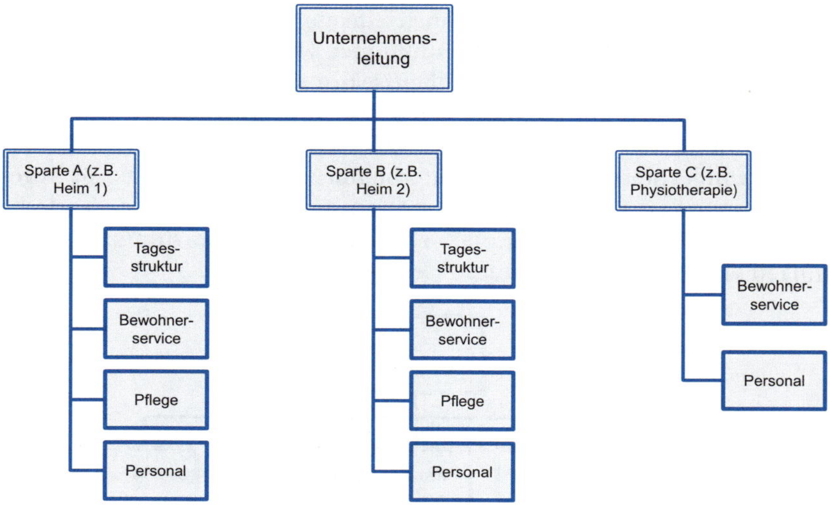

Abb. 102: Sparten-/Divisionsorganisation
Quelle: Eigene Darstellung.

618 Die Vor- und Nachteile der Sparten-/Divisionsorganisation sind:

619 **Vorteile**

- den Sparten kann gut Gewinnverantwortung gegeben werden
- hohe Flexibilität/Reaktionsfähigkeit

- klare Zuständigkeiten im Unternehmen
- Marktnähe

Nachteile 620

- hoher Koordinationsaufwand zwischen den Geschäftsbereichen
- großer Bedarf an qualifizierten Führungskräften
- Konkurrenz und Konflikte zwischen den einzelnen Sparten
- Gefahr, dass Spartenziele wichtiger als die Unternehmensziele werden

Stablinien- und Zentralabteilungsorganisationen können als Variante bzw. Erweiterung sowohl der Funktional- wie auch der Spartenorganisationen gewählt werden. Dabei werden wichtige übergreifende Aufgaben wie z. B. Personalwesen, Rechnungswesen oder IT in eigenständigen **Zentralabteilungen** gebündelt und direkt der Unternehmensleitung unterstellt, was zu einer deutlichen Arbeitsentlastung der übrigen Hauptabteilungen führt. Oft erhalten diese Zentralstellen eine auf ihre Fachaufgabe begrenzte Weisungsbefugnis gegenüber den anderen Hauptabteilungen (z. B. darf die IT bei Einführung einer neuen Software Schulungen anordnen oder die Personalabteilung darf die Einhaltung definierter Einstellungsvoraussetzungen bei den Fachabteilungen kontrollieren und durchsetzen). 621

Stabstellen haben im Regelfall selbst keine Weisungsbefugnisse und werden für spezialisierte Sonderaufgaben gebildet (typisch sind z. B. Rechtsabteilungen, Revisionsabteilungen, Abteilungen zur strategischen Planung, Öffentlichkeitsarbeit oder Marktforschung). Stabsabteilungen müssen nicht unmittelbar der Unternehmensleitung unterstellt werden, sie können auch direkt an eine bestimmte andere Abteilung angebunden werden (z. B. Ansiedlung der Stabstelle Marktforschung an die Marketingabteilung). Die Vor- und Nachteile der Stablinien- und Zentralabteilungsorganisation sind: 622

Vorteile 623

- Nutzung von Spezialisierungseffekten
- Entlastung der Führungskräfte (Linieninstanzen)
- Verbesserung der Entscheidungsqualität
- eindeutige Weisungsbefugnisse und Verantwortlichkeiten

Nachteile 624

- Konfliktgefahr durch die Trennung von Entscheidungsvorbereitung und Entscheidung
- Konkurrenz zwischen Linien- und Stabstellen
- Demotivation der Stabsmitarbeiter aufgrund fehlender Entscheidungsbefugnis
- komplexer Organisationsaufbau mit der Gefahr Entscheidungsprozesse zu verlangsamen und hohe Kosten zu verursachen

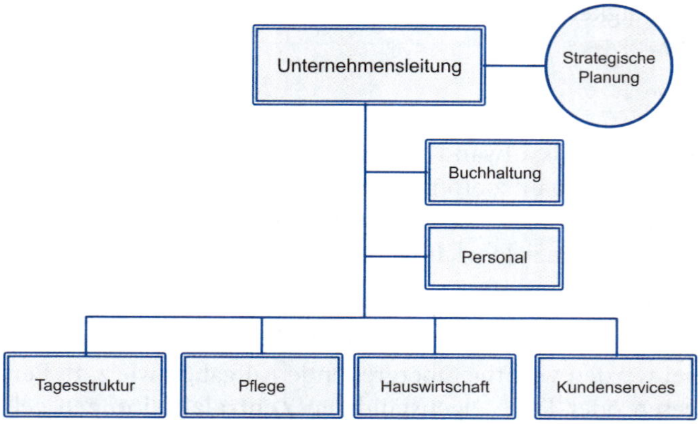

Abb. 103: Stablinien- und Zentralabteilungsorganisation
Quelle: Eigene Darstellung.

625 Die **Matrixorganisation** ist eine zweidimensionale Organisationsstruktur, bei der gleichzeitig zwei Aufgabenaspekte – zumeist Funktion und Sparte – gleichwertig und parallel berücksichtigt werden (vgl. Abb. 104). Die Matrixorganisation ist ein Mehrliniensystem, da jede Stelle zwei Instanzen bzw. jeder Mitarbeiter zwei Vorgesetzte hat. Die Vor- und Nachteile der Matrixorganisation sind:

626 **Vorteile**

- umfassende Betrachtungsweise der Aufgabenstellungen aus zwei Perspektiven
- Spezialisierung nach verschiedenen Gesichtspunkten ist möglich
- Entlastung der Unternehmensleitung (Entscheidungsdelegation)

627 **Nachteile**

- Probleme bei der Abgrenzung von Aufgaben, Kompetenzen und Verantwortung zwischen den Leitungsstellen
- Konfliktgefahr zwischen Mitarbeitern und Vorgesetzten aufgrund einer Mehrfachunterstellung
- großer Bedarf an qualifizierten Führungskräften
- Kontraproduktive Tendenzen (Machtkämpfe, Entscheidungsverzögerung, Abschiebung von Verantwortung)
- hoher Koordinations-, Kommunikations- und Informationsbedarf/-aufwand

628 Werden drei Aufgabenaspekte (oder auch mehr) – z. B. Funktion, Sparte und Region (etwa: Nord, Süd, Ost und West) – parallel berücksichtigt, so bezeichnet man diesen Organisationstyp auch als **Tensororganisation**.

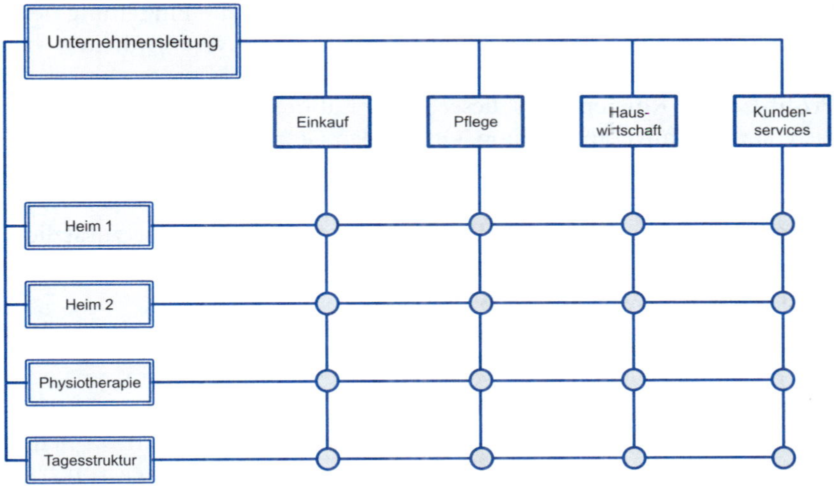

Abb. 104: Matrixorganisation
Quelle: Eigene Darstellung.

Die Stellen- und Abteilungsbildung sollte generell sachbezogen, d. h. nach zusammengehörenden Aufgaben bzw. sinnvollen Aufgabenbündelungen vorgenommen werden. In der Praxis werden Stellen aber auch personenbezogen definiert, insbesondere für wichtige Know-how-Träger oder auch aus politischen Gründen, z. B. um eine gute Führungskraft im Unternehmen zu halten. Die Organisation wird dann um diese (wichtige) Person herum „gestrickt". Beides ist aus organisatorischer Sicht suboptimal. **629**

Bei der Festlegung des Organisations- und Leitungssystems ist unabhängig vom gewählten Basismodell auf eine angemessene **Leitungs- oder Kontrollspanne** zu achten. Damit ist die Anzahl der Mitarbeiter gemeint, die einer Instanz unterstellt ist. Eine zu große Mitarbeiteranzahl hat zur Konsequenz, dass die Führungs- und Kontrollaufgaben nicht mehr adäquat wahrgenommen werden können. Eine generelle Empfehlung zu einer optimalen, einer Höchst- oder Mindestleitungsspanne kann nicht pauschal gegeben werden, da es sehr auf die jeweiligen Aufgabenbereiche und Aufgabenzuschnitte ankommt (z. B. kann der Abteilungsleiter Gebäudereinigung problemlos 25 angestellte Reinigungskräfte führen, während die Pflegeleitung sicher nicht 25 unterstellte Pflegekräfte in angemessener Qualität allein führen kann). Vereinzelt sind in der Literatur aber Hinweise zu finden, die von einer optimalen Leitungsspanne von 5 und einer maximalen Leitungsspanne von 15 Mitarbeitern sprechen. Wenn die Leitungsspanne zu groß zu werden droht, muss die Leitungstiefe erhöht werden, d. h. es ist eine zusätzliche Hierarchieebene einzuführen. **630**

Abschließend für diesen Abschnitt seien stichwortartig weitere bzw. weitergehende Organisationsformen bzw. -varianten genannt, die in der allgemeinen Wirtschaftspraxis von Bedeutung sind: **631**

- **Cost-Center-Konzept**: Das Management ist nur für die Einhaltung des Kostenbudgets verantwortlich, Umsatz- oder Gewinnverantwortung besteht nicht.
- **Profit-Center-Konzept**: Bei dieser Organisationsform hat das Management die volle Gewinnverantwortung. Oft werden Gewinngrößen mit der obersten Unternehmensleitung vereinbart, die unter Einhaltung bestimmter Rahmenbedingungen zu erreichen sind.
- **Investment-Center-Konzept**: Das Management übernimmt zusätzlich zur Kosten- und/oder Gewinnverantwortung die Verantwortung für Investitionen im eigenen Zuständigkeitsbereich.
- **Holding-Konzept**: unter dem Dach einer Obergesellschaft agieren rechtlich selbstständige Unternehmenseinheiten.

632 Darüber hinaus gibt es mehr oder weniger radikale neue Organisationsansätze. Tendenziell gehen diese in die Richtung von mehr selbstverantwortlicher bereichsbezogener oder bereichsübergreifender Teamarbeit und weg von traditionellen Strukturen. Gründe sind steigender Kostendruck, der nicht mehr so viele Leitungspositionen erlaubt und die Notwendigkeit von mehr Eigenverantwortlichkeit und Flexibilität, um Mitarbeiterzufriedenheit und Kundenzufriedenheit zu verbessern. Kämmer beschreibt z. B. den Ansatz der „Selbstorganisierten Teams“ wie folgt:

Definition: selbstorganisierte Teams

Bei selbstorganisierten Teams geht es darum, in einem begleiteten Entwicklungsprozess jedem einzelnen Teammitglied und jedem Team systematisch mehr Verantwortung für sein Aufgabenfeld und Arbeitsergebnis zu übertragen, ohne auf ein wirksames Ergebniscontrolling zu verzichten[147].

633 Merkmale und Effekte dieser Organisationsform sind[148] :

- Auf Grundlage festgelegter Regeln werden 80 % der Organisationsfragen intern geklärt.
- Mitarbeiter akzeptieren ihre Leitung und Kontrollen werden als Teil einer notwendigen Feedback-Kultur verstanden.
- Mitarbeiter entwickeln selbst Ziele, Ideen und Verbesserungsvorschläge.
- Jedes Teammitglied kennt die für sich wichtigen Kennzahlen und berücksichtigt diese.
- Im Ergebnis werden weniger Leitungsstellen benötigt.
- Fachkompetenz und Effizienz steigen.

634 Die Organisationsstruktur der Pflegeeinrichtung sollte in jedem Fall in Form eines Organigramms visualisiert werden, damit Mitarbeiter und auch Externe die

147 Kämmer: Sinnvolle Organisationsstrukturen schaffen. In: Kämmer (Hrsg.): Pflegemanagement in Altenpflegeeinrichtungen. 2008, S. 105.

148 Kämmer: Sinnvolle Organisationsstrukturen schaffen. In: Kämmer (Hrsg.): Pflegemanagement in Altenpflegeeinrichtungen. 2008, S. 106.

Hauptaufgabenbereiche, ihr Zusammenwirken und die Hauptverantwortlichkeiten auf einen Blick erkennen können. Dabei sollten auch Stabstellen und Beauftragte ausgewiesen werden, etwa:

- QM-Beauftragter
- Sicherheitsbeauftragter/Sicherheitsfachkraft
- Betriebsarzt
- Hygienebeauftragter

Ein beispielhaftes Organigramm zeigt die folgende Abbildung 105. 635

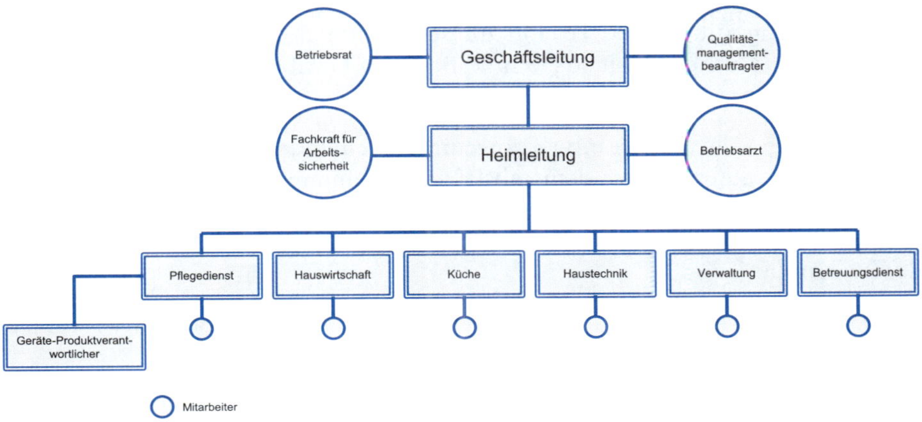

Abb. 105: Beispielhaftes Organigramm eines Pflegeunternehmens

Quelle: Eigene Darstellung, vgl. Weigert: Der Weg zum leistungsstarken Qualitätsmanagement. Ein praktischer Leitfaden für die ambulante, teil- und vollstationäre Pflege: 2008, S. 100.

4.3.3 Ablauforganisation und Grundlagen des Prozessmanagements

In der Unternehmenspraxis und auch in der Organisationslehre waren traditio- 636
nell Fragen der Aufbauorganisation dominierend. Fragen der Ablauforganisation und des Prozessmanagements sind erst in jüngerer Zeit in den Vordergrund gerückt. Entsprechend groß ist der Handlungsbedarf in der Praxis bei vielen Pflegeunternehmen, ihre spezifischen Prozesse festzulegen und ihre gesamte Organisation prozessorientiert auszurichten. Hauptziel und zugleich dahinter stehende Hypothese ist, dass nur so Kundenorientierung (extern wie intern) nachhaltig erreicht werden kann.

Die Ablauforganisation befasst sich mit der konkreten Gestaltung materieller 637
und immaterieller Arbeitsprozesse (z. B. Speisenzubereitung, Durchführung einer physiotherapeutischen Behandlung oder Vorbereitung von Daten zur Erstellung eines Management-Reports). Es handelt sich vor allem um die räumliche

und zeitliche Strukturierung, weshalb **die Ablauforganisation auch als Prozessstruktur bezeichnet** wird. **Ziele der Ablauforganisation** können z. B. sein:

- Durchlaufzeiten erhöhen (z. B. bei der Erstellung und Zustellung von Entlassungsberichten einer Kurzzeitpflege)
- Auslastung verbessern (z. B. der Heimplätze)
- Qualität erhöhen (z. B. Verringerung der Anzahl von Stürzen mit schweren Komplikationen)
- Kosten senken (z. B. durch zentrale elektronische Dokumentation von Bewohnerdaten, auf die alle Bereiche zugreifen können)
- Service erhöhen und Bewohnerzufriedenheit steigern (z. B. durch kostenlose Versorgung mit TV und Telefon auf dem Zimmer)
- Mitarbeiterzufriedenheit steigern (z. B. durch Flexibilisierung der wöchentlichen Arbeitszeiten)

638 Grundsätzlich fällt die Verantwortung für die laufende operative Optimierung von Arbeitsabläufen stärker dem mittleren und unteren Management zu, während das obere Management regelmäßig für die Aufbauorganisation des Unternehmens zuständig ist. In einer Pflegeeinrichtung findet sich dabei häufig folgende Zuordnung:

- oberes Management: Träger, Geschäftsführer, Einrichtungsleitung, Heimleitung
- mittleres Management: Pflegedienstleitung, Wohnbereichsleitung, Hauswirtschaftsleitung, Leitung Sozialdienste, Leitung IT
- unteres Management: Stationsleitung, Gruppen- oder Teamleitung, Küchenleitung, Leitung Haustechnik

639 Anstöße oder auch Vorgaben und Projektinitiierungen zur Optimierung von Prozessen sollten aber auch vom oberen Management ausgehen und unterstützend begleitet werden. Ausgangspunkt ist oft eine unbefriedigende Ergebnissituation, Qualitätsprobleme oder anstehende Kooperationen/Zusammenschlüsse mit Partnern. Auf Basis einer fundierten Analyse sind dann zunächst Verbesserungsziele zu definieren (siehe beispielhafte Aufzählung oben), Prozesse bzw. einzelne Arbeitsabläufe auf Verbesserungspotentiale hin zu untersuchen und schließlich sinnvolle Optimierungsmaßnahmen umzusetzen. All diese Aufgaben werden heute oft unter dem Schlagwort und als Verantwortungsbereich des Prozessmanagement gesehen.

640 Was ist überhaupt ein Prozess? Prozesse sind jedenfalls nichts Kompliziertes – entgegen verbreiteten Vorurteilen, dass Prozessmanagement eine „Wissenschaft für sich“ sei und nur von Experten beherrscht werden könne. Jeder durchläuft täglich diverse Prozesse, die er mehr oder weniger routiniert bearbeitet oder durchlebt (und die vielleicht auch optimiert werden können). Das fängt morgens schon an, z. B. mit dem Kaffee kochen. Ausgangspunkt ist der noch müde und durstige Mensch, der etwa Folgendes macht: Schrank auf, Filter und Pulver rausholen, in Maschine legen bzw. einfüllen, Wasser in den Tank schütten, Deckel zumachen, anstellen, einige Minuten warten, fertigen Kaffee entnehmen, trinken. Ergebnis: Durst wird gelöscht, Mensch wird wach und ist zufrieden. Die Frage, was ein Prozess ist, kann daher recht einfach beantwortet werden.

> **Definition: Prozess**
>
> Ein Prozess ist eine zielgerichtete Abfolge von einzelnen Tätigkeiten, mit einem Anfangs- und einem Endpunkt sowie einem (hoffentlich wertvollen) Ergebnis. Kurz gesagt: Input – Throughput – Output oder Eingabe – Verarbeitung – Ergebnis.

Diese Basis-Definition ist gültig für alle Prozesse, für private Prozesse wie für Arbeitsprozesse. Visualisiert und grob für ein Gesundheitsunternehmen übersetzt zeigt dies die folgende Abbildung 106. 641

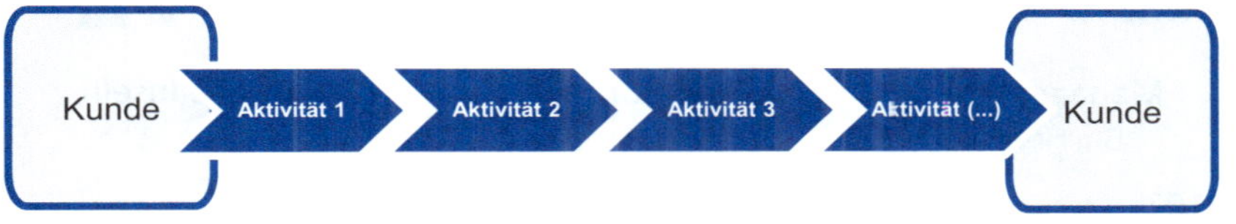

Abb. 106: Definition Prozess
Quelle: Eigene Darstellung.

Prozessmanagement und Prozessoptimierung sind Schlagworte, die in aller Munde und auch für das Gesundheitswesen überhaupt nicht mehr neu sind. Jeder ist ja in berufliche und private Prozesse täglich selbst eingebunden, oft wird dabei auch die Vokabel „Prozess“ unmittelbar im Sprachgebrauch verwendet und einige der Leser waren oder sind sicher auch direkt in Projekte involviert, bei denen es explizit um die Verbesserung bestimmter Prozesse ging/geht, z. B. im Rahmen des Qualitätsmanagements oder des Pfadmanagements (beide haben viele Berührungspunkte zum Thema Prozessmanagement). Mit der Umsetzung „echten“ Prozessmanagements in der Praxis von Gesundheitsunternehmen hapert es aber, sowohl in der Breite wie in der Tiefe. Wesentliche Beweggründe für das Aufkommen und auch den Erfolg von Prozessmanagement waren und sind: 642

- Unternehmen haben ein wachsendes Kostenproblem. Bei näherem Hinsehen insbesondere ein Fixkostenproblem. Sogar große Unternehmen, die doch nach der Theorie eigentlich „Economies of Scale“ (Betriebsgrößenvorteile) realisieren müssten, tun dies nicht mehr. Größe allein bringt also nicht automatisch die gewünschten Verbesserungen. Die Unternehmen müssen selbst etwas aktiv dafür tun, dass Synergiepotentiale auch tatsächlich „gehoben“ werden können.
- Unternehmen sind nicht ausreichend kunden-/bewohnerorientiert, trotz aller gegenteiligen Verlautbarungen. Gerade Gesundheitsunternehmen stehen hier oft in keinem guten Ruf.

- Unternehmen verstehen sich selbst nicht mehr. Es gibt Hierarchiedenken („ich bin der Geschäftsführer“), ausgeprägtes Bereichsdenken („wir von Station I“), Berufsdenken („wir Altenpfleger“), Führungsdefizite und schlechte unternehmensinterne Kommunikation. Daten, Informationen, Wissen und Verhalten sind verstreut und unkoordiniert. Im Ergebnis gibt es nicht das Unternehmen, sondern eher viele Unternehmensinseln (vgl. Abb. 107).

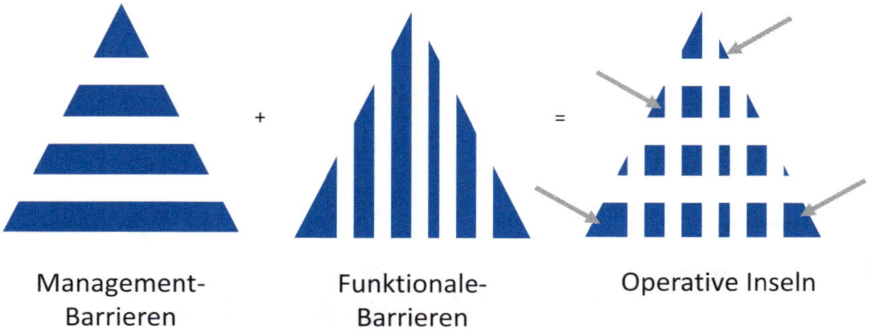

Abb. 107: Organisationsbedingte Unternehmensinseln
Quelle: Eigene Darstellung.

643 Das organisatorische Hauptproblem von Unternehmen sind Schnittstellen oder Nahtstellen. Immer dann, wenn ein Produkt, eine Information oder ein Mensch (insb. ein Bewohner) einen organisatorischen Bereich verlässt und in eine andere organisatorische Zuständigkeit wechselt, besteht die Gefahr von „Brüchen“, d. h. keine, nicht vollständige, falsche oder zu späte „Übergabe“ von Mensch, Produkt und/oder Information. Schnittstellen sind nicht zu vermeiden, jede Organisationsform weist (jeweils andere) Schnittstellen auf. Die Aufgabe besteht also darin, die Übergabepunkte gut zu organisieren und zu koordinieren. Dazu müssen die wichtigsten Schnittstellen zunächst identifiziert werden. Kämmer[149] sieht für Pflegeheime folgende Haupt-Schnittstellen:

644 Zwischen Pflege und Hauswirtschaft, in den Bereichen…

- Lebenswelt- und Wohnraumgestaltung
- Essen und Trinken
- Wäsche pflegen
- Hygiene und Reinigung
- Transportaufgaben

645 Zwischen Pflege und sozialen Diensten, in den Bereichen …

- Alltagsgestaltung, Rehabilitation
- Erhebung der Biografien

149 Kämmer: Sinnvolle Organisationsstrukturen schaffen. In: Kämmer (Hrsg.): Pflegemanagement in Altenpflegeeinrichtungen. 2008, S. 113 f.

- Tagesgestaltung
- soziale Gruppenarbeit

Zwischen Pflege und Verwaltung, in den Bereichen… 646

- Datenerhebung und Datenverwaltung
- Statistik/Formularwesen
- Bestellungen
- Nachlassverwaltung

Zwischen Pflege und Hausärzten, in den Bereichen… 647

- Umsetzung des Nationalen Standards Schmerz
- ärztliche Assistenzleistungen
- Eintragungen in die Dokumentation

Praxisbeispiel: Schnittstellenorganisation zwischen Zentralverwaltung und Heimbereich im Klinikum Wahrendorff
Das Klinikum Wahrendorff besteht aus 65 Gebäuden. Die Pflege und Instandhaltung dieser Gebäude erfolgt durch externe (Reinigung) und interne (Gebäudemanagement) Dienstleister. Wie lässt sich diese Vielzahl der Gebäude in gutem Zustand und gut gereinigt erhalten und dabei ohne großen Aufwand kleine Reparaturen und gesonderte Reinigungen beauftragt werden? Wer sorgt für das schnelle Aufheben von Müll vor dem Haus, wer beauftragt die Reparatur des tropfenden Wasserhahns und das Auswechseln lockerer Gehwegplatten? Wer beurteilt praxisnah die Arbeit der Reinigung und Gärtnerei? All diese Aufgaben inklusive der Berechtigung zur Vergabe von Aufträgen bis 500,- EUR wurde an freiwillige Gebäudepaten übertragen. Diese erhalten als Anerkennung kleine Geschenke (Kinogutscheine) und sind das wichtigste Element an der Schnittstelle Gebäudenutzer und Dienstleister.

Zur Beherrschung der Schnittstellenproblematik sind planvolle Übergabegespräche ein wichtiges Instrument, zwischen zwei Arbeitsschichten einer Abteilung oder zwischen zwei Abteilungen. Dabei ist Folgendes zu beachten[150] : 648

- die verantwortliche Pflegekraft der ablaufenden Schicht leitet die Besprechung
- die PDL achtet durch regelmäßige Teilnahme auf korrekte Durchführung
- die Übergabe orientiert sich an einer Organisationsrichtlinie, einem Standard
- es ist dafür zu sorgen, dass die Übergabe ungestört erfolgt (dringende Bewohnerprobleme dürfen Vorrang haben)
- die Übergabe erfolgt mit Hilfe der Pflegedokumentation
- es werden Informationen über geführte Gespräche mit Angehörigen, Ärzten, anderen Bewohnern etc. weitergegeben
- die Übergabe wird protokolliert, mit Datum, Teilnehmer, Dauer, Themen etc. (das muss schon aus rechtlichen Gründen der Nachvollziehbarkeit geschehen)

150 Kämmer/Bruns-Waigand/Neidhard: Kommunikationsprozesse gestalten. In: Kämmer (Hrsg.): Pflegemanagement in Altenpflegeeinrichtungen. 2008, S. 407.

649 Ein weiteres klassisches Instrument zur Überwindung der Schnittstellenproblematik sind **Dienstbesprechungen**, z. B.[151] :

- Leitungssitzung des oberen Managements (z. B. aller Heimleiter des Unternehmens)
- Fallbesprechung (z. B. zwischen Pflegeleitung und Arzt, zwischen Wohnbereichs- und Pflegeleitung)
- Mitarbeiterbesprechung (z. B. zwischen allen Pflegern einer Station unter Moderation der Stationsleitung)

650 Viele weitere Besprechungstypen existieren. Ziel sollte sein, so viele Besprechungen wie nötig und so wenige wie möglich formal vorzusehen. Gerade Führungskräfte klagen über ein Übermaß an Besprechungen und Sitzungen und im Ergebnis über zu wenig Zeit für die „eigentliche Arbeit". Oft liegt es aber auch an der Ineffizienz der Sitzungsorganisation. Für beides einen guten Weg zu finden, richtige Anzahl und Art der Dienstbesprechungen und gute Ablauforganisation der Dienstbesprechung, ist eine wichtige Managementaufgabe.

651 Prozessmanagement hat zum Ziel, (Organisations-)Probleme zu lösen. Und wenn die Probleme groß sind, sagt schon der gesunde Menschenverstand, dass dies ohne spürbare Veränderungen nicht zu haben ist. Für den Einzelnen heißt das z. B. neue Abläufe und Aufgaben zu erlernen, vielleicht mit neuen Kollegen zusammen zu arbeiten, letztlich vielleicht auch in einer anderen Abteilung und mit einem anderen Chef.

652 Veränderungen werden von der Mehrzahl der Menschen als unangenehm oder negativ empfunden. Neues wird eher abgelehnt und skeptisch betrachtet, aber nicht freiwillig angenommen. Widerstände entwickeln sich, die meist nur implizit artikuliert und daher vom Management zunächst nicht erkannt werden (vgl. Abb. 108). Sachargumente werden oft nur vorgeschoben, die eigentlichen Ursachen sind aber andere und werden nicht offen kommuniziert[152].

653 Prozessmanagement kann also nur Erfolg haben, wenn die Menschen mitgenommen und aktiv einbezogen werden. Das wiederum setzt zumindest ein gewisses Maß an Veränderungsbereitschaft bei den Mitarbeitern voraus, was auch aktiv gefördert werden kann (und sollte). Diese Grundsäulen des Prozessmanagement sind in der Abbildung 109 dargestellt.

---

151 Kämmer/Bruns-Waigand/Neidhard: Kommunikationsprozesse gestalten. In: Kämmer (Hrsg.): Pflegemanagement in Altenpflegeeinrichtungen. 2008, S. 409.

152 Rosenthal/Wagner: Organisationsentwicklung und Projektmanagement im Gesundheitswesen. Grundlagen – Methoden – Fallstudien. 2004, S. 206 ff.

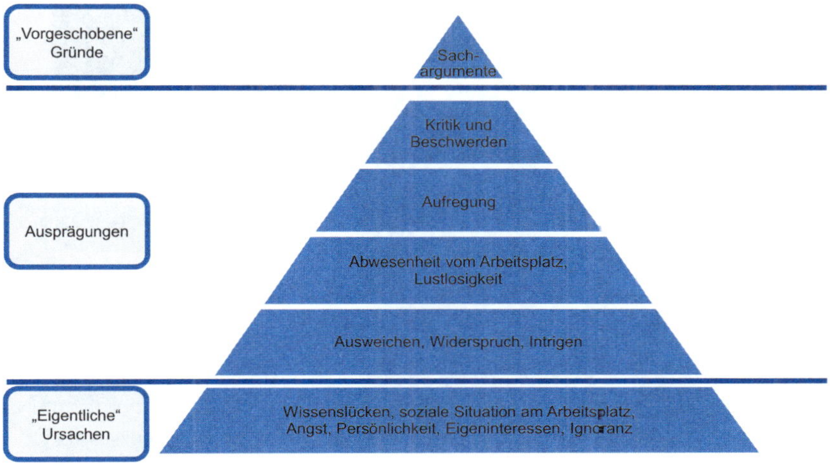

Abb. 108: Ebenen des Widerstands

Quelle: Eigene Darstellung, vgl. Mohr/Woehe: Widerstand erfolgreich managen. Professionelle Kommunikation in Veränderungsprojekten. 1998, S. 39.

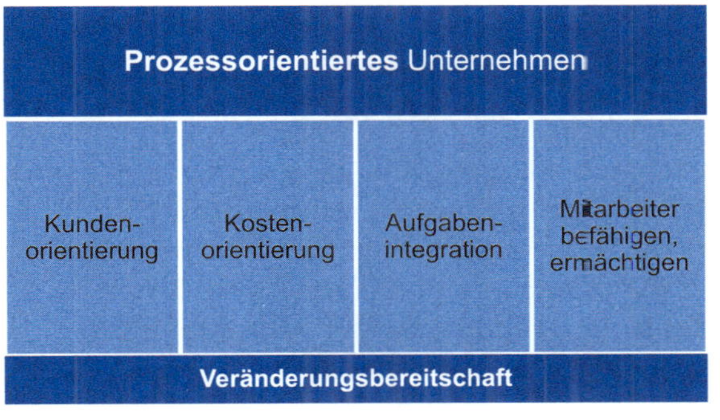

Abb. 109: Säulen des Prozessmanagements

Quelle: Eigene Darstellung.

Gesundheitsunternehmen und Pflegeheime sind klassischer Weise funktional gegliedert, z. B. Bewohneraufnahme, einzelne pflegerische Fachdienstleistungen, Küche/Speisenversorgung, Wäscheservice etc. Prozesse durchlaufen im Unternehmen aber regelmäßig mehrere Abteilungen. Der funktionale organisatorische Aufbau korrespondiert also nicht mit den durchzuführenden Prozessen. Die folgende Abbildung 110 zeigt dies schematisch. 654

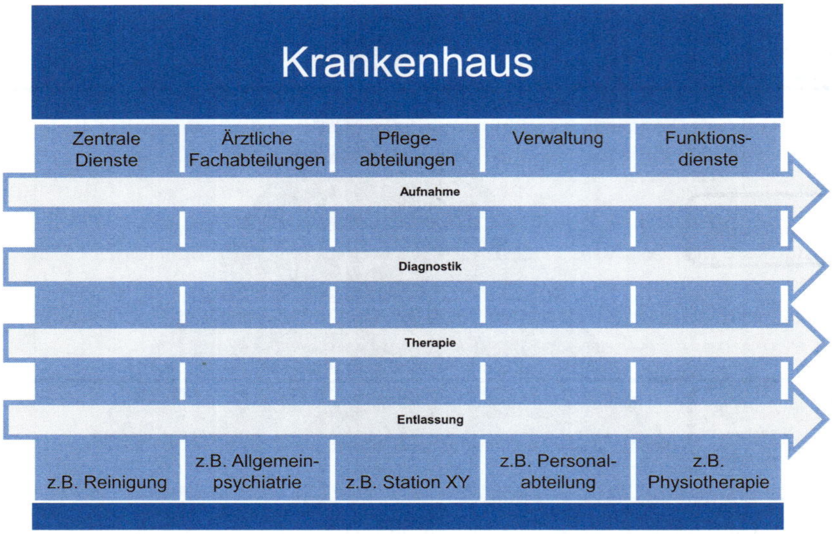

Abb. 110: Prozesse versus Funktionalorganisation am Beispiel eines Krankenhauses
Quelle: Eigene Darstellung.

655 Im Ergebnis dieser Inhomogenität entstehen im praktischen Alltag vielfältige **Probleme**. Am Beispiel eines psychiatrischen Krankenhauses wären u. a. zu nennen:

- Zu lange Wartezeiten von Patienten, aber auch von Mitarbeitern, die auf die Zuarbeit anderer Fachabteilungen angewiesen sind
- Hohe Kosten durch Doppelarbeiten (z. B. Mehrfachuntersuchungen) und Leerstand von Kapazitäten (z. B. unausgelastete Betten)
- Behandlungsfehler aufgrund schlechter Abstimmungen
- Unzufriedenheit von Patienten oder Angehörigen
- Unzufriedenheit von Mitarbeitern

656 Pantenburg resümiert nach seinen Ausführungen zu organisatorischen Strukturen von Krankenhäusern wie folgt:

Leitlinien der Organisationsgestaltung:
„Verfolgt man bei der Organisationsgestaltung den Gedanken einer Markt- und Kundenorientierung konsequent weiter, so muss man zwangsläufig die herkömmlichen Organisationsmuster einer berufsständischen Hierarchie in Frage stellen und Wege zu einem integrativen, interdisziplinären Organisationsansatz bahnen, der einzig und allein den Kunden, den Markt und die Geschäftsprozesse in den Mittelpunkt der Betrachtungen stellt.“[153]

---

153 Pantenburg: Unternehmensmanagement aus institutioneller Sicht. In: Eichhorn/Seelos/Graf Schulenburg (Hrsg.): Krankenhausmanagement. 2000, S. 124.

Ziele und Vorgehensweise im Prozessmanagement

Ziel des Prozessmanagements ist es, die skizzierten Probleme zu lösen. Diese globale und noch nicht greifbare Zielsetzung muss konkretisiert werden. D. h., es müssen Teilziele definiert werden, die aus den in der Abbildung 111 beschriebenen zentralen **Zielkategorien Zeit, Qualität und Kosten** abgeleitet werden. Im Ergebnis ist es möglich, den „Spagat" zu schaffen, d. h. die Qualität der pflegerischen Leistung zu erhöhen und gleichzeitig die Kosten zu senken sowie die Wirtschaftlichkeit der Leistungserstellung zu verbessern. Wichtig ist dabei das Mitnehmen der Führungskräfte und Mitarbeiter, denn ohne „Mitarbeiterzufriedenheit" gibt es auch keine Bewohner- und Kundenzufriedenheit und letztlich nicht die gewünschte wirtschaftliche Verbesserung. 657

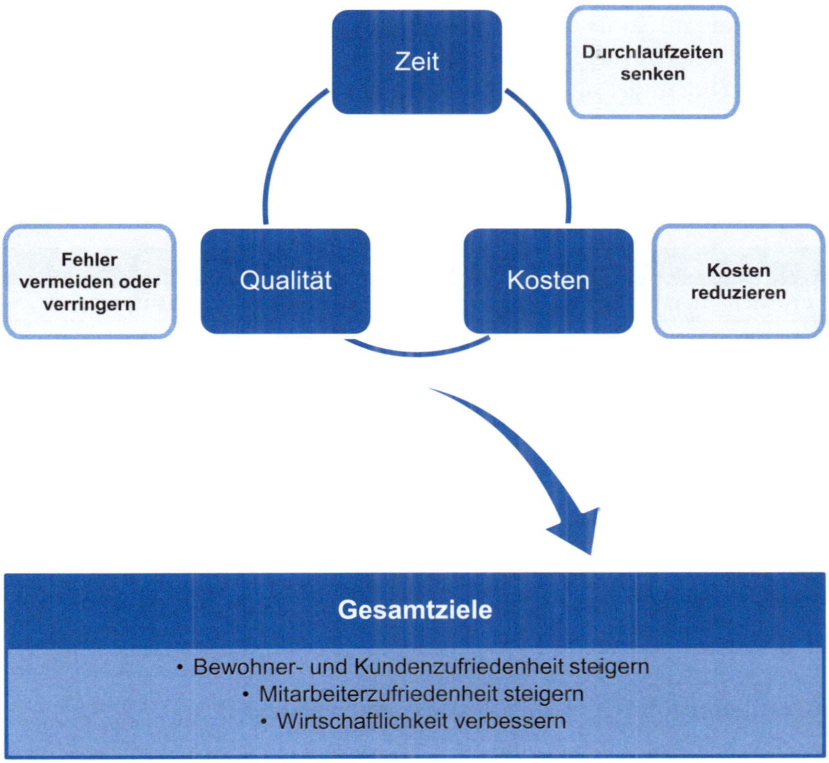

Abb. 111: Ziele des Prozessmanagements
Quelle: Eigene Darstellung.

Prozesse berühren nicht nur innerhalb des Pflegeunternehmens verschiedene Abteilungen, sie haben auch regelmäßig Schnittstellen zu externen Partnern wie Ärzten, Krankenhäusern, Pflegestützpunkten oder Pflegekassen. Bewusst steht daher in der Abbildung „Bewohner- und Kundenzufriedenheit steigern" an 658 oberster Stelle. Diese „Kunden“ sind in vielfältiger Weise mit den im Pflegeheim ablaufenden Prozessen verzahnt und tragen – als externe Faktoren – auch zum Prozessergebnis wesentlich bei. Im Gegensatz zur Industrie ist die hohe Bedeutung des externen Faktors (insbesondere der Bewohner selbst, aber auch die der verschiedenen anderen Kundengruppen) bei der Leistungserstellung ein besonderes Erschwernis, das hohe Anforderungen an die Optimierung von Prozessen stellt.

659 Was sollte ein Pflegeunternehmen tun, wenn es sich diesem Thema widmen und die eigenen Prozesse verbessern wollte? In der Regel werden Prozessoptimierungen in Projektform bearbeitet. Sicher sind ganz unterschiedliche Projektformulierungen denkbar, von der gezielten Optimierung eines bestimmten Teilprozesses (z. B. des abteilungsübergreifenden Bewohnerdatenmanagements) bis hin zur radikalen Reorganisation „auffälliger“ Abteilungen oder eines ganzen Hauses mit allen dazugehörigen Aufgaben. Die folgende Tabelle 70 zeigt ein Vorgehensschema in sechs Stufen, das als Vorlage für unterschiedlich breite und tiefe Prozessmanagementansätze verwendet werden kann[154].

Tab. 70: Vorgehensweise im Prozessmanagement
Quelle: Eigene Darstellung.

Prozessschritt	Beschreibung
1. Prozessdefinition	Erkennen und Benennen der Geschäftsprozesse
2. Prozessmessung	Messung der tatsächlichen IST-Prozessleistung
3. Prozessanalyse und -optimierung	Analyse der Messergebnisse und Erarbeiten von Verbesserungsmaßnahmen
4. Organisationsanpassung	Planung von organisatorischen und strukturellen Änderungen
5. Prozessumsetzung	Umsetzungsplanung und tatsächliche Durchführung der Umsetzung
6. Prozesscontrolling	Kontinuierliche Analyse und Verbesserung der Prozesse im Rahmen des Prozessmanagements

1. Prozessdefinition (Gib jedem Prozess einen Namen!)

660 Jeder Mensch hat einen eigenen Namen. So kann man ihn identifizieren und sich um ihn kümmern. Daher sollte man auch Prozessen Namen geben. Zunächst ist die Prozessstruktur zu definieren. Für die verschiedenen Prozessarten auf den unterschiedlichen Betrachtungsebenen werden unterschiedliche Namen verwendet, eine typische Nomenklatur zeigt die folgende Abbildung 112. Jedes Unternehmen sollte sich seine spezifische „Prozesslandkarte“ definieren.

154 Vgl. Strohhecker/Gerberich: Geschäftsprozesse optimieren. RKW-Leitfaden. 2002.

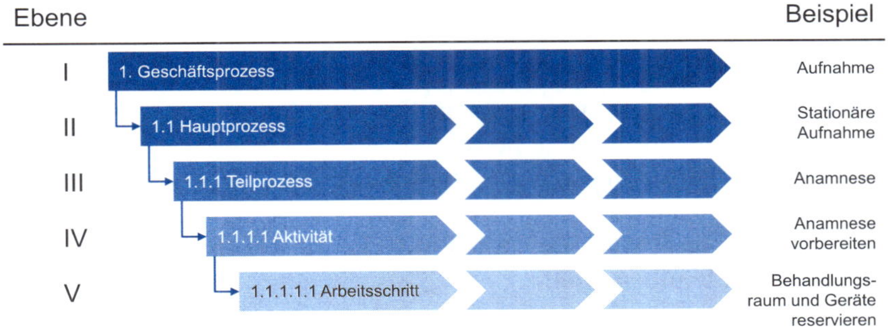

Abb. 112: Prozesshierarchie und Nomenklatur
Quelle: Eigene Darstellung.

Typische Schritte eines Aufnahmeprozesses wären z. B.: Bewohner meldet sich beim zentralen Empfang, Bewohner wird zur Aufnahme weitergeleitet, Basisdaten des Bewohners werden erfasst, Bewohner wird grundsätzlich über das weitere Procedere informiert, dem Bewohner wird der Weg zu seinem künftigen Zimmer beschrieben, Bewohner geht mit Hilfe eines Angehörigen und eines Pflegers dorthin, Bewohner wird dort begrüßt und zum geplanten Tagesablauf informiert, Bewohner wird in sein Zimmer geleitet und dort eingeführt, Bewohner packt seine Sachen aus etc. 661

Ein derartiger Ablauf muss zunächst in eine systematische Prozessbeschreibung „übersetzt" werden. Dabei ist auch grundsätzlich zu unterscheiden zwischen 662

- Kernprozessen
- Unterstützungsprozessen

Kernprozesse bilden die zentrale Leistungserbringung gegenüber Bewohnern oder Kunden ab, also z. B. die Aufnahme, Therapiekonzepte und Pflegetätigkeiten. Sie werden auch als primäre Prozesse oder als die eigentlich wertschöpfenden Prozesse bezeichnet. **Unterstützungs- oder Supportprozesse** helfen, diese Kernprozesse zu erbringen, es sind interne Dienstleistungen wie Schreibarbeiten, Reinigungsarbeiten, IT-Unterstützung oder die Schulung von Mitarbeitern. Sie werden auch als sekundäre oder nicht wertschöpfende Prozesse bezeichnet. Das darf nicht abwertend interpretiert werden, denn ohne diese Unterstützungsprozesse können die Kernprozesse gar nicht erbracht werden. 663

2. Prozessmessung (Messe das Prozessergebnis!)

Das Prozessergebnis soll verbessert werden, daher bedarf es eines Maßstabes, um zunächst das Ist-Prozessergebnis auch feststellen zu können. Für jeden Prozess sind daher klare Indikatoren zu definieren, was sicher nicht immer ganz einfach ist. Es können auch mehrere Maßstäbe parallel festgelegt werden, um den verschiedenen Dimensionen des Ergebnisses besser gerecht werden zu können, z. B.: 664

- Anzahl der Komplikationen/Abweichungen vom erwarteten Soll pro 100 Fälle
- Sturzquote
- subjektives Schmerzempfinden gemäß Bewohnerbefragung
- durchschnittliche Pflegezeit je Bewohner
- Material- und Personalkosten je Pflegefall in Euro

3. Prozessanalyse und -optimierung (Entdecke die Hauptprobleme und entwickle dafür Problemlösungen!)

665 Die systematische Auswertung der Messergebnisse zeigt die bestehenden Probleme mit ihren unterschiedlichen Schweregraden auf. Daraus ist ggf. dringender Handlungsbedarf und eine Priorisierung besonders wichtiger Prozessoptimierungen abzuleiten. Es ist sehr empfehlenswert, die konkrete Projektdetailplanung erst mit Blick auf die (vorher nicht bekannten) Analyseergebnisse festzulegen. Im Normalfall wird daher ein Treffen der Projektleitung mit dem Management/in größeren Projekten eine Lenkungsausschusssitzung mit dem Management einberufen, um nach Vorliegen des „Befundes“ gemeinsam über Optimierungsziele und die Details der künftigen Optimierungsarbeit zu entscheiden. Alle fokussierten Problemprozesse sind dann auf Verbesserungsmöglichkeiten hin abzuklopfen und im Ergebnis sind konkrete Maßnahmen zur Problemlösung vorzuschlagen. Typische Verbesserungsansätze sind in der Tabelle 71 skizziert.

Tab. 71: Typische Optimierungsmaßnahmen im Prozessmanagement

Quelle: Eigene Darstellung, vgl. Strohhecker/Gerberich: Geschäftsprozesse optimieren. RKW-Leitfaden. 2002.

Kompetenzerweiterungen Beispiel: Den Mitarbeitern mehr dezentrale Entscheidungskompetenz einräumen, um die Durchlaufzeiten zu erhöhen.
Abbau von Hierarchien Beispiel: Führungsstellen mit nur minimaler Führungsspanne (sehr geringe Anzahl Mitarbeiter) auflösen.
Vermeiden von Schleifen und Rücksprüngen im Prozess Beispiel: Einmal begonnene Arbeitsschritte möglichst gleich finalisieren und abschließen.
Reduzierung der Anzahl der Arbeitsschritte Beispiel: Prüf- und Kontrollvorgänge sofort mit erledigen (automatisiert).
Weglassen von Vorgängen Beispiel: Doppelarbeiten unterschiedlicher Mitarbeiter/Abteilungen, unnütze Prüfungen.
Zusammenfassen von ehemals getrennt bearbeiteten Vorgängen in einer Abteilung
Parallelisierung von Aufgaben, um Durchlaufzeiten zu verringern Beispiel: Durch zentrale elektronische Datendokumentation gleichzeitiges Zugreifen auf Bewohnerdaten ermöglichen.
Standardisierung Beispiel: Abschaffung kleiner individueller Bearbeitungsvarianten, die nicht ergebnisrelevant sind.

Automatisierung Beispiel: Einscannen von Dokumenten statt manueller Bearbeitung.
Abbau dezentraler Bestände Beispiel: Durch Zentralisierung der Lagerwirtschaft beim medizinischen und nichtmedizinischen Bedarf.

4. Organisationsanpassung (Passe die Organisation an die Prozesse an und nicht umgekehrt!)

Optimierte Prozesse und alte Strukturen passen selten zusammen. Daher ist die Organisation des Unternehmens anzupassen, z. B.: **666**

- Einführung neuer Arbeitsabläufe
- Veränderte Teamzusammensetzung
- Einführung neuer Stellen (z. B. Servicemanager)
- Zusammenlegung bestehender Abteilungen
- Auflösung bestehender Abteilungen (z. B. Outsourcing zentraler Dienste wie Wäscherei)
- Neue verpflichtende Kommunikations- und Dokumentationsregeln
- Veränderte Zusammenarbeit mit ambulanten Pflegedienstleistern

Wie radikal bzw. mutig der Reorganisationsansatz sein sollte, ist die „Gretchenfrage" des Prozessmanagements. Soll es eher um die Verbesserung existierender Prozesse gehen, ohne dass Rahmenbedingungen stärker hinterfragt oder gar verändert werden? Oder ist Ziel eine echte Reorganisation der Prozesse, bei der ggf. auch vor radikalen Einschnitten nicht Halt gemacht wird? Eine Kurzbeschreibung dieser Alternativen zeigt die Tabelle 72. **667**

Tab. 72: Moderate Prozessverbesserung versus echte Prozessreorganisation
Quelle: Eigene Darstellung.

moderate Prozessverbesserung	echte Prozessreorganisation
Effizienz → die Dinge richtig machen	Effektivität → die richtigen Dinge machen
Rahmenbedingungen und Strukturen bleiben erhalten	Radikales Infragestellen der alten Strukturen
Moderate Veränderungen einzelner Teilprozesse	Umfassende und grundsätzliche Änderung der Prozesse
Keine explizite Marktorientierung, sondern Orientierung an internen Zielen und Anforderungen	Aktive Ausrichtung an den Markterfordernissen (z. B. Bewohner- und Kundenbedürfnisse)
Misserfolgsrisiko gering	Misserfolgsrisiko hoch
Chancen und Verbesserungspotential gering	Chancen und Verbesserungspotential hoch

Es wird deutlich, dass Chancen und Risiken jeweils gleich hoch oder gleich gering sind. Es ist daher auch eine Frage des Mutes und der Risikobereitschaft des Ma- **668** nagements, welcher Weg gegangen wird. Klar ist, dass es spürbare Verbesserungen nicht ohne Risiko gibt.

5. Prozessumsetzung (Erkenne Widerstände und investiere Zeit, um prozessorientiertes Denken zu verankern!)

669 Die oft schwierigste Phase ist die Umsetzung. Das Prozessoptimierungsprojekt steht kurz vor dem Ende und die breite Beteiligung vieler zuvor nicht unmittelbar in das Projekt eingebundener Kollegen ist zu meistern. Wenn allerdings in den vorangegangenen Phasen alle Mitarbeitergruppen adäquat einbezogen wurden, sind gute Voraussetzungen für eine erfolgreiche Umsetzung gegeben. Neben den unmittelbaren prozessbezogenen Umsetzungszielen geht es auch darum, die „Prozessdenke" und den damit verbundenen Nutzen zu kommunizieren und zu verankern. Für die Umsetzung gibt es grundsätzlich zwei Strategien:

- Big-Bang
- Step-by-Step

670 Entweder die neuen Prozesse (= Ablauforganisation) und die neuen Strukturen (= Aufbauorganisation) werden gleichzeitig und in allen betroffenen Bereichen eingeführt (Big-Bang) oder der Roll-out geht sukzessive vor, erst neue Prozesse einführen und dann die Strukturänderungen vornehmen oder umgekehrt. Oder die Änderungen werden zunächst in einer Pilotabteilung umgesetzt, bevor dann sukzessive alle anderen Abteilungen umgestellt werden. Die Vor- und Nachteile der verschiedenen Umsetzungsalternativen können natürlich nur im konkreten Einzelfall abgewogen werden, um die optimale Umsetzungsstrategie zu finden.

6. Prozesscontrolling (Begreife Prozessmanagement als permanente Aufgabe!)

671 Der letzte Schritt ist, die Etablierung eines kontinuierlichen Prozessmanagements anzustoßen, mit den typischen Teilaufgaben:

- Kontrollieren, ob die Prozessziele wie geplant erreicht werden
- Neue Anpassungs- und Verbesserungsmaßnahmen anstoßen (soweit erforderlich)
- Maßnahmen umsetzen
- Begleitende Maßnahmen planen und umsetzen (etwa Schulungs- und Qualifizierungsmaßnahmen)

672 Die Kurzbeschreibung zur Vorgehensweise hat gezeigt, dass betriebliche Strukturen idealer Weise an Prozesse anzupassen sind und nicht umgekehrt. Also erst die Prozesse definieren und dann die Aufbaustruktur und die Arbeitsabläufe festlegen. Allerdings hat jedes Unternehmen eine bestehende Struktur und Organisation und lebt in dieser, so dass Prozessmanagement faktisch eigentlich immer Reorganisation bedeutet.

Ausgangspunkt für die Festlegung von Prozesszielen ist der Markt. Anforderungen von Bewohnern und Kunden, Stärken und Schwächen gegenüber wichtigen Konkurrenten, regional gegebene Marktpotentiale etc. sind die Rahmenbedingungen, die das Unternehmen kennen und die es berücksichtigen sollte. Dies tut es mit seiner Strategie, die Ausdruck der langfristig gewollten Marktbearbeitung ist. **Effiziente** Prozesse zu definieren ist sicher die Kernaufgabe des Prozessmanagements. Vorgelagert bzw. damit verbunden ist die **Effektivität** zu beurteilen, d. h. die Frage zu beantworten, ob das Unternehmen überhaupt das Richtige tut, ob die Strategie stimmt. Nachgelagert und ebenfalls damit verbunden ist die Frage, mit welchen geeigneten Strukturen die definierten Prozessziele am besten zu erreichen sind. Wie stark diese vor- und nachgelagerten Fragestellungen auch im Rahmen des Prozessmanagements mit behandelt werden (sollten), ist sicher individuell sehr unterschiedlich zu beantworten, eine pauschale Empfehlung ist schwierig. Wichtig wäre pragmatisch gesehen, dass es überhaupt zu einer Verzahnung und einem Abgleich von Strategie, Prozessen und Organisation kommt, wo auch immer das angesiedelt ist. Die Gesamteinordnung von Prozessmanagement bringt die Abbildung 113 zum Ausdruck. 673

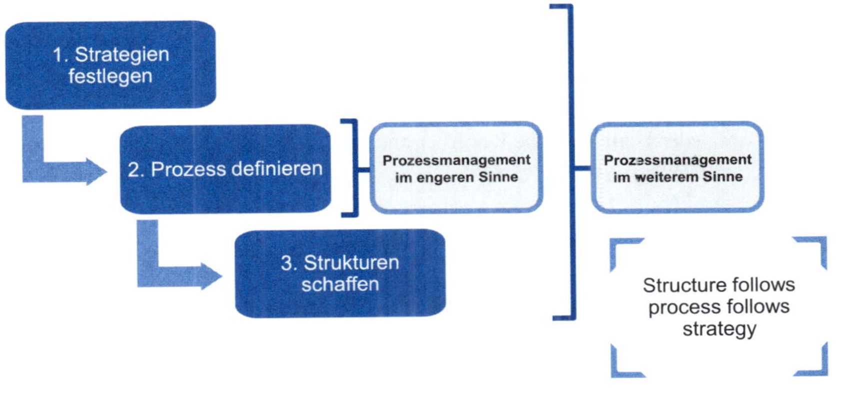

Abb. 113: Gesamteinordnung von Prozessmanagement
Quelle: Eigene Darstellung.

Abschließend seien wesentliche Erfolgsfaktoren des Prozessmanagements aufgezählt (vgl. Tab. 73). 674

Prozessoptimierungen werden regelmäßig in Form zeitlich befristeter Projekte erarbeitet. Das explizite Nennen eines Erfolgsfaktors „professionelles Projektmanagement“ zeigt die Bedeutung, deutet aber auch die noch großen Defizite an, die Gesundheitsunternehmen hier haben. 675

Tab. 73: Erfolgsfaktoren im Prozessmanagement

Quelle: Eigene Darstellung, vgl. Strohhecker/Gerberich: Geschäftsprozesse optimieren. RKW-Leitfaden. 2002.

→ Das TOP-Management stößt die Prozessreorganisation an und begleitet sie persönlich und aktiv.
→ Es wird ein ausreichend visionärer Ansatz gewählt, der die Anforderungen des Marktes berücksichtigt und langfristig orientiert ist.
→ Es wird Zeit und Geld für eine intensive Information und Kommunikation insbesondere im Innenverhältnis gegenüber Führungskräften und Mitarbeitern investiert.
→ Das Pareto-Prinzip wird beachtet, d. h. kein Vollständigkeitsanspruch erhoben (ggf. mit ausgewählten Prozessen zunächst beginnen und bei den einzelnen Prozesszielen nicht sofort nur die perfekte Lösung anstreben).
→ Es existiert ein professionelles Projektmanagement.

Praxisbeispiel: Prozessreorganisation – Bewerbermanagement im Klinikum Wahrendorff
Alter Prozess:
Früher bewarben sich Mitarbeiter bei den verschiedenen Heimleitern um eine neue Stelle. Bei 9 Heimleitern mit je rund 100 Heimplätzen konnte so der Heimleiter seinen für ihn passenden neuen Mitarbeiter auswählen. Etliche Bewerber bewarben sich jedoch bei mehreren Heimleitern gleichzeitig und einige Heimleiter hatten einen großen Stapel Bewerbungen auf dem Tisch während andere wenig Bewerber hatten. Wenn dann jemand vom Stapel genommen wurde hatte dieser evtl. zwischenzeitlich schon andere Arbeit gefunden.
Neuer Prozess:
Alle Bewerbungen gehen in einen EDV-basierten Bewerberpool. Wird die Wunschstelle nicht erreicht, so kann jeder Heimleiter die Bewerber ansprechen. Erfolgreiche Einstellungen werden aus dem Pool entfernt.

5 Unterstützungsprozesse in der stationären Pflege

5.1 Buchführung und Jahresabschluss

676 Unternehmen aus der Gesundheitswirtschaft sehen sich immer komplexer werdenden Informationsanforderungen ausgesetzt: neue Gesetze, Verordnungen und Vertragsstrukturen mit neuen Abrechnungs- und Entgeltsystemen sorgen von außen regelmäßig für Anpassungsdruck. Andererseits zwingt die oft schwierige wirtschaftliche Gesamtsituation insbesondere Pflegeunternehmen auch von innen zu einem sehr kostenbewussten und leistungsbewussten Handeln, woraus sich weitergehende Informationsanforderungen ableiten. Das Management benötigt also extern oder intern motiviert eine Fülle an entscheidungsrelevanten Informationen. Zentrale Informationsquelle hierfür ist das Rechnungswesen.

677 Für die meisten im Gesundheitswesen tätigen Menschen sind Themen wie Buchführung, Kostenstellenrechnung oder Kostenträgerkalkulation eher uninteressant. Sich damit auseinander zu setzen war gewiss nicht ihre Hauptmotivation bei Ergreifung des Berufs. Andererseits: „Wissen ist Macht" und Erfolg in der Arbeit und im Beruf setzt neben Faktenwissen auch Grundlagenkenntnisse darüber voraus, welche Informationsquellen existieren und wie neues Wissen generiert

werden kann. Lassen Sie sich also ein auf dieses trocken erscheinende Thema und nutzen Sie es für sich.

„Welchen Überblick verschafft uns nicht die Ordnung in der wir unsere Geschäfte führen. Sie lässt uns jederzeit das Ganze überschauen, ohne dass wir nötig hätten, uns durch das Einzelne verwirren zu lassen. Welche Vorteile gewährt die doppelte Buchhaltung dem Kaufmanne. Es ist ***eine der schönsten Erfindungen des menschlichen Geistes****, und ein jeder guter Haushalter sollte sie in seiner Wirtschaft einführen."*

Wert der Buchhaltung nach Johann Wolfgang von Goethe[155].

Nachfolgend werden die Grundlagen des Rechnungswesens, der Buchführung und des Jahresabschlusses kompakt erläutert und am Ende wird kurz auf die spezifischen Rahmenbedingungen für stationäre Pflegeeinrichtungen eingegangen. **678**

5.1.1 Grundlagen

Buchführung und Jahresabschluss sind elementare Aufgaben, die unter dem Oberbegriff Rechnungswesen zusammenzufassen und von jedem Unternehmen wahrzunehmen sind. **679**

> **Definition: Rechnungswesen**[156]
>
> Das betriebliche Rechnungswesen dient der mengen- und wertmäßigen Erfassung, Aufbereitung, Verarbeitung und Dokumentation aller Vorgänge und Zustände im gesamten Unternehmen. Es soll die relevanten Beziehungen innerhalb des Unternehmens und zur Unternehmensumwelt abbilden und dem Management in geeigneter Form Informationen zur Verfügung stellen, um die Existenz des Unternehmens zu sichern.

Die aus dieser Basisdefinition abgeleiteten Hauptaufgaben des Rechnungswesens gegenüber externen und internen Zielgruppen sind in der Abbildung 114 genannt. **680**

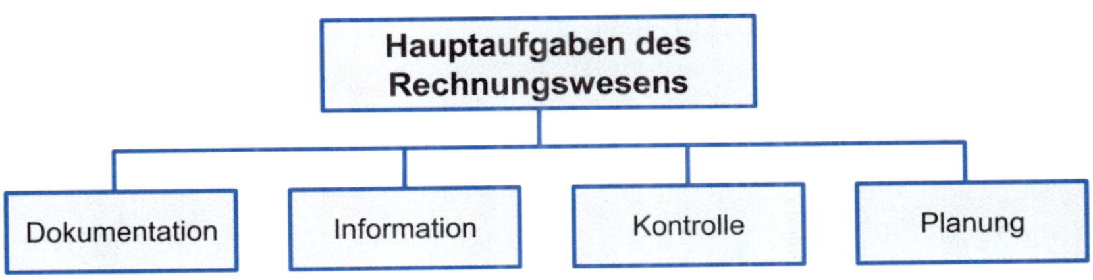

Abb. 114: Hauptaufgaben des Rechnungswesens
Quelle: Eigene Darstellung.

155 Diesen Hinweis auf Goethe habe ich meinem geschätzten Kollegen Professor Dr. Klaus Kairies zu verdanken, der das Fachgebiet Buchführung an der Fakultät IV der Hochschule Hannover mit sehr viel Engagement vertritt.

156 Vgl. z. B. Olfert: Kostenrechnung. 2008, S. 22.

681 Die **Dokumentationsfunktion** umfasst die zeitliche und sachliche Erfassung aller Bestände und Geschäftsvorfälle auf Basis von Belegen, damit Veränderungen in der Vermögens- und Kapitalstruktur deutlich werden. Grundlegend verantwortlich hierfür ist die Buchhaltung.

682 Die **Informationsfunktion** baut darauf auf. Sie umfasst das Liefern entscheidungsrelevanter Daten für die oberste Unternehmensführung und nachgelagerte Führungsebenen sowie die Erfüllung gesetzlicher Berichtspflichten für externe Interessengruppen z. B. gegenüber dem Finanzamt oder Kreditgebern. Grundlegende Informationen über die Vermögens- und Kapitallage des Unternehmens liefert der Jahresabschluss.

683 Die **Überwachungs- oder Kontrollfunktion** des Rechnungswesens dient der Umsetzung der Managementaufgaben auf allen Hierarchieebenen. Hauptziel ist die Überwachung der Liquidität und die Sicherstellung der Wirtschaftlichkeit des Unternehmens insgesamt. Liquidität ist die Fähigkeit eines Unternehmens, seine Verbindlichkeiten fristgerecht und uneingeschränkt begleichen zu können. Die Informationen aus dem externen Rechnungswesen reichen dafür aber nicht aus, so dass eine interne Kosten- und Leistungsrechnung bzw. ein betriebliches Controlling erforderlich sind.

684 Ebenfalls eine zentrale Managementaufgabe ist die **Planung**. Für z. B. Geräteanschaffungen, Gebäudemodernisierungen oder eine angepasste Personalbesetzungsplanung auf Basis neuer Arbeitszeitregelungen sind Informationen aus dem Rechnungswesen zwingend erforderlich.

685 Um diesen vielfältigen Aufgaben nachzukommen, haben sich spezifische Teilbereiche des Rechnungswesens herausgebildet. Grundsätzlich wird dabei zwischen dem externen und dem internen Rechnungswesen unterschieden (vgl. Abb. 115).

686 Die Hauptunterschiede zwischen dem externen und dem internen Rechnungswesen sind in der Tabelle 74 skizziert.

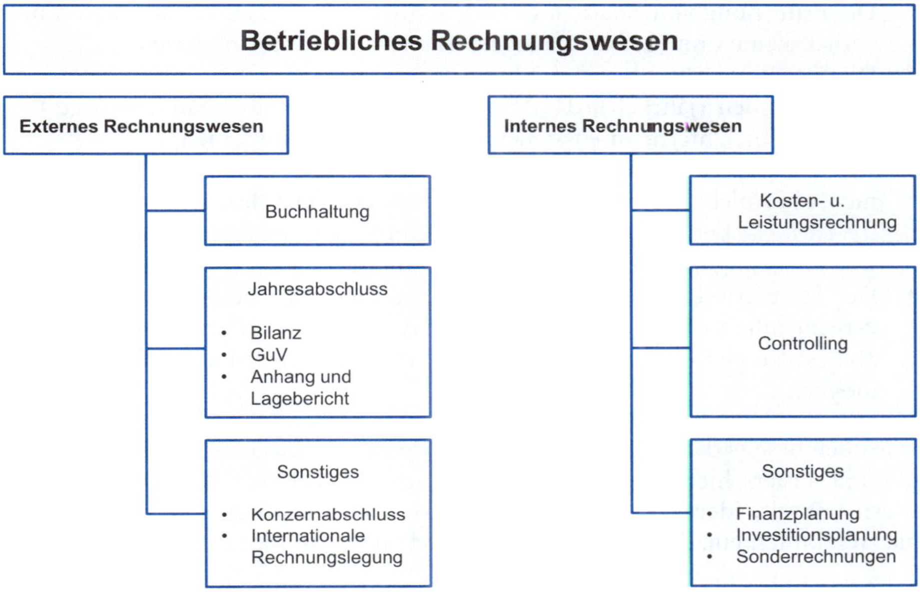

Abb. 115: Struktur des Rechnungswesens
Quelle: Eigene Darstellung.

Tab. 74: Hauptunterschiede zwischen dem externen und dem internen Rechnungswesen
Quelle: Eigene Darstellung.

	Externes Rechnungswesen	**Internes Rechnungswesen**
Zielgruppe	Externe Adressaten (z. B. Finanzamt, Sozialministerium, MDK)	Interne Adressaten (z. B. Inhaber, Heimleiter, Küchenchef)
Ziel	Erfüllung der gesetzlich vorgegebenen Rechenschaftslegung	Erfüllung zentraler Managementaufgaben wie Planung und Controlling
Vorschriften	Handelsrecht, Steuerrecht, branchenspezifische Gesetze und Verordnungen zur Buchführung in der Pflege, internationale Vorschriften (z. B. IFRS)	Weitestgehend interne Regelungen
Rechnungsgrößen	Aufwand und Ertrag	Kosten und Leistungen

Unternehmen sind grundsätzlich nicht gezwungen, eine über die gesetzlichen Anforderungen hinausgehende Kostenrechnung oder ein Controlling aufzubauen und zu unterhalten. Wichtige Gründe sprechen aber dafür, dies dennoch freiwillig zu tun: 687

- Die Ermittlung von Bilanz und GuV richtet sich an externe Adressaten und enthält keine unmittelbar managementrelevanten Informationen.
- Die Informationen über den Jahreserfolg kommen zu spät und in zu großen Zeitabständen (jährlich), das Management benötigt aber kürzerfristige Unterlagen zur Unternehmenssteuerung (mindestens monatlich).
- Die Erfolgsquellen sind nicht erkennbar, da i. d. R. auf das Gesamtunternehmen, aber nicht auf einzelne Unternehmensbereiche Bezug genommen wird (so ist nicht bekannt, ob z. B. eine Abteilung oder eine am Markt erbrachte Dienstleistung überhaupt Gewinne einbringt).
- Der Jahreserfolg wird als Ist-Rechnung angelegt (die Finanzbuchhaltung ist vergangenheitsorientiert); ohne Sollwerte (zukunftsorientiert) und einen Soll-Ist-Vergleich ist eine wirksame Wirtschaftlichkeitskontrolle aber nicht möglich.

688 Wie oben bereits dargestellt, arbeiten das externe und das interne Rechnungswesen mit unterschiedlichen Rechengrößen, die hinsichtlich ihrer tatsächlichen Werte teilweise identisch sind und sich teilweise aber deutlich unterscheiden. Die hier relevanten einzelnen Begriffspaare aus dem Rechnungswesen sind:

- **Auszahlung/Einzahlung** (betrifft: Kasse und Sichtguthaben wie Girokonto, also die liquiden Mittel des Unternehmens)
- **Ausgabe/Einnahme** (betrifft: Geldvermögen, **also** Kasse zuzüglich Forderungen und abzüglich Verbindlichkeiten)
- **Aufwand/Ertrag** (betrifft: Gesamtvermögen, also Geldvermögen zuzüglich Sachvermögen entsprechend den Bilanzansätzen)
- **Kosten/Erlös** bzw. Leistung (betrifft: betriebsnotwendiges Vermögen, also Gesamtvermögen entsprechend den betriebsinternen kostenrechnerischen Ansätzen abzüglich des nicht betriebsnotwendigen neutralen Vermögens)

689 Eine grobe Abgrenzung zwischen den zentralen Rechengrößen Aufwand und Kosten zeigt die folgende Abbildung 116.

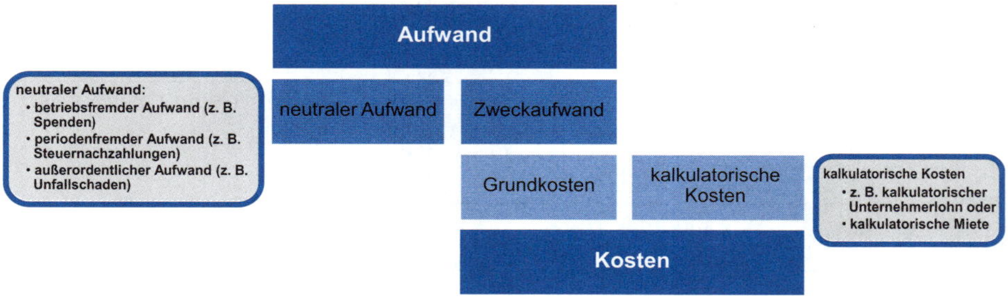

Abb. 116: Abgrenzung Aufwand/Kosten
Quelle: Eigene Darstellung.

Warum reichen Aufwandsinformationen aus der gesetzlich vorgeschriebenen Buchhaltung nicht aus, um richtige Entscheidungen zu treffen? Zwei Kurzbeispiele sollen das erläutern. 690

- Wenn der aktuelle Tarifabschluss für die Pflege mit Wirkung zum 1. März des Folgejahres eine Steigerung von 4 % vorsieht, dann sollte das doch jetzt bereits in der Budgetplanung und Personalplanung berücksichtigt werden. Das Festhalten an den aktuell niedrigeren Ist-Zahlen aus der gesetzlich vorgeschriebenen Buchführung wäre für Planungszwecke unrealistisch bzw. falsch.
- Wenn ein privat geführtes Pflegeheim auf eigenem Grundstück und unter Mitwirkung des Eigentümers am Jahresende einen Gewinn laut Gewinn- und Verlustrechnung (GuV) von 50.000,- EUR abwirft, ist das dann ein gutes Ergebnis und sollte das Pflegeheim langfristig weiter so betrieben werden? Die betriebliche Kostenrechnung würde – im Gegensatz zur Buchführung – kalkulatorische Kosten zur Beantwortung dieser Frage mit einbeziehen, u. a. in Form des kalkulatorischen Unternehmerlohns (das Gehalt, was der Inhaber als z. B. angestellter Geschäftsführer eines Pflegeheims alternativ erhalten könnte) und in Form kalkulatorischer Miete (die alternativ durch Vermietung/Verpachtung oder Verkauf des eigenen Grundstücks erzielbaren Einnahmen). Im Ergebnis könnte er damit vielleicht auf jährliche Einnahmen von 100.000,- EUR kommen. Rein wirtschaftlich betrachtet müsste er sich dann doch eher entscheiden, das eigene Pflegeheim nicht mehr weiter zu betreiben, weil er damit trotz schwieriger Arbeit auch noch einen jährlichen „Verlust“ von 50.000,- EUR realisiert. Erst die Kostenrechnung gibt ihm also die „richtigen“ Informationen, wobei ihm natürlich offen steht, ob er sich aus persönlichen Gründen nicht doch für eine Fortführung der Selbstständigkeit entscheidet.

Für den externen Adressaten Staat ist diese Kosteninformation nicht wichtig. 691
Grundlage des gesetzlich verankerten Rechnungswesens ist der sogenannte **pagatorische Kostenbegriff**, der sich allein an den Anschaffungsauszahlungen orientiert. Kosten in diesem Sinne sind dann Grundkosten bzw. die dem Zweckaufwand entsprechenden Kosten. Der Ansatz kalkulatorischer Kosten – als Ausdruck eines **wertmäßigen Kostenbegriffs**, der den tatsächlichen Güterverzehr betrachtet und entscheidungsorientiert ist – ist damit weitestgehend verboten. **Folgende kalkulatorische Kostenarten** sind daher nicht pflegesatzrelevant bzw. dürfen nicht bei den Investitionskosten berücksichtigt werden (die mit * gekennzeichneten Positionen sind sogenannte „Anderskosten“, die zwar grundsätzlich auch in der Buchführung als Aufwand angesetzt werden dürfen, in der Kostenrechnung aber mit einem anderen, realistischeren Wert in die Kalkulation eingehen):

- Kalkulatorischer Unternehmerlohn
- Kalkulatorische Zinsen auf das Eigenkapital
- Kalkulatorische Miete bei Selbstnutzung

- Kalkulatorische Abschreibungen*
- Kalkulatorische Zinsen*
- Kalkulatorische Wagnisse*

Praxisbeispiel:
Im Klinikum Wahrendorff werden wie in anderen Einrichtungen in der derzeitigen Niedrigzinsphase beispielsweise kalkulatorische Zinsen von 6 % berücksichtigt.

692 Die zentrale gesetzliche Grundlage für die Buchführung und die Erstellung des Jahresabschlusses ist das Handelsgesetzbuch (HGB).

693 Buchführungspflicht gemäß HGB:

§ 238 Abs. 1 HGB: *Jeder Kaufmann ist verpflichtet, Bücher zu führen und in diesen seine Handelsgeschäfte und die Lage seines Vermögens nach den Grundsätzen ordnungsmäßiger Buchführung ersichtlich zu machen. Die Buchführung muss so beschaffen sein, dass sie einem sachverständigen Dritten innerhalb angemessener Zeit einen Überblick über die Geschäftsvorfälle und über die Lage des Unternehmens vermitteln kann. Die Geschäftsvorfälle müssen sich in ihrer Entstehung und Abwicklung verfolgen lassen.*

694 Nach § 240 HGB ist jeder Kaufmann verpflichtet, ein Inventar zu erstellen und nach § 243 HGB sind bei der Aufstellung des Jahresabschlusses die Grundsätze ordnungsmäßiger Buchführung (GoB) zu berücksichtigen (beide Aspekte werden im Folgenden kurz erläutert). Daneben sind von allen Unternehmen auch steuerrechtliche und andere Grundlagen zu berücksichtigen, insbesondere

- die Abgabenordnung (AO) als Rahmennorm (nach der z. B. gemäß § 140 auch Buchführungspflicht für steuerliche Zwecke besteht),
- die §§ 5-7 des Einkommensteuergesetzes (EStG), wonach z. B. in der Steuerbilanz das Betriebsvermögen auszuweisen ist sowie die entsprechenden Abschnitte der Einkommensteuerrichtlinien (EStR)
- das Bilanzrichtliniengesetz (BiRiLiG)
- die Grundsätze ordnungsmäßiger Buchführung (GoB)
- das Körperschaftsteuergesetz (KStG)
- das Umsatzsteuergesetz (UStG)

695 Je nach Rechtsform bestehen zusätzliche Vorschriften, z. B. in den § 155 ff. des Aktiengesetzes (AktG), im GmbH-Gesetz oder im Genossenschaftsgesetz, die von Unternehmen mit entsprechender Rechtsform zu berücksichtigen sind.

696 Weiterhin sind branchenspezifische Regelungen zu beachten. Für nach dem Krankenhausfinanzierungsgesetz geförderte Krankenhäuser ist das insbesondere und unabhängig von der Unternehmensform die Krankenhaus-Buchführungsverordnung (KHBV). Relevante Anlagen daraus gemäß § 16 KHG sind:

- Anlage 1: Gliederung der Bilanz
- Anlage 2: Gliederung der Gewinn- und Verlustrechnung
- Anlage 3: Anlagennachweis

- Anlage 4: Kontenrahmen für die Buchführung
- Anlage 5: Kostenstellenrahmen für die Kosten- und Leistungsrechnung

Für Pflegeeinrichtungen nach Sozialgesetzbuch (SGB XI) gelten die Vorschriften der Pflege-Buchführungsverordnung (PBV). 697

Beide Gesetzesgrundlagen (KHBV und PBV) sehen z. B. die doppelte Buchführung gemäß definierter Musterkontenrahmen vor, die in den entsprechenden Anlagen spezifiziert sind. 698

5.1.2 Buchführung

Die Buchführung stellt die Grundlage des gesamten Rechnungswesens dar. Ihre Ursprünge finden sich bereits vor über 5.000 Jahren, als mit Beginn des Tauschhandels die Notwendigkeit aufkam, Vorräte zu erfassen oder Handelsvorgänge zu dokumentieren (Goethe war also nicht der erste Fan). Mit Einzug des Geldes erweiterte sich die Buchführung, um die Geschäfte auch hinsichtlich ihres Wertes und ihres finanziellen Erfolges nachzuhalten. Die Grundlagen für die heutige doppelte Buchführung entstanden bereits im ausgehenden 14. Jahrhundert in den Handelshäusern Venedigs und Genuas und sie wurden später vor allem durch die Augsburger Handelsfamilie Fugger im deutschen Raum verbreitet. 699

Heute stellt die Buchführung ein komplexes Gebilde von mengen- und wertmäßiger Erfassung aller Geschäftsvorfälle dar und sie erfolgt auf Basis zahlreicher gesetzlicher Regelungen und Verordnungen. Innerhalb des Rechnungswesens erfüllt die Buchführung vor allem die Dokumentations- und Informationsfunktion. Die Buchführung ist grundsätzlich dann ordnungsgemäß, wenn sich ein sachverständiger Dritter (z. B. der Betriebsprüfer des Finanzamts oder der Steuerberater) in angemessener Zeit einen Überblick über die Geschäftsvorfälle und die Lage des Unternehmens verschaffen kann. In den **Grundsätzen ordnungsmäßiger Buchführung (GoB)** ist das insbesondere wie folgt konkretisiert: 700

- Klarheit: Die Buchführung muss sachgerecht und übersichtlich sein
- Vollständigkeit: Es müssen alle Vermögensgegenstände und Schulden sowie Geschäftsfälle erfasst werden
- Wahrheit, Richtigkeit, Willkürfreiheit: Abbildung der tatsächlichen Werte
- Nachprüfbarkeit: Keine Buchung ohne Beleg und ordnungsgemäße Aufbewahrung aller Unterlagen
- Vorsicht: mögliche Risiken sind zu erfassen und auszuweisen
- Wirtschaftlichkeit: der Aufwand zur Erstellung soll in einem vernünftigen Verhältnis zum Nutzen stehen
- Stetigkeit: möglichst Konstanz der Darstellung und verwendeter Bewertungsmethoden im Zeitablauf

Der verbreitete Einsatz elektronischer Datenverarbeitung hat zu ergänzenden **Grundsätzen ordnungsmäßiger DV-gestützter Buchführungssysteme (GoBS)** 701 geführt, nach denen z. B. jederzeit wichtige Belege ausdruckbar sein sollen und die Datenspeicherung sicher und nachvollziehbar geregelt sein muss. Die Finanzbuchhaltung kann grob in zwei Teile getrennt werden:

- Hauptbuchhaltung
- Nebenbuchhaltung

702 Die Hauptbuchhaltung ist der Kern des externen Rechnungswesens. Die kontinuierliche Erfassung aller Geschäftsvorfälle im Zuge der Doppelten Buchführung und die Erstellung des Jahresabschlusses mit Bilanz, GuV, Anhang und Lagebericht sind die zentralen Aufgaben der Hauptbuchhaltung. Die Nebenbuchhaltung ergänzt und erweitert die Hauptbuchhaltung. Wesentliche Bestandteile sind:

- Debitorenbuchhaltung (Verwaltung aller Forderungen gegenüber Schuldnern, z. B. Pflegekassen)
- Kreditorenbuchhaltung (Verwaltung aller Verbindlichkeiten gegenüber Gläubigern, z. B. Lieferanten)
- Lohn- und Gehaltsbuchhaltung (Berechnung und Verbuchung aller Arbeitsentgelte)
- Material- und Lagerbuchhaltung (Verwaltung des Materialbestandes und aller Materialbewegungen)
- Anlagenbuchhaltung (Verwaltung des Anlagenbestandes und aller Änderungen)

Praxisbeispiel: Verfahrensanweisung Rechnungseingang/-prüfung

1. Rechnungen mit Eingangsstempel oder handschriftlichem Datum versehen und an die Rechnungsprüfstelle schicken
2. Rechnungsprüfung
   a) Rechnerisch
   b) Sachlich
      i. Auftrag vorhanden?
      ii. Wareneingang bestätigt?
         – Falls etwas fehlen sollte, muss dieses beim Kostenstellenverantwortlichen eingeholt werden
         – Falls ein Antrag auch nach der Aufforderung der Rechnungsprüfungsstelle nicht vorliegt, muss diese Rechnung von der Geschäftsführung freigezeichnet werden.
   c) Rechnungen größer als 2.500,- EUR, die im Vorfeld von der Geschäftsführung nicht gesichtet oder freigegeben wurden, müssen von der Geschäftsführung noch genehmigt werden
   d) Scannen der Rechnung
   e) Rechnungsunterlagen
   f) Kontierung
3. Weiterleitung der Unterlagen an die Finanzbuchhaltung (FIBU)

Die folgende Abbildung 117 stellt den Ablauf des Rechnungseingangs und der Rechnungsprüfung grafisch dar.[157]

157 Klinikum Wahrendorff: Verfahrensanweisung Rechnungseingang/-prüfung. Internes, nicht veröffentlichtes Dokument. o. J.

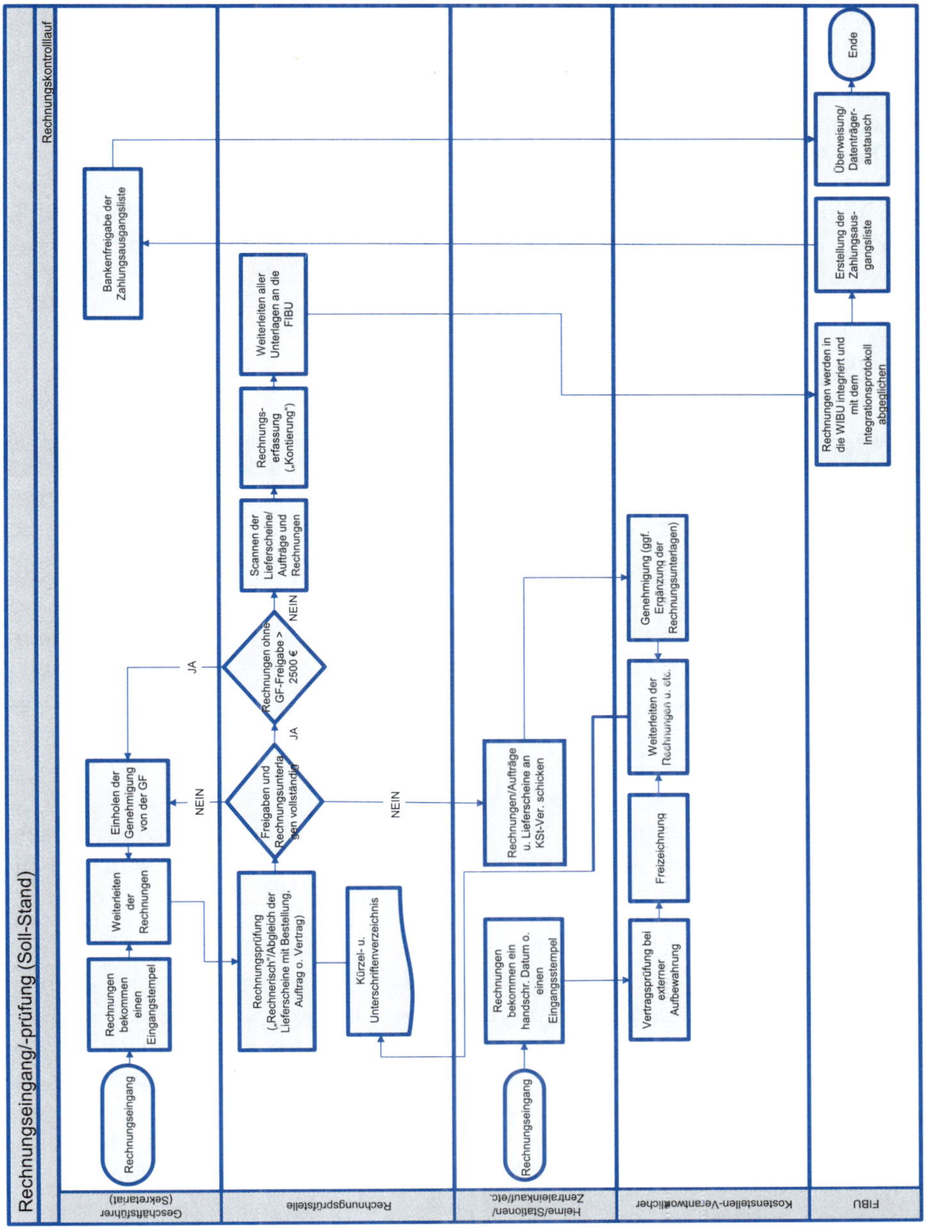

Abb. 117: Rechnungseingang/-prüfung

Quelle: Klinikum Wahrendorff: Verfahrensanweisung Rechnungseingang/-prüfung. Internes, nicht veröffentlichtes Dokument. o. J.

703 Nach § 240, 241 HGB und § 140 f. AO ist jeder Kaufmann verpflichtet, sein Vermögen und seine Schulden festzustellen:

- bei Neueröffnung oder Übernahme eines Unternehmens
- zum Schluss eines jeden Geschäftsjahres
- bei Verkauf oder Auflösung des Unternehmens

704 Um Vermögen und Schulden festzustellen, ist eine Inventur vorzunehmen, d. h. eine körperliche, mengen- und wertmäßige Erfassung der tatsächlichen Vermögens- und Schuldenverhältnisse des Unternehmens zu einem bestimmten Zeitpunkt. Dafür sind vier alternative Inventurverfahren vorgesehen (vgl. Tab. 75).

Tab. 75: Inventurverfahren

Quelle: Eigene Darstellung.

Inventurtyp	Beschreibung
Stichtagsinventur	körperliche Bestandsaufnahme am letzten Tag des Wirtschaftsjahres, plus oder minus zehn Tage um den definierten Bilanzstichtag
Permanente Inventur	einmal jährlich körperliche Bestandsaufnahme, laufende Zu- und Abgänge werden durch Lagerbuchführung belegmäßig nachgewiesen (ist bei z. B. besonders wertvollen Wirtschaftsgütern nicht erlaubt)
Vor- oder nachverlegte Inventur	körperliche Bestandsaufnahme bis zu 3 Monate vor oder 2 Monate nach Geschäftsjahresschluss, Bestandsveränderungen werden dann auf den Stichtag vor- oder rückgerechnet
Stichprobeninventur	vereinfachtes Verfahren bei Anwendung anerkannter statistischer Methoden

705 Im Ergebnis der **Inventur** besteht eine Liste bzw. ein Bestandsverzeichnis aller Vermögensgegenstände und Schulden, das als **Inventar** bezeichnet wird. Die **Bilanz** ist eine verdichtete Darstellung dieses Inventars in Kontoform zu einem bestimmten Stichtag.

706 Grundlage der Buchführung ist, alle Geschäftsvorfälle auf sogenannten T-Konten spezifisch zu erfassen. Jedes Konto verfügt über eine Soll- und eine Haben-Seite, so dass Zu- und Abgänge im Laufe des Geschäftsjahres separat erfasst werden können. Die sogenannte **doppelte Buchführung** spricht dann immer zwei Konten an, bei einer Entnahme von Bargeld vom Bankkonto z. B. das Konto „Kasse" auf der Soll-Seite und das Konto „Bank" auf der Haben-Seite. Zum Jahresschluss wird für jedes Konto der Saldo nach folgendem Grundmuster gebildet:

- Anfangsbestand
- + Zugänge
- - Abgänge
- = Endbestand

Zu unterscheiden sind dabei Bestandskonten und Erfolgskonten. 707

- **Bestandskonten**: hier werden die Anfangsbestände, Zu- und Abgänge aller Vermögens- und Kapitalpositionen des Unternehmens gebucht. Der am Jahresende ermittelte Saldo bzw. Endbestand des Kontos geht in die Bilanz ein.
- **Erfolgskonten**: hier werden alle Aufwendungen und Erträge einer Periode gebucht. Der am Jahresende ermittelte Saldo bzw. Endbestand dieser Konten geht in die GuV ein.

Das Ergebnis der Gewinn- und Verlustrechnung, welches sich aus der Gegenüberstellung von Aufwands- und Ertragskonten ergibt, fließt über eine Abschlussbuchung in das Eigenkapital in die Bilanz ein (vgl. Abb. 118). Ein Gewinn mehrt das Eigenkapital, ein Verlust verringert es. Somit dienen die Erfolgskonten der Ermittlung des Jahresüberschusses und die Bestandskonten der Darstellung der Vermögens- und Kapitalstruktur. 708

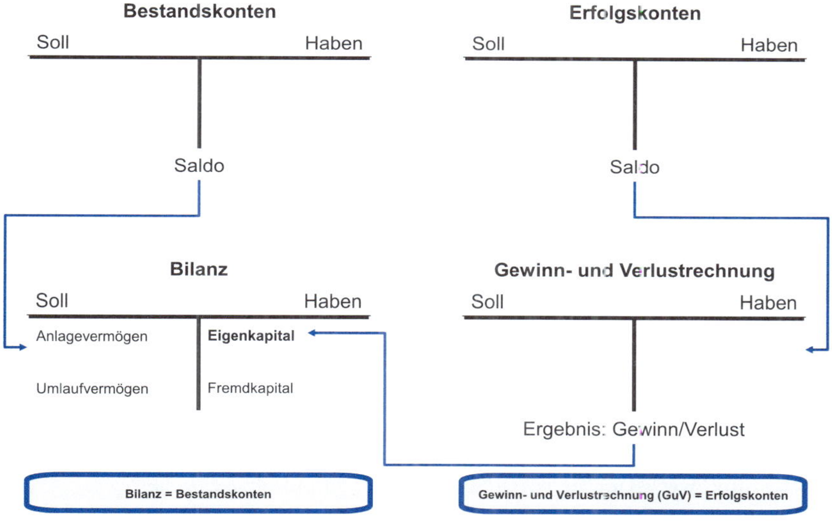

Abb. 118: Buchhaltungsschema

Quelle: Eigene Darstellung, vgl. vertiefend Strauch/de Groot: Jahresabschluss und Steuern. In: Loffing/Geise (Hrsg.): Management und Betriebswirtschaft in der ambulanten und stationären Altenpflege. Lehrbuch für Führungskräfte, Weiterbildungsteilnehmer und Studenten. 2010, S. 187 ff.

Die Buchführung soll relevante Informationen für externe und interne Adressaten liefern. Sie ist daher in systematischer Form auf Basis eines Kontenplans vorzunehmen. Dieser unternehmensindividuelle Kontenplan ist zweckmäßig aus einem branchenspezifischen Kontenrahmen abzuleiten, die KHBV und die PBV schreiben das für geförderte Krankenhäuser bzw. Pflegeeinrichtungen sogar vor. Der Grundaufbau eines Kontenrahmens folgt dem Schema: 709

- 0 = Kontenklasse
- 00 = Kontengruppe
- 000 = Kontenart
- 0000 = Kontenunterart

710 Der Kontenrahmen für geförderte Pflegeeinrichtungen nach PBV hat folgende Struktur (Abb. 119).

GuV-Posten[2]	Programmverbindung[4]	4 Betriebliche Erträge	GuV-Posten[2]	Programmverbindung[4]	4 Betriebliche Erträge
Erträge aus allgemeinen Pflegeleistungen gemäß Pflege VG		4170 - auf Grund von Regelungen über Pflegehilfsmittel 4180 - Sonstige			**Erträge aus Leistungen der Kurzzeitpflege**
Erträge aus Leistungen, nicht Pflege VG		4181 - Pflegestufe 0 Sozialhilfeträger 4182 - Pflegestufe 0 Selbstzahler 4183 - Pflegestufe 0 Übrige 4190 - Behandlungspflege 4192 - teilstationäre Betreuung nach SGB XII	Erträge aus allgemeinen Pflegeleistungen gemäß Pflege VG		4300 - Pflegestufe 1 Pflegekasse 4301 - Pflegestufe 1 Sozialhilfeträger 4302 - Pflegestufe 1 Selbstzahler 4303 - Pflegestufe 1 Übrige 4310 - Pflegestufe 2 Pflegekasse 4311 - Pflegestufe 2 Sozialhilfeträger 4312 - Pflegestufe 2 Selbstzahler 4313 - Pflegestufe 2 Übrige 4320 - Pflegestufe 3 Pflegekasse 4321 - Pflegestufe 3 Sozialhilfeträger 4322 - Pflegestufe 3 Selbstzahler 4323 - Pflegestufe 3 Übrige 4329 - Altenpflege Umlage/Refinanzierung[1]
		Erträge aus vollstationären Pflegeleistungen	Erträge aus Unterkunft und Verpflegung		4330 - Unterkunft 4335 - Verpflegung
Erträge aus allgemeinen Pflegeleistungen gemäß Pflege VG		4200 - Pflegestufe 1 Pflegekasse 4201 - Pflegestufe 1 Sozialhilfeträger 4202 - Pflegestufe 1 Selbstzahler 4203 - Pflegestufe 1 Übrige 4210 - Pflegestufe 2 Pflegekasse 4211 - Pflegestufe 2 Sozialhilfeträger 4212 - Pflegestufe 2 Selbstzahler 4213 - Pflegestufe 2 Übrige 4220 - Pflegestufe 3 Pflegekasse 4221 - Pflegestufe 3 Sozialhilfeträger 4222 - Pflegestufe 3 Selbstzahler 4223 - Pflegestufe 3 Übrige 4230 - Härtefälle Pflegekasse 4231 - Härtefälle Sozialhilfeträger 4232 - Härtefälle Selbstzahler 4233 - Härtefälle Übrige	Erträge aus Zusatzleistungen und Transportleistungen nach Pflege VG		4340 - Zusatzleistungen Pflege 4350 - Zusatzleistungen Unterkunft und Verpflegung
			Erträge aus allgemeinen Pflegeleistungen gemäß Pflege VG		4360 - auf Grund Regelung über Pflegehilfsmittel 4365 - Vergütungszuschläge § 87b 4370 - Sonstige

Abb. 119: Beispielausschnitt eines Kontenrahmens für Pflegeeinrichtungen nach PBV

Quelle: DATEV-Kontenrahmen nach der Pflege-Buchführungsverantwortung (PBV). Branchenpaket für Soziale Einrichtungen (SKR) 45. Online: www.datev.de [abgerufen am 24.9.2013]. Vollständiger Kontenrahmen unter http://www.datev.de/portal/ShowContent.do?pid=dpi&cid=44527.

5.1.3 Jahresabschluss

711 Am Ende eines Geschäftsjahres muss ein Unternehmen den **Jahresabschluss** erstellen. Dieser besteht in seinem Umfang immer aus der Bilanz und der Gewinn- und Verlustrechnung. Darüber hinaus müssen Kapitalgesellschaften je nach Größe zusätzlich einen detaillierten Bilanzanhang und Lagebericht erstellen und veröffentlichen.

712 Im Rahmen des deutschen Jahresabschlusses muss die Bilanz getrennt nach handelsrechtlichen und steuerrechtlichen Gesichtspunkten erfolgen. Da in einigen Fällen Handelsrecht und Steuerrecht gegenläufige Bewertungsforderungen stellen, ist es unter Umständen nötig zwei Bilanzen aufzustellen. Die Handelsbilanz dient dabei als Grundlage für die Gewinnverteilung und als kaufmännisches Beurteilungskriterium des Unternehmens. Die Steuerbilanz dient als Besteuerungsgrundlage durch das Finanzamt. Der **Maßgeblichkeitsgrundsatz** besagt, dass die Steuerbilanz grundsätzlich aus der Handelsbilanz abzuleiten ist. Faktisch ist es oft umgekehrt, es wird zunächst eine Bilanz erstellt, deren Anerkennung durch das Finanzamt erwartet werden darf. Aufgrund der Zunahme internationaler Verflechtungen von Unternehmen und Märkten gilt für große Kapitalgesellschaften innerhalb der EU außerdem die Verpflichtung zu einem Jahresabschluss nach IFRS (International Financial Reporting Standards).

713 Die allgemeinen Gliederungsvorschriften nach HGB § 266 sehen für Kapitalgesellschaften folgende grobe **Bilanzstruktur** vor (vgl. Abb. 120).

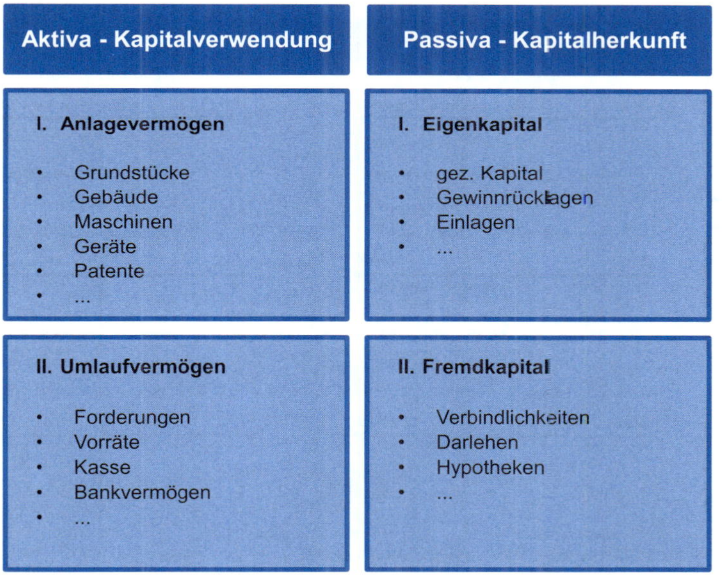

Abb. 120: Bilanzstruktur
Quelle: Eigene Darstellung.

714 Auf der **Aktiv-Seite** werden die Vermögensgegenstände aufgelistet. Sie stellt damit die Kapitalverwendung bzw. den Kapitaleinsatz des Unternehmens dar. Zum Anlagevermögen gehören alle langfristig an das Unternehmen gebundenen Gebrauchsgegenstände, die vom Unternehmen genutzt werden, um den jeweiligen Unternehmenszweck zu erfüllen (z. B. Gebäude, Maschinen). Das Umlaufvermögen zeigt alle kurzfristig gebundenen Durchlauf- oder Verbrauchsgegenstände des Unternehmens (z. B. Warenvorräte und Kasse). Sie werden im Leistungserstellungsprozess eingesetzt, umgeschlagen oder weiterverarbeitet. Die Reihenfolge der Vermögensgegenstände ist nach Liquidierungsdauer gestaffelt, wobei die am schnellsten in finanzielle Mittel umwandelbaren Positionen unten in der Bilanz stehen.

715 Die **Passiv-Seite** gibt die Kapitalstruktur des Unternehmens wider. Sie zeigt, wie die Vermögensgegenstände der Aktiv-Seite finanziert wurden. Dies kann zum einen aus Eigenkapital und zum anderen aus Fremdkapital erfolgen. Die Rechnungsabgrenzungsposten auf beiden Bilanzseiten dienen dazu, Ausgaben oder Einnahmen vor dem Bilanzstichtag, die erst für einen späteren Zeitpunkt bestimmt sind, separat auszuweisen (z. B. Anzahlungen für einen beauftragten Bauunternehmer, gezahlte Versicherungsbeiträge für das kommende Jahr oder erhaltene Anzahlungen von Kunden).

716 Die wertmäßige Summe der jeweiligen Seiten (Bilanzsumme) ist immer identisch. Daher ergibt sich auch der Name Bilanz (aus dem Lateinischen bilanx = „zwei Waagschalen habend"). Durch Vergleich der Bilanzen eines Unternehmens von zwei aufeinander folgenden Perioden kann auf einfache Weise ermittelt werden, ob das Unternehmen erfolgreich gearbeitet hat (vgl. Abb. 121).

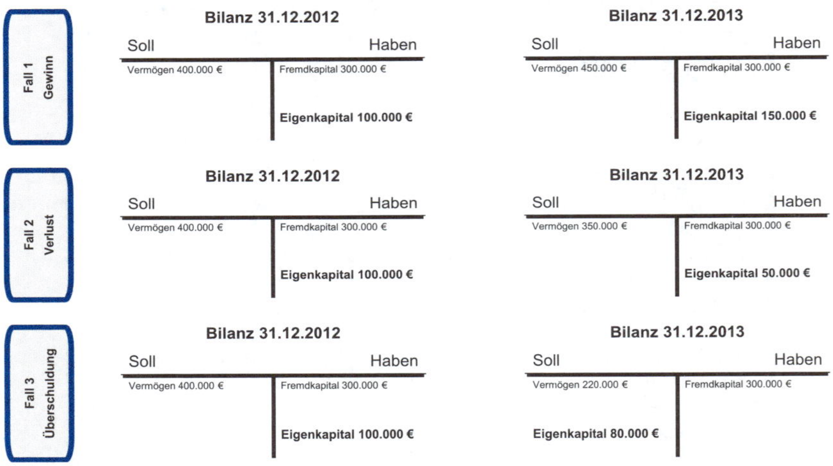

Abb. 121: Erfolgsausweis durch Bilanzvergleich
Quelle: Eigene Darstellung.

717 Im ersten Fall (Gewinn) steigt das Eigenkapital von 2012 auf 2013 um 50.000,- EUR. Im zweiten Fall (Verlust) halbiert sich das Eigenkapital auf 50.000,- EUR. Im dritten Fall (Überschuldung) ist das Vermögen um 80.000,- EUR geringer als die Schulden, das Reinvermögen (= Eigenkapital) wird negativ und muss auf der Aktivseite der Bilanz ausgewiesen werden. Bei Überschuldung einer Kapitalgesellschaft ist die Insolvenzanmeldung zwingend.

718 Für die Bewertung der einzelnen Gruppen oder Positionen der Bilanz gibt es eine Vielzahl einzelner **Bewertungsvorschriften**, die gesetzlich determiniert sind und aus der Praxis heraus ausgelegt wurden und werden. Grundlage für alle Unternehmen ist die Handelsbilanz, die primär dem Gläubigerschutz dient und die Bewertungsansätze daher eher nach dem Vorsichtsprinzip ausrichtet. Nach § 5

Abs. 1 EStG sind diese auch für die Steuerbilanz maßgebend, sofern nicht steuerliche Vorschriften eine andere Bewertung zulassen. Ausgewählte Regeln sind z. B.:

- Ein Vermögensgegenstand darf höchstens mit seinen Anschaffungs- bzw. Herstellungskosten (AK/HK) bewertet werden.
- Bei Vermögensgegenständen ist im Vergleich von AK/HK und dem realen Tageswert immer der niedrigere Wert anzusetzen.
- Bei Schulden ist bei zweifelhaftem oder kursabhängigem Gesamt- oder Restwert immer der höhere Wert anzusetzen.
- Planmäßige Abschreibungen sind in einem separaten Abschreibungsplan darzulegen.
- Zur Ermittlung der AK/HK des Vorratsvermögens kann z. B. das Lifo-Prinzip unterstellt werden (last in first out).
- Verbindlichkeiten sind mit ihrem tatsächlichen Rückzahlungsbetrag anzusetzen.
- Grundsatz der Einzelbewertung (Ausnahmen z. B. für gleichartige Vorräte sind möglich).

Die Bewertungsprinzipien führen dazu, dass noch nicht vereinnahmte „sichere" Gewinne noch nicht ausgewiesen werden dürfen, während „mögliche" Verluste ausgewiesen werden sollen bzw. müssen. Diese Ungleichbehandlung von potentiellem Gewinn oder Verlust führt u. a. zum Ausweis stiller Reserven und zu einer eingeschränkten Vergleichbarkeit mit Unternehmen aus anderen Ländern. **719**

Die **GuV-Rechnung** legt als Periodenrechnung in detaillierter Form offen, wie der Erfolg oder Nichterfolg als Differenz zwischen Ertrag und Aufwand zustande kommt. Für ihren Ausweis sieht § 275 HGB die Staffelform in zwei Alternativen vor: **720**

- Gesamtkostenverfahren: es werden alle in der Periode erbrachten Leistungen berücksichtigt, also Umsätze und Bestandsmehrungen (der Aufwand wird nach Aufwandsarten gegliedert)
- Umsatzkostenverfahren: es werden nur die Kosten der tatsächlich erbrachten Leistungen berücksichtigt (der Aufwand wird nach Funktionsbereichen gegliedert)

Beide Verfahren kommen zum gleichen Ergebnis, die Frage ist also, welches Verfahren in der Praxis nützlicher ist. Tendenz ist, dass das verbreitete Gesamtkostenverfahren durch das Umsatzkostenverfahren zunehmend verdrängt wird, weil es besser mit dem internen Rechnungswesen korrespondiert und der Erfolgsausweis einzelner Leistungsbereiche eher möglich ist[158]. **721**

Kapitalgesellschaften sind nach § 264 HGB verpflichtet, den Jahresabschluss um einen **Anhang** zu ergänzen und zusätzlich einen Lagebericht zu erstellen (gilt **722**

158 Wöhe/Döring: Einführung in die Allgemeine Betriebswirtschaftslehre. München 2008, S. 799.

nicht für kleine Kapitalgesellschaften). Ziel ist es, Dritten ergänzende Informationen und detailliertere Erläuterungen zu einzelnen Bilanz- oder GuV-Positionen zu geben. So sollen z. B.:

- die tatsächlich verwendeten Bilanzierungs- und Bewertungsmethoden beschrieben werden
- die Verteilung des Umsatzes nach Tätigkeitsbereichen ausgewiesen werden
- die Verteilung des Umsatzes nach Regionen ausgewiesen werden
- nicht ausweispflichtige finanzielle Verpflichtungen dargelegt werden (z. B. für künftige Pensionszahlungen)
- u. v. m.

723 Erst mit der Aufstellung eines Anhangs kommen Kapitalgesellschaften ihrer Verpflichtung gemäß GoB nach, Dritten einen Einblick in die tatsächlichen Vermögens- und Ertragsverhältnisse zu gewähren. Eine obligatorische Gliederung gibt es nicht, praktisch sind folgende Positionen aber üblich bzw. empfehlenswert (vgl. Tab. 76).

Tab. 76: Aufbau des Anhangs
Quelle: Eigene Darstellung.

I. Allgemeine Angaben zu Bilanzierungs- und Bewertungsmethoden
II. Erläuterungen von Bilanz und GuV • Bilanz • GuV
III. Sonstige Angaben • Haftungsverhältnisse und finanzielle Verpflichtungen • Angaben zu Vorratsaktien, eigenen Aktien etc. • Angaben zur Belegschaft/Mitarbeiterstruktur und -entwicklung • Bezüge, Kredite etc. von Organmitgliedern • Beziehungen zu verbundenen Unternehmen • Sonstiges
IV. Namen der Organmitglieder

724 Der **Lagebericht** soll schriftlich den Geschäftsverlauf und die wirtschaftliche Entwicklung des Unternehmens beschreiben. Es soll die Gesamtlage des Unternehmens und seine künftige Entwicklung wahrheitsgemäß und klar zum Ausdruck bringen. Dabei ist besonders auf mögliche Risiken einzugehen, die auch gemäß KonTraG (Gesetz zur Kontrolle und Transparenz im Unternehmensbereich) im Rahmen eines Risikoberichtes anzugeben sind. Geförderte Krankenhäuser und Pflegeeinrichtungen müssen gemäß KHBV und PBV

- ein Inventar,
- eine Bilanz,
- eine GuV und
- einen Anhang

aufstellen, Kapitalgesellschaften zusätzlich einen Lagebericht.

Konzerne sind ein Verbund rechtlich selbstständiger Unternehmen, die aber wirtschaftlich gesehen eine Einheit darstellen. Dies ist dann der Fall, wenn die Tochterunternehmen unter einheitlicher Leitung des Mutterunternehmens stehen und eine Beteiligung vorliegt (unabhängig von der absoluten Höhe der Beteiligungsquote). Nach § 290 HGB ist die Aufstellung eines separaten Konzernabschlusses dann erforderlich, wenn mindestens eine der nachfolgenden Bedingungen erfüllt ist: 725

- Das Mutterunternehmen verfügt über die Mehrheit der Stimmrechte.
- Das Mutterunternehmen hat beim Tochterunternehmen Gesellschafterstatus und das Recht, die Mehrheit der Mitglieder der Leitungsorgane zu bestimmen (z. B. Aufsichtsrat, Verwaltungsrat).
- Das Mutterunternehmen hat aufgrund eines Beherrschungsvertrags oder einer Satzungsbestimmung beherrschenden Einfluss auf die Tochtergesellschaft.

Der Konzernabschluss dient in erster Linie externen Informationsinteressen, die Ermittlung z. B. der Steuerbelastung wird immer auf Basis der Einzelabschlüsse vorgenommen. Der Konzernabschluss ist keine bloße Addition der Einzelabschlüsse der Tochterunternehmen, sondern ein eigenständiger konsolidierter Jahresabschluss, der gemäß § 297 HGB insbesondere folgende Teile umfasst: 726

- Konzernbilanz
- Konzern GuV
- Konzernanhang
- Konzernlagebericht
- Kapitalflussrechnung
- Eigenkapitalspiegel

Internationalisierung ist ein anhaltender Markttrend, der auch Auswirkungen auf den Jahresabschluss hat. Motive hierbei sind: 727

- Internationale Investoren möchten sich ein vergleichendes Bild über Anlageobjekte aus unterschiedlichen Ländern machen.
- Investoren möchten sich grundsätzlich ein reales und schnelles/einfaches Bild der Unternehmenslage machen.
- Andererseits wollen Anlagekapital suchende Unternehmen den Jahresabschluss auch als Werbung in eigener Sache nutzen.

Die in Deutschland gültigen Rechnungslegungsvorschriften nach HGB erfüllen diese Anforderungskriterien nicht, 728

- da sie national spezifisch sind,
- aus dem Vorsichtigkeitsmotiv heraus eher kein reales, sondern ein pessimistisches Bild der Unternehmenssituation zeichnen und
- recht kompliziert, oft nur für Fachleute verständlich sind.

729 Aktuell existieren **zwei Normen für die internationale Rechnungslegung**:

- Die International Accounting Standards (IAS) bzw. die International Financial Reporting Standards (IFRS)
- Die United-States-Generally Accepted Accounting Principles (US-GAAP)

730 Verantwortlich für die IAS/IFRS ist das International Accounting Standards Board (IASB) in London, dessen Hauptzielsetzung die Definition und Verbreitung weltweit gültiger Rechnungslegungsstandards ist. Hauptziel der US-GAAP ist es dagegen, Zulassungsanforderungen für an US-Börsen notierte Unternehmen zu definieren, um den amerikanischen Wertpapierhandel zu schützen. Beide angelsächsisch geprägten Normen fokussieren anders als das deutsche HGB eher die Informationsinteressen potentieller Kapitalgeber bzw. Investoren.

731 Für die Mehrzahl der deutschen Pflegeunternehmen spielen die internationalen Rechnungslegungs-Normen heute noch keine Rolle. Nur wenige börsennotierte Gesundheitskonzerne sind derzeit direkt betroffen und zur Rechnungslegung nach IFRS verpflichtet. Der Deutsche Bundestag hat mit der Verabschiedung des Bilanzrechtsformgesetzes im Oktober 2004 einen (großen) Schritt in Richtung Internationalisierung des deutschen Bilanzrechts getan, eine gemäß EU-Recht notwendige nationale Anpassung. Danach sind kapitalmarktorientierte Unternehmen ab 2005 verpflichtet, ihre Konzernabschlüsse nach IFRS aufzustellen. Darüber hinaus besteht für nicht kapitalmarktorientierte Mutterunternehmen Wahlrecht, Konzern- und Einzelabschlüsse freiwillig zusätzlich nach IFRS aufzustellen (für Gewinnermittlung und Besteuerung bleiben aber nach wie vor die nationalen Regelungen verpflichtend). Letztlich muss also jedes einzelne Unternehmen beurteilen, ob sich ein zusätzlicher internationaler Jahresabschluss lohnt. Mit Blick auf interessante ausländische Investoren, aber auch mit Blick auf die gestiegenen Anforderungen deutscher Banken und Kapitalgeber, die zunehmend internationale Vorgaben zu berücksichtigen haben, wird die Anzahl deutscher Gesundheits- und Pflegeunternehmen, die den Zusatzaufwand auf sich nehmen, vermutlich steigen.

5.1.4 Rechnungswesen in stationären Pflegeeinrichtungen

732 Für das Rechnungswesen stationärer Pflegeeinrichtungen ist die Pflege-Buchführungsverordnung (PBV) die einschlägige Grundlage. Die PBV trat zum 1.1.1996 in Kraft und die stationären Pflegeeinrichtungen mussten erstmals zum 31.12.1997 ihren Jahresabschluss nach den dortigen Regeln erstellen. Zum Geltungsbereich zählen nur Pflegeeinrichtungen, die Leistungen nach dem Sozialgesetzbuch XI erbringen. Die PBV differenziert bei zugelassenen Pflegeeinrichtungen zwischen Einrichtungen, die

- … nur Leistungen im Sinne des SGB XI erbringen (eingliedrige Pflegeeinrichtungen, die z. B. nur stationäre Pflegeleistungen erbringen oder mehrgliedri-

ge Pflegeunternehmen, die z. B. ambulante und stationäre Pflegedienstleistungen erbringen),
- … auch zusätzlich andere Sozialleistungen erbringen (z. B. nach SGB XII Eingliederungshilfen).

Für beide Einrichtungstypen sind im PBV jeweils andere Buchführungs- und Jahresabschlussregeln formuliert. 733

Nach § 9 Abs. 1 PBV sind von den Vorschriften dieser Verordnung befreit: 734

- Pflegedienste mit bis zu sechs Vollzeitkräften,
- teilstationäre Pflegeeinrichtungen und Einrichtungen der Kurzzeitpflege mit bis zu acht Pflegeplätzen,
- vollstationäre Pflegeeinrichtungen mit bis zu zwanzig Pflegeplätzen.

Nach § 9 Abs. 2 PBV können u. a. vollstationäre Pflegeeinrichtungen mit 21 bis zu 30 Pflegeplätzen ganz oder teilweise von den Vorschriften dieser Verordnung befreit werden. 735

Nach § 4 Abs. 1 PBV besteht der Jahresabschluss einer Pflegeeinrichtung aus 736

- der Bilanz
- der Gewinn- und Verlustrechnung
- dem Anhang (mit Anlagennachweis; im Anlagennachweis wird die Entwicklung des Anlagenvermögens der Pflegeeinrichtung näher erläutert, einschließlich der Entwicklung der Abschreibungen)
- dem Nachweis der Förderung nach Landesrecht (Fördernachweis; der Fördernachweis weist aus, welche Fördermittel die Einrichtung nach Landesrecht und sonstige Fördergeber erhalten hat)

Der Jahresabschluss ist sechs Monate nach Abschluss des Geschäftsjahres aufzustellen. Im § 3 PBV wird festgelegt, wie Pflegeeinrichtungen ihre Buchführung und ihr Inventar zu gestalten haben. Die Tabelle 77 zeigt die Kontenklassen und Kontengruppen des Kontenrahmens gemäß PBV (Auszug; vollständige Darstellung vgl. Gesetz oder Quellangabe). 737

Das externe Rechnungswesen bzw. der Jahresabschluss ist für alle Trägervertreter einer Pflegeeinrichtung von großer Bedeutung. Mit Hilfe des Jahresabschlusses kann der Träger feststellen, wie die Einrichtung im betreffenden Geschäftsjahr gewirtschaftet hat. 738

Man unterscheidet für die Pflegeheime unterschiedliche Organisationsformen. In der PBV wird zwischen eingliedrigen, mehrgliedrigen und gemischten Pflegeeinrichtungen differenziert. Für diese unterschiedlichen Einrichtungen besteht nach der PBV die Möglichkeit, den Jahresabschluss auch unterschiedlich zu gestalten. 739

Tab. 77: Kontenklassen und Kontengruppen des Kontenrahmens gemäß PBV

Quelle: eigene Darstellung, vgl. Büche/Bettig/Roth/Thiele: Pflegewirtschaftslehre. Für Krankenhäuser, Pflege-, Vorsorge- und Rehabilitationseinrichtungen. 2010, S. 275 ff.

Konten-klasse	Konten-gruppe	Umschreibung
0		Ausstehende Einlagen, Anlagevermögen
	00	Ausstehende Einlagen
	01	Grundstücke und grundstücksgleiche Rechte
	02	Grundstücke und grundstücksgleiche Rechte mit Wohnbauten
	03	Grundstücke und grundstücksgleiche Rechte ohne Wohnbauten
	04	Bauten auf fremden Grundstücken
	05	Technische Anlagen
	06	Einrichtung und Ausstattung
	07	Anlagen im Bau, Anzahlung auf Anlagen
	08	Immaterielle Vermögensgegenstände, Beteiligungen und andere Finanzanlagen
1		Umlaufvermögen, Rechnungsabgrenzung
	10-19	…
2		Eigenkapital, Sonderposten, Rückstellungen
	20-24	…
3		Verbindlichkeiten, Rechnungsabgrenzung
	30-39	…
4		Betriebliche Erträge
	40-49	…
5		Andere Erträge
	50-59	…
6		Aufwendungen
	60-69	…
7		Weitere Aufwendungen
	70-79	…
8		Eröffnungs- und Anschlusskonten
	80-89	…

740 Nach § 4 Abs. 2 PBV kann ein Träger mehrerer Einrichtungen, die keine Vollkaufleute im Sinne des HGB sind, zu einem gemeinsamen Jahresabschluss zusammenfassen. Für jede Pflegeeinrichtung ist aber ein Anlagen- und Fördernachweis sowie die Kosten- und Leistungsrechnung aufzustellen.

Für den Träger einer gemischten Pflegeeinrichtung besteht nach § 4 Abs. 3 die Möglichkeit, einen Teil-Jahresabschluss aufzustellen oder eine Teil-Gewinn- und Verlustrechnung vorzulegen, die eine eindeutige Trennung von den anderen Leistungsbereichen der Einrichtung ermöglicht. Die Abbildung 122 zeigt beispielhaft die Gestaltungsmöglichkeiten für den Jahresabschluss von ein- oder mehrgliedrigen Pflegeeinrichtungen. 741

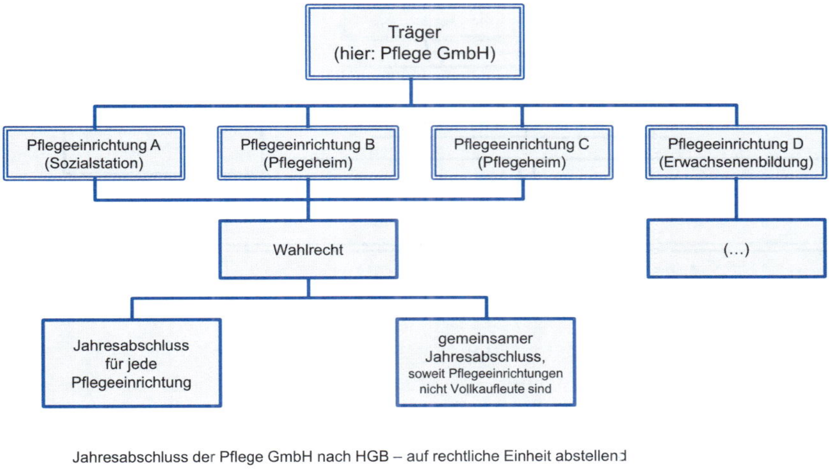

Abb. 122: Beispiel Jahresabschluss einer ein- oder mehrgliedrigen Pflege GmbH

Quelle: eigene Darstellung, vgl. Mühge: Die Pflege-Buchführungsverordnung. In: Junkers/Moldenhauer/Reute (Hrsg.): Pflegeversicherung. Konsequenzen für die Reorganisation, Finanzierung und Qualitätssicherung. 1996, S. 114. Zitiert nach Büche/Bettig/Roth/Thiele: Pflegewirtschaftslehre. Für Krankenhäuser, Pflege-, Vorsorge- und Rehabilitationseinrichtungen. 2010, S. 292.

Die Abbildung 123 zeigt beispielhaft die Gestaltungsmöglichkeiten für den Jahresabschluss von gemischten Pflegeeinrichtungen. 742

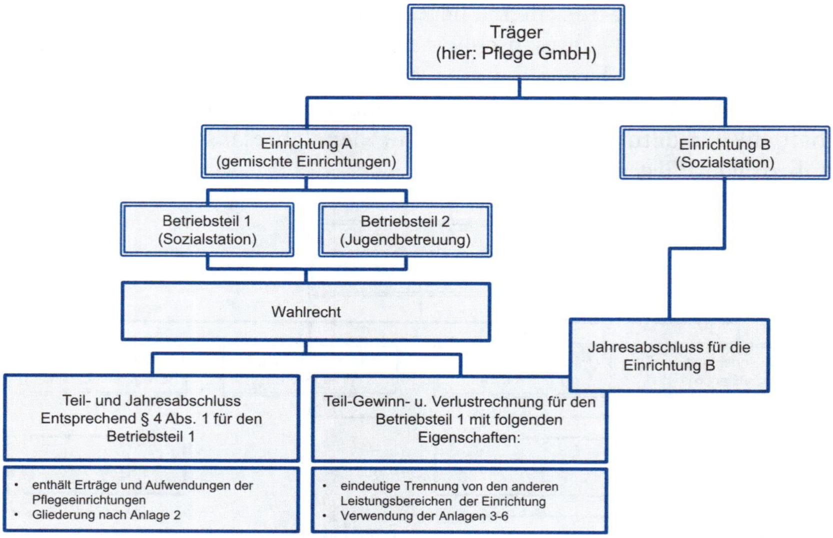

Abb. 123: Beispiel Jahresabschluss einer gemischten Pflege GmbH

Quelle: Eigene Darstellung, vgl. Mühge: Die Pflege-Buchführungsverordnung. In: Junkers/Moldenhauer/Reute (Hrsg.): Pflegeversicherung. Konsequenzen für die Reorganisation, Finanzierung und Qualitätssicherung. 1996, S. 115. Zitiert nach Büche/Bettig/Roth/Thiele: Pflegewirtschaftslehre. Für Krankenhäuser, Pflege-, Vorsorge- und Rehabilitationseinrichtungen. 2010, S. 293.

5.2 Kosten- und Leistungsrechnung

5.2.1 Aufgaben und Grundbegriffe

743 Die Ergebnisse des externen Rechnungswesens bilden eine wichtige Grundlage für Managemententscheidungen. Aufgrund ihrer aufgezeigten Schwächen reichen sie allein aber nicht aus: sie sind primär für externe Adressaten bestimmt, beruhen weitgehend auf vorgegebenen externen Gesetzen, kommen als Jahresrechnung für unterjährige Steuerungsmaßnahmen viel zu spät, lassen nicht erkennen, welche Abteilungen oder Produkte/Dienstleistungen welchen Erfolgsbeitrag leisten und sie sind vergangenheitsorientiert. Zum Erreichen zentraler Unternehmensziele (insbesondere Kontrolle der Wirtschaftlichkeit) sind daher eine freiwillige interne Kostenrechnung und/oder ein Controlling unabdingbar. Die Kosten- und Leistungsrechnung muss letztlich folgende zentrale Fragen beantworten können: Wer erbringt mit welchen Mitteln wo, für wen, wann, welche Leistungen (vgl. Tab. 78)?

Tab. 78: Fragen an die bzw. Aufgaben für die Kosten- und Leistungsrechnung
Quelle: Eigene Darstellung.

Frage	Antwort	Beispiel
Von welchem Bereich wird eine bestimmte Teilleistung erstellt?	Frage nach der Art der Dienstleistung	Reinigungsdienst
An welchem Ort wird diese Leistung erbracht?	Frage nach der Leistungsstelle	Im Gemeinschaftsraum
Wer ist Empfänger dieser Teilleistung?	Frage nach der anfordernden Stelle	Heim 1
Was für eine Leistung wird genau erbracht?	Frage nach der Art der Teilleistung	Grundreinigung
Zu welchem Zeitpunkt wird die Leistung erbracht?	Frage nach dem Zeitpunkt	jeweils Freitag von 7:00 bis 10:00 Uhr
Mit welchen Mitteln wird die Leistung erbracht?	Frage nach erforderlicher Unterstützung	Kehrmaschine und Reinigungsmittel

Die wichtigsten Dienstarten sind: 744

- Pflegedienst
- Arbeitstherapeutischer und tagesstrukturierender Dienst
- ärztlicher Dienst (nur wenn angestellt z. B. als interner medizinischer Dienst)
- technischer Dienst
- Verwaltungsdienst
- Wirtschafts- und Versorgungsdienst (inkl. Unterkunft und Verpflegung)
- Versorgung mit Arzneimitteln, Heil- und Hilfsmitteln
- Sonderdienste/Services

Um diese Anforderungen zu erfüllen sind **drei wesentliche Aufgaben** zu bewerkstelligen: 745

- Die Kosten müssen zunächst systematisch und lückenlos erfasst werden (= Kostenartenrechnung, sie beantwortet die Frage „Welche Kosten sind angefallen?").
- Die erfassten (Gemein-) Kosten müssen möglichst gerecht den Orten und Bereichen zugeordnet werden, die sie verursacht haben (= Kostenstellenrechnung, sie beantwortet die Frage „Wo sind die Kosten angefallen?").
- Letztlich müssen die Kosten Produkten und Dienstleistungen zugeordnet werden, um eine mindestens kostendeckende Kalkulation vornehmen zu können (= Kostenträgerrechnung, beantwortet die Frage „Wofür sind die Kosten angefallen?").

Für geförderte Pflegeeinrichtungen ist eine Kostenrechnung gemäß PBV verpflichtend. Sie dient auch externen Interessenten (z. B. dem Gesundheitsministerium des jeweiligen Landes oder Kranken- bzw. Pflegekassen) als Informations- 746 grundlage und zu Rechenschaftszwecken, da kommunale Pflegeheime öffentliche Aufgaben erfüllen und größtenteils öffentlich finanziert werden. Neben der PBV enthalten auch das Heimgesetz und das Pflegequalitätssicherungsgesetz Bestimmungen, die für eine Kosten- und Leistungsrechnung von Pflegeheimen von Bedeutung sind. Nach § 5 Heimgesetz schließen Träger und Bewohner einen Heimvertrag, der u. a. eine Leistungsbeschreibung des Heims enthält und der vorsieht, dass die jeweiligen Entgeltbestandteile der einzelnen Leistungen (z. B. Unterkunft, Verpflegung, Betreuung) separat ausgewiesen werden. Nach § 80a SGB XI haben Pflegeeinrichtungen darüber hinaus den Nachweis einer wirksamen Leistungs- und Qualitätsvereinbarung (LQV) zu erbringen und müssen in diesem Zusammenhang auch Art und Inhalt der zu erbringenden Leistungen genauer darlegen. Im Ergebnis muss die Pflegeeinrichtung daher eine Kosten- und Leistungsrechnung aufbauen (vgl. Abb. 124), um ihren gesetzlichen Anforderungen nachzukommen, ansonsten würde es nicht zum Abschluss einer Vergütungsvereinbarung nach §§ 84 ff. SGB XI kommen. Aus § 7 PBV ergibt sich die Pflicht zu einer Kosten- und Leistungsrechnung, wobei Hauptaufgaben und Mindestanforderungen benannt werden.

Abb. 124: Kosten- und Leistungsrechnung für zugelassene Pflegeeinrichtungen
Quelle: Eigene Darstellung, vgl. Bettig/Büche/Roth/Thiele: Pflegewirtschaftslehre. Für Krankenhäuser, Pflege-, Vorsorge- und Rehabilitationseinrichtungen. 2010, S. 279.

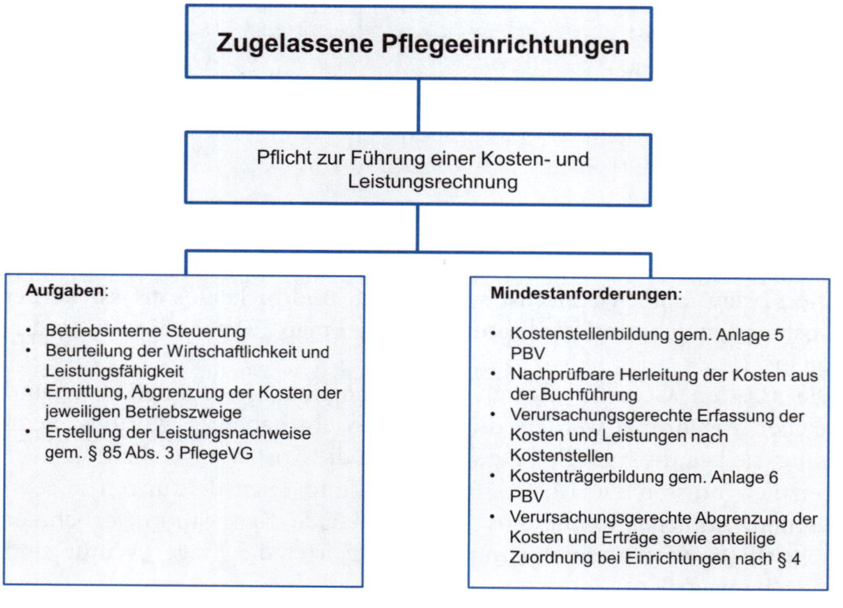

747 Während das externe Rechnungswesen zentral mit Aufwendungen und Erträgen arbeitet, kennt die Kostenrechnung die Begriffe Kosten und Leistung. Im vorher-

gehenden Kapitel wurde bereits der grundlegende Unterschied erläutert: Im Gegensatz zu Aufwendungen beziehen sich Kosten nicht auf das Gesamtvermögen, sondern auf das betriebsnotwendige Vermögen, d. h. Aufwendungen wie z. B. Spenden oder außerordentliche Unfallschäden werden nicht zur Erfolgsbeurteilung der Kostenrechnung herangezogen, während zusätzlich kalkulatorische Kosten (z. B. entgangene Mieteinnahmen bei Selbstnutzung von Gebäuden) mit betrachtet und zum Ansatz gebracht werden.

Die pflegerischen Leistungen sind in § 43 SGB XI grundlegend festgelegt, für vollstationäre Einrichtungen sind dies: 748

- allgemeine Pflegeleistungen (nach § 82 SGB XI erhalten zugelassene Pflegeheime dafür eine Pflegevergütung)
- Unterkunft und Verpflegung (nach § 82 SGB XI erhalten zugelassene Pflegeheime dafür ein angemessenes Entgelt)
- gesondert berechenbare Investitionsaufwendungen bei nicht vollständiger Förderung durch die Länder
- besondere Komfortleistungen bei Unterkunft und Verpflegung
- zusätzliche pflegerisch-betreuende Leistungen

Der Begriff „Kosten" ist ein Sammelbegriff für betrieblichen Werteverzehr, der verschiedene Ausprägungen kennt. Für alle Unternehmen ist die Unterscheidung von variablen und fixen Kosten sehr wichtig. Kriterium hierfür ist der sogenannte Beschäftigungsgrad, wobei das Verhältnis zwischen tatsächlicher Ist-„Produktion" und der möglichen Kann-„Produktion" gemeint ist. Wenn in einem Pflegeheim z. B. acht Bewohner betreut werden und für weitere 2 Bewohner noch „Luft" wäre (Raum, Bett, Betreuungskräfte etc. stünden zur Verfügung), dann liegt vereinfacht gesagt ein Beschäftigungsgrad von 80 % vor. 749

- **Variable Kosten** sind beschäftigungsabhängige Kosten, d. h. je nach Beschäftigungsgrad sind sie unterschiedlich hoch (z. B. Kosten für Bewohnermahlzeiten; je mehr Bewohner, desto mehr Mahlzeiten, desto höhere Verpflegungskosten fallen an)
- **Fixe Kosten** sind beschäftigungsunabhängige Kosten, d. h. sie verändern sich (über einen gewissen Zeitraum) nicht, selbst wenn der Beschäftigungsgrad steigt oder fällt (z. B. Mietkosten; trotz zusätzlicher Bewohner bleiben die Mietkosten konstant oder weitgehend alle Personalkosten, zumindest der festangestellten Mitarbeiter)

Zu beiden Kostengruppen gibt es Untergruppen bzw. differenzierte Kostenverläufe, die in der Tabelle 79 kurz erläutert sind. 750

Tab. 79: Kostenbegriffe/-verläufe

Quelle: Eigene Darstellung.

	Progressive Kosten	**Kosten steigen überproportional, d. h. relativ stärker als die Veränderung im Beschäftigungsgrad.**
Variable Kosten	Proportionale Kosten	Kosten steigen proportional, d. h. im gleichen Verhältnis wie die Veränderung im Beschäftigungsgrad.
	Degressive Kosten	Kosten steigen unterproportional, d. h. relativ schwächer als die Veränderung im Beschäftigungsgrad.
Fixe Kosten	Konstantfixe Kosten	Kosten verändern sich unabhängig vom Beschäftigungsgrad gar nicht.
	Sprungfixe Kosten	Kosten steigen in bestimmten Intervallen mit dem Beschäftigungsgrad.

751 Die folgende Abbildung 125 verdeutlicht diese Zusammenhänge nochmals grafisch.

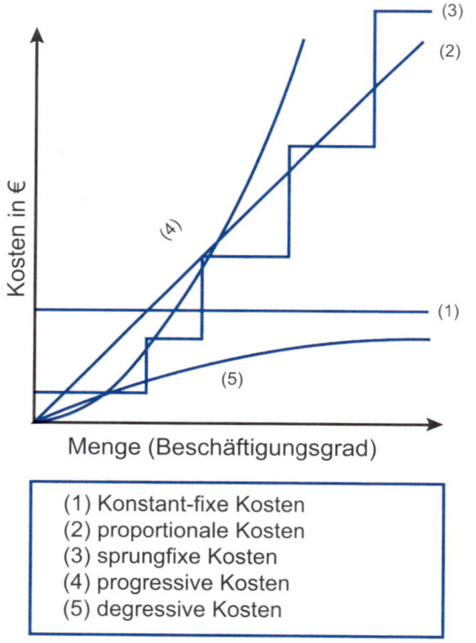

Abb. 125: Kostenverläufe

Quelle: Eigene Darstellung.

752 Für die Verantwortlichen in einem Pflegeunternehmen ist es wichtig zu wissen, welche Kosten wie verlaufen. Im Normalfall ist der Fixkostenanteil sehr hoch, insbesondere wenn mit festangestellten Mitarbeitern gearbeitet wird. Nach Möglichkeiten zu suchen, den Fixkostenanteil bei gleichbleibender Leistungsbereit-

schaft und -qualität zu senken, ist regelmäßig eine Herausforderung und Aufgabe für das Management.

Eine zweite Kosten-Begriffsdifferenzierung ist ebenfalls praktisch von Bedeutung. Nach der Art der Kostenverrechnung wird unterschieden zwischen: 753

- **Einzelkosten:** sie sind einem Bezugsobjekt, z. B. einer Abteilung oder einer Leistung/einem Produkt direkt zurechenbar (so sind etwa die Personalkosten einer Pflegekraft „ihrer" Abteilung zuzuordnen)
- **Gemeinkosten**: sie sind nicht direkt nur einem einzigen Bezugsobjekt zu hundert Prozent zurechenbar (etwa Kosten für Werbemaßnahmen, das Gehalt des Geschäftsführers oder Strom- und Heizkosten von Gemeinschaftsräumen)

In der Kostenrechnung ist u. a. die schwierige Frage zu klären, wie Gemeinkosten gerecht auf Abteilungen, Dienstleistungen oder Produkte zu verteilen sind. Wer in einem Unternehmen Kosten- oder Gewinnverantwortung für einen Bereich hat und an diesem Ergebnis auch noch persönlich gemessen, vielleicht sogar danach (teilweise) bezahlt wird, der wird genau darauf achten, dass er nicht einen überproportionalen Anteil von Gemeinkosten mit zu tragen hat, während vielleicht andere deutlich geringer belastet werden. 754

Eine vorerst letzte begriffliche Differenzierung unterscheidet Kosten nach ihrem zeitlichen Bezug in: 755

- **Ist-Kosten**: die tatsächlich angefallenen Kosten der Vergangenheit (z. B. die monatlichen Personalkosten im Juli)
- **Normal-Kosten**: Durchschnittswerte aus Ist-Kosten mehrerer vergangener Perioden (z. B. die tatsächlichen Personalkosten der letzten 12 Monate geteilt durch 12)
- **Plan-Kosten**: zukünftig angenommene Kosten (z. B. die monatlichen Personalkosten im Folgequartal, die z. B. aufgrund einer Tariferhöhung oberhalb der bisherigen Ist-Kosten liegen können)

Als Zwischenfazit kann festgehalten werden, dass Unternehmen bei der Bestimmung ihres Kostenrechnungssystems damit grundsätzlich mehrere Alternativen zur Auswahl haben, z. B. eine Vollkostenrechnung auf Ist-Kostenbasis oder eine Teilkostenrechnung auf Normalkostenbasis. 756

Bei einer Vollkostenrechnung werden alle Kosten auf die Kostenträger verrechnet, fixe und variable Kosten. Bei einer Teilkostenrechnung werden nicht alle Kosten auf die Kostenträger verrechnet, sondern nur die variablen Kosten. Die fixen Kosten gelten hier als nicht entscheidungsrelevante Kosten (denn sie können ja sowieso nicht beeinflusst werden). Parallel dazu ist zu entscheiden, ob mit tatsächlichen Ist- /Normalkosten oder mit Plankosten gerechnet werden soll. Die Vorteile einer Teilkostenrechnung unter Berücksichtigung von Planwerten sind in der modernen Betriebswirtschaft heute unbestritten (dies wird weiter unten 757 verdeutlicht), daher sind für freiwillige interne Zwecke und zur Gewährleistung einer effizienten Unternehmensführung Plankostenrechnungen auf Teilkostenbasis zu empfehlen, auch wenn die gesetzlichen Bestimmungen Vollkostenrechnungen verlangen.

758 Den Kosten stehen Leistungen gegenüber (z. B. Pflegeleistungen und Versorgungsleistungen), die letztlich die Summe aller Kosten durch ihre Erlöse tragen müssen, will das Unternehmen keinen Verlust erzielen.

5.2.2 Ablauf der Kostenrechnung

759 Aufgabe der **Kostenarten**rechnung ist die vollständige und systematische Erfassung aller in einer Periode angefallenen Kosten. Grundlage ist ein detaillierter Kostenartenplan, der sich wesentlich an der Aufwandssystematik in der Buchführung orientiert (z. B. Kontenrahmen nach PBV), etwa:

- …
- Kontenklasse 60: Löhne und Gehälter
- Kontenklasse 600: Leitung der Pflegeeinrichtung
- Kontenklasse 601: Pflegedienst
- Kontenklasse 602: Hauswirtschaftlicher Dienst
- Kontenklasse 603: Verwaltungsdienst
- Kontenklasse 604: Technischer Dienst
- Kontenklasse 605: Sonstige Dienste
- …

760 Als Daumenregel kann für stationäre Pflegeheime gelten, das 60 bis 80 % aller Kosten Personalkosten sind und 20 bis 40 % Sachkosten.

761 **Kostenstellen** sind die Orte der Kostenentstehung im Unternehmen. Alle in der Kostenartenrechnung erfassten Kosten sollen verursachungsgerecht auf diese betrieblichen Teilbereiche verteilt werden. Für die Gliederung von Kostenstellen gibt es grundsätzlich mehrere Möglichkeiten, insbesondere:

- nach der Kostenabrechnung: z. B. Haupt- und Hilfskostenstellen
- nach Funktionen: z. B. Tagespflege, Nachtpflege, vollstationäre Pflege
- nach räumlichen Kriterien: z. B. Region Nord, Süd, … Heim 1, 2 …
- nach Verantwortungsbereichen und Abteilungen

762 Prinzipien, die bei der „richtigen“ Bildung von Kostenstellen berücksichtigt werden sollten, sind:

- Es müssen klar abgegrenzte Verantwortungsbereiche entstehen (damit der Kostenstellenleiter „seine“ Kosten auch selbst steuern kann).
- Eine genaue und einfache Verbuchung der Kostenartenbelege auf die gebildeten Kostenstellen soll möglich sein (damit der administrative Aufwand in Grenzen gehalten wird).

- Es müssen genaue Bezugsgrößen der Kostenverursachung definierbar sein (damit die erfassten Kosten auch nachvollziehbar gerecht auf die Kostenstellen verteilt werden können).

In der Kostenstellenrechnung werden mehrere Aufgaben sukzessive erledigt, grob können **zwei Hauptaufgaben** abgegrenzt werden: 763

- Verteilung der Kosten aus der Kostenartenrechnung auf die Kostenstellen. Das kann eindeutig sein, etwa wenn die Personalkosten eines Pflegers auf seine Pflegeabteilung zugerechnet werden. Das kann aber auch schwieriger werden und nur mit Schlüsselgrößen gelingen, z. B. die Verrechnung der Stromkosten nach qm Abteilungsfläche.
- Im Rahmen der innerbetrieblichen Leistungsverrechnung werden in einem zweiten Schritt Leistungen verrechnet, die eine Abteilung für eine andere Abteilung erbracht hat (z. B. eine Blutuntersuchung im hauseigenen Labor für das „Pflegeheim 3“ oder die Essensversorgung durch die hauseigene Küche für alle angeschlossenen Pflegeheime). Hierfür gibt es unterschiedliche Kostenverrechnungsverfahren, die an dieser Stelle aber nicht weiter vertieft werden sollen (Anbauverfahren, Stufenleiterverfahren, Gleichungsverfahren).

Eine gerechte Kostenverteilung hat damit die vielfältigen Austauschbeziehungen zwischen Kostenstellen zu berücksichtigen. In der Praxis ist das oft noch gar nicht oder nicht gut umgesetzt. Fragen in diesem Zusammenhang sind: 764

- Werden die innerbetrieblichen Leistungen überhaupt dokumentiert?
- Wie genau wird das gemessen, sind die verwendeten Kennzahlen qualitativ geeignet?
- Welche Kosten oder Verrechnungspreise sollten angesetzt werden?
- Soll es den Verantwortlichen auch gestattet sein, Leistungen am Markt zu ggf. geringeren Kosten einzukaufen oder sind sie an die internen Leistungserbringer gebunden?

Das traditionelle Instrument der Kostenstellenrechnung ist der Betriebsabrechnungsbogen (BAB). In ihm werden die Gemeinkosten auf die Kostenstellen umgelegt, die Hilfskostenstellen werden auf die Hauptkostenstellen verrechnet und es werden schließlich Kalkulationssätze gebildet, als Division aller Kosten einer Hauptkostenstelle durch eine bestimmte Bezugsgröße. Wenn z. B. die Gesamtkosten der Abteilung stationäres „Pflegeheim 3“ durch die Gesamtzahl der Bewohnertage geteilt wird, erhält man einen Tagessatz, der als Grundlage für die Kostenkalkulation eines Bewohners verwendet werden kann (Anzahl der Bewohnertage x Tagessatz = Kosten). 765

In der **Kostenträgerrechnung** schließlich werden die Kosten weiter auf die Kostenträger verrechnet. Im Gegensatz zum relativ homogenen Kostenträger eines klassischen Industriebetriebes (z. B. ein Auto, ein Glas Marmelade oder eine Bohrmaschine) ist der Bewohner als möglicher Kostenträger eines Pflegeunternehmens sehr inhomogen, da jeder Bewohner weitgehend eine individuelle Be- 766 handlung erfährt und damit in unterschiedlichem Maße Kosten verursacht. Nach PBV können für vollstationäre Pflegeeinrichtungen folgende Kostenträger gebildet werden:

- Pflegeklasse 1: Pflegeleistungen und Leistungen für Unterkunft und Verpflegung
- Pflegeklasse 2: Pflegeleistungen und Leistungen für Unterkunft und Verpflegung
- Pflegeklasse 3: Pflegeleistungen und Leistungen für Unterkunft und Verpflegung
- Zusatzleistung Pflege
- Zusatzleistung Unterkunft und Verpflegung

767 Die Kostenträgerrechnung gliedert sich in

- Kostenträger**stück**rechnung: Kalkulation im engeren Sinne, etwa die Berechnung eines Preises für einen Pflegetag.
- Kostenträger**zeit**rechnung: kurzfristige Erfolgsrechnung über alle erbrachten Leistungen eines Bereichs in einer bestimmten Periode, etwa der Erfolg von „Pflegeheim 3“ im ersten Quartal 2013.

768 Eine freie Preiskalkulation ist im deutschen Gesundheitswesen weitgehend nicht möglich, da Tagessätze, Fallpauschalen, DRG, Sonderentgelte oder Punktwerte vorgegeben sind. Als Aufgabe für die Kostenrechnung rückt dann stärker in den Vordergrund, die tatsächlichen oder maximal tolerierbaren Kosten bei vorgegebenen Preisen zu ermitteln (Kostenkontrolle). Eine grundsätzliche und zugleich schwierige Frage ist dabei, was überhaupt als Kostenträger in einem Pflegeunternehmen definiert werden sollte? Hier gibt es viele (theoretische) Optionen:

- einzelne Leistungen oder Produkte (z. B. eine Kurzzeitpflege oder ein Tagesausflug mit Heimbewohnern)
- Leistungsgruppen, ggf. differenziert nach Haupt- und Nebenleistungsgruppen
- Fallpauschalen
- Pflegetage
- Abteilungen, Institute, Unternehmensbereiche
- Regionen, Standorte
- Aufträge
- Einzelne Bewohner, homogene Bewohnergruppen
- Absatzwege (persönliche Beratung, telefonische Beratung)
- …

769 Die Kostenrechnung hat im Zeitablauf viele verschiedene **Kalkulationsverfahren** entwickelt, die hier weitgehend nicht näher erläutert, aber zumindest namentlich genannt werden sollen:

- nach dem Zeitpunkt: Vor-, Zwischen-, Nachkalkulation

- nach der Ausrichtung: z. B. Einkaufskalkulation, Absatzkalkulation, innerbetriebliche Kalkulation
- nach dem Anlass: ordentliche oder außerordentliche Kalkulation
- nach dem Umfang der einbezogenen Kosten: Vollkostenkalkulation oder Teilkostenkalkulation
- nach der Methodik: Divisionskalkulation, Äquivalenzziffernkalkulation, Zuschlagskalkulation, Abteilungskalkulation, Teilkostenkalkulation

Das einfachste Verfahren ist die Divisionskalkulation, bei der der Preis eines Gutes sehr grob ermittelt wird (vgl. Tab. 80). 770

Tab. 80: Schema einer Divisionskalkulation
Quelle: Eigene Darstellung.

Wareneinstandskosten	4,00 €
+ Handlungskostenaufschlag (25%)	1,00 €
= Selbstkosten	5,00 €
+ Gewinnaufschlag (10% der Selbstkosten)	0,50 €
= **Verkaufspreis**	5,50 €

Soll z. B. der „Verkaufspreis" einer Mahlzeit kalkuliert werden, dann wird zur Summe der Wareneinstandskosten (Einkaufspreis plus Bezugskosten) ein pauschaler Handlungskostenaufschlag addiert, der sämtliche internen Kosten der Verteilung, Lagerung, Bearbeitung etc. pauschal abdeckt. Wird zu den so ermittelten Selbstkosten noch ein Gewinnaufschlag addiert, erhält man den Verkaufspreis oder auch internen Verrechnungspreis der Mahlzeit. 771

Die Zuschlagskalkulation ist differenzierter (und aufwendiger), da sie einzelne Positionen separat aufführt und dabei insbesondere den pauschalen Handlungskostenblock weiter nach Einzel- und Gemeinkosten auffächert (vgl. Tab. 81). 772

Tab. 81: Schema einer Zuschlagskalkulation
Quelle: Eigene Darstellung.

Einkaufspreis	3,00 €
+ Bezugskosten	2,00 €
- Rabatte und Skonti	1,00 €
= Wareneinstandskosten	4,00 €
+ Handlungseinzelkosten	0,30 €
+ Handlungsgemeinkosten	0,20 €
= Selbstkosten	5,00 €
+ Gewinn	0,50 €
= **Verkaufspreis**	5,50 €

773 Der geschilderte Ablauf der Kostenrechnung ist abschließend in der Abbildung 126 nochmals zusammengefasst.

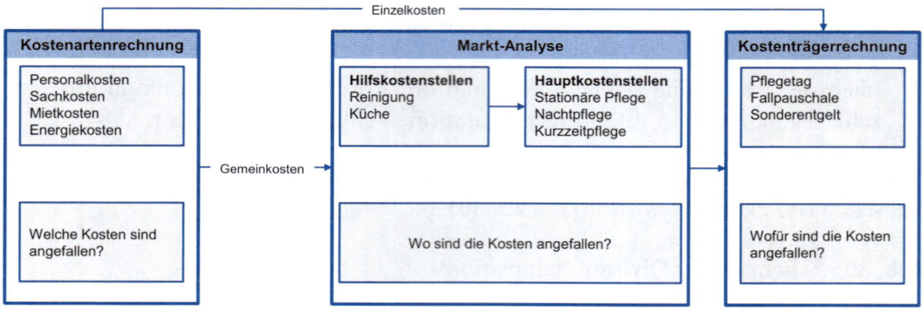

Abb. 126: Ablauf der Kostenrechnung

Quelle: Eigene Darstellung.

774 Bei stationären Pflegeeinrichtungen kommt für die Kalkulation der Entgelte eine Äquivalenzziffernkalkulation zum Einsatz (§§ 82-88 SGB XI). Dieses Verfahren ist sinnvoll anwendbar, wenn mehrere „Produktarten" hergestellt werden, die in einer festen Relation zueinander stehen. Bei Pflegeeinrichtungen ist das Produkt die Pflegedienstleistung und die unterschiedlichen Produktarten sind insbesondere die drei Pflegestufen/-klassen. Ein Anwendungsbeispiel zur Äquivalenzziffernkalkulation zeigen die folgenden Tabellen 82-85.

Beispiel zur Äquivalenzziffernberechnung

775 Eine Pflegeeinrichtung hat Personalkosten für den Pflegedienst in Höhe von insgesamt 2.900.000,- EUR sowie Kosten für (nicht gesondert abrechenbares) pflegerisches Verbrauchsmaterial in Höhe von 100.000,- EUR. Daraus ergeben sich „pflegebezogene" Kosten in Höhe von insgesamt 3.000.000,- EUR.

776 Es wurden folgende Pflegeleistungen erbracht (vgl. Tab. 82):

Tab. 82: Pflegeleistungen nach Pflegeklasse

Quelle: Eigene Darstellung, vgl. Büche/Bettig/Roth/Thiele: Pflegewirtschaftslehre. Für Krankenhäuser, Pflege-, Vorsorge- und Rehabilitationseinrichtungen. 2010, S. 289.

Pflegeklasse 1	15.000
Pflegeklasse 2	10.000
Pflegeklasse 3	10.000

777 Der durchschnittliche Zeitaufwand für die Erbringung einer Grundpflege ist in Tab. 83 abgebildet:

Tab. 83: Durchschnittlicher Zeitaufwand nach Pflegeklasse

Quelle: eigene Darstellung, vgl. Büche/Bettig/Roth/Thiele: Pflegewirtschaftslehre. Für Krankenhäuser, Pflege-, Vorsorge- und Rehabilitationseinrichtungen. 2010, S. 289.

Pflegeklasse 1	1,00	Std.
Pflegeklasse 2	1,50	Std.
Pflegeklasse 3	2,00	Std.

Mit Hilfe des Zeitfaktors werden zunächst die Leistungen wie folgt in „wertgleiche" Leistungen umgerechnet (vgl. Tab. 84). 778

Tab. 84: Umrechnung in „wertgleiche Leistungen"

Quelle: Eigene Darstellung, vgl. Büche/Bettig/Roth/Thiele: Pflegewirtschaftslehre. Für Krankenhäuser, Pflege-, Vorsorge- und Rehabilitationseinrichtungen. 2010, S. 289.

Ungewichtete Leistungen			**Umrechnungsfaktor/Äquivalenzziffer**		**gewichtete Leistungen**
Leistungen Pflegeklasse 1	15.000	x	1,00	=	15.000
Leistungen Pflegeklasse 2	10.000	x	1,50	=	15.000
Leistungen Pflegeklasse 3	10.000	x	2,00	=	20.000
Summe	**35.000**				**50.000**

In einem zweiten Schritt werden die Gesamtkosten durch die gewichteten Leistungen geteilt. 3.000.000 € / 50.000 = 60,00 € / gew. Leistung 779

In einem dritten Schritt werden durch Multiplikation des so ermittelten Preises für den Faktor 1,0 mit den Umrechnungsfaktoren (Äquivalenzziffern) die Kosten den Pflegeleistungen (Pflegetagen) der Pflegekassen 1-3 zugeordnet (vgl. Tab. 85). 780

Tab. 85: Kosten der Pflegeleistung

Quelle: eigene Darstellung, vgl. Büche/Bettig/Roth/Thiele: Pflegewirtschaftslehre. Für Krankenhäuser, Pflege-, Vorsorge- und Rehabilitationseinrichtungen. 2010, S. 289.

€/ gew. Leistung	**Umrechnungsfaktor/Äquivalenzziffer**	**€ je Leistung**	**Anzahl Leistungen**	**Kosten gesamt in €**
60,00 €	1,00	60,00 €	15.000	900.000,00 €
60,00 €	1,50	90,00 €	10.000	900.000,00 €
60,00 €	2,00	120,00 €	10.000	1.200.000,00 €
Summe			**35.000**	**3.000.000,00 €**

5.2.3 Teilkostenrechnung

5.2.3.1 Einführung

781 Der Begriff **Teilkostenrechnung oder Deckungsbeitragsrechnung** wird heute als Sammelbezeichnung für verschiedene Formen von Bruttoerfolgsrechnungen verwendet, die vor dem Hintergrund der Unzulänglichkeiten der traditionellen Vollkostenrechnung entwickelt worden sind. Deckungsbeitragsrechnungen stellen immer eine Kombination von Erlös- und Kostenrechnung dar, die im Ergebnis „Deckungsbeiträge“ als zentrale Kennzahlen auf unterschiedlichen Bezugsebenen ausweisen. Hauptziel ist es, damit insbesondere kurzfristige Entscheidungen zu verbessern bzw. Fehlentscheidungen zu vermeiden. Das Management erhält mit dem Deckungsbeitrag wichtige Informationen darüber, welchen Beitrag eine Dienstleistung, ein einzelnes Produkt oder ein Unternehmensteil zur Deckung der anfallenden Kosten leistet und wie sich das Gesamtergebnis genau zusammensetzt, welcher Unternehmensbereich also welchen Profit bringt oder wo Verluste entstehen.

782 Die traditionelle Vollkostenrechnung kann diese Fragen nicht befriedigend beantworten, sie wird deswegen aber nicht ganz überflüssig. Denn handels- und steuergesetzliche Bewertungsanforderungen bedingen nach wie vor eine Verrechnung aller anfallenden Kosten und zweitens muss letztlich jedes Unternehmen in der Lage sein, langfristig alle Kosten durch entsprechende Erlöse mindestens abzudecken. Ein grundsätzlicher Verzicht auf Vollkostenbetrachtungen kann also aus den beschriebenen Vorzügen von Deckungsbeitragsrechnungen nicht abgeleitet werden.

783 In einer **Vollkostenrechnung** werden alle Kosten den Kostenträgern (z. B. einer Tagespflege) zugerechnet. Ein Teil der Kosten (Einzelkosten) kann dabei direkt zugerechnet werden, z. B. eingenommene Mahlzeiten der Kunden in der Tagespflege, ein anderer Teil (Gemeinkosten) nur mittelbar über eine dazwischen geschaltete Kostenstellenrechnung, z. B. anteilige Mietkosten.

784 In einer **Teilkostenrechnung** werden dagegen von vornherein nur Teile der entstehenden Kosten (die leistungsabhängigen Kosten) auf die Kostenträger verrechnet. Die übrigen Kosten werden unter Umgehung der Kostenträgerrechnung erst wieder in der Betriebsergebnisrechnung berücksichtigt. Der damit verbundene ausdrückliche Verzicht, fixe Kosten auf einzelne Kostenträger bzw. Leistungseinheiten zu verteilen, kann als das Grundprinzip der Teilkostenrechnung bezeichnet werden. In jedem Fall setzt eine Teilkostenrechnung zwingend voraus, dass eine **Kostenauflösung** oder **Kostenspaltung** vorgenommen wird. Dies geschieht wie oben dargestellt nach den beiden Kriterien:

- Beschäftigungsgrad/Kapazitätsauslastung (in **variable und fixe Kosten**)
- Zurechenbarkeit auf die Kostenträger (in **Einzelkosten und Gemeinkosten**)

785 Der Begriff **Deckungsbeitrag (DB)** kann demnach wie folgt definiert werden.

> **Definitionen: Deckungsbeitrag**
>
> Ein Deckungsbeitrag ist …
>
> - der Teil des Umsatzerlöses, der zur Deckung der Fixkosten dient.
> - der Überschuss der Umsätze über die Teilkosten.
> - der Überschuss der Einzelerlöse über die Einzelkosten eines sachlich und zeitlich abgegrenzten Kalkulationsobjekts.

Das Basisschema der Teilkosten- bzw. Deckungsbeitragsrechnung zeigt die Abbildung 127. 786

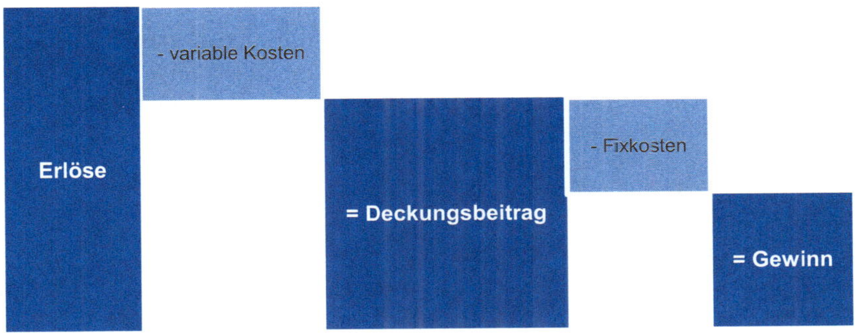

Abb. 127: Basisschema der Teilkosten bzw. Deckungsbeitragsrechnung
Quelle: Eigene Darstellung.

Die unterschiedlichen Ansätze der Vollkostenrechnung und der Teilkostenrechnung charakterisiert die folgende Tabelle 86. 787

Tab. 86: Unterschied zwischen Vollkosten- und Teilkostenrechnung
Quelle: Eigene Darstellung.

Vollkostenrechnung	Teilkostenrechnung
Umsatz	Umsatz
- Selbstkosten	- variable Kosten
= Ergebnis	= Deckungsbeitrag
	- fixe Kosten
	= Ergebnis

5.2.3.2 Mängel der Vollkostenrechnung und Ziele der Teilkostenrechnung

Die Vollkostenrechnung unterscheidet nicht zwischen variablen und fixen Kosten, sondern alle anfallenden Kosten werden auf die Kostenträger verrechnet. Bei steigendem Fixkostenanteil sind die Ergebnisse dieser Rechnung damit immer weniger entscheidungsrelevant, da die Fixkosten – unabhängig von der Art der 788 getroffenen Entscheidung – sowieso anfallen. Ist die Beschäftigung rückläufig (geringere Kapazitätsauslastung, z. B. bei der Bettenbelegung), wird zudem der Fixkostenblock auf eine immer kleinere Anzahl von Leistungen verteilt, so dass die Selbstkosten ansteigen. Bei gegebenen oder gar sinkenden Marktpreisen/vorgegebenen Erlösen und steigenden Kosten wird der ausgewiesene Gewinn immer kleiner oder sogar negativ, mit der Konsequenz, dass – auf dieser Informationsbasis – das Anbieten der Marktleistung immer weniger attraktiv erscheint oder bestimmte Leistungen mangels Profitabilität überhaupt nicht mehr erbracht werden (sollten). Dieses Phänomen des „Sich-aus-dem-Markt-Kalkulierens" ist eine reale Gefahr der Vollkostenrechnung (bei freier Preisbildung). Wird darüber hinaus da, wo entsprechende Freiheitsgrade bestehen, eine kostenorientierte Kalkulation vorgenommen (der Verkaufspreis wird durch pauschalen Gewinnaufschlag auf die Selbstkosten ermittelt), werden möglicher Weise Preise verlangt, die am Markt nicht optimal oder gar nicht mehr durchsetzbar sind. In beiden Fällen würde die Unternehmensentwicklung Schaden nehmen.

789 Die Teilkostenrechnung will hier Abhilfe schaffen. Sie will nur die Kosten berücksichtigen, die tatsächlich entscheidungsrelevant sind. Wenn der am Markt erzielbare Preis daher oberhalb der Einzelkosten für den Auftrag, die Dienstleistung oder das Produkt liegt – also ein positiver Deckungsbeitrag erzielt wird – dann sollte die Leistung erbracht werden. Eine wesentliche Frage für die Deckungsbeitragsrechnung ist daher, welche Kosten entscheidungsrelevant und welche nicht entscheidungsrelevant sind. Die im nächsten Abschnitt erläuterten Verfahren zeigen dazu die heute gängigen Methoden der Kostendifferenzierung.

790 Die Vollkostenrechnung liefert im Gegensatz zur Teilkostenrechnung immer nur Durchschnittskosten. Bei veränderten Rahmenbedingungen, z. B. Schwankungen in der Leistungs- und Absatzmenge, verändern sich damit auch automatisch die Durchschnittskosten. Der auf dieser Grundlage ermittelte Stückgewinn liefert dann keine Aussage darüber, wie sich das Betriebsergebnis verändern würde, wenn das mengenmäßige Leistungsprogramm variiert würde. Aber genau das ist für praktische Entscheidungen wichtig zu wissen. Etwas kostentheoretischer gesprochen liegen die Hauptmängel der Vollkostenrechnung somit insbesondere darin, dass

- fixe Kosten proportionalisiert werden und
- auf die willkürliche Schlüsselung von echten Gemeinkosten nicht verzichtet wird.

791 Die Teilkostenrechnung bietet hier mehr: Ein Deckungsbeitrag für eine Dienstleistung oder ein Produkt gibt an, um wie viel Euro sich der Periodenerfolg verbessern würde, wenn von diesem Produkt eine Einheit mehr abgesetzt werden würde. Die Hauptaufgaben der Teilkostenrechnung lassen sich zusammenfassend wie folgt charakterisieren:

- Verbesserung der Erfolgsplanung und -analyse,
- Verbesserung der absatzpolitischen Entscheidungen,

- Verbesserung der Faktorkombination,
- Verbesserung der Kostenkontrolle.

5.2.3.3 Einstufige Deckungsbeitragsrechnung

Bei der einstufigen Deckungsbeitragsrechnung, die häufig auch als **(einfaches) Direct Costing** oder **Grenzkostenrechnung** bezeichnet wird, werden den Umsatzerlösen eines Bezugsobjekts die variablen Kosten dieses Bezugsobjekts gegenübergestellt, was in der Differenz den Deckungsbeitrag (oder Bruttoerfolg) dieses Bezugsobjekts ergibt. Die Summe aller Deckungsbeiträge über alle Produkte/Bezugsobjekte abzüglich der Fixkosten im Block ergibt dann den Betriebserfolg. Am fiktiven Beispiel eines Pflegeheims sei das verdeutlicht (vgl. Tab. 87). 792

Tab. 87: Zahlenbeispiel zur einstufigen Deckungsbeitragsrechnung

Quelle: Eigene Darstellung.

	Demenzpflege	Altenpflege	Hotelleistungen
Umsatz	246.000,00 €	223.000,00 €	112.000,00 €
variable Kosten	128.000,00 €	121.000,00 €	58.000,00 €
Deckungsbeiträge	118.000,00 €	102.000,00 €	64.000,00 €
Summe DB			284.000,00 €
fixe Kosten			215.000,00 €
Betriebsergebnis			69.000,00 €

Alle drei Leistungsbereiche des Pflegeheims erbringen einen positiven Deckungsbeitrag, d. h. die jeweiligen Umsätze reichen aus, um die variablen Kosten (z. B. Wäsche, Reinigung und Catering, zusätzliche Aushilfskräfte) zu decken. Da die Summe der Deckungsbeiträge (= 24.000,- EUR) zudem höher als die Fixkosten des gesamten Betriebs sind (= 15.000,- EUR), wird ein positives Betriebsergebnis von 9.000,- EUR ausgewiesen. 793

Dieses Direct Costing mit **summarischer Fixkostendeckung** ist insbesondere bei sehr kurzfristigen, dispositiven Entscheidungen gut anwendbar, da die Fixkosten hier nicht entscheidungsrelevant sind. Voraussetzung für das Direct Costing ist aber, dass bereits in der Kostenartenrechnung im Rahmen der Kostenauflösung (Kostenspaltung) ein getrennter Ausweis von variablen und fixen Kosten erfolgt. Für Gemeinkosten, die als Mischkosten fixe und variable Elemente in sich vereinen, muss diese Kostenauflösung in der Kostenstellenrechnung geschehen. 794

Auch wenn es die Verhältnisse insbesondere in kommunalen Pflegeunternehmen nicht einfach erlauben, z. B. eine defizitäre Abteilung zu schließen, da der oft politisch definierte kommunale Sicherstellungsauftrag die Leistungserbringung mittelfristig festschreibt, so ist die Kenntnis differenzierter Betriebsergebnisse auch hier nützlich, im Rahmen des damit gegebenen Handlungsspielraums Ressour- 795 cen hausintern in die bestmögliche Verwendung gebracht werden können (z. B. in andere erfolgreichere Abteilungen) oder innerhalb des Leistungsspektrums einer defizitären Abteilung aktiv nach Kostensenkungsansätzen gesucht werden kann.

5.2.3.4 Mehrstufige Deckungsbeitragsrechnung

796 Bei der mehrstufigen Deckungsbeitragsrechnung, häufig auch als **mehrstufiges Direct Costing** oder **stufenweise Fixkostendeckungsrechnung** bezeichnet, werden den Umsatzerlösen eines Bezugsobjekts zunächst auch die durch sie verursachten variablen Kosten gegenübergestellt und ein Deckungsbeitrag (oder Bruttoerfolg) ausgewiesen. Die Fixkosten werden im nächsten Schritt aber nicht mehr im Block mit den Deckungsbeiträgen verrechnet, sondern sie werden in mehrere Fixkostenblöcke aufgespalten, etwa nach Leistungsfixkosten, Leistungsgruppenfixkosten, Bereichsfixkosten und Unternehmensfixkosten. Den Deckungsbeiträgen werden dann stufenweise die jeweils relevanten Fixkosten zugeordnet, und es wird je Stufe ein separater Deckungsbeitrag ausgewiesen (häufig durchnummeriert als DB I, DB II usw.).

797 Am Beispiel einer fiktiven psychiatrischen Klinik mit zwei Bereichen (psychiatrisches Krankenhaus und Heimbereich) und jeweils zwei Abteilungen (Tagesklinik und vollstationäre Klinik bzw. Heimbereich gemäß SGB XI und Heimbereich gemäß SGB XII) und Leistungen/Produkten (Suchttherapie versus Traumatherapie bzw. Heimplätze nach SGB XI zur Alten- und Demenzpflege bzw. Heimplätze nach SGB XII für Patienten mit geistigen oder seelischen Behinderungen) sei die Vorgehensweise der mehrstufigen Deckungsbeitragsrechnung verdeutlicht (vgl. Tab. 88).

798 Damit werden u. a. folgende Zusammenhänge sichtbar:

- Alle Teil-Leistungen können ihre jeweiligen variablen Kosten tragen.
- Drei von vier Abteilungen erbringen ebenfalls einen positiven DB, nur der Heimbereich gemäß SGB XII macht Verluste.
- Der Bereich psychiatrisches Krankenhaus leistet einen positiven DB in Höhe von 2.100.000,- EUR, während der Heimbereich ein negatives Ergebnis von -200.000,- EUR aufweist.
- Insgesamt reichen die Deckungsbeiträge aus dem Bereich psychiatrisches Krankenhaus aber, um ein positives Gesamtergebnis für die Klinik zu erzielen.

799 Mit zunehmendem Umfang der Fixkosten steigt die Bedeutung einer zumindest teilweisen Zurechnung von Fixkosten auf die Kostenträger. Der Fixkostenblock des einstufigen Direct Costing wird daher im mehrstufigen Direct Costing aufgebrochen und einzelnen Kostenträgern/Kostenträgergruppen möglichst direkt (ohne Schlüsselung!) zugerechnet.

Tab. 88: Zahlenbeispiel zur mehrstufigen Deckungsbeitragsrechnung (alle Angaben in TSD Euro)

Quelle: Eigene Darstellung.

Berechnung	**Unternehmen**	**Klinikum „Zur Sonne“**							
	Leistungsbereiche	**psychiatrisches Krankenhaus**				**Heimbereich**			
	Abteilungen	**Tagesklinik**		**vollstationäre Klinik**		**SGB XII**		**SGB XI**	
	Teil-Leistung, Produkte	**Suchttherapie**	**Traumatherapie**	**Suchttherapie**	**Traumatherapie**	**geistige Behinderung**	**seelische Behinderung**	**Altenpflege**	**Demenzpflege**
	Umsatz	1.200,00	2.300,00	4.800,00	2.900,00	600,00	350,00	230,00	1.320,00
-	variable Leistungskosten	500,00	1.200,00	2.000,00	1.200,00	400,00	280,00	100,00	600,00
=	**Leistungsdeckungsbeitrag (I)**	**700,00**	**1.100,00**	**2.800,00**	**1.700,00**	**200,00**	**70,00**	**130,00**	**720,00**
-	fixe Leistungskosten	200,00	300,00	300,00	400,00	100,00	50,00	30,00	120,00
=	**Leistungsdeckungsbeitrag (II)**	**500,00**	**800,00**	**2.500,00**	**1.300,00**	**100,00**	**20,00**	**100,00**	**600,00**
	DB-Summe je Abteilung	1.300,00		3.800,00		120,00		700,00	
-	Fixkosten der Abteilung	300,00		1.500,00		200,00		600,00	
=	**Abteilungsdeckungsbeitrag (III)**	**1.000,00**		**2.300,00**		**-80,00**		**100,00**	
	Deckungsbeitragssumme je Bereich	3.300,00				20,00			
-	Fixkosten des Bereichs	1.200,00				220,00			
=	**Bereichs-Deckungsbeitrag (IV)**	**2.100,00**				**-200,00**			
	Deckungsbeitragssumme aller Bereiche	1.900,00							
-	Fixkosten des Unternehmens	1.700,00							
=	**Betriebsergebnis**	**200,00**							

800 Durch diese gestufte Belastung unterschiedlicher Unternehmensebenen mit den zumindest mittelfristig abbaubaren Kosten wird der Beitrag einzelner Unternehmensbereiche zum Gesamtergebnis noch deutlicher. Die differenzierte Ausweisung von Erfolgsbeiträgen verschiedener Leistungsarten, Kostenstellen oder betrieblicher Teilbereiche ist der Hauptvorteil einer derartigen Rechnung. Dem steht allerdings ein höherer Aufwand in der Durchführung gegenüber. Im Gegensatz zum einstufigen Direct Costing eignet sich die mehrstufige Deckungsbeitragsrechnung nicht mehr nur für kurzfristige, sondern auch für mittel- bis langfristige Entscheidungen.

801 Holger Baumann, Vorstandsmitglied und Vizepräsident der Medizinischen Hochschule Hannover (MHH) bemängelt in seinem Buchbeitrag die Kostenorientierung der externen Budgetverhandlungen und fordert für die interne Budgetierung sowie Erfolgsbeurteilung von Abteilungen einen Deckungsbeitrag orientierten Ansatz.

802 Deckungsbeitragsrechnung als Grundlage für die Erfolgsbeurteilung:

„Deswegen sollte sich die interne Budgetierung und die Beurteilung von Abteilungen am erzielten Ergebnis einer Abteilung orientieren. Hierbei sollte nur das Abteilungsergebnis beurteilt werden, das die Abteilung direkt beeinflussen kann. Eine Lösung bietet hierbei die gestufte Deckungsbeitragsrechnung an.“[159]

5.2.3.5 Typische Fragestellungen und Anwendungsbeispiele der Teilkostenrechnung

Break-Even-Analyse

803 Die Break-Even-Analyse, häufig auch als **Gewinnschwellen– oder Nutzschwellenanalyse**bezeichnet, ist eine der bekanntesten und am meisten praktizierten Anwendungen der Deckungsbeitragsrechnung. Der **Break-Even-Point** (= **Gewinnschwelle, Nutzschwelle, Kritische Menge, Toter Punkt)** ist die Produkt- oder Leistungsmenge, die von einem Unternehmen erreicht werden muss, damit alle Kosten (variable und fixe) gedeckt sind. Ist der Output geringer, wird ein Betriebsverlust erzielt, ist der Output höher, macht das Unternehmen Gewinn. Ein fiktives Beispiel zur Gründung eines Pflegestützpunktes soll diese Zusammenhänge verdeutlichen (vgl. Tab. 89).

804 Die aufs Jahr gerechnete Gewinnschwelle liegt bei erbrachten 2.500 Beratungen, das Marktpotential ist aber mit 2.400 Beratungen geringer. Die Gründung des Pflegestützpunktes wäre bei isolierter Betrachtung damit wirtschaftlich gesehen nicht kostendeckend bzw. sogar riskant.

159 Baumann: Krankenhausbetriebswirtschaftslehre als spezielle Betriebswirtschaftslehre. In: Hellmann u. a. (Hrsg.): Krankenhausmanagement für leitende Ärzte. 2008, S. 47.

Tab. 89: Fallbeispiel Break-Even-Analyse
Quelle: Eigene Darstellung.

Fallbeispiel
Ein privater Pflegekonzern plant, einen Pflegestützpunkt zu gründen. Aus intensiven Marktanalysen ist bekannt, dass voraussichtlich nicht mehr als 200 Beratungen pro Monat nachgefragt werden. Anhand folgender Basisdaten ist eine Investitionsentscheidung zu treffen: • wahrscheinliche Fixkosten der Einrichtung des Pflegestützpunkts: 50.000,- € • variable Kosten je Beratung: 200,- € erzielbarer Verkaufspreis/Gebühr je Beratung: 220,- €
Lösung
Break-Even-Point = Fixkosten/Verkaufspreis – variable Kosten Break-Even-Point = Fixkosten/Stück-Deckungsbeitrag Break-Even-Point = 50.000/220 – 200 = 2.500 Stück Von einer Gründung des Pflegestützpunktes ist tendenziell abzuraten, da die maximal absetzbare Menge von 200 Beratungen pro Monat (= 2.400 pro Jahr) nicht ausreicht, die Fixkosten der Gründung zu decken.

Zu der skizzierten Lösung führen mathematisch gesehen folgende Überlegungen: **805** Der Gewinn kann definiert werden als Umsatz minus Kosten (G = U – K). Wenn der Gewinn im Break-Even-Point gleich Null ist, gilt: U = K. Die Kosten können in Fixkosten (Kf) und variable Kosten (Kv) differenziert werden, dann gilt: U = Kf + Kv bzw. U – Kv = Kf. Umsatz minus variable Kosten ist aber die Definition von Deckungsbeitrag (DB), so dass im Break-Even-Point gilt: DB = Kf. Der DB kann auch als Produkt von Deckungsbeitrag je Einheit (E) und Leistungsmenge (x) definiert werden, so dass gilt: E * x = Kf. Daraus ergibt sich durch Umformung der Gleichung die oben dargestellte Formel: x = Kf/E (im Break-Even-Point entspricht die Leistungsmenge dem Quotienten aus Fixkosten und Deckungsbeitrag je Einheit).

Die Break-Even-Analyse kann zur Ermittlung der Gewinnschwelle, aber auch zur **806** Planung des künftigen Gewinns eingesetzt werden. Ist aus Marktanalysen die voraussichtliche Absatzentwicklung bekannt, können die Auswirkungen auf die Gewinnsituation mit Hilfe der Gewinnschwellenanalyse gut abgeschätzt werden.

Benchmarking

Ein klassisches Managementinstrument ist der Kennzahlenvergleich zu Wettbe- **807** werbern. Leitfrage ist dabei: Wie gut oder schlecht stehen wir im Vergleich zu wichtigen Wettbewerbern oder im Vergleich zum Branchendurchschnitt?

Der Deutsche Sparkassen- und Giroverband erstellt seit vielen Jahren Branchen- **808** reports für diverse Wirtschaftszweige, darunter auch für stationäre Pflegeheime – differenziert nach fünf Unternehmensgrößenklassen. Damit kann jeder Marktteilnehmer ein erstes Benchmarking leicht durchführen. Die Untersuchung konzentriert sich auf neun zentrale Kennzahlen[160] (in Klammern ist jeweils die Definition bzw. Messregel angegeben):

- Umsatzrentabilität (Betriebsergebnis in % der Gesamtleistung)
- Cashflowrate (Betriebsergebnis + Abschreibungen + Erhöhung der langfristigen Rückstellungen in % der Gesamtleistung)
- Personalaufwandsquote (Personalaufwand in % der Gesamtleistung)
- Zinsaufwandsquote (Zinsaufwand in % der Gesamtleistung)
- Umsatz je Beschäftigter (Nettoumsatz in Tausend Euro je Beschäftigter)
- Debitorenlaufzeit (Tage) (Forderungen aus Lieferungen und Leistungen/Nettoumsatz * 360 Tage)
- Eigenkapitalquote (Eigenkapital/Bilanzsumme)
- Investitionsquote (Bruttoinvestitionen/Gesamtleistung)
- Return on Investment (Betriebsergebnis/Bilanzsumme)

809 Die nachfolgende Tabelle 90 zeigt die 2011 von Thiele und Sickau veröffentlichten Ergebnisse aus dem Jahr 2008 (Auswahl).

Tab. 90: Durchschnittsergebnisse 2008

Quelle: Eigene Darstellung, vgl. Thiele/Sickau: BranchenReport 2010 für Heime und ambulante soziale Dienste. In: Bettig u. a. (Hrsg.): Management Handbuch Pflege. 2012, S. 7 ff.

Nr.	Kennzahl	Median als Gesamtdurchschnitt über alle Größenklassen 2008
1	Umsatzrentabilität	1,7 %
2	Cashflowrate	6,7 %
3	Personalaufwandsquote	59,1 %
4	Zinsaufwandsquote	1,6 %
5	Umsatz je Beschäftigter	46,0 Tsd.€
6	Debitorenlaufzeit (Tage)	10,0 Tage
7	Eigenkapitalquote	31,3 %
8	Investitionsquote	2,1 %
9	Return on Investment	1,5 %

810 Neben diesen Durchschnittsergebnissen über alle Heime zeigt ein Blick in die Details einige Überraschungen. So ist z. B. eine negative Korrelation zwischen Umsatzrentabilität und Unternehmensgröße zu konstatieren: je größer das Pflegeheim, desto unprofitabler ist es (!). Die großen Heime (mehr als 50 Mio. EUR Jahresumsatz) weisen eine negative Umsatzrentabilität von -0,6 % aus, während die kleinsten Heime (0,5 bis 2,5 Mio. EUR Jahresumsatz) mit 4,7 % die höchste Umsatzrentabilität erreichen. Ähnlich verhält es sich mit der Personalaufwands-

160 Thiele/Sickau: BranchenReport 2010 für Heime und ambulante soziale Dienste. In: Bettig u. a. (Hrsg.): Management Handbuch Pflege. 2012, S. 4.

quote: Die großen Heime haben 67,8 % Personalaufwand, während die kleinsten Heime nur 54,7 % aufweisen.

Bestimmung des Produktions-, Absatz- oder Leistungsprogramms

Für die Bestimmung des Produktions-, Absatz- oder Leistungsprogramms bietet die Deckungsbeitragsrechnung klare Entscheidungsregeln (soweit Entscheidungsfreiheit gegeben und die Leistungserbringung nicht verpflichtend ist): **811**

- Einzelne Produkte oder Leistungen, deren Stück-Deckungsbeitrag negativ ist, sind nicht mehr anzubieten (wenn nicht starke Verbundwirkungen zu anderen Produkten oder Leistungen mit positivem DB bestehen).
- Leistungen oder Produkte, deren Stück-DB positiv ist, sollten bei nicht ausgelasteten Kapazitäten weiter angeboten werden.
- Bei ausgelasteten Kapazitäten sind die Leistungen mit dem höchsten Gesamt-DB (Stück-DB *absetzbare Menge) zu präferieren.

Ein einfaches Beispiel soll diese letzte Entscheidungsregel verdeutlichen (vgl. Tab. 91). **812**

Tab. 91: Fallbeispiel zur Leistungsoptimierung (1)
Quelle: Eigene Darstellung.

Fallbeispiel
Eine Massagepraxis überlegt, ob sie anstelle der bisher geführten Leistung „Luxusmassage“ (50 Minuten, mit einem Stück-DB von 50,- EUR) besser die neue Standardmassage (30 Minuten, mit einem Stück-DB von nur 30,- EUR) anbieten soll, weil die regionale Klientel zunehmend preissensibler geworden ist. Ausschlaggebend für die Entscheidung darf nicht der absolute Stück-DB, sondern der erzielbare Gesamt-DB unter Berücksichtigung der jeweiligen Absatzmengen sein. Wenn die Luxusmassage je Monat bislang 40x verkauft wurde (Gesamt-DB = 2.000,- EUR), die Standardmassage aber vermutlich 80x im Monat verkauft werden kann (Gesamt-DB = 2.400,- EUR), dann sollte die Massagepraxis besser auf die einfache Variante setzen, obgleich dessen Stück-DB niedriger ist (und vorausgesetzt, dass die Kapazitäten durch die kürzere Massagezeit der Standardvariante auch ausreichen, dass höhere Mengenvolumen zu bearbeiten).

In einem zweiten Beispiel überlegt die Massagepraxis, ihre Leistungspalette zu erweitern. Neben dem Massageangebot A soll eine Kosmetikbehandlung B neu ins Leistungsprogramm aufgenommen werden (vgl. Tab. 92). **813**

Obwohl die Deckungsbeiträge je Dienstleistung von A und B positiv sind, zeigt sich eine deutliche negative Verbundwirkung der neuen Leistung auf das bisherige Massageangebot: Das Gesamtergebnis wird in 2013 um 3.000,- EUR schlechter, da der Absatz von Produkt A deutlich einbricht (das könnte z. B. daran liegen, dass die neue Kosmetikdienstleistung die männliche Klientel massiv abschreckt, die Praxis weiter zu besuchen). Eine isolierte leistungsbezogene DB-Betrachtung reicht daher als Entscheidungsgrundlage nicht aus. Dass derartige Verbundwirkungen (mit negativem oder positivem Vorzeichen) erkannt und analysiert werden können, ist einer der Vorzüge der Deckungsbeitragsrechnung. **814**

Tab. 92: Fallbeispiel zur Leistungsoptimierung (2)
Quelle: Eigene Darstellung.

Jahr	2012	2013	
Produkte	**A**	**A**	**B**
Verkaufspreis	100	100	80
Variable Dienstleistungskosten	70	70	40
DB je Leistung	30	30	40
Anzahl verkaufter Leistungen	960	500	250
DB je Leistung im Jahr	28.000	15.000	10.000
DB gesamt	28.000	25.000	

Preisfindung

815 Für Unternehmen ist es im Normalfall wichtig zu wissen, wo die absolute Preisuntergrenze liegt, d. h. ab welchen Verkaufspreisen Verluste realisiert werden. Für unsere Tagesklinik aus dem obigen Beispiel soll Folgendes gelten (vgl. Tab. 93).

Tab. 93: Fallbeispiel Preisfindung
Quelle: eigene Darstellung.

Fallbeispiel	
Tagessatz in der Klinik: variable Kosten/Tag: fixe Kosten/Tag:	250,- € 150,- € 50,- €
Bei einem Absatz zum Tagessatz von 250,- € würde demnach ein Gewinn von 50,- € erzielt (250,- € Umsatz minus 200,- € Selbstkosten). Nun kommt ein Herr in die Klinik, der maximal bereit ist, 170,- € pro Tag zu bezahlen. Wie würden Sie sich als Klinikleiter verhalten?	

816 Die Brutto-Gewinnschwelle liegt bei 200,- EUR (Summe aller Kosten), bei einem Preis von 170,- EUR würde demnach (brutto) ein Verlust von 30,- EUR realisiert. Lehnt der Klinik-Chef diesen Preis aber ab, macht er einen Fehler. Denn im Ergebnis würde er auf den Fixkosten von 50,- EUR in voller Höhe sitzen bleiben, während er im Falle des Verkaufs zu 170,- EUR die vollen variablen Kosten (150,- EUR) und zusätzlich zumindest einen Teil der Fixkosten (20,- EUR) abdecken könnte. Er wäre also im Ergebnis um 50,- EUR schlechter gestellt, wenn er nicht auf die Preisvorstellungen des Herrn eingehen würde. Die **kurzfristige Preisuntergrenze**stellen demnach die variablen Kosten dar (hier 150,- EUR). Mittel- bis langfristig müssen natürlich alle Fixkosten durch entsprechende Umsatzerlöse mindestens gedeckt werden. Zweitens ist die Entscheidung abhängig von der Kapazitätsauslastung. Wenn diese gering ist, bringt tatsächlich jeder zusätzliche DB einen Nutzen. Sind dagegen genügend andere Bewohner bereit, den normalen Preis zu bezahlen, muss der Klinik-Chef keinen geringeren Preis akzeptieren.

5.2.4 Prozesskostenrechnung

Eine moderne Weiterentwicklung der Kostenrechnungssysteme ist die **Prozesskostenrechnung**. Sie ist für Gesundheitsunternehmen sehr relevant, da trotz der Individualität der Bewohner und ihrer Krankheitsbilder doch weitgehend gleichartige Aktivitäten durchlaufen werden. Ziel ist es besser zu verstehen, welche Teilaktivitäten an welcher Stelle des Prozesses wie auf das Prozessergebnis wirken, um auf dieser Basis sehr gezielt entsprechende Verbesserungsmaßnahmen einleiten zu können. Dabei sind die relevanten Betrachtungsdimensionen: 817

- Die Kosten der einzelnen Aktivitäten und Prozesse
- Die jeweils benötigte Zeit
- Die Qualität des Prozesses und seiner Teilprozesse/-aktivitäten

Grundlage für eine Prozesskostenrechnung ist zunächst die Analyse und Beschreibung der im eigenen Unternehmen ablaufenden (Kern-) Prozesse. Dieses Thema wurde bereits im Kapitel Organisation und Prozessgestaltung aufgegriffen, so dass hier nur eine kurze Einordnung erfolgen soll. 818

Die Prozesskostenrechnung ist grundsätzlich ein Verfahren der Vollkostenrechnung, verfeinert die klassische Vorgehensweise aber und verändert die Perspektive. Im Vordergrund stehen nicht mehr (nur) Einzelleistungen, sondern das Zusammenspiel vieler Leistungen im Rahmen gleichartiger Prozesse und – besonders wichtig – der Bewohner rückt dabei (hoffentlich) stärker in den Fokus, denn Ziel der Prozessoptimierung ist es immer, dem Bewohner letztlich eine bessere Leistung zu bieten. So zeigt z. B. die Analyse des Aufnahmeprozesses, dass mehrere Abteilungen/Kostenstellen an der Leistungserstellung beteiligt sind (etwa Erhebung der Bewohnerdaten im Empfang und Durchführung der Pflegeanamnese durch Pflegekraft). Der Prozesskostenrechnungsansatz führt letztlich dazu, dass sich alle am Prozess beteiligten Bereiche besser kennen lernen und ihre Teilleistungen besser aufeinander abstimmen, um gemeinsam die Prozesskosten zu verringern, Behandlungszeiten zu verkürzen und/oder die Behandlungsqualität zu verbessern (vgl. Abb. 128). 819

Die Gemeinkosten aus der Kostenartenrechnung werden auf die Prozesse verteilt, so dass am Ende bekannt ist, welche Gesamtkosten – über alle beteiligten Kostenstellen – der Durchlauf eines Prozesses verursacht. Ziel ist es letztlich, die Prozesskosten verursachungsgerecht auf die Kostenträger zu verrechnen. Die Prozesskostenrechnung ist im Kern eine andere Art der Gemeinkostenverrechnung (innerhalb der Kostenstellenrechnung) und kann derzeit nur ergänzend zur traditionellen Kostenrechnung eingesetzt werden, sie kann diese aber (noch) nicht ersetzen. Wo und wie breit die Prozesskostenrechnung angewendet werden sollte, muss im Einzelfall geklärt werden. Möglich ist z. B. ein „leichter" Einstieg für besonders bedeutende Kostenstellen oder besonders ergebnissensible Bereiche. Auch die kostenrechnerische Begleitung eines geplanten oder eingeführten Pfadmanagements wäre ein sehr sinnvoller Anknüpfungspunkt. Die Vorgehens- 820

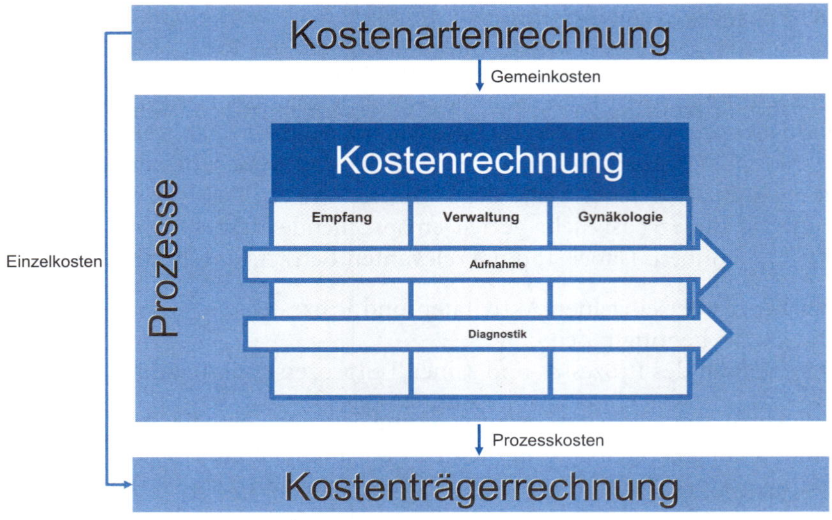

Abb. 128: Prozesskostenrechnung
Quelle: Eigene Darstellung.

weise bei der Prozesskostenrechnung kann systematisch in bestimmten Stufen erfolgen, wie sie beispielhaft in der Abbildung 129 beschrieben sind:

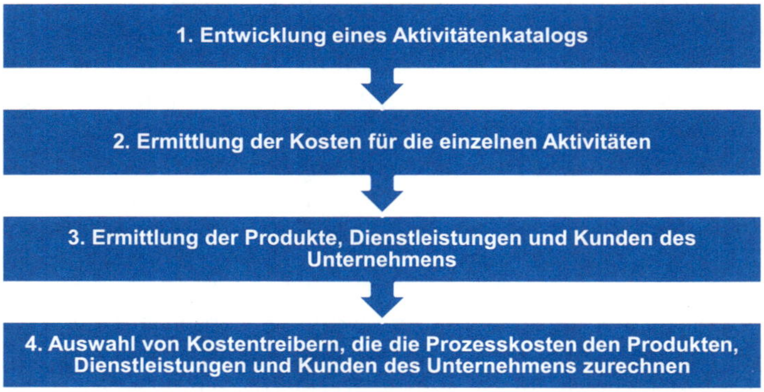

Abb. 129: Stufen der Prozesskostenrechnung
Quelle: Eigene Darstellung, vgl. Bettig/Zapp: Die Bedeutung der Prozesskostenrechnung für eine Gestaltung von Prozessen. In: Zapp (Hrsg.): Prozessgestaltung im Krankenhaus. 2002, S. 288 ff.

821 Am Ende steht zum Beispiel die Information, wie teuer bestimmte Teilprozesse in der Bewohneraufnahme sind: „Unterlagen prüfen" kostet 4,79 EUR, Stammdaten erfassen kostet 14,72 EUR, „Aufnahmesatz drucken" kostet 7,60 EUR, „Formulare etikettieren/unterschreiben" kostet 2,55 EUR usw. (zur Vertiefung sei auf den Beitrag von Zapp und Bettig[161] 2002 und die dort angegebene Literatur verwiesen). Das ist eine neue Information, die aus der klassischen Kostenrechnung nicht bekannt ist. Auf dieser Grundlage kann dann z. B. die Frage „Fremdvergabe oder Eigenerstellung?" viel besser beantwortet werden.

5.2.5 Pflegesatzkalkulation

Thiele zeigt an einem Beispiel, wie die Kalkulation von Pflegesätzen für ein Pflegeheim gestaltet werden kann. Die folgenden Auszüge sind dieser Quelle entnommen[162]. 822

Die Daten für das beispielhafte Pflegeheim stammen aus dem Betriebsabrechnungsbogen zum 31.12.2009. Sie bilden den Ausgangspunkt für die Kalkulation der Pflegesätze und des Entgeltsatzes. Die Entgelte sind prospektiv zu kalkulieren, sie bestehen aus: 823

- Pflegeleistungen (§ 84)
- Leistungen für Unterkunft und Verpflegung (§ 87)
- Zusatzleistungen (§ 88)
- betriebsnotwendige Investitionen (§ 82)

Die Pflegeleistungen werden durch die Pflegekasse finanziert, die restlichen Leistungen durch die Pflegebedürftigen. Hier gezeigt wird die Kalkulation der Pflegesätze und des Entgeltes für die Leistungen nach § 84 und § 87 SGB XI. 824

Das Pflegeheim hat 228 Plätze und ist zu 95 % ausgelastet. Für das Rechnungsjahr 2010 ergibt sich folgende prospektive Kalkulation der Personalkosten nach den verschiedenen Dienstarten (vgl. Tab. 94; es wurde der Vollkräfte-Bestand im Voraus kalkuliert sowie die Höhe der Personalkosten unter Berücksichtigung der Tariferhöhungen). 825

Tab. 94: Prospektive Personalkosten

Quelle: Eigene Darstellung, vgl. Thiele: Pflegesatzkalkulation für Pflegeheime. In: Bettig u. a. (Hrsg.): Management Handbuch Pflege. 2011, S. 2, nach Bachert/Schmidt: Finanzierung von Sozialunternehmen. Theorie, Praxis, Anwendung. 2010, S. 129.

Bereich	VK (Vollkraft)	Prospektive Kosten pro Jahr	Durchschnittl. EUR pro VK und Jahr
Leitung	2,80	168.000 €	60.000 €
Verwaltung	8,10	364.500 €	45.000 €

161 Bettig/Zapp: Die Bedeutung der Prozesskostenrechnung für eine Gestaltung von Prozessen. In: Zapp (Hrsg.): Prozessgestaltung im KrankenhauS. 2002, S. 275-298.

162 Thiele: Pflegesatzkalkulation für Pflegeheime. In: Bettig u. a. (Hrsg.): Management Handbuch Pflege. 2011, S. 1-10.

Tab. 94: *(Fortsetzung)*

Bereich	VK (Vollkraft)	Prospektive Kosten pro Jahr	Durchschnittl. EUR pro VK und Jahr
Pflegedienst	92,60	3.870.680 €	41.800 €
Betreuungsdienst	1,10	46.750 €	42.500 €
Hauswirtschaft und Küche	10,10	484.800 €	48.000 €
übrige Hauswirtschaft	11,80	389.400 €	33.000 €
Technischer Dienst	14,20	482.800 €	34.000 €
Summe		**5.806.930 €**	

826 Für die Kalkulation der Sachkosten wird analog vorgegangen. Auf der Basis der Ist-Kosten 2009 werden die Steigerungsraten für die einzelnen Sachkostenarten zugrunde gelegt. Es ergeben sich damit folgende prospektive Sachkosten (Tab. 95).

Tab. 95: Prospektive Sachkosten

Quelle: Eigene Darstellung, vgl. Thiele: Pflegesatzkalkulation für Pflegeheime. In: Bettig u. a. (Hrsg.): Management Handbuch Pflege. 2011, S. 3. nach Bachert/ Schmidt: Finanzierung von Sozialunternehmen. Theorie, Praxis, Anwendung. 2010, S. 129.

Bereich	Steigerung	IST	Prospektiv
Lebensmittel	2,4 %	299.228 €	306.409 €
Wasser, Energie, Brennstoffe	3,0 %	222.008 €	228.668 €
Pflegebedarf	2,4 %	9.653 €	9.884 €
Wirtschaftsbedarf	2,4 %	148.649 €	152.216 €
Bez. Verwaltung	2,4 %	191.120 €	195.707 €
Bez. Reinigung	2,4 %	3.668 €	3.756 €
Soziale Betreuung	2,4 %	965 €	988 €
Steuern, Abgaben, Gebühren	2,4 %	73.359 €	75.120 €
Sonstige Aufwendungen	2,4 %	27.027 €	27.676 €
Summe			**1.000.424 €**

827 Die so ermittelten prospektiven Personal- und Sachkosten sind anschließend auf die einzelnen Kostenträger sowie pro Berechnungstag aufzuteilen, um den jeweiligen Vergütungssatz je Kostenträger ermitteln zu können. Bei der genannten Anzahl von Heimplätzen und der Auslastung von 95 % ergeben sich folgende Berechnungstage: 228 * 365 Tage = 83.220 Berechnungstage; davon 95 % = 79.059 Berechnungstage.

828 In einem weiteren Rechenschritt werden die erwähnten Personal- und Sachkosten pro Berechnungstag ermittelt, in dem die prospektiven Personal- und Sach-

kosten durch die Berechnungstage dividiert und somit die Kosten pro Berechnungstag errechnet werden (Tab. 96).

Tab. 96: Kosten pro Tag

Quelle: Eigene Darstellung, vgl. Thiele: Pflegesatzkalkulation für Pflegeheime In: Bettig u. a. (Hrsg.): Management Handbuch Pflege. 2011,S. 4. nach Bachert/Schmidt: Finanzierung von Sozialunternehmen. Theorie, Praxis, Anwendung. 2010, S. 130.

	Kosten pro Jahr	Kosten pro Tag
Leitung	168.000,00 €	2,12 €
Verwaltung	364.500,00 €	4,61 €
Pflegedienst	3.870.680,00 €	48,96 €
Betreuungsdienst	46.750,00 €	0,59 €
Hauswirtschaft und Küche	484.800,00 €	6,13 €
Übrige Hauswirtschaft	389.400,00 €	4,93 €
Technischer Dienst	482.800,00 €	6,11 €
Personalkosten	**5.806.930,00 €**	**73,45 €**
Sachkosten Lebensmittel	306.409,00 €	3,88 €
Sachkosten Wasser, Energie, Brennstoffe	228.668,00 €	2,89 €
Sachkosten Pflegebedarf	9.884,00 €	0,13 €
Sachkosten Wirtschaftsbedarf	152.216,00 €	1,93 €
Sachkosten bez. Verwaltung	195.707,00 €	2,48 €
Sachkosten bez. Reinigung	3.756,00 €	0,05 €
Sachkosten Soziale Betreuung	988,00 €	0,01 €
Sachkosten Steuern, Abgaben, Gebühren	75.120,00 €	0,95 €
Sachkosten sonstige Aufwendung	27.676,00 €	0,35 €
Summe Sachkosten	**1.000.424,00 €**	**12,67 €**
Gesamtnettokosten	**6.807.354,00 €**	**86,12 €**

Danach erfolgt die Aufteilung der Kosten auf die Bereiche **829**

- Pflege (P) sowie
- Unterkunft (U) und Verpflegung (V),

da die Entgelte für diese beiden Bereiche hier kalkuliert werden. Die Aufteilung der Kosten im Verhältnis 50 % zu 50 % ergibt sich aus der Festlegung in der Pflegesatzkommission. Damit zeigt sich im Ergebnis die nachstehende Kostenaufteilung (Tab. 97)

Tab. 97: Kostenaufteilung

Quelle: Eigene Darstellung, vgl. Thiele: Pflegesatzkalkulation für Pflegeheime In: Bettig u. a. (Hrsg.): Management Handbuch Pflege. 2011, S. 5. nach Bachert/Schmidt: Finanzierung von Sozialunternehmen. Theorie, Praxis, Anwendung. 2010, S. 131.

	Kosten pro Tag	U in %	U in €	V in %	V in €	P in %	P in €
Leitung	2,12 €	50,00 %	1,06			50,00 %	1,06 €
Verwaltung	4,61 €	50,00 %	2,31			50,00 %	2,31 €
Pflegedienst	48,96 €					100,00 %	48,96 €
Betreuungsdienst	0,59 €					100,00 %	0,59 €
Hauswirtschaft u. Küche	6,13 €			100,00 %	6,13 €		
Übrige Hauswirtschaft	4,93 €	50,00 %	2,47			50,00 %	2,47 €
Technischer Dienst	6,11 €	50,00 %	3,06			50,00 %	3,06 €
Personalkosten	**73,45 €**		**8,89**		**6,13**		**58,44 €**
Sachkosten Lebensmittel	3,88 €			100,00 %	3,88 €		
Sachkosten Wasser, Energie, Brennstoffe	2,89 €	50,00 %	1,45			50,00 %	1,45 €
Sachkosten Pflegebedarf	0,13 €					100,00 %	0,13 €
Sachkosten Wirtschaftsbedarf	1,93 €	50,00 %	0,97			50,00 %	0,97 €
Sachkosten bez. Verwaltung	2,48 €	50,00 %	1,24			50,00 %	1,24 €
Sachkosten bez. Reinigung	0,05 €	50,00 %	0,03			50,00 %	0,03 €
Sachkosten Soziale Betreuung	0,01 €					100,00 %	0,01 €
Sachkosten Steuern, Abgaben, Gebühren	0,95 €	50,00 %	0,48			50,00 %	0,48 €
Sachkosten sonstige Aufwendung	0,35 €	50,00 %	0,18			50,00 %	0,18 €
Summe Sachkosten	**12,67 €**		**4,33**		**3,88**		**4,47 €**
Gesamtnettokosten	**86,12 €**		**13,21 €**		**10,01 €**		**62,89 €**

830 Die Kosten für die Unterkunft belaufen sich auf 13,21 EUR für 2010 und für die Verpflegung auf 10,01 EUR für 2010. Diese Entgelte haben grundsätzlich die Bewohnerinnen und Bewohner zu tragen, wenn in der Vergütungsvereinbarung dies so zwischen den Pflegesatzparteien verhandelt worden ist. Für die Pflegeleistungen ergeben sich Kosten in Höhe von 62,89 EUR für 2010. Die Kosten für den Pflegedienst belaufen sich auf 48,96 EUR für 2010. Da der Pflegedienst Pflegebedürftige aus allen Pflegeklassen zu betreuen hat, werden die unterschiedlich intensiven Zeitaufwendungen mit Hilfe der Äquivalenzziffernkalkulation entsprechend umgerechnet (Tab. 98). Äquivalenzziffern und Personalschlüssel sind durch die Pflegesatzkommission auf Landesebene vorgegeben.

Tab. 98: Äquivalenzziffernkalkulation

Quelle: Eigene Darstellung, vgl. Thiele: Pflegesatzkalkulation für Pflegeheime. In: Bettig u. a. (Hrsg.): Management Handbuch Pflege. 2011, S. 6. nach Bachert/Schmidt: Finanzierung von Sozialunternehmen. Theorie, Praxis, Anwendung. 2010, S. 132.

Pflegeleistung	Personalschlüssel Bayern*	Äquivalenzziffer	Pflegesatz**	Weitere Pflegekosten***	Vergütungssatz
Pflegeklasse 0	1:6,70	0,7	34,27 €	13,93 €	48,20 €
Pflegeklasse 1	1:3,00	1,0	48,96 €	13,93 €	62,89 €
Pflegeklasse 2	1:2,85	1,4	68,54 €	13,93 €	82,47 €
Pflegeklasse 3	1:1,90	1,9	93,02 €	13,93 €	106,95 €
* Definition Personalschlüssel: 1:6,70 → eine Pflegekraft für 6,7 Patienten		** Berechnung Pflegesatz s. Tabelle 99		*** Berechnung Pflegekosten 62,89 – 48,96 = 13,93 €	

Tab. 99: Berechnung Pflegesatz

Quelle: Eigene Darstellung, vgl. Thiele: Pflegesatzkalkulation für Pflegeheime. In: Bettig u. a. (Hrsg.): Management Handbuch Pflege. 2011, S. 6. nach Bachert/Schmidt: Finanzierung von Sozialunternehmen. Theorie, Praxis, Anwendung. 2010, S. 132.

Äquivalenzziffer	x 48,96
0,7	34,27 €
1,0	48,96 €
1,4	68,54 €
1,9	93,02 €

5.3 Finanzierung und Investition

5.3.1 Grundlagen

Investition und Finanzierung gehören zu den Basis-Bausteinen jeder Unterneh- 831
mensführung. Auch wenn viele Mitarbeiter nur selten direkt in Finanz- und Investitionsvorgänge involviert sind, so wirken sich andererseits doch die meisten ihrer eigenen täglichen Aktivitäten auf die Finanzsituation des Unternehmens mittelbar oder unmittelbar aus. Daher ist es gut, wenn insbesondere Führungskräfte Grundkenntnisse zu diesen Bereichen haben, damit ihnen die finanziellen

Konsequenzen ihres Tuns für ihre Abteilung, für andere Abteilungen oder das Gesamtunternehmen bewusst sind. Investition und Finanzierung bedingen einander, jede Investition benötigt eine adäquate Finanzierung und Finanzmittel sollten sinnvoll investiert werden. Bevor auf die zentralen finanzwirtschaftlichen Fragestellungen näher eingegangen wird, sollen vorab einige Grundbegriffe definiert werden.

Definition: Grundbegriffe der Finanzierung

Finanzmittel:

alle kurzfristig verfügbaren Zahlungsmittel wie Bargeld, Giroguthaben bei Banken und kurzfristig liquidierbare Wertpapiere (z. B. Aktien)

Kapital:

Passivseite der Bilanz (Summe aus Eigen- und Fremdkapital)

Vermögen:

Aktivseite der Bilanz (Summe aus Anlagevermögen und Umlaufvermögen)

Finanzierung:

Beschaffung von Kapital

Investition:

Verwendung von Kapital für Vermögensteile

832 Die finanzielle Steuerung eines Pflegeheims umfasst im engeren Sinne die Kontrolle des **finanziellen Gleichgewichts** und die **Mittelbeschaffung** (im weiteren Sinne auch die Mittelverwendung, die Investition). Beim finanziellen Gleichgewicht sind zwei Ausprägungen zu unterscheiden:

- **Dispositives Gleichgewicht:** kontinuierliche Sicherstellung der vollen Zahlungsfähigkeit
- **Strukturelles Gleichgewicht:** Schaffung einer sinnvollen Kapitalstruktur

833 Finanzmittelbeschaffung und -verwendung lassen sich anschaulich anhand der Bilanzstruktur festmachen (vgl. Abb. 130):

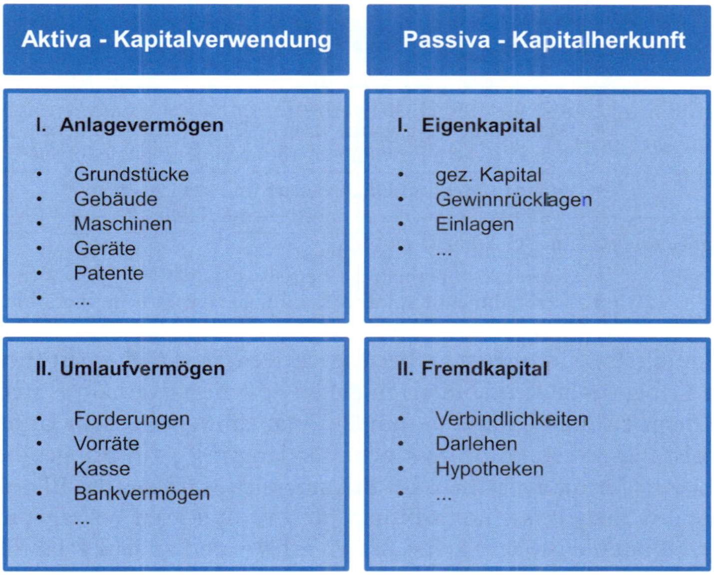

Abb. 130: Kapitalverwendung und Kapitalherkunft – Bilanzstruktur
Quelle: Eigene Darstellung.

Die **Finanzmittelbeschaffung (Finanzierung)** beschäftigt sich mit den Optionen der Kapitalherkunft und beantwortet die Frage „Wo kommt das Geld her?" (Passivseite der Bilanz). Unterschieden werden dabei die Beschaffung aus Eigenmitteln und die Beschaffung aus Fremdmitteln. Dem gegenüber beantwortet die **Finanzmittelverwendung (Investition)** die Frage „Wofür wird das Geld ausgegeben?" (Aktivseite der Bilanz). **834**

Zur Erreichung des finanziellen Gleichgewichts muss sich das Management um die Sicherung der Liquidität kümmern, d. h. die Fähigkeit des Unternehmens gewährleisten, seinen Zahlungsverpflichtungen gegenüber Kapitalgebern oder Gläubigern jederzeit nachkommen zu können. Wie kann nun gemessen werden, wie es um die Liquidität eines Unternehmens steht? Hier können drei sich ergänzende Ansätze genutzt werden: **835**

- Ausmaß der Liquidität
- Absolute Liquidität
- Relative Liquidität

Das **Ausmaß der Liquidität** beantwortet die Frage, ob dem Unternehmen ausreichend Finanzmittel zur Erfüllung seiner Verpflichtungen zur Verfügung stehen. Ist dies nicht der Fall, so spricht man von **Illiquidität**. Folgende Abstufungen können dabei vorgenommen werden (vgl. Tab. 100). **836**

Tab. 100: Liquiditätsabstufungen

Quelle: Eigene Darstellung.

Unterliquidität	• Finanzmittel < Finanzbedarf • Maßnahmen: Ausgaben senken, Zahlungen aufschieben, Investitionen streichen, Einnahmen erhöhen oder beschleunigen
Optimale Liquidität	• Finanzmittel und Finanzbedarf sind ausgeglichen • + sinnvolle Reserve in angemessener Höhe
Überliquidität	• Finanzmittel > Finanzbedarf • Reserve ist oberhalb des betriebswirtschaftlich sinnvollen Niveaus • Maßnahmen: Kapitalrückzahlungen, zusätzliche Investitionen

837 Bei der Liquiditätssteuerung ist zu berücksichtigen, dass Sicherheit (hohe Liquidität) und Erfolg (hohe Rentabilität) in einem Spannungsverhältnis stehen (Zielkonflikt), denn zu hohe Liquidität bindet Finanzmittel, die dem Unternehmen für den Leistungserstellungsprozess oder für langfristig zinsbringende Anlagen nicht mehr zur Verfügung stehen. Im Privatbereich wäre das das Bild der Großmutter, die ihre Ersparnisse im Strumpf unterm Kopfkissen verwahrt und damit zwar jederzeit liquide ist, aber keine Zinsen erhält (und zudem gefährlich lebt).

838 Die Betrachtung der Aktivseite der Bilanz zeigt die **absolute Liquidität** eines Unternehmens. Grundsätzlich stellt die Summe aller Vermögensgegenstände das theoretische Maximum möglicher Liquidität dar, wobei natürlich die tatsächlich am Markt realisierbaren Werte der Vermögensgegenstände und die Liquidationskosten (z. B. Kosten der Organisation von Verkaufsveranstaltungen und Bezahlung externer Dienstleister) zu berücksichtigen wären. Die Bilanz zeigt die Reihenfolge der Vermögensgegenstände entsprechend ihres Liquidierbarkeitsgrades:

- Anlagevermögen (schwer liquidierbar)
- Umlaufvermögen (mittel bis leicht liquidierbar)
- Bargeld, Kassenbestände und Bankguthaben als Teil des Umlaufvermögens (sofort liquidierbar)

839 Zur Beurteilung der **relativen Liquidität** wird zusätzlich die Passivseite der Bilanz herangezogen. Ein absoluter Zahlungsmittelbestand von z. B. 50.000,- EUR kann für einen wenig anlageintensiven ambulanten Pflegedienst ein guter Wert sein, für ein stationäres Pflegeheim, das gerade die Räumlichkeiten modernisiert und hohe laufende Verpflichtungen gegenüber Handwerksbetrieben hat, können 50.000,- EUR aber ein gefährlich geringer Wert sein. Die absolute Höhe der Finanzmittel ist daher zur Beurteilung der Zahlungsfähigkeit nicht ausreichend, vielmehr sind die Liquiditätspositionen der Aktivseite der Bilanz ins Verhältnis zu Positionen der Passivseite zu stellen. Hierbei kann nach **statischer** und **dynamischer Liquidität** unterschieden werden.

840 Die **statische Liquidität** ist zeitpunktbezogen. Die folgende Abbildung 131 skizziert, welche Bilanzpositionen zur Ermittlung von sogenannten Liquiditätsgra-

den herangezogen werden. So vergleicht z. B. die Liquidität 2. Grades die kurzfristigen Verbindlichkeiten mit der Summe aus Zahlungsmittelbestand und kurzfristigen Forderungen, wobei die Anforderung ist, dass die Verbindlichkeiten mindestens abgedeckt werden.

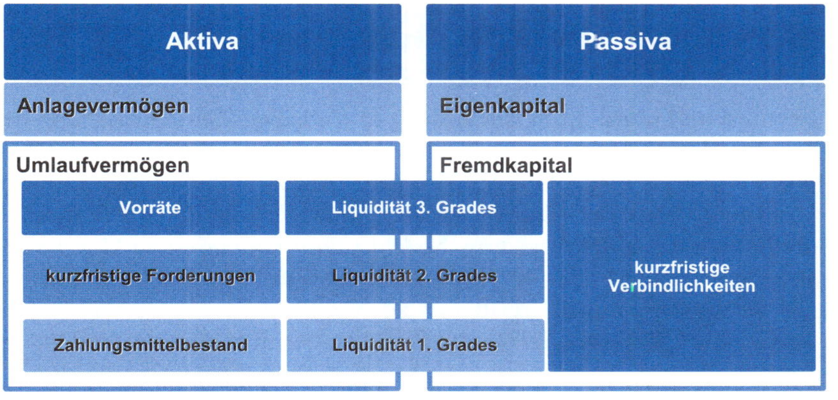

Abb. 131: Liquiditätsgrade
Quelle: Eigene Darstellung.

841 Neben der kurzfristigen Betrachtung von Liquiditätsgraden kann eine eher langfristige Betrachtung der Kapitalstruktur Auskunft über die allgemeine Liquiditätssituation eines Unternehmens geben. Dazu sind Finanzierungsregeln entwickelt worden, die als Faustformel gewisse Basisanforderungen für gesunde Unternehmen definieren (vgl. Abb. 132). So sagt z. B. die goldene Bilanzregel, dass das Anlagevermögen eines Unternehmens voll durch Eigenkapital abgedeckt sein sollte.

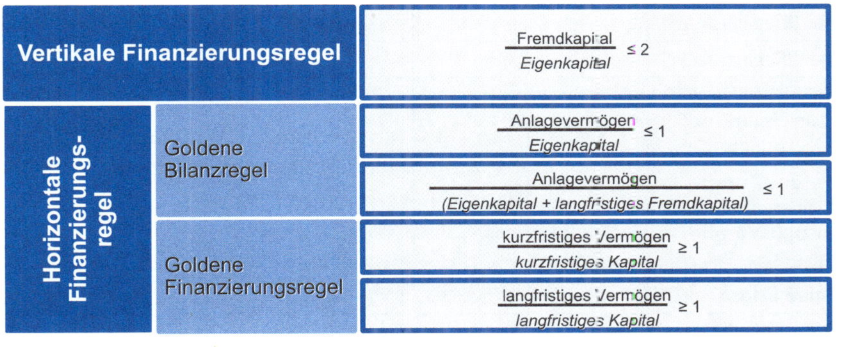

Abb. 132: Finanzierungsregeln
Quelle: Eigene Darstellung.

842 Statische Liquiditätsmessungen werden von externen Kapitalgebern und Banken regelmäßig vorgenommen, da sie Auskunft über die bisherige Leistungsfähigkeit

eines Unternehmens geben. Andererseits haben all diese vergangenheitsbezogenen Betrachtungen Schwächen:

- Die Bilanz sagt nichts aus über Fälligkeiten von Forderungen und Verbindlichkeiten.
- Die Bilanzpositionen unterliegen steuerrechtlichen Bewertungsrestriktionen und sind nicht immer ein Abbild der realen Situation.
- Die Bilanz sagt nichts aus über notwendige Zukunftsausgaben.

843 Die **dynamische Liquidität** versucht aus der Vergangenheitsbetrachtung heraus die Liquiditätskennzahlen für die Zukunft fortzuschreiben. Das gängige Instrument hierfür ist der Finanzplan (vgl. Tab. 101). Alle Zahlungsströme (Einnahmen und Ausgaben) werden strukturiert erfasst und für jede Periode (z. B. monatlich) festgestellt, ob ein Kapitalüberschuss besteht (dann können diese Mittel angelegt oder investiert werden) oder ob ein Kapitalbedarf existiert (dann müssen rechtzeitig Deckungsmaßnahmen ergriffen werden, etwa die Verlängerung einer Kreditlinie bei einer Bank oder der Verkauf eigener Vermögensgegenstände):

- Aufgabe des Finanzplanes ist es, die Zahlungsströme zu erfassen und so zu steuern, dass weder Über- noch Unterliquidität entsteht.

Tab. 101: Finanzplan

Quelle: Eigene Darstellung.

Finanzplan Pflegeheim „Waldblick“	Januar		Februar		März	
	Plan	Ist	Plan	Ist	Plan	Ist
I. Anfangsbestand						
II. Einzahlungen						
Erlöse Pflegestufe 1						
Erlöse Pflegestufe 2						
Erlöse Pflegestufe 3						
Erlöse aus Leistungen für Unterkunft und Verpflegung						
Erlöse aus Zusatzleistungen für Unterkunft und Verpflegung						
Sonstige Erlöse						
Summe Einzahlungen						
III. Auszahlungen						
Personal						
Sach-, Hilfs- und Heilmittel						

Finanzplan Pflegeheim „Waldblick“	Januar		Februar		März	
	Plan	Ist	Plan	Ist	Plan	Ist
Sonstiges Material, Vorräte						
Dienstleistungen						
Anlagen						
Steuern, Abgaben						
Zinsen für Fremdkapital						
Sonstige Auszahlungen						
Summe Auszahlungen						
Zahlungsmittel – Endbestand						

Der Finanzplan wird heute regelmäßig mit entsprechenden Softwareprogrammen sehr differenziert erstellt und bildet neben den tatsächlichen Istwerten Planwerte (und deren Differenz) ab, um ein möglichst gutes Abbild der zukünftigen Finanzsituation des Unternehmens zu geben. Entscheidend ist zunächst der Zahlungsmittel-Endbestand. Ist er oder wird er negativ, müssen rechtzeitig Maßnahmen zur Deckung der Finanzierungslücke ergriffen werden. Darüber hinaus kann der Finanzplan in vielfältiger sonstiger Weise ausgewertet werden, z. B. um folgende Fragen zu beantworten: **844**

- Wie ist die Entwicklungstendenz im Jahresverlauf?
- Gibt es auffällig starke Schwankungen (Saisonalitäten)?
- Wie konstant oder schwankend entwickeln sich die einzelnen Hauptpositionen?
- Werden die Planwerte eingehalten?
- Wo liegen die größten Planabweichungen (und was sind die Ursachen dafür)?

5.3.2 Mittelbeschaffung

Die Alternativen der Finanzmittelbeschaffung sind vielfältig. Wesentliche Unterscheidungsmerkmale sind: **845**

- Die Rechtsstellung des Kapitalgebers: Handelt es sich um Eigenkapital oder Fremdkapital?
- Die Herkunft des Kapitals: Kommt das Kapital von außen oder von innen?

Wenn diese Kriterien in einer Matrix gegenübergestellt werden, ergeben sich vier Optionen von Finanzierungsarten, die im Folgenden kurz erläutert werden (vgl. Abb. 133). **846**

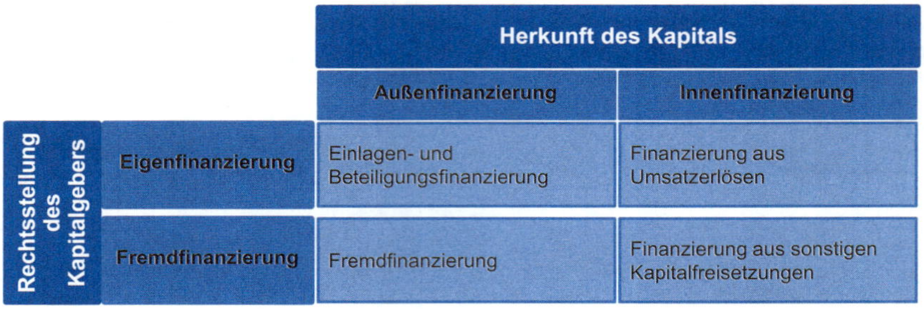

Abb. 133: Finanzierungsarten
Quelle: Eigene Darstellung.

847 Darüber hinaus können Finanzierungsarten auch nach anderen Kriterien gegliedert werden:

- Nach dem Anlass: Gründungs-, Erweiterungs-, Sanierungs-, laufende Finanzierung etc.
- Nach dem Zweck: Investitions-, Umlauf-, Projekt-, Außenhandelsfinanzierung etc.
- Nach der Fristigkeit: unbefristete, lang-, mittel- oder kurzfristige Finanzierung

Einlagen- und Beteiligungsfinanzierung

848 Einlagen- und Beteiligungsfinanzierung bedeutet die externe Zuführung von Eigenkapital in das Unternehmen. Das kann in Form von Geldeinlagen (z. B. einfache Bargeldüberweisung), Sacheinlagen (z. B. PC-Ausstattung oder KFZ) oder Rechten (z. B. Softwarelizenzen) geschehen. Mit dem Eigenkapital sind auch Eigentumsrechte und damit einhergehend ggf. Leitungs-, Kontroll- und Gewinnanteilsrechte verbunden, etwa wenn ein neuer Gesellschafter in das Unternehmen aufgenommen wird. Die Beschaffung von Beteiligungskapital ist für Unternehmen schwieriger, wenn sie keinen Zugang zum organisierten Kapitalmarkt mit seinen privaten und institutionellen Anlegern haben. Sie sind dann auf persönliche Anstrengungen oder Netzwerke angewiesen. Emissionsfähige Unternehmen wie Aktiengesellschaften sind daher aufgrund ihrer Rechtsform leichter in der Lage Eigenkapital am Kapitalmarkt zu akquirieren.

Fremdfinanzierung

849 Im Gegensatz zur Eigenfinanzierung wird bei der Fremdfinanzierung externes Kapital ohne Verbindung mit Eigentumsrechten am Unternehmen mobilisiert. Die Fremdkapitalgeber (Gläubiger) erhalten als Ausgleich für ihr Risiko einen Zins, während Eigenkapitalgeber mit Gewinnanteilen bedient werden. Die Abgrenzungsmerkmale zum Eigenkapital sind insbesondere:

- keine direkte Mitsprache oder Leitungsbefugnis
- eingeschränkte Kontrollmöglichkeiten
- Fremdkapital ist befristet zur Verfügung gestellt (Eigenkapital i. d. R. unbefristet)
- keine Gewinnbeteiligung, sondern vertraglich definierter Zinsanspruch

Es gibt viele Formen der kurz-, mittel- und langfristigen Fremdfinanzierung, wichtige sind: 850

- Lieferantenkredit (Lieferant räumt z. B. ein Zahlungsziel von 30 Tagen ein, obgleich er die Ware bereits ausgeliefert hat)
- Kundenkredit (Kunde leistet eine Anzahlung, erhält die Gegenleistung aber erst später)
- Bankkredit (hier sind vielfältige Kreditprodukte denkbar, üblich sind z. B. Kontokorrentkredite zur Abdeckung kurzfristiger Schwankungen im Kapitalbedarf, Darlehen für die langfristige Finanzierung von z. B. neuen technischen Geräten oder Factoring, bei dem die Bank dem Unternehmen eine Forderung gegenüber einem Unternehmenskunden abkauft)
- Kredite öffentlicher Institutionen (z. B. im Rahmen der dualen Finanzierung von Investitionen staatlicher Gesundheitseinrichtungen oder durch staatliche Förderprogramme, etwa für Excellence-Cluster)
- Sonderformen wie Leasing oder Franchising
- Sicherheiten (ein Fremdkapitalgeber muss nicht immer tatsächlich Kapital zur Verfügung stellen, oft reicht das Einräumen von Sicherheiten gegenüber einem dritten Fremdkapitalgeber, etwa in Form von Bürgschaften oder Ausfallgarantien)

Finanzierung aus Umsatzerlösen

Zentrale Finanzierungsquelle sind die aus den Umsatzeinnahmen **zurückbehaltenen Gewinne**, was auch als Gewinnthesaurierung oder **Selbstfinanzierung** bezeichnet wird. Diese führt zu einer Erhöhung des Eigenkapitals, verleiht dem Unternehmen eine höhere Bonität und gibt mehr Freiheitsgrade z. B. für Investitionsentscheidungen. 851

Diese Selbstfinanzierung kann offen oder still erfolgen. Werden die Gewinne des Unternehmens zum Jahresabschluss offen in der Bilanz ausgewiesen und versteuert, so spricht man von **offener Selbstfinanzierung**. Die Gewinne werden auf der Passivseite der Bilanz als Gewinnrücklage im Eigenkapital ausgewiesen und finden sich auf der Aktivseite in den Positionen des Anlage- und Umlaufvermögens, in Form von z. B. Geräten, Warenvorräten oder Giroguthaben wieder. In welchem Maße Gewinne in Rücklagen fließen müssen bzw. können ist rechtsformabhängig und wird im Einzelfall durch die Gesellschafter entschieden. Eine Möglichkeit **stiller oder verdeckter Selbstfinanzierung** liegt in der Ausnutzung von Bewertungsspielräumen von Vermögensgegenständen. So kann z. B. durch den Ansatz von degressiven Abschreibungssätzen eine höhere Abschreibung als es 852 dem tatsächlichen Werteverzehr entspricht realisiert werden. Hierdurch wird der offene Gewinnausweis in der Bilanz verringert, wodurch zum einen fällige Gewinnausschüttungen und zum anderen die Steuerbelastungen geringer ausfallen.

853 Die **Finanzierung aus Abschreibungsgegenwerten** setzt eine entsprechende Kalkulation des Unternehmens voraus. Da Wirtschaftsgüter einem Verschleiß bzw. einer Entwertung unterliegen, werden in der Kostenrechnung Abschreibungen als Aufwendungen verbucht, die bei der Preiskalkulation entsprechend zu berücksichtigen sind. Beim Verkauf einer Diagnosedienstleistung sind dann z. B. jeweils einige Euro oder Cent Werteverzehr des Ultraschallgerätes mit enthalten und bei jeder einzelnen Abrechnung und Bezahlung wird dieser Betrag freigesetzt. Die Summe dieser Rückflüsse für Werteverzehr sollte dann ausreichen, daraus zum notwendigen Ersatzzeitpunkt wieder ein neues Gerät zu kaufen.

Finanzierung aus sonstigen Kapitalfreisetzungen

854 Eine spezielle Form der Finanzierung stellt die Finanzierung aus Vermögensumschichtung dar. Während alle anderen Formen letztlich zu einer Vergrößerung der Bilanzsumme führen, handelt es sich hierbei lediglich um einen Aktivtausch in der Bilanz. Dabei werden Vermögensgegenstände, z. B. Gebäude, Fahrzeuge oder Warenvorräte, die nicht mehr im Leistungserstellungsprozess benötigt werden, in liquide Mittel umgewandelt, die dann für Finanzierungszwecke zur Verfügung stehen. Das kann durchaus große Finanzvolumina freisetzen, etwa wenn nicht mehr benötigte Grundstücke oder Gebäude veräußert werden.

855 Ein weiterer Ansatz sind Rationalisierungsmaßnahmen. Gelingt es, den Kapitaleinsatz zu reduzieren, ohne dass Volumen und Qualität der am Markt veräußerten Leistungen dadurch beeinträchtigt werden, so werden ebenfalls finanzielle Mittel freigesetzt. Simple Beispiele sind die schnellere Bearbeitung ausstehender Forderungen gegenüber Kunden (was zu einem früheren Zahlungseingang führt), die Einführung eines Arbeitszeit sparenden neuen Behandlungsverfahrens (wodurch die gewonnene Zeit für die Erbringung anderweitiger Marktleistungen eingesetzt werden kann) oder die Verringerung des Materialverbrauchs bei gleichem Ergebnis.

856 Wichtig zu betonen ist, dass Fremdfinanzierung nicht grundsätzlich eine schlechte Alternative ist bzw. vollständige Eigenfinanzierung in den allermeisten Fällen klare finanzielle Nachteile mit sich bringt. Gründe dafür sind:

- Eigenkapital ist oft teurer als Fremdkapital. Das wird insbesondere bei staatlichen Förderungen oder Subventionen deutlich, deren Inanspruchnahme i. d. R. allein deswegen lohnt, weil schon allein die Anlage dieser Gelder mehr Zinsen einbringen würde als Zinsen an den staatlichen Kreditgeber zurückzuzahlen sind.
- Eigenkapital steht nicht in ausreichendem Umfang zur Verfügung. Wenn sich lohnende Investitionen ergeben, die aus Eigenmitteln nicht finanzierbar

sind, lohnt sich die Aufnahme von Fremdmitteln dann, wenn die Rückflüsse aus der Investition reichen, die Zinsen für die Fremdmittel zu begleichen und darüber hinaus noch überschüssige Mittel für das Unternehmen verbleiben.
- Eigenkapital ist nicht so flexibel wie Fremdkapital. Insbesondere kurzfristige Finanzierungslücken können durch Eigenkapital oft nicht abgedeckt werden, weil die Bereitschaft der Eigentümer, tägliche oder wöchentliche Schwankungen auszugleichen, nicht vorhanden ist.

Für Pflegeeinrichtungen haben sich mit Einführung der Pflegeversicherung die Rahmenbedingungen für die Finanzierung grundlegend verändert. Die Zeiten, in denen die Betreiber einen Anspruch auf Selbstkostendeckung hatten, sind vorbei. Die zu erbringenden Pflegeleistungen müssen heute differenziert ausgewiesen und berechnet werden und sie sind mit den Kostenträgern prospektiv zu verhandeln. Bei allem sind mehr oder weniger detaillierte Vorgaben zur Qualität und Wirtschaftlichkeit der Leistungserbringung zu berücksichtigen. Andererseits haben die Pflegeheime einen Anspruch auf leistungsgerechte Entgelte, damit der gesetzliche Versorgungsauftrag auch erfüllt werden kann. 857

Grundsätzlich sind für die **Mittelaufbringung** bzw. Finanzierung der Leistungen im Gesundheitsbereich und damit auch in Pflegeheimen vier verschiedenen Formen (Träger) möglich[163]: 858

- Zweckgebundene Sozialversicherungsbeiträge bzw. Sozialabgaben, die Arbeitgeber und Arbeitnehmer sowie Rentner und Rentenversicherungsträger hälftig zu entrichten haben, die in die Soziale Pflegeversicherung eingezahlt werden.
- Die Private Versicherung finanziert sich über Prämien, deren Höhe in der privaten Pflichtpflegeversicherung nicht bzw. nur sehr eingeschränkt risikoabhängig ist (anders als in der privaten Krankenversicherung).
- Als allgemeines Finanzierungsmittel des Staates gelten Steuern, die auch für Investitionen in stationäre Pflegeeinrichtungen verwendet werden.
- Individuelle Zusatzleistungen finanzieren sich über Marktpreise für die empfangenen Leistungen.

Diese grundsätzlichen Möglichkeiten der Finanzierung hat der Sachverständigenrat für die Konzertierte Aktion Im Gesundheitswesen im Jahre 1997 auch im Zusammenhang mit der Pflegeversicherung explizit festgehalten. Die Abbildung 134 zeigt im Überblick Ausgabenträger und Finanzierungsformen im Gesundheitswesen. 859

163 Bettig u. a.: Pflegewirtschaftslehre. Für Krankenhäuser, Pflege-, Vorsorge- und Rehabilitationseinrichtungen. 2010, S. 296 f.

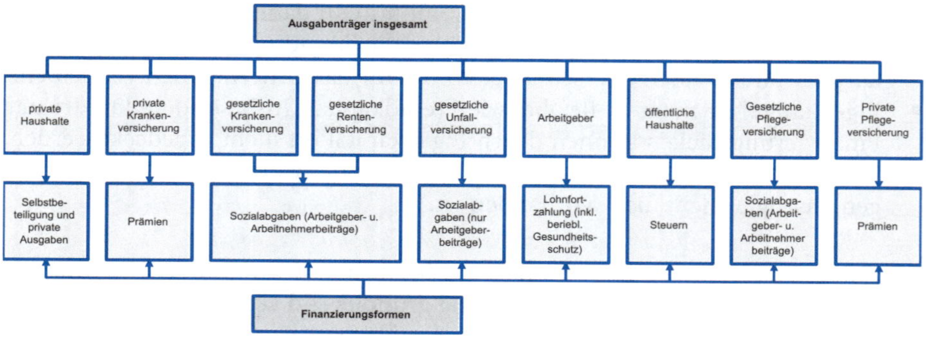

Abb. 134: Ausgabenträger und Finanzierungsformen im Gesundheitswesen
Quelle: eigene Darstellung, vgl. Bettig/Büche/Roth/Thiele: Pflegewirtschaftslehre. Für Krankenhäuser, Pflege-, Vorsorge- und Rehabilitationseinrichtungen. 2010, S. 298.

860 Zur **Mittelverwendung** bzw. Finanzierung der Betriebskosten von Pflegeheimen führen Thiele u. a. wie folgt aus[164].

861 Nach § 82 Abs. 1 SGB XI erhalten die zugelassenen Pflegeheime eine leistungsgerechte Vergütung für die allgemeinen Pflegeleistungen sowie bei der stationären Pflege ein angemessenes Entgelt für Unterkunft und Verpflegung. Die Abrechnungseinheit für das zugelassene Pflegeheim ist damit der Pflegesatz. Pflegesätze sind nach der Legaldefinition von § 84 Abs. 1 SGB XI die Entgelte der Heimbewohner oder ihrer Kostenträger für die voll- oder teilstationären Pflegeleistungen des Pflegeheimes sowie medizinische Behandlungspflege und soziale Betreuung. Bei der Vergütung der stationären Pflegeleistungen sind nach § 84 SGB XI folgende Bemessungsgrundsätze zu berücksichtigen:

- Die Pflegesätze sind für alle Heimbewohner nach einheitlichen Grundsätzen zu bemessen.
- Die Pflegesätze müssen leistungsgerecht sein.
- Die Bildung der drei Pflegeklassen hat der Bildung der Pflegestufen nach § 15 SGB XI zu entsprechen.
- Die Pflegesätze müssen der Pflegeeinrichtung die Erfüllung des Versorgungsauftrages bei wirtschaftlicher Betriebsführung ermöglichen.
- Ein Gewinn- und Verlustausgleich findet nicht statt.
- Der Grundsatz der Beitragssatzstabilität ist zu beachten.

862 Die Höhe der Pflegesätze wird durch Verhandlungen und im Ergebnis durch Verhandlungspreise festgelegt. Ein Kalkulationsschema zur Ermittlung der Pflegesätze ist vom Gesetzgeber nicht vorgegeben, daher müssen die Pflegesatzparteien ein eigenes Kalkulationsschema entwickeln. Der deutsche Caritasverband hat

164 Bettig u. a.: Pflegewirtschaftslehre. Für Krankenhäuser, Pflege-, Vorsorge- und Rehabilitationseinrichtungen. 2010, S. 301 ff.

ein solches Schema zusammengestellt, an dem sich die einzelnen Einrichtungen orientieren können.

5.3.3 Pflegefinanzierung aus Nachfrage- und Angebotssicht

Müller[165] beschreibt die Finanzierung stationärer Leistungen aus zwei Perspektiven, die der Bewohner (Nachfrageseite) und die der Einrichtung (Angebotsseite). Die zentralen Aussagen daraus sind nachfolgend wiedergegeben. 863

Finanzierung aus Bewohnersicht

Soweit ältere Menschen die Kosten für einen Heimaufenthalt nicht selbst finanzieren können, sind sie auf weitere Kostenträger angewiesen. Stuft der Medizinische Dienst der Krankenkassen den Antragsteller in eine Pflegestufe ein und ist eine Heimunterbringung notwendig, bezuschusst die Pflegekasse die pflegebedingten Aufwendungen mit festen Sätzen, differenziert nach Pflegestufe. Ist ein Bewohner beihilfeberechtigt, teilen sich die Beihilfestelle und die Pflegekasse diese Beträge. Wurde die Pflegebedürftigkeit durch einen Arbeits- bzw. Verkehrsunfall verursacht, zahlen häufig auch Berufsgenossenschaft oder Haftpflichtversicherungen die pflegebedingten Aufwendungen. Reicht der Zuschuss der Pflegekasse zur Deckung der Kosten nicht aus und verfügt der Pflegebedürftige nicht über ausreichendes Einkommen, muss in der Regel ein Antrag beim Sozialamt gestellt werden und der Sozialhilfeträger übernimmt die nicht gedeckten Kosten. Kostenpositionen sind: 864

- Pflegebedingte Aufwendungen (alle Kosten, die im Zusammenhang mit der Pflege entstehen)
- Kosten für Unterkunft und Verpflegung (alle Kosten, die im Hauswirtschaftsbereich anfallen sowie andere Sach- und Personalkosten (außer Pflegepersonal), die nach einem festgelegten Schlüssel zugerechnet werden)
- Investitionskosten (Herstellungskosten für Gebäude und Ausstattung, Abschreibungskosten zur Instandhaltung, Wiederbeschaffung und Anschaffung von Anlagegütern, Aufwendungen für Miete und Pacht usw.)
- Zusatzleistungen (sind auf besonderen Wunsch des Heimbewohners schriftlich vereinbarte Wahlleistungen (§ 88 SGB XI), z. B.:
  - Reparatur an persönlichen Einrichtungsgegenständen,
  - Bereitstellung eines Fahrers für persönliche Fahrten,
  - Bewirtung von privaten Gästen
  - Ausrichtung von persönlichen Festen etc.

Die Tabelle 102 zeigt beispielhaft, wie die Rechnung für einen Heimbewohner aussehen kann, der keine ergänzende Sozialhilfe bekommt. 865

165 Müller: Arbeitsorganisation in der Pflege. Ein Beitrag zur Qualitätssicherung. 2008, S. 133 ff.

Tab. 102: Beispiel einer Rechnung für einen Heimbewohner

Quelle: Eigene Darstellung, vgl. Müller: Arbeitsorganisation in der Pflege. Ein Beitrag zur Qualitätssicherung. 2008, S. 138.

Abrechnung		**Monat:**		**Jan 07**		**Name**
1. Allgemeine Pflege						
Pflegestufe	**von**	**bis**	**Tage**	**Anwesenheit tgl. Satz**	**Abwesenheit tägliches Platzgeld**	**anteiliges Heimentgelt**
II	1.1.2007	31.1.2007	31	52,50 €	0	1.627,50 €
	Berechnungstage	31				1.627,50 €
2. Unterkunft und Verpflegung						
Pflegestufe	**von**	**bis**	**Tage**	**Anwesenheit tgl. Satz**	**Abwesenheit tägliches Platzgeld**	**anteiliges Heimentgelt**
II	1.1.2007	31.1.2007	31	28,80 €	0	892,80 €
	Berechnungstage	31				892,80 €
3. Investitionskosten						
	von	**bis**	**Tage**	**Anwesenheit tgl. Satz**	**Abwesenheit tägliches Platzgeld**	**anteiliges Heimentgelt**
	1.1.2007	31.1.2007	31	9,55 €	0	296,05 €
	Berechnungstage	31				296,05 €
4. Zusatzleistungen, sonstige Leistungen						
	von	**bis**	**Tage**	**Bezeichnung**		**Betrag**
	1.1.2007	31.1.2007	1	sonstige Leistung: Friseur		12,50 €
	1.1.2007	31.1.2007	1	Zusatzleistung Begleitdienst		25,00 €
					Zwischensumme	**37,50 €**
				Gesamtkosten Jan. 2007	**Summe**	**2.853,85 €**
5. Übernommene Kosten						
	von	**bis**	**Tage**	**Bezeichnung**		**Betrag**
	1.1.2007	31.1.2007	31	Pflegekasse N.N.		1.279,00 €
					Zwischensumme	**1.279,00 €**
			abzgl. übernommene Kosten		**Summe**	**1.279,00 €**
					Rechnungssumme	**1.574,85 €**

Seit der Neufassung des Wohngeldgesetzes zum 1. Januar 2001 haben die Bewohner stationärer Pflegeeinrichtungen häufig einen Wohngeldanspruch. Unterschiedlich ist in den Bundesländern auch der Anspruch auf Blindengeld geregelt. Sozialhilfeempfänger erhalten in der Regel aus Sozialhilfemitteln einen Barbetrag zur persönlichen Vergütung. Reichen das regelmäßige Einkommen und alle bisher aufgezeigten Möglichkeiten nicht zur Deckung der Kosten des Heimaufenthaltes aus, bleibt als letzte Möglichkeit der Antrag auf Leistungen der Sozialhilfe nach SGB XII, die immer nachrangig nach allen anderen Leistungen gewährt wird. **866**

Aus der Bewohnersicht und der Sicht der Angehörigen bedeutet der von den Pflegekassen nicht übernommene Anteil an den Heimunterbringungskosten eine oft schwerwiegende wirtschaftliche Belastung. Diese ist für viele Menschen schwer zu stemmen und führt oft zur Auflösung aller wirtschaftlichen Reserven, Immobilienverkauf etc. Daher ist die beim Bewohner oder seinen kostenverpflichteten Angehörigen verbleibende Restbetrag („Zuzahlung“, oft bis zu 50 % des Heimentgeltes) ein entscheidender Faktor bei der Auswahl der Pflegeeinrichtung. Große Teile des Pflegemarktes reagiert also – notgedrungen – preissensibel. **867**

Praxisbeispiel:
Die nachfolgende Abbildung zeigt eine typische Rechnung für einen Heimbewohner im Klinikum Wahrendorff.

Finanzierung aus Einrichtungssicht

Die Erlöse der Pflegeeinrichtung setzen sich zusammen aus: **868**

- den Leistungsentgelten (Pflege, Unterkunft und Verpflegung, Investitionskosten)
- aus Zusatzleistungen
- aus sonstigen Leistungen

Leistungsentgelte: Die angemessene Pflegeeinstufung der Bewohner ist für die stationäre Pflegeeinrichtung hier von existenzieller Bedeutung, da der Einstufungsbescheid des Bewohners letztlich über die Höhe der Einkünfte entscheidet, die die Einrichtung für ihre Leistungen erwarten bzw. abrechnen kann. **869**

Zusatzleistungen: § 88 SGB XI räumt den Pflegeheimen die Möglichkeit ein, neben den Pflegesätzen und den Entgelten für Unterkunft und Verpflegung zusätzliche Leistungen zu vereinbaren, z. B.: **870**

- Besondere Komfortleistungen für Unterkunft und Verpflegung
- zusätzliche pflegerisch betreuende Leistungen

Name
Pflegeheime GmbH

Rechnung für:

Max Mustermann

Straße
Ort

Zur direkten Verrechnung an:

Kostenträger
Bereich Soziales

Straße
Ort

DUKLIKAT

Rechnung

Bitte Rechnungsnummer bei Überweisung und Rückfragen angeben!

Rechnungs-Nr. 100056766
Rechnungsdatum: 21.05.13
Seite: 1
Steuernummer:16/205/07851

Monat: 05/13
Aktenzeichen: XY

VOS Vollstationäre Pflege Soz Stufe 1 Doppelzimmer anwesend (01.05.2013 – 31.05.2013)	3.843,27 EUR
Pflegeanteil Pflegestufe I SozA (81,04 EUR/2.465,24 EUR)	
Unterkunft und Verpflegung (26,50 EUR/806,13 EUR	
Investitionskosten Doppelzimmer (18,80 EUR/571,90 EUR)	
Grundbarbetrag	103,14 EUR
Zusatzbetrag	44,40 EUR
Kurz.Zuzahl.	-3,82 EUR
	3.986,99 EUR
Name Pflegekasse	1.023,00 EUR
(Betreuer/in) Frau X	1.119,07 EUR
Altersrente (1119,07 EUR)	
Zu bezahlen sind:	**1.844,92 EUR**

Name
Pflegeheime GmbH
Straße
Ort

Telefon: 0511 270464-540
Telefax: 0511 270464-509
IK-Nr.: 512320329

Geschäftsführer
Name
Amtsgericht Hildesheim
Handelsregister HRB 201757

Bankverbindung
Kontonr.
BLZ
Bank: Dtsch.Apoth.u.Ärztebank e.G.

Abb. 135: Typische Rechnung für einen KW-Heimbewohner
Quelle: Eigene Darstellung.

Zusatzleistungen im Sinne des § 88 SGB XI müssen folgende Kriterien erfüllen: 871

- Die angebotene Leistung muss über den allgemeinen Standard der Pflegeeinrichtung hinausgehen und ist jederzeit abwählbar.
- Die Zusatzleistung ist nicht Gegenstand folgender Leistungsarten: Allgemeine Pflegeleistungen, soziale Betreuung, Behandlungspflege/Standardleistungen sowie Unterkunft und Verpflegung nach § 75 SGB XI.
- Die Zusatzleistungen sind nicht mit der Pflegevergütung bzw. dem Entgelt für Unterkunft und Verpflegung abgegolten.
- Für die Erbringung der Zusatzleistungen werden in der Regel keine ehrenamtlichen Kräfte eingesetzt.

Beispiele für Zusatzleistungen wären: 872

- besonders hochwertige Speisenversorgung
- Spezialanforderungen wie laktosefreie Versorgung
- individuelle Fahr- und Begleitdienste für private Besuche und Ausflüge
- Reparatur von persönlichen Einrichtungsgegenständen

Sonstige Leistungen: Das sind solche Leistungen, die weder Inhalt der Regelleis- 873
tungen noch der Zusatzleistungen sind (außerhalb des SGB XI).

5.3.4 Investition

Investieren heißt Finanzmittel für die Anschaffung von Vermögensteilen einzu- 874
setzen, etwa für die Modernisierung von Mitarbeiterarbeitsplätzen, für neue technische Geräte oder für den Neubau eines neuen Pflegeheims. Derartige Maßnahmen werden im Normalfall zunächst geplant und müssen von zuständigen Instanzen oder Einzelpersonen bewilligt werden, bevor die Investition tatsächlich durchgeführt sowie nachfolgend kontrolliert wird, ob die mit der Investition verbundenen Leistungs- und Finanzmittelströme auch wie geplant anfallen oder nicht. Am Ende des Investitionsprozesses kann die Desinvestition stehen, etwa wenn altes Inventar verkauft oder entsorgt wird, weil es durch neues ersetzt werden muss. Üblicher Weise ist mit einer Investition die mittel- bis langfristige Kapitalbindung in verschiedenen Positionen des Anlage- oder Umlaufvermögens gemeint. Investitionsgüter dienen damit, im Gegensatz zu Verbrauchsgütern, nicht Konsumzwecken, sondern werden als Mittel zum Zweck der unternehmerischen Leistungserstellung eingesetzt. Die **drei Hauptphasen des Investitionsprozesses sind:**

- Planung der Investitionsmaßnahme(n),
- Durchführung der Investition und
- Investitionscontrolling.

Eine sorgfältige Planung der Investitionsmaßnahmen ist für den späteren Investi- 875
tionserfolg sehr wichtig und sollte daher gewissenhaft vorgenommen werden.

Dieser Prozess kann in drei Teilphasen ablaufen, wie in der folgenden Abbildung 136 skizziert.

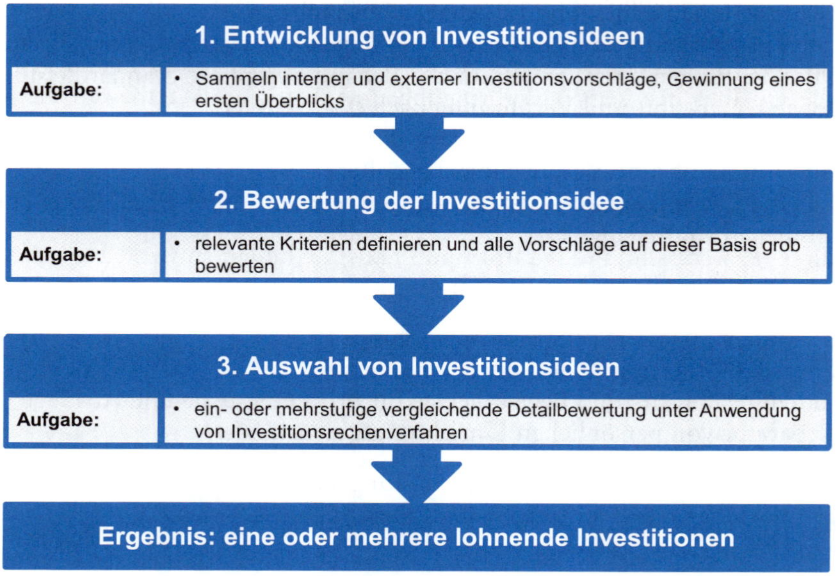

Abb. 136: Phasen der Investitionsplanung
Quelle: Eigene Darstellung.

876 In Literatur und Praxis werden diverse Arten von Investitionen unterschieden, für die dieser Prozess jeweils mehr oder weniger vollständig durchlaufen wird. Nach dem Gegenstand der Investition ist zu differenzieren zwischen:

- Sachinvestitionen (z. B. ein Gebäude oder Mobiliar)
- immaterielle Investitionen (z. B. zur Mitarbeiterqualifizierung oder zur Imageverbesserung)
- Finanzinvestitionen (z. B. Kauf von Aktien oder festverzinslichen Wertpapieren)

877 In der Regel stehen **Sachinvestitionen im Fokus** der Betrachtung. Die Motive zur Vornahme von Sachinvestitionen können mannigfaltig sein:

- erstmalige Anschaffung (Gründungs- oder Einrichtungsinvestition)
- Austausch bereits vorhandener Vermögensteile (Ersatz- oder Reinvestition)
- zusätzliche Anschaffung von Vermögensteilen (Ergänzungsinvestition: zur bloßen Kapazitätserweiterung, zur Diversifizierung in veränderte oder neuartige Leistungserstellung, zur Ausfallsicherung)
- Desinvestition (Kapazitätsabbau)

Der Investitionsplanung kommt auch praktisch große Bedeutung zu, weil ... 878

- damit oft ein hoher Kapitaleinsatz verbunden ist,
- dieses Kapital langfristig gebunden ist (und damit für andere konkurrierende Verwendungen nicht mehr zur Verfügung steht),
- das TOP-Management zentral an der Entscheidungsfindung beteiligt ist,
- die Qualität der Leistungserbringung und damit die Wettbewerbsfähigkeit des Unternehmens von Investitionen abhängt.

5.3.4.1 Investitionsrechenverfahren

Zu diesem Zweck sind in Literatur und Praxis Methoden entwickelt worden, die 879
das Management bei der Entscheidungsfindung unterstützen soll. In erster Linie sind das die sogenannten Investitionsrechenverfahren, aber auch andere betriebswirtschaftliche Bewertungsmethoden können hier nutzbringend angewendet werden (vgl. Abb. 137).

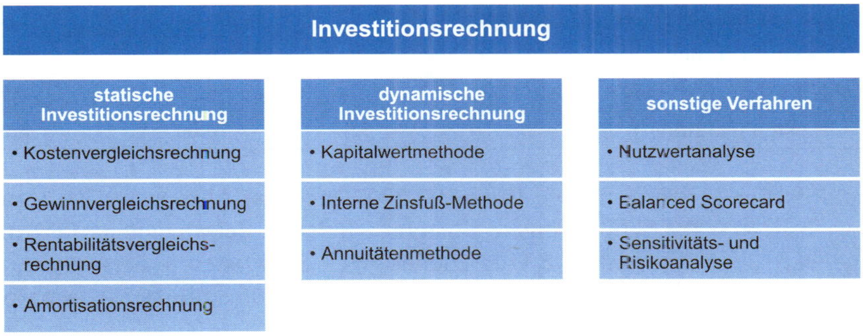

Abb. 137: Investitionsrechenverfahren
Quelle: Eigene Darstellung.

Statische Investitionsrechnungen

Bei den statischen Investitionsrechnungen handelt es sich um einfache Ver- 880
gleichsrechnungen. Zeitliche Unterschiede im Auftreten von Einnahmen und Ausgaben werden nicht oder nur unvollkommen berücksichtigt. Damit sind sie einfach und schnell durchführbar, aber vergleichsweise praxisfern. Die wichtigsten statischen Investitionsrechnungen mit ihren dazugehörigen Entscheidungsregeln sind:

- **Kostenvergleichsrechnung**: die Alternative mit den geringsten Kosten wird ausgewählt
- **Gewinnvergleichsrechnung**: die Alternative mit dem höchsten Gewinn, als Differenz zwischen zugerechneten Erlösen und Kosten, wird ausgewählt
- **Rentabilitätsvergleichsrechnung**: die Alternative mit der höchsten Rentabilität (= Gewinn im Verhältnis zum eingesetzten Kapital) wird ausgewählt

- **Amortisationsrechnung**: die Alternative mit der geringsten Amortisationszeit (Zeitraum, innerhalb dessen die rückfließenden Erlöse der Investition die durch sie verursachten Kosten decken) wird ausgewählt

881 Die Tabelle 103 zeigt eine Kostenvergleichsrechnung mit zwei Investitionsalternativen A und B (dabei könnte es sich z. B. um die Einrichtung einer neuen Großküche mit einer Kapazität von 100.000 Mahlzeiten pro Jahr handeln).

Tab. 103: Beispiel Kostenvergleichsrechnung
Quelle: Eigene Darstellung.

	Investition A	Investition B
gleiche Leistungsmenge (Anzahl/Jahr)	100.000	100.000
Fixe Kosten (€/Jahr)	50.000,00 €	60.000,00 €
Variable Kosten (€/Jahr)	950.000,00 €	900.000,00 €
Gesamtkosten (€/Jahr)	**1.000.000,00 €**	**960.000,00 €**
ungleiche Leistungsmengen (Anzahl/Jahr)	100.000	120.000
Fixe Kosten (€/Einheit)	0,50 €	0,50 €
Variable Kosten (€/Einheit)	9,50 €	7,50 €
Gesamtkosten (€/Einheit)	**10,00 €**	**8,00 €**

882 Bei identischer Leistungsmenge (hier 100.000 Stück) ist Alternative B vorzuziehen, weil sie 40.000,- EUR geringere Kosten verursacht. Bei ungleicher Leistungsmenge wäre auch Alternative B vorzuziehen, weil die Kosten je Leistungseinheit mit 8,- EUR deutlich unterhalb der Stückkosten von 10,- EUR der Alternative A liegen.

883 Die Tabelle zeigt eine Gewinnvergleichsrechnung mit den beiden Investitionsalternativen A und B.

Tab. 104: Beispiel Gewinnvergleichsrechnung
Quelle: Eigene Darstellung.

	Investition A	Investition B
gleiche Leistungsmenge (Anzahl/Jahr)	100.000	100.000
Erlöse (€/Jahr)	1.150.000,00 €	1.000.000,00 €
Gesamtkosten (€/Jahr)	1.000.000,00 €	960.000,00 €
Gewinn (€/Jahr)	**150.000,00 €**	**40.000,00 €**
ungleiche Leistungsmengen (Anzahl/Jahr)	100.000	120.000
Erlöse (€/Einheit)	11,50 €	8,33 €
Gesamtkosten (€/Einheit)	10,00 €	8,00 €
Gewinn (€/Einheit)	**1,50 €**	**0,33 €**

Die Investition A führt absolut zu einem höheren Gesamtgewinn (150.000,- EUR gegenüber 40.000,- EUR) und auch relativ bezogen auf den Gewinn je Einheit oder Stück (1,50 EUR gegenüber 0,33 EUR). Sie wäre daher der Investition B vorzuziehen, obgleich diese geringere Kosten verursacht. 884

Die Tabelle 105 zeigt eine Rentabilitätsvergleichsrechnung mit den beiden Investitionsalternativen A und B. 885

Tab. 105: Rentabilitätsvergleichsrechnung
Quelle: Eigene Darstellung.

	Investition A	Investition B
durchschnittlicher Kapitaleinsatz in €	250.000,00 €	300.000,00 €
Gewinn (€/Jahr)	150.000,00 €	30.000,00 €
Rentabilität	60,00 %	10,00 %

Die Rentabilitätsvergleichsrechnung erweitert die Gewinnvergleichsrechnung um 886
die Betrachtung des erforderlichen Kapitals. Rentabilität stellt dabei das Verhältnis von Gewinn zum durchschnittlichen Kapitaleinsatz dar (Gewinn/Kapitaleinsatz * 100 = Rentabilität in Prozent). Bei Anlagegütern können z. B. vereinfacht die halben Anschaffungskosten als durchschnittlicher Kapitaleinsatz angesetzt werden. Die Rentabilität sagt im Ergebnis, wie gut die jährliche Verzinsung des für die Investition eingesetzten Kapitals ist. Im Beispiel erreicht die Alternative A klar die höhere Rentabilität und wäre vorzuziehen.

Die Tabelle 106 zeigt eine Amortisationsrechnung mit den beiden Investitionsalternativen A und B. 887

Tab. 106: Beispiel Amortisationsrechnung
Quelle: Eigene Darstellung.

	Investition A	Investition B
Anschaffungskosten (AK) in €	500.000,00 €	600.000,00 €
Gewinn (G) in €/Jahr	150.000,00 €	30.000,00 €
Nutzungsdauer in Jahren	10,0	10,0
Jährliche Abschreibungen (A) in €	50 000,00 €	60.000,00 €
Amortisationszeit = AK/(G+A)	2,5	6,7

Die Amortisationsrechnung beantwortet die Frage, wie viel Zeit vergehen muss, 888
bis die Investition aus den Rückflüssen refinanziert werden kann. Als jährliche Rückflüsse gelten einerseits die jährlichen Gewinne und andererseits die jährliche Abschreibung (= Anschaffungskosten geteilt durch die Nutzungsdauer). Setzt man die Anschaffungskosten nun ins Verhältnis zu den jährlichen Rückflüssen, erhält man die Amortisationszeit einer Investitionsalternative. Im Beispiel ist Al-

ternative A vorteilhafter, da sie sich bereits nach zweieinhalb Jahren refinanziert. Je länger die Amortisationszeit, desto höher ist tendenziell das finanzielle Risiko. Die Amortisationsrechnung ist in der Praxis sehr beliebt. Sie liefert allerdings keinerlei Information zur Rentabilität einer Investition, so dass sie nur begleitend verwendet werden sollte.

889 Alle statischen Verfahren weisen den bedeutenden Nachteil auf, dass sie die zeitlichen Unterschiede beim Anfall von Ein- und Auszahlungen nicht berücksichtigen. Zudem wird die Gesamtnutzungsdauer nicht betrachtet und stattdessen entweder eine Periode (meist die erste) als repräsentativ unterstellt oder ein auf ein Jahr bezogener Durchschnittswert ermittelt.

Dynamische Investitionsrechnungen

890 Bei den dynamischen Investitionsrechnungen werden die finanziellen Konsequenzen der Investitionsentscheidung über den gesamten Zeitraum der Investition erfasst und bewertet, Ein- und Auszahlungsströme werden entsprechend abgezinst (diskontiert). Ein- und Auszahlungsschwankungen in den jeweiligen Perioden werden somit in die Betrachtung einbezogen und ein zeitlicher Vergleich unterschiedlicher Zahlungsreihen wird ermöglicht.Die wichtigsten dynamischen Verfahren sind:

- **Kapitalwertmethode**: die Alternative mit dem höchsten Kapitalwert (= Barwerte aller zukünftigen Ein- und Auszahlungen) wird ausgewählt
- **Interne Zinsfußmethode**: die Alternative mit dem höchsten internen Zinsfuß (~ Mindestverzinsung des eingesetzten Kapitals) wird ausgewählt
- **Annuitätenmethode**: die Alternative mit der höchsten Annuität (= fester Jahresbetrag eines zur Verfügung stehenden Wertes) wird ausgewählt

891 Die **Bar- oder Kapitalwertmethode** ermittelt den Wert aller kumulierten Jahresüberschüsse zum Startzeitpunkt einer Investition. Das heißt, alle erwarteten Jahresüberschüsse werden mittels eines Kalkulationszinssatzes auf den Anfangszeitpunkt des Investitionsvorhabens abgezinst (diskontiert).

892 Berechnung des Abzinsungsfaktors: $Abzinsungsfaktor = 1 / (1 + Zinssatz)^{Jahr}$

893 Beispiel für die Werte: Jahr = 2 und Zinssatz = 8 % $1 / (1 + 0{,}08)^2 = 0{,}85733$

894 Im Ergebnis erhält man den erwarteten Gesamtüberschuss zum abgezinsten Tageswert vor Beginn der Investitionsphase (vgl. Tab. 107). Im Beispiel angenommen sind Anschaffungskosten von 120.000,- EUR, eine Nutzungsdauer von 4 Jahren und ein Kalkulationszinsfuß von 8 %. Der Barwert wird ermittelt, indem die jährlichen Rückflüsse (= Einzahlungen – Auszahlungen) mit dem Abzinsungsfaktor multipliziert werden. Der Kapitalwert ist dann die Summe aller Barwerte abzüglich der Anschaffungskosten. Ist der Kapitalwert positiv, lohnt sich die Investition. Bei mehreren Investitionsalternativen ist diejenige mit dem höchsten absoluten Kapitalwert am vorteilhaftesten.

Tab. 107: Beispiel Kapitalwertmethode
Quelle: Eigene Darstellung.

Jahr	Einzahlung	Auszahlung	Rückfluss	Abzinsungsfaktor	Barwert
2009	100.000	80.000	20.000	0,925926	18.519
2010	120.000	90.000	30.000	0,857339	25.720
2011	180.000	100.000	80.000	0,793832	63.507
2012	200.000	130.000	70.000	0,735030	51.452
				Summe	159.197
				- Anschaffungskosten in €	120.000
				= Kapitalwert in €	39.197

Die **Annuitätenmethode** ist eine Sonderform der Bar- oder Kapitalwertmethode. **895**
Während diese den Gesamterlös der Investitionsalternative als Vergleichsmaßstab heranzieht, betrachtet die Annuitätenmethode den durchschnittlichen abgezinsten Überschuss je Periode. Damit macht die Verwendung der Annuitätenmethode insbesondere dann Sinn, wenn die zu vergleichenden Investitionsalternativen über unterschiedliche Laufzeiten verfügen.

Während bei der Bar- oder Kapitalwertmethode und der Annuitätenmethode der **896**
Zinssatz als kalkulatorische Größe gegeben ist, geht es bei der **Internen Zinsfuß-Methode** darum, die spezifische Verzinsung der einzelnen Investitionsalternativen zu ermitteln. Der Vorteil liegt hierbei darin, dass losgelöst von der Höhe absoluter Beträge die Rentabilität einer Investition ermittelt und mit den Mindestverzinsungsvorgaben verglichen werden kann. Der interne Zinsfuß entspricht dem Zinssatz, bei dem der Kapitalwert Null wird. Ist dieser ermittelte interne Zinsfuß höher als die geforderte Mindestrentabilität, dann lohnt die Investition.

Die verschiedenen vorgestellten Methoden können bei Investitionsberechnungen **897**
zu gleichen, aber auch zu unterschiedlichen Ergebnissen und Empfehlungen führen. Der Grund dafür liegt in den unterschiedlichen Perspektiven und Entscheidungskriterien, die jeweils eingenommen bzw. verwendet werden. Kommen mehrere Verfahren zum gleichen Ergebnis, dann ist das als klare Bestätigung für die präferierte Investitionsalternative zu werten. Kommen mehrere Verfahren zu unterschiedlichen Ergebnissen, muss sich der Investor fragen, welche Bewertungskriterien für ihn wie wichtig sind bzw. wie er diese priorisiert.

Hinzu kommt das Problem, dass nicht alle relevanten Entscheidungskriterien **898**
quantifizierbar sind. Z. B. kann die Frage, wie sich eine bestimmte Investition auf das Unternehmensimage oder die Attraktivität gegenüber Einweisern oder anderen Marktpartnern auswirken würde nicht unmittelbar mit den dargestellten klassischen Verfahren beantwortet werden.

Zu beiden angesprochen Aspekten kann die Nutzwertanalyse Hilfestellung ge- **899**
ben. Mit ihr können einerseits verschiedene Bewertungskriterien gewichtet wer-

den und andererseits können auch unmittelbar qualitative Kriterien in die Betrachtung einbezogen werden.

Nutzwertanalyse

900 Die Nutzwertanalyse ist in der betriebswirtschaftlichen Praxis weit verbreitet und eignet sich als Tool für viele unterschiedliche Fragestellungen, nicht nur für Investitionsentscheidungen. Positiv an der Nutzwertanalyse ist neben den oben genannten Aspekten, dass der Anwender gezwungen wird, seine Zielsetzungen klar zu definieren und dass es das Verfahren zulässt, mehrere Zielgrößen parallel zu betrachten. Die Vorgehensweise soll anhand einer branchentypischen Fragestellung skizziert werden (in Anlehnung an Greiling und Jücker[166]).

901 Die beispielhaft zu diskutierende Frage für eine Pflegeeinrichtung ist, ob die Küchenleistungen selbst oder durch externe Anbieter erbracht werden sollten. In einem ersten Schritt sind zunächst die Ziele zu definieren, die für eine optimale gastronomische Leistungserstellung von Bedeutung sind. Für das Küchenangebot in einem Pflegeheim sind z. B. folgende Teilziele zu beachten:

- Wirtschaftlichkeit der Leistungserstellung
- Qualität des Angebots
- Flexibilität des Küchenangebots
- Einwandfreie Hygiene
- Soziale Aspekte (z. B. Beschäftigung leistungsschwächerer Mitarbeiter)

902 Im zweiten Schritt ist die relative Bedeutung dieser einzelnen Ziele festzulegen, da regelmäßig nicht davon auszugehen ist, dass alle Teilziele gleich wichtig sind. Eine Gewichtung kann z. B. durch die Verteilung von insgesamt 100 Punkten auf die zur Verfügung stehenden Teilziele vorgenommen werden (vgl. Tab. 108).

903 Wie im Teilziel „Qualität" gezeigt, können zu allen Zielen weitergehende Unterziele definiert und mit gewichtet werden.

904 Im dritten Schritt sind dann die jeweiligen Erfüllungsgrade durch die zur Verfügung stehenden Umsetzungsalternativen – hier: „Eigenerstellung" oder „Fremdbezug" – zu bewerten. Das kann durch einzelne Experten oder auch als Ergebnis einer breiteren Diskussion oder Analyse geschehen. In jedem Fall ist methodisch wiederum eine einheitliche Skala zu definieren, als Grundlage für die jeweilige Beurteilung der Zielerfüllung. Im Beispiel wurde eine Skala von 0 (= Ziel nicht erreicht) bis 4 (= Ziel voll erreicht) gewählt (vgl. Tab. 109).

166 Greilung/Jücker: Strategisches Management im KrankenhauS. Methoden und Techniken zur Umsetzung in der Praxis. 2003, S. 100 ff.

Tab.108: Zielgewichtung bei der Nutzwertanalyse
Quelle: Eigene Darstellung.

Teilziel	Unterziel	Gewicht (Punktwert)	Kumuliert
Wirtschaftlichkeit	-	40	40
Qualität	Speisenangebot	5	30
	Nährwert	5	
	Optik	8	
	Qualität Rohstoffe	8	
	Temperatur	4	
Flexibilität	-	10	10
Hygiene	-	10	10
Soziale Aspekte	-	10	10
Gesamt			**100**

Tab. 109: Bewertung der Zielerfüllungsgrade bei der Nutzwertanalyse
Quelle: Eigene Darstellung.

Teilziel	Unterziel	Ziel-ge-wicht	Eigenerstellung		Fremdbezug	
			Erfül-lungs-grad*	Nutz-wert	Erfül-lungs-grad*	Nutz-wert
Wirtschaftlichkeit	**-**	**40**	**2**	**80**	**3**	**120**
Qualität	Gesamt Unterziele	30	-	-	-	-
	Speisenangebot	5	3	15	2	10
	Nährwert	5	3	15	2	10
	Optik	8	2	16	4	32
	Qualität Rohstoffe	8	4	32	3	24
	Temperatur	4	4	16	2	8
Flexibilität	-	10	3	30	4	40
Hygiene	-	10	4	40	3	30
Soziale Aspekte	-	10	4	40	0	0
Gesamt				**284**		**274**
* Von 0 = nicht erreicht bis 4 = Ziele voll erreicht						

Im Ergebnis zeigt sich eine leicht bessere Bewertung der Eigenerstellung gegenüber dem Fremdbezug, was im Beispielfall für eine Beibehaltung des Status Quo sprechen würde. Da die Punktwerte aber recht eng beieinander liegen, kann auch **905** fast von einem „Unentschieden“ gesprochen werden, zumal leichte Veränderungen in der Gewichtung oder in der Bewertung schnell zu einem anderen Endergebnis hätten führen können. Wie immer bei qualitativen und damit auch subjektiven Verfahren, sollten die Konsequenzen daher nicht automatisiert abgeleitet werden, sondern insbesondere der Niveauunterschied der Endergebnisse mit berücksichtigt werden (das Punktverhältnis im Beispielfall beträgt bei prozentualer Betrachtung 50.9 zu 49.1).

5.3.4.2 Ermittlung der Investitionskosten für stationäre Pflegeheime

906 Pflegeheime müssen nach § 6 Abs. 3 Wohn- und Betreuungsvertragsgesetz (WBVG) die verlangten Entgelte differenziert für drei Positionen ausweisen:

- Unterkunft
- Pflegesatz
- die gesondert zu berechnenden Investitionskosten

907 Zur drittgenannten Position heißt es im WBVG, dass die Investitionskosten im Verhältnis zu den erbrachten Leistungen angemessen sein sollen. Daneben gestattet das WBVG weitergehende Differenzierungen der Investitionskosten für definierte Fälle, etwa wenn eine öffentliche Förderung nicht für die gesamte Pflegeeinrichtung, sondern nur für einen Teil erfolgt ist. Nach § 15 WBVG sind bei der Ermittlung der Investitionskosten in jedem Fall die entsprechenden Anforderungen des SGB XI und SGB XII zu berücksichtigen, anderenfalls wären die mit den Heimbewohnern geschlossenen Verträge unwirksam.

908 Schon ein Vergleich der Begrifflichkeiten in diesen drei Gesetzesgrundlagen zeigt deren Unabgestimmtheit und im Ergebnis die Schwierigkeit einer klaren Investitionskostenberechnung:

- WBVG: „Investitionskosten“
- SGB XI: „Investitionsaufwendungen“
- SGB XII: „Investitionsbetrag“

909 Zu den betriebsnotwendigen Investitionsaufwendungen nach SGB XI, § 82 Abs. 2 zählen:

- Maßnahmen, die dazu bestimmt sind, die für den Betrieb der Pflegeeinrichtung notwendigen Gebäude und sonstigen abschreibungsfähigen Anlagegüter herzustellen, anzuschaffen, wiederzubeschaffen, zu ergänzen, instand zu halten und zu setzen; ausgenommen sind die Verbrauchsgüter.
- Der Erwerb und die Erschließung von Grundstücken.
- Miete, Pacht, Nutzung oder Mitbenutzung von Grundstücken, Gebäuden oder sonstigen Anlagegütern.
- Der Anlauf oder die innerbetriebliche Umstellung von Pflegeeinrichtungen.
- Die Schließung von Pflegeeinrichtungen oder ihre Umstellung auf andere Aufgaben.

Differenzierung von geförderten und nicht geförderten Einrichtungen

910 Die Absätze 3 und 4 des § 82 SGB XI trennen eindeutig nach geförderten und nicht geförderten Einrichtungen. Ist die Einrichtung nach Landesrecht gefördert, so bedarf die gesonderte Berechnung der betriebsnotwendigen Investitionsaufwendungen, die nicht durch Landesförderung vollständig gedeckt sind, der Zustimmung durch die zuständige Landesbehörde. Zur Ausgestaltung der näheren Einzelheiten erteilt das Bundesrecht dem Landesrecht eine Ermächtigung (§ 82 Abs. 3 SGB XI). Von dieser haben die Bundesländer Gebrauch gemacht. Nicht nach Landesrecht geförderte Einrichtungen können ihre betriebsnotwendigen Investitionsaufwendungen ohne Zustimmung der zuständigen Landesbehörde gesondert berechnen. Die gesonderte Berechnung ist der Behörde in diesem Fall lediglich mitzuteilen (§ 82 Abs. 4 SGB XI).

911 Die folgenden Ausführungen sind IFFLAND entnommen, der für eine vertiefende Beschäftigung mit der Thematik auch empfohlen ist[167].

Geförderte Einrichtungen

912 Nach § 82 Abs. 3 SGB XI obliegt es den Ländern, das Nähere zu Art, Höhe und Laufzeit sowie zur Verteilung der Investitionsaufwendungen auf die Pflegebedürftigen zu regeln. Hierzu haben die Länder Landes-Pflegesätze und Durchführungsverordnungen erlassen, in denen sich z. T. Höchstwerte pro Pflegesatz, ein Zinssatz zur Berechnung von Eigenkapitalzinsen, Pauschalen für Instandhaltungen und konkrete Auslastungszahlen als Vorgabe finden. Allerdings haben die Landesgesetzgeber dabei den vom Bundesgesetzgeber mit dem Begriff der „Investitionsaufwendungen" gesteckten Rahmen verlassen, wie das Bundessozialgericht aktuell festgestellt hat. In vier richtungsweisenden Urteilen vom 8.9.2011 haben die Richter des Dritten Senats die Berechnung der Investitionskosten in geförderten Einrichtungen neu geordnet und sich dabei auch kritisch mit den Vorgaben der Durchführungsverordnungen der Bundesländer auseinandergesetzt. Die Neuerungen beziehen sich auf:

- Abkehr von kalkulatorischen Pauschalen
- Aussagen zur Finanzierung des Grundstücks
- Eigenkapitalzinsen
- Berechnung des Auslastungsgrades
- Laufzeit der Zustimmung

913 Mit dem Zustimmungsbescheid hat der Träger der geförderten Einrichtung die Voraussetzung dafür geschaffen, die Investitionskosten dem Bewohner überhaupt berechnen zu können. Da dies für alle Bewohner des Pflegeheims gilt, ist eine Differenzierung nach Kostenträgern nicht möglich. Wird eine eigentlich erforderliche Zustimmung der zuständigen Landesbehörde nicht eingeholt, so ist

167 Iffland: Die Berechnung von Investitionskosten in Pflegeheimen. In: Bettig u. a. (Hrsg.): Management Handbuch Pflege. 2012, S. 1-11.

die vertragliche Vereinbarung der Investitionskosten mit dem Bewohner unwirksam und die Forderung auch zivilrechtlich nicht durchsetzbar. Da § 82 Abs. 3 SGB XI drittschützenden Charakter hat und insofern ein immenses Rückzahlungsrisiko besteht, sollten geförderte Einrichtungen hierauf dringend achten.

Nicht geförderte Einrichtungen

914 Nicht geförderte Einrichtungen haben die gesonderte Berechnung der Investitionsaufwendungen der zuständigen Landesbehörde lediglich mitzuteilen. Nimmt der Träger einer nicht geförderten Einrichtung auch sozialhilfebedürftige Heimbewohner auf, hat er mit dem für den Sitz der Einrichtung zuständigen Träger der Sozialhilfe eine Vereinbarung über die Berechnung der Investitionskosten abzuschließen. Nur in diesem Fall sind die Sozialhilfeträger auch verpflichtet, die Investitionskosten zu übernehmen. Der Einrichtungsträger hat dem Grunde nach einen Anspruch auf den Abschluss einer Investitionskostenvereinbarung

915 Einigen sich der Einrichtungsträger und der Träger der Sozialhilfe innerhalb von sechs Wochen nach schriftlicher Verhandlungsaufforderung nicht auf die Höhe des Investitionsbetrags, so steht es beiden Seiten frei, die Schiedsstelle nach § 80 SGB XII anzurufen. Der Antrag ist an keine Frist gebunden, doch setzt die Schiedsstelle die Vergütung rückwirkend zum Zeitpunkt des Antrageingangs fest (§ 77 Abs. 2 Satz 2 SGB XII). Gegen Entscheidungen der Schiedsstelle ist eine Klage beim Sozialgericht möglich.

5.4 Einkauf und Beschaffung (Logistik)

5.4.1 Abgrenzung und Begriffsbestimmung

916 Die Beschaffung der zur Leistungserstellung benötigten Ressourcen gehört zu den Basisaufgaben jeden Unternehmens. Regelmäßig ist das auch eine **ökonomisch sehr bedeutsame Funktion**, wenn einzelne Unternehmen Beschaffungsvolumina von z. B. vielen Millionen Euro erreichen. Und der allgegenwärtige Kostendruck führt auf der Suche nach lohnenden Ansatzpunkten für Einsparungen häufig zuallererst in den Einkauf, weil hier hohe Potentiale vermutet werden (die i. d. R. auch gegeben sind). Nicht zuletzt ist die Beschaffung **auch aus der qualitativen Perspektive von höchster Bedeutung** („garbage in – garbage out"), denn es geht letztlich darum, den Bewohner hochwertig zu versorgen und nicht darum, die Kosten um jeden Preis zu senken.

917 Für Industrie- und Handelsunternehmen stehen logistische Aufgaben traditionell stark im Fokus und auch die betriebswirtschaftliche Literatur ist hier sehr umfangreich. Wie sieht es aber bei Gesundheits- und insbesondere Pflegeunternehmen aus? Hier stellt sich zunächst die Frage, was überhaupt Gegenstand der zentralen Funktionen Einkauf/Beschaffung ist? Für eine erste Einordnung hilft die Orientierung an den betriebswirtschaftlichen Produktionsfaktoren:

- Menschen (Mitarbeiter und Führungskräfte)
- Betriebsmittel (Gebäude, Maschinen und Geräte)
- Werkstoffe (Roh-, Hilfs- und Betriebsstoffe)
- Kunden (Bewohner und Angehörige)
- Informationen

All diese Faktoren müssen beschafft und innerbetrieblich „bewegt“ werden (physisch oder elektronisch), damit sie z. B. in einer Pflegeeinrichtung zur gewünschten Therapieleistung kombiniert werden können. Bewohner und Pfleger müssen sich z. B. zeitgleich in einem freien Behandlungsraum treffen, der die erforderliche Ausstattung und die für die Pflegebehandlung benötigten Sach- und Hilfsmittel zur Verfügung stellt, und der Pfleger oder ein Gesundheitsdienstleister (z. B. Physiotherapeut) muss in diesem Raum zudem die relevanten Bewohnerdaten abrufen können. Das ist bei dutzenden täglicher Kontakte eine durchaus anspruchsvolle Kombinationsleistung, die in der Praxis nicht immer problemlos gelingt. Logistik allgemein bedeutet daher, den Güter- und Informationsfluss so zu gestalten, dass **918**

- die richtigen Objekte (Personen, Güter, Informationen etc.),
- in der richtigen Menge,
- mit der richtigen Qualität,
- am richtigen Ort und
- zum richtigen Zeitpunkt

vorhanden sind. Logistik kann dann wie folgt definiert werden.

> **Definition: Logistik**
>
> Logistik umfasst alle Maßnahmen und Instrumente zur Sicherstellung eines optimalen Güter-, Menschen-, Wert- und Informationsflusses, wobei jeweils die Bereiche Beschaffung, innerbetriebliche Leistungserstellung, Distribution und Redistribution zu berücksichtigen sind.

Der in diesem Zusammenhang auch häufig genannte Begriff „Materialwirtschaft“ ist enger definiert und beschäftigt sich nur mit den physischen Gütern, dem Material, wohingegen Beschaffung weiter gefasst ist und auch Dienstleistungen sowie bei weiter Begriffsauslegung auch Personen und Informationen mit einschließt. Logistikmanagement kann dann als Planung, Controlling und Steuerung eines effizienten Material-, Menschen- und Informationsflusses bezeichnet werden. Logistikmanagement beschäftigt sich also mit den strategischen Aufgaben, während die operative Durchführung unterhalb der Managementebene Aufgabe von Mitarbeitern z. B. in der Einkaufsabteilung oder im Lager ist. Die täglichen Logistikarbeiten haben sich an vom Management definierten Logistikzielen zu orientieren, die grob in **919**

- **Logistikkostenziele** und
- **Logistikservice/-qualitätsziele**

zu differenzieren sind.

920 Die folgende Abbildung 138 zeigt die aus dieser generellen Definition abgeleiteten potentiellen Aufgabenbereiche der Pflegelogistik und die Tabelle erläutert dazu stichwortartig ausgewählte Hauptaufgaben.

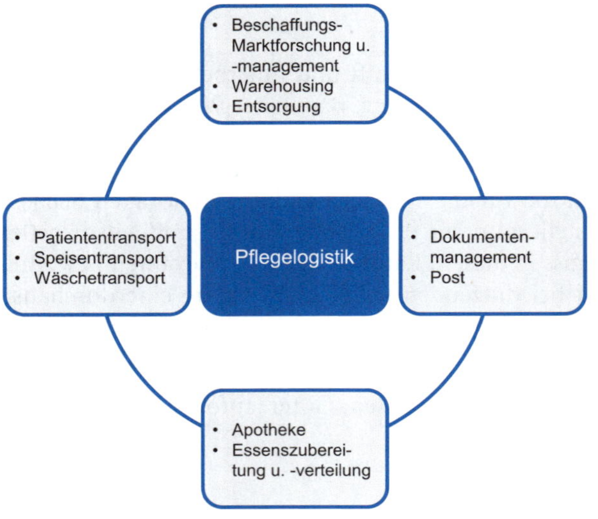

Abb. 138: Potentielle Aufgabenbereiche der Pflegelogistik

Quelle: Eigene Darstellung, vgl. Bienert: Betriebswirtschaftslehre für leitende Ärzte. 2009, S. 51.

Tab. 110: Ausgewählte Hauptaufgaben der Pflegelogistik

Quelle: Eigene Darstellung, vgl. Bienert: Betriebswirtschaftslehre für leitende Ärzte. 2009, S. 51 f.

Aufgabenbereich	Ausgewählte Hauptaufgaben
Beschaffungsmarktforschung	• Informationen über relevante Ge- und Verbrauchsgüter einholen • Informationen über mögliche Lieferanten einholen • Vergleichende Bewertung von Gütern und Lieferanten vornehmen
Beschaffungsmanagement	• Lieferantenauswahl • Durchführung des Einkaufs • Lieferantencontrolling
Warehousing	• Lagerung • Versorgung der Abteilungen mit Artikeln des medizinischen und nicht medizinischen Bedarfs
Wäsche u. Bettentransport	• Beschaffung frischer bzw. Austausch schmutziger Wäsche • Verteilung der Wäsche in die Abteilungen des Hauses • Beschaffung und innerbetrieblicher Transport von Betten

Aufgabenbereich	Ausgewählte Hauptaufgaben
Bewohnertransport u. -verlegung	• interner Transport immobiler Bewohner vom Zimmer in andere Räume des Pflegeheims • externer Transport von Bewohnern zu Verwandten, zum Einkaufen, zu Veranstaltungen etc.
Dokumentenmanagement	• Verwaltung von Bewohnerdaten • Verwaltung von Labordaten • Verwaltung von Artikeldaten
Post	• Abwicklung des Posteingangs • Abwicklung des Postausgangs
Apotheke	• Einkauf von Arzneimitteln und Medikalprodukten • Versorgung der Stationen mit Arzneimitteln und Medikalprodukten (z. B. Infusionen, Produkte zur Wundversorgung)
Essenzubereitung u. -versorgung	• Speisenbeschaffung • Speisenanfertigung • Speisendistribution • jeweils für Bewohner, Mitarbeiter, Besucher
Entsorgung	• Entsorgungskonzepte und Durchführung für alle oben genannten Gruppen

Die „Beschaffung" und der innerbetriebliche Transport von Mitarbeitern und Bewohnern wird regelmäßig nicht als originäre Aufgabe einer Logistik- oder Einkaufsabteilung gesehen, ebenso wenig die Logistik rund um die Themenfelder Informationen, Post und Speisen. Die damit verbundenen logistischen Aufgaben werden in Literatur und Praxis zumeist schwerpunktmäßig in den jeweiligen Teildisziplinen bzw. Spezialabteilungen selbst behandelt, also insbesondere im Personalwesen, im Marketing, im DV/IT-Management und im Bereich Organisation. 921

5.4.2 Organisationsalternativen

Strategisch betrachtet sollte jedes Pflegeunternehmen wohl überlegt entscheiden, wie es die Beschaffung grundsätzlich organisieren möchte. Basisalternativen sind Eigenerstellung, Kooperation oder Fremdbezug. Die folgende Tabelle 111 verdeutlicht diese Alternativen stichwortartig. 922

Tab. 111: Die strategischen Organisationsalternativen für das Beschaffungsmanagement

Quelle: Eigene Darstellung, vgl. Bienert: Betriebswirtschaftslehre für leitende Ärzte. 2009, S. 57.

Alternative	Art der Beschaffung	Merkmale
Eigenerstellung	Beschaffung wird ausschließlich selbst durchgeführt	• zentral • dezentral • Mischung aus zentral/dezentral
Kooperation	Art der Kooperation	• horizontal (z. B. mit anderen Pflegeheimen) • vertikal-vorgelagert (insb. mit Lieferanten) • vertikal-nachgelagert (z. B. Pflegeheim mit Krankenhaus oder Rehabilitationseinrichtungen)
	Umfang der Kooperation	• breit (in vielen bis allen Beschaffungsbereichen) • schmal (in ausgewählten Bereichen)
	Dauer der Kooperation	• zeitlich befristet • unbefristet
Fremdbezug	vollständige Ausgliederung bzw. Outsourcing an externe Dienstleister	• breit (in vielen bis allen Beschaffungsbereichen) • schmal (in ausgewählten Bereichen)

923 Gerade Kooperationen bieten insbesondere für kleinere Anbieter die Chance, ihre Betriebsgrößennachteile auszugleichen, mögliche **Kooperationsfelder wären z. B.**:

- Wareneinkauf (medizinischer und nicht medizinischer Bedarf)
- Warenlagerung und Verteilung
- Geräteeinkauf und Gerätenutzung
- Apotheke
- Wäscherei
- Küche bzw. Speisenversorgung
- Entsorgung
- Bündelung von Dienstleistungsaufträgen (Reparaturen, IT-Services, Werbe- und PR-Aktivitäten)
- Personalkooperationen (in pflegerischen und nicht-pflegerischen Bereichen, etwa zum Spitzenlastausgleich, Springerpool, Aufbau von Spezialisten, die ein Partner allein nicht auslasten könnte)
- Qualifizierung und Weiterbildung (gemeinsame Konzepte, Kurse, Veranstaltungen etc.)

5.4.3 Instrumente und Trends

Die wichtigsten Instrumente bzw. zentrale aktuelle und zukünftige Trends im Beschaffungsmanagement von Gesundheitsunternehmen sind in der Tabelle 112 zusammengestellt. 924

Tab. 112: Instrumente und Trends im Beschaffungsmanagement von Gesundheitsunternehmen

Quelle: Eigene Darstellung, vgl. Bienert: Betriebswirtschaftslehre für leitende Ärzte. 2009, S. 59 f.

• Einkauf wird noch stärker interdisziplinär organisiert (Einkäufer, Pfleger, Verwaltung, Technik arbeiten zusammen).
• Einkauf wird immer stärker zentralisiert, verbunden mit dem Abbau dezentraler Lagereinheiten und Entscheidungskompetenzen.
• Bündelung von Einkaufsvolumina in Einkaufsgemeinschaften und Verbünden zusammen mit anderen Partnern. Das betrifft natürlich die reine Mengenbündelung, es wird aber zunehmend auch darum gehen, die Prozesse der Zusammenarbeit zwischen den Kooperationspartnern aufeinander abzustimmen und miteinander zu verzahnen.
• Dominantes Entscheidungskriterium beim Einkauf ist der Preis (auch gefördert durch Zentralausschreibungen der Krankenkassen), Effizienzsteigerungen zu erzielen bedeutet aber nicht am falschen Ende bzw. an der Qualität zu sparen, weil das Ziel der Bewohnerversorgung einen hohen Stellenwert hat.
• Indirekte Beschaffungskosten werden zunehmend in die Überlegungen einbezogen (= Prozesskosten, die mit Bestellung, Logistik und Lagerung verbunden sind; z. B. geht es dabei um die Ablösung papiergestützter Bearbeitungen durch elektronische Lösungen, E-Procurement ist hier ein Schlagwort).
• Systematische Überprüfung der Lieferantenbeziehungen, dabei Reduktion der Anzahl der Lieferanten. Vertikale Kooperationen mit wichtigen Lieferanten im Sinne einer mittelfristigen partnerschaftlichen Zusammenarbeit nehmen zu.
• Lieferanten entwickeln sich zunehmend zu Systemlieferanten mit umfassenden Produkt- und Serviceangeboten (etwa vom Lieferanten geführte Logistikzentren oder Just-in-time-Lieferungen).
• Standardisierung (Vereinheitlichung der zu beschaffenden Güter des medizinischen und nicht medizinischen Bedarfs, Vereinheitlichung der Abläufe).
• Outsourcing (Beschaffung gehört nicht zu den strategisch wichtigen Kernkompetenzen).
• Intensiver interner Informationsaustausch zwischen Mitarbeitern aus verschiedenen Häusern und Bereichen (etwa zur Beurteilung von Produktqualitäten).
• Personalqualifizierung in beschaffungsfachlicher Hinsicht, aber auch in Bezug auf übergeordnete Kompetenzen, damit verschiedene Menschen aus unterschiedlichen Bereichen und Hierarchieebenen vorurteilsfrei miteinander die besten Lösungen suchen und sich flexibel neuen Anforderungen stellen können.
• Das aus Industrie und Handel bekannte „Supply-Chain-Management" wird auch im Gesundheitswesen (weiter) aufgegriffen. Ehemals getrennte Logistikfunktionen wie Beschaffungslogistik, innerbetriebliche Logistik, Lagerhaltung, Entsorgungslogistik etc. wachsen zusammen und werden aufeinander abgestimmt. Das betrifft die Zusammenarbeit mehrerer Einheiten eines Anbieters oder einer Verbundgruppe, das betrifft aber auch die vertikale Zusammenarbeit mit vor- und nachgelagerten Partnern.

Literaturverzeichnis

Monographien

Allweyer, T.: Geschäftsprozessmanagement. Strategie, Entwurf, Implementierung, Controlling. Herdecke/Witten 2005.

Bachert, R./Schmidt, A.: Finanzierung von Sozialunternehmen. Theorie. Praxis. Anwendung. Freiburg 2010.

Becker, J.: Marketing-Konzeption. 9. Aufl. München 2009.

Bettig, U./Büche, V./Roth, M./Thiele, G.: Pflegewirtschaftslehre. Für Krankenhäuser, Pflege-, Vorsorge- und Rehabilitationseinrichtungen. 3. neu bearb. u. erw. Aufl. Heidelberg 2010.

Bienert, M.: Betriebswirtschaftslehre für leitende Ärzte. Heidelberg 2009.

Bienert, M.: Marktorientierung und Strategiefindung. Ein Leitfaden für Gesundheitsunternehmen zur erfolgreichen Positionierung im Wettbewerb. Landsberg/Lech 2004.

Bienert, M.: Standortmanagement. Methoden und Konzepte für Handels- und Dienstleistungsunternehmen. Wiesbaden 1996.

Bollmann, M.: Der Pflegeprozess in der Altenpflege. Individuell und flexibel pflegen mit dem 4-Phasen-Modell. Hannover 2008.

Bouncken, R. B./Jones, G. R.: Organisation. Theorie, Design und Wandel. 5. akt. Aufl. München 2008.

Brobst, R. A./Georg, J./Brock, E.: Der Pflegeprozess in der Praxis. 2. akt. Aufl. Bern 2007.

Dahlgaard, K./Stratmeyer, P.: Kooperatives Prozessmanagement im Krankenhaus. Themenband 5: Kooperative Kernprozesse der Patientenbehandlung. Hamburg 2007.

Greilung, M./Jücker, C.: Strategisches Management im Krankenhaus. Methoden und Techniken zur Umsetzung in der Praxis. Stuttgart 2003.

Herbst, D.: Corporate Identity. 2. völlig überarbeitete Aufl. Berlin 2003.

Kotler, Ph./Armstrong, G./Saunders, J./Wong, V.: Grundlagen des Marketing. 3. überarb. Aufl. München 2003.

Kotler, Ph./Bliemel, F.: Marketing-Management. 10. Überarbeitete Auflage. Stuttgart 2001.

Lay, R.: Ethik in der Pflege. Ein Lehrbuch für die Aus-, Fort- und Weiterbildung. Hannover 2004.

Meffert, H.: Marketing. 9. Aufl. Wiesbaden 2000.

MDS: Grundsatzstellungnahme Pflegeprozess und Dokumentation. Handlungsempfehlungen zur Professionalisierung und Qualitätssicherung in der Pflege. Köln 2005.

MDS: Qualitätsprüfungs-Richtlinien, MDK-Anleitung, Transparenzvereinbarung. Grundlagen der MDK-Qualitätsprüfungen in der stationären Pflege. Ohne Ortsangabe 2009.

Mohr, N./Woehe, J. M.: Widerstand erfolgreich managen. Professionelle Kommunikation in Veränderungsprojekten. Frankfurt/New York 1998.

Müller, H.: Arbeitsorganisation in der Pflege. Ein Beitrag zur Qualitätssicherung. 3. Aufl. Hannover 2008.

Niedereichholz, Chr.: Unternehmensberatung. Band 2 – Auftragsdurchführung und Qualitätssicherung. München/Wien 2003.

Nieschlag, R./Dichtl, E./Hörschgen, H.: Marketing. 19. Aufl. Berlin 2002.

Olfert, K.: Kostenrechnung. 15. Aufl. Ludwigshafen 2008.

Preusker, U.: Das deutsche Gesundheitssystem verstehen. Strukturen und Funktionen im Wandel. Heidelberg 2008.

Rosenthal, Th./Wagner, E.: Organisationsentwicklung und Projektmanagement im Gesundheitswesen. Grundlagen – Methoden – Fallstudien. Heidelberg 2004.

Scharf, A./Schubert, B./Hehn, P.: Marketing. Einführung in Theorie und Praxis. 4. Aufl. Stuttgart 2009.

Schellenberg, K.: Betriebswirtschaftslehre für Sozialunternehmen. 2. Aufl. Augsburg 2007.

Schmelzer, H. J./Sessellmann, W.: Geschäftsprozessmanagement in der Praxis. Kundenzufriedenheit stellen, Produktivität steigern, Wert erhöhen. 7. überarb. Aufl. München 2010.

Strohhecker, J./Gerberich, C.W.: Geschäftsprozesse optimieren. RKW-Leitfaden. Essen 2002.

Thill, K.-D.: Ideenhandbuch für erfolgreiches Krankenhaus-Marketing. Kulmbach 1996.

Thommen, J-P./Achleitner, A.-K.: Allgemeine Betriebswirtschaftslehre. 5. Auflage. Wiesbaden 2006.

Vogel, G./Schaaf, M.: Soziale Pflegeversicherung SGB XI. München 1995.

Weigert, J.: Der Weg zum leistungsstarken Qualitätsmanagement. Ein praktischer Leitfaden für die ambulante, teil- und vollstationäre Pflege. 2. akt. Aufl. Hannover 2008.

Wilhelm, R.: Prozessorganisation. 2. überarb. Aufl. O. C. 2007.

Wilkinson, J.-M.: Das Pflegeprozess-Lehrbuch. Bern 2012.

Winkelmann, P.: Marketing und Vertrieb. Fundamente für die marktorientierte Unternehmensführung. 6. Aufl. München/Wien 2008.

Wöhe, G./Döring, U.: Einführung in die Allgemeine Betriebswirtschaftslehre. 23. Aufl. München 2008.

Sammelwerke

Aktion Psychisch Kranke (Hrsg.): Psychosoziale Arbeitshilfen Heft 11. Bonn 1997

Bachert, R./Schmidt, A. (Hrsg.): Finanzierung von Sozialunternehmen. Theorie. Praxis. Anwendung. Freiburg 2010.

Badelt, C. (Hrsg.): Handbuch der Nonprofit Organisation. Stuttgart 2002.

Bettig, U./Frommelt, M./Lerner, D./Müller, F.W./Roes, M./Rosenthal, Th./Schmidt, R./Thiele, G. (Hrsg.): Management Handbuch Pflege. Loseblattwerk. 33. Aktualisierung. Heidelberg 2012.

Bettig, U./Frommelt, M./, Schmidt, R. (Hrsg.): Fachkräftemangel in der Pflege. Konzepte, Strategien, Lösungen. Heidelberg 2012.

Blonski, H./Stausberg, M. (Hrsg.): Prozessmanagement in Pflegeorganisationen: Grundlagen, Erfahrungen, Perspektiven. Hannover 2003.

Brunkhorst, R./Stockhorst, H. (Hrsg.): Aktuelle Herausforderungen an die ärztliche Krankenhausführung. Heidelberg 2007.

Eichhorn, P./Seelos, H.-J./Graf Schulenburg, J.-M. (Hrsg.): Krankenhausmanagement. München/Jena 2000.

Fink, D. (Hrsg.): Management Consulting Fieldbook. Die Ansätze der großen Unternehmensberater. 2. Aufl. München 2004.

Geise, S./Loffing, C. (Hrsg.): Management und Betriebswirtschaft in der ambulanten und stationären Altenpflege. Lehrbuch für Führungskräfte, Weiterbildungsteilnehmer und Studenten. 2. vollst. überarb. u. erw. Aufl. Bern 2010.

Hellmann, W./Baumann, H./Bienert, M./Wichelhaus, D. (Hrsg.): Krankenhausmanagement für leitende Ärzte. Heidelberg 2008.

Junkers, G./Moldenhauer, B./Reuter, U. (Hrsg.): Pflegeversicherung. Konsequenzen für die Reorganisation, Finanzierung und Qualitätssicherung. Stuttgart 1996.

Kämmer, K. (Hrsg.): Pflegemanagement in Altenpflegeeinrichtungen. 5. überarb. u. erw. Aufl. Hannover 2008.

Loffing, Chr./Geise, St. (Hrsg.): Management und Betriebswirtschaft in der ambulanten und stationären Altenpflege. Lehrbuch für Führungskräfte, Weiterbildungsteilnehmer und Studenten. 2. vollst. überarb. u. erw. Aufl. Bern 2010.

Statistisches Bundesamt (Hrsg.): Wirtschaft und Statistik 8/2007. Wiesbaden 2007.

Zapp, W. (Hrsg.): Prozessgestaltung im Krankenhaus. Heidelberg 2002.

In Sammelwerken

Ament-Rambow, C.: Prozessmanagement als Weg zur Kostensenkung im Gesundheitswesen: Ein Fünf-Stufen-Konzept zur Einführung. In: Blonski, H./Stausberg, M. (Hrsg.): Prozessmanagement in Pflegeorganisationen: Grundlagen, Erfahrungen, Perspektiven. Hannover 2003, S. 107-123.

Baumann, H.: Krankenhausbetriebswirtschaftslehre als spezielle Betriebswirtschaftslehre. In: Hellmann, W./Baumann, H./Bienert, M./Wichelhaus, D. (Hrsg.): Krankenhausmanagement für leitende Ärzte. 2008, S. 32-51.

Blonski, H.: Von Burgen zu Flüssen. Prozessmanagement in Dienstleistungsorganisationen für Seniorinnen. In: Blonski, H./Stausberg, M. (Hrsg.): Prozessmanagement in Pflegeorganisationen: Grundlagen, Erfahrungen, Perspektiven. Hannover 2003, S. 11-32.

Büker, C.: Spezielle Aufbau- und Ablauforganisation des Pflegeunternehmens. In: Loffing, C./Geise, S. (Hrsg.): Management und Betriebswirtschaft in der ambulanten und stationären Altenpflege. Lehrbuch für Führungskräfte, Weiterbildungsteilnehmer und Studenten. 2. akt. Aufl. Bern 2010, S. 141-176.

Diemer, M.: Stehen medizinische und organisatorisch-betriebswirtschaftliche Verantwortung in einem Widerspruch? In: Brunkhorst, R./Stockhorst, H. (Hrsg.): Aktuelle Herausforderungen an die ärztliche Krankenhausführung. Heidelberg 2007, S. 89-98.

Dumeier, K.: Reform der Pflegeversicherung. Fachkräfte in der Pflege. In: Bettig, U./Frommelt, M./Schmidt, R. (Hrsg.): Fachkräftemangel in der Pflege. Konzepte, Strategien, Lösungen. Heidelberg 2012, S. 33-44.

Fenchel, V.: Demografische Aspekte des Fachkräftemangels. In: Bettig, U./Frommelt, M./Schmidt, R. (Hrsg.): Fachkräftemangel in der Pflege. Konzepte, Strategien, Lösungen. Heidelberg 2012, S. 3-18.

Fink, D.: Das Marktattraktivität-Wettbewerbsstärke-Portfolio. In: Fink, D. (Hrsg.): Management Consulting Fieldbook. Die Ansätze der großen Unternehmensberater. 2. Aufl. München 2004, S. 53-74.

Fischbeck, A./Rink, F.: Pflegeeinstufungen sicherstellen. In: Kämmer, K. (Hrsg.): Pflegemanagement in Altenpflegeeinrichtungen. 5. überarb. u. erw. Aufl. Hannover 2008, S. 185-207.

Greiling, D.: Rahmenbedingungen krankenhausbezogenen Unternehmensmanagements. In: Eichhorn, P./Seelos, H.-J./Graf Schulenburg, J.-M. (Hrsg.): Krankenhausmanagement. München/Jena 2000, S. 69-103.

Gudera, M.: Unternehmenskultur. In: Eichhorn, P./Seelos, H.-J./Graf Schulenburg, J.-M. (Hrsg.): Krankenhausmanagement. München/Jena 2000, S. 184-191.

Hillar, T.: Moderne Marketingkonzeption in der stationären Altenpflege. In: Bettig, U./Frommelt, M./Lerner, D./Müller, F.W./Roes, M./Rosenthal, T./Schmidt, R./Thiele, G. (Hrsg.): Management Handbuch Pflege. H 1200. Heidelberg 2006, S. 1-26.

Horak, C./Matul, C./Scheuch, F.: Ziele und Strategien von NPOś. In: Badelt (Hrsg.): Handbuch der Nonprofit Organisation. 2002, S. 197-223.

Iffland, S.: Die Berechnung von Investitionskosten in Pflegeheimen. In: Bettig, U./Frommelt, M./Lerner, D./Müller, F.W./Roes, M./Rosenthal, T./Schmidt, R./Thiele, G. (Hrsg.): Management Handbuch Pflege. J 1800. Heidelberg 2012, S. 1-11.

Kämmer, K.: Beschwerdemanagement – Das Salz in der Suppe. In: Kämmer, K. (Hrsg.): Pflegemanagement in Altenpflegeeinrichtungen. 5. überarb. u. erw. Aufl. Hannover 2008, S. 461-477.

Kämmer, K.: Grundsätze des Organisierens. In: Kämmer, K. (Hrsg.): Pflegemanagement in Altenpflegeeinrichtungen. 5. überarb. u. erw. Aufl. Hannover 2008, S. 115-132.

Kämmer, K.: Öffentlichkeitsarbeit – Das Vertrauen der Kunden gewinnen und festigen. In: Kämmer, K. (Hrsg.): Pflegemanagement in Altenpflegeeinrichtungen. 5. überarb. u. erw. Aufl. Hannover 2008, S. 561-581.

Kämmer, K.: Sinnvolle Organisationsstrukturen schaffen. In: Kämmer, K. (Hrsg.): Pflegemanagement in Altenpflegeeinrichtungen. 5. überarb. u. erw. Aufl. Hannover 2008, S. 97-114.

Kämmer, K./Entzian, H.: Lebenswelten gestalten. In: Kämmer, K. (Hrsg.): Pflegemanagement in Altenpflegeeinrichtungen. 5. überarb. u. erw. Aufl. Hannover 2008, S. 47-78.

Kämmer, K./Sirsch, E./Strunk-Richter, G.: Pflegeprozesse gestalten, planen und dokumentieren. In: Kämmer, K. (Hrsg.): Pflegemanagement in Altenpflegeeinrichtungen. 5. überarb. u. erw. Aufl. Hannover 2008, S. 133-184.

Kämmer, K./Bruns-Waigand, W./Neidhard, A.: Kommunikationsprozesse gestalten. In: Kämmer, K. (Hrsg.): Pflegemanagement in Altenpflegeeinrichtungen. 5. überarb. u. erw. Aufl. Hannover 2008, S. 401-423.

Kauder, V.: Personenzentrierte Hilfen in der psychiatrischen Versorgung. In: Aktion Psychisch Kranke (Hrsg.): Psychosoziale Arbeitshilfen Heft 11/1997, S. 5 f.

Lay, R.: Ethik in Pflege und Begleitung. In: Kämmer, K. (Hrsg.): Pflegemanagement in Altenpflegeeinrichtungen. 5. überarb. u. erw. Aufl. Hannover 2008, S. 79-96.

Mitzenheim, M.: Die Pflegevisite-Grundlagenbetrachtung im institutionsübergreifenden Vergleich (Teil 1). In: Bettig, U./Frommelt, M./Lerner, D./Müller, F.W./Roes, M./Rosenthal, T./Schmidt, R./Thiele, G. (Hrsg.): Management Handbuch Pflege. Heidelberg 2007, S. 1-24.

Mühge, G.: Die Pflege-Buchführungsverordnung. In: Junkers, G./Moldenhauer, B./Reuter, U. (Hrsg.): Pflegeversicherung. Konsequenzen für die Reorganisation, Finanzierung und Qualitätssicherung. Stuttgart 1996, S. 108-118.

Müller, J. F. W./Thiermann-Trede, J.: Einführung eines kundenorientierten Beschwerdemanagements. Feedback-Management als CRM (customer relations management) in der stationären Altenpflege. In: Bettig, U./Frommelt, M./Lerner, D./Müller, F.W./Roes, M./Rosenthal, T./Schmidt, R./Thiele, G. (Hrsg.): Management Handbuch Pflege. Heidelberg 2010, S. 1-21.

Nirschl, M.: Pflegestufenmanagement. In: Bettig, U./Frommelt, M./Lerner, D./Müller, F.W./Roes, M./Rosenthal, T./Schmidt, R./Thiele, G. (Hrsg.): Management Handbuch Pflege. Heidelberg 2011, S. 1-31.

Pantenburg, St.: Unternehmensmanagement aus institutioneller Sicht. In: Eichhorn, P./Seelos, H.-J./Graf Schulenburg, J.-M. (Hrsg.): Krankenhausmanagement. München/Jena 2000, S. 104-126.

Schäfer, W.: Das Krankenhaus als Anbieter von Gesundheitsleistungen auf dem Markt. In: Eichhorn, P./Seelos, H.-J./Graf Schulenburg, J.-M. (Hrsg.): Krankenhausmanagement. München/Jena 2000, S. 9-26.

Schmidt, M.: Fachkräfteentwicklung und professionelle Anforderungsprofile in Pflege und Begleitung. In: Bettig, U./Frommelt, M./Schmidt, R. (Hrsg.): Fachkräftemangel in der Pflege. Konzepte, Strategien, Lösungen. Heidelberg 2012, S. 19-32.

Strauch, G. M./de Groot, P.: Jahresabschluss und Steuern. In: Loffing, Chr./Geise, St. (Hrsg.): Management und Betriebswirtschaft in der ambulanten und stationären Altenpflege. Lehrbuch für Führungskräfte, Weiterbildungsteilnehmer und Studenten. 2. vollst. überarb. u. erw. Aufl. Bern 2010, S. 177-240.

Thiele, G./Güntert, B. J.: Die volkswirtschaftliche Bedeutung der Pflege. In: Statistisches Bundesamt (Hrsg.): Wirtschaft und Statistik 8/2007. Wiesbaden 2007, S. 781-795.

Thiele, G./Sickau, S.: BranchenReport 2010 für Heime und ambulante soziale Dienste. In: Bettig, U./Frommelt, M./Lerner, D./Müller, F.W./Roes, M./Rosenthal, Th./Schmidt, R./Thiele, G. (Hrsg.): Management Handbuch Pflege. 33. Aktualisierung. Heidelberg 2012. I 1200, S. 1-17.

Thiele, G.: Pflegesatzkalkulation für Pflegeheime. In: Bettig, U./Frommelt, M./ Lerner, D./Müller, F.W./Roes, M./Rosenthal, T./Schmidt, R./Thiele, G. (Hrsg.): Management Handbuch Pflege. Heidelberg 2011, J 1300, S. 1-10.

Wichelhaus, D.: Strategiefindung und Umsetzung. In: Hellmann, W./Baumann, H./Bienert, M./Wichelhaus, D. (Hrsg.): Krankenhausmanagement für leitende Ärzte. Heidelberg 2008, S. 76-95.

Zapp, W./Dorenkamp, A.: Anwendungsorientierte Prozessgestaltung im Krankenhaus – Bericht über ein Forschungsprojekt. In: Zapp, W. (Hrsg.): Prozessgestaltung im Krankenhaus. Heidelberg 2002, S. 1-135.

Bettig, U./Zapp, W.: Die Bedeutung der Prozesskostenrechnung für eine Gestaltung von Prozessen. In: Zapp, W. (Hrsg.): Prozessgestaltung im Krankenhaus. Heidelberg 2002, S. 275-298.

In Zeitschriften

Heinen, E./Dill, P.: Unternehmenskultur. In: Zeitschrift für Betriebswirtschaft 56/ 1986, S. 202-212.

Hübner, U.: Pflegeprozess. In: Deutsches Ärzteblatt 4/107 2010, S. A-134.

o.V.: Beilage „Gesund“. In: Hannoversche Allgemeine Zeitung (HAZ) 2008, S. 2 f.

Online-Pdfs

BKK Bundesverband (Hrsg.): BKK Faktenspiegel. 2010. Online: www.bkk.de/fileadmin/user-upload/PDF/Faktenspiegel/Aktuelle-Ausgaben/Faktenspiegel-Pflege-1007.pdf [abgerufen am 25.7.2013].

BKK Bundesverband (Hrsg.): BKK Faktenspiegel. 2013. Online: www.bkk.de/fileadmin/user-upload/PDF/Faktenspiegel/Aktuelle-Ausgaben/FS1304-Pflege.pdf [abgerufen am 24.7.2013].

Bundesministerium für Gesundheit: Ratgeber zur Pflege. Alles, was Sie zur Pflege wissen müssen. 2011. Online: www.bundesgesundheitsministerium.de [abgerufen am 8.3.2013].

Bundesministerium für Gesundheit: Ratgeber zur Pflege. Alles, was Sie zur Pflege wissen müssen. 2013. Online: www.bundesgesundheitsministerium.de/fileadmin/dateien/Publikationen/Pflege/Broschueren/RatgeberPflege-A5-screen-Juni2013.pdf [abgerufen am 8.8.2013].

GK FFV LRV: Niedersächsische Anwendungshinweise zum HMB-W Verfahren. Verfahren der Zuordnung von Leistungsberechtigten zu Gruppen für Leistungsberechtigte mit vergleichbarem Hilfebedarf. 2011. Online: www.akademie-fuer-rehaberufe.de/akademie/dokumente/Hinweise-und-Regelungen/Anwendungshinweise-zum-HMB-W-Verfahren.pdf [abgerufen am 13.9.2013].

Kersel, H./Lennartz, P. (Hrsg.): Stationärer Pflegemarkt im Wandel. Gewinner und Verlierer 2020. 2011. Online: www.ey.com/Publication/vwLUAssets/Pflegemarktstudie-2011/$FILE/Pflegemarktstudie%202011%20EY.pdf [abgerufen am 14.12.2012].

Müller-Staub, M.: Pflegeklassifikationen im Vergleich. Teil 1. 2004. Online: www.pflege-pbs.ch/downloads/Klassif-Teil1.pdf [abgerufen am 15.12.2012].

Needham, I./Abderhalden, C.: Bezugspflege in der stationären psychiatrischen Pflege der deutschsprachigen Schweiz: Empfehlungen zur Terminologie und Qualitätsnormen. 2000. Online: http://www.needham-abderhalden.ch/Qualitatsnormen-Bezugspflege.PDF [abgerufen am 20.8.2013].

Pflegestufe.info: Pflegereform 2012. 2013. . Online: http://www.pflegestufe.info/download/reform-2012.pdf [abgerufen am 8.3.2013].

Pflegestufe.info: Pflegereform 2008. 2009. Online: http://www.pflegestufe.info/download/reform-2008.pdf [abgerufen am 8.3.2013].

Schnabel, R.: Zukunft der Pflege. Studie für die INSM (Initiative Neue Soziale Marktwirtschaft). 2007. Online: http://www.insm.de/insm/dms/insm/text/publikationen/studien/endbericht-zukunft-pflege/Endbericht%20Zukunft%20Pflege.pdf [abgerufen am 17.07.2013].

Sieger, L. /Höwer, O.: Biografiearbeit. 2000. Online: www.diplom-pflegewirt.com/resources/Biografiearbeit.PDF [abgerufen am 20.8.2013].

Statistisches Bundesamt: Pflegestatistik 2011. 2013. Online: www.destatis.de/DE/Publikationen/Thematisch/Gesundheit/Pflege/PflegeDeutschlandergebnisse5224001119004.pdf?--blob=publicationFile [abgerufen am 26.7.2013].

Statistisches Bundesamt: Fachserie 12 Reihe 7.1.1. Gesundheit Ausgaben 2011. 2013. Online: www.destatis.de/DE/Publikationen/Thematisch/Gesundheit/Gesundheitsausgaben/AusgabenGesundheitPDF-2120711.pdf?--blob=publicationFile [abgerufen am 29.5.2013].

Statistisches Bundesamt: Fachserie 12 Reihe 7.3.1. Gesundheit Personal 2011. 2013. Online: https://www.destatis.de/DE/Publikationen/Thematisch/Gesundheit/Gesundheitspersonal/PersonalPDF-2120731.pdf?--blob=publicationFile [abgerufen am 30.1.2013].

Auf Seiten

Alten- und Pflegeheim Haus Weingarten. Online: www.haus-weingarten-kelsterbach.de, Suchbegriff „Vision" [abgerufen am 14.3.2013].

Barmherzige Schwestern Pflege. Online: www.bhs.or.at, Suchbegriff „Vision" [abgerufen am 14.3.2013].

DATEV-Kontenrahmen nach der Pflege-Buchführungsverantwortung (PBV). Branchenpaket für Soziale Einrichtungen (SKR) 45. Online: http://www.datev.de/portal/ShowContent.do?pid=dpi&cid=44527 [abgerufen am 24.9.2013]

DNQP: Deutsches Netzwerk für Qualitätsentwicklung in der Pflege. Online: www.wiso.hs-osnabrueck.de/38029.html [abgerufen am 8.3.2013].

EFQM: Shares what works, Online: www.efqm.org/en/tabid/392/default.aspx, Suchwort „EFQM Excellence Model" [abgerufen am 12.2.2013].

Bundesministerium der Justiz: Gesetze im Internet. Online: www.gesetze-im-internet.de/Teilliste-S.html [abgerufen am 19.07.2013].

International Classification of Nursing Practice (ICNP). Online: www.icn.ch., Suchbegriff „Classification" [abgerufen am 21.3.2013].

International Classification of Nursing Practice (ICNP). Online: www.icnp.info Suchbegriff „Klassifikation" [abgerufen am 20.3.2013].

Sozialgesetzbuch (SGB): Online: www.sozialgesetzbuch-sgb.de, Suchwort „SGB V § 140a ff." [abgerufen am 12.3.2013].

Statistisches Bundesamt: Gesundheitsberichterstattung des Bundes, 2013, Online: www.gbe-bund.de, Suchbegriff „Altersentwicklung in der Pflege“ [abgerufen am 10.9.2011].

Statistisches Bundesamt: Arbeitsmarkt. Erwerbstätige im Inland nach Wirtschaftssektoren. Online: www.destatis.de/DE/ZahlenFakten/Indikatoren/LangeReihen/Arbeitsmarkt/lrerw013.html [abgerufen am 9.8.2013].

Statistisches Bundesamt: Einnahmen und Ausgaben nach dem SGB XII. Online: https://www.destatis.de/DE/ZahlenFakten/GesellschaftStaat/Soziales/Sozialleistungen/Sozialhilfe/EinnahmenAusgaben/Tabellen/ZReiheBruttoausgabenInsgAlleHilfearten.html;jsessionid=769D7F7574589355528E01E28193317F.cae1 [abgerufen am 20.8.2013].

vdek Die Ersatzkassen: Daten zum Gesundheitswesen: Soziale Pflegeversicherung (SPV), Online: www.vdek.com/presse/daten/f-pflegeversicherung.html [abgerufen am 1.8.2013].

Interne Dokumente

Klinikum Wahrendorff: Leitbild und Verhaltensgrundregeln in der Klinikum Wahrendorff GmbH. Internes, nicht veröffentlichtes Dokument. 2009

Klinikum Wahrendorff: Gebäudepatenumfrage 1-2013. Internes, nicht veröffentlichtes Dokument. 2013

Klinikum Wahrendorff: Pflegevisite Zufriedenheitsabfrage. Internes, nicht veröffentlichtes Dokument. 2013

Klinikum Wahrendorff: Stellenbeschreibung. Gesundheits- und Krankenpfleger/in, Altenpfleger/in, Heilerziehungspfleger/in, Erzieher/in. Internes, nicht veröffentlichtes Dokument. o. J.

Klinikum Wahrendorff: Verfahrensanweisung Rechnungseingang/ – Prüfung. Internes, nicht veröffentlichtes Dokument. o. J.

Klinikum Wahrendorff: Wahre Dorff ABC. Pflegeleitbild. Internes, nicht veröffentlichtes Dokument. o. J.

Klinikum Wahrendorff: Pflege-, Betreuungs- und Dienstleistungen im Heimbereich. Internes, nicht veröffentlichtes Dokument. o. J.

Klinikum Wahrendorff: operatives Maßnahmencontrolling beim Klinikum Wahrendorff. Internes, nicht veröffentlichtes Dokument. o. J.

Klinikum Wahrendorff: Verfahrensanweisung Aufnahme eines neuen Heimbewohners (SGB XI). Internes, nicht veröffentlichtes Dokument. o. J.

Klinikum Wahrendorff: Verfahrensanweisung Aufnahme eines neuen Heimbewohners (SGB XII). Internes, nicht veröffentlichtes Dokument. o. J.

Klinikum Wahrendorff: Checkliste Bewohnereinzug. Internes, nicht veröffentlichtes Dokument. o. J.

Klinikum Wahrendorff: Pflegemodell „Pflegeleistung“ (SGB XI) im Klinikum Wahrendorff. Internes, nicht veröffentlichtes Dokument. o. J.

Klinikum Wahrendorff: Arbeitshilfe und Leitfaden zum Beschwerdemanagement. Internes, nicht veröffentlichtes Dokument. o. J.

Klinikum Wahrendorff: Pflegestandard Ganzkörperwaschung. Internes, nicht veröffentlichtes Dokument. o. J.

Klinikum Wahrendorff: Hygieneplan des Klinikum Wahrendorff. Internes, nicht veröffentlichtes Dokument. o. J.

Stichwortverzeichnis

Die Autoren

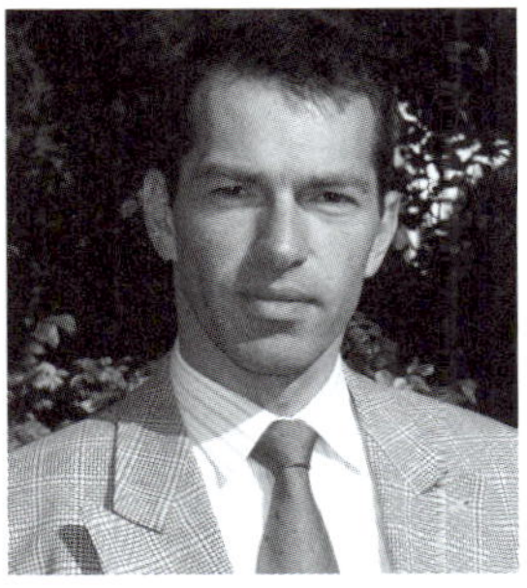

Professor Dr. Michael L. Bienert

Jahrgang 1963, nach Lehre als Einzelhandelskaufmann und verschiedenen Berufsstationen Professor an der Hochschule Hannover, Fakultät für Wirtschaft und Informatik, er ist dort zudem wissenschaftlicher Leiter des Instituts für Gesundheitsmanagement (IGM) und seit geraumer Zeit in der Geschäftsführung eines Unternehmens tätig.

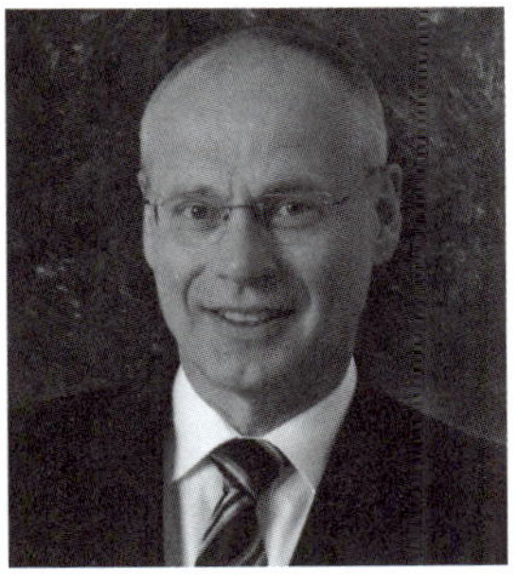

Dr. Rainer Brase

Jahrgang 1955, Arzt für Anästhesie. Er ist seit 1999 in verschiedenen Führungspositionen im Gesundheitswesen tätig, ab 2008 als Geschäftsführer im Klinikum Wahrendorff.